Ginecologia e Obstetrícia
da Infância à Adolescência

GINECOLOGIA E OBSTETRÍCIA

Outros livros de interesse

- A Ciência e a Arte de Ler Artigos Científicos – Braulio Luna Filho
- A Didática Humanista de um Professor de Medicina – Decourt
- A Grávida – Suas Indagações e as Dúvidas do Obstetra – Tedesco
- A Neurologia que Todo Médico Deve Saber – 2ª ed. – Nitrini
- A Questão Ética e a Saúde Humana – Segre
- A Saúde Brasileira Pode Dar Certo – Lottenberg
- A Vida por um Fio e por Inteiro – Elias Knobel
- Adolescência... Quantas Dúvidas! – Fisberg e Medeiros
- Alimentos e Sua Ação Terapêutica – Andréia Ramalho
- Anestesia em Obstetrícia – Yamashita
- Anticoncepção – Aldrighi
- Artigo Científico – do Desafio à Conquista: Enfoque em Testes e Outros Trabalhos Acadêmicos – Victoria Secaf
- As Lembranças que não se Apagam – Wilson Luiz Sanvito
- Células-tronco – Zago
- Climatério – Enfoque Atual e Multidisciplinar – Beirão de Almeida
- Climatério e Doenças Cardiovasculares na Mulher – Aldrighi
- Coluna, Ponto e Vírgula – 7ª ed. – Goldenberg
- Como Ter Sucesso na Profissão Médica: Manual de Sobrevivência – 4ª ed. – Mário Emmanual Novais
- Cuidados Paliativos: Diretrizes, Humanização e Alívio de Sintomas – Franklin Santana
- Diagnóstico e Tratamento da Esterilidade no Casal – Nakamura e Pompeo
- Dicionário de Ciências Biológicas e Biomédicas – Vilela Ferraz
- Dicionário Médico Ilustrado Inglês-Português – Alves
- Doença Cardiovascular, Gravidez e Planejamento Familiar – Andrade e Ávila
- Doenças da Mama: Guia Prático Baseado em Evidências – Guilherme Novita
- Doenças Sexualmente Transmissíveis – 2ª ed. – Walter Belda Júnior
- Endocrinologia Ginecológica: Aspectos Contemporâneos – Aldrighi
- Epidemiologia – 2ª ed. – Medronho
- Epidemiologia dos Agravos à Saúde da Mulher – Aldrighi
- Fitomedicamentos na Prática Ginecológica e Obstétrica – 2ª ed. – Sônia Maria Rolim
- Fitoterapia – Bases Científicas e Tecnológicas – Viana Leite
- Fitoterapia – Conceitos Clínicos (com CD) – Degmar Ferro
- Fundamentos e Prática em Obstetrícia – Antônio Carlos Vieira Cabral
- Gestão Estratégica de Clínicas e Hospitais – Adriana Maria André
- Ginecologia Baseada em Evidências – 2ª ed. – Py
- Ginecologia Psicossomática – Tedesco e Faisal
- Guia de Aleitamento Materno – 2ª ed. – Dias Rego
- Guia de Bolso de Obstetrícia – Antônio Carlos Vieira Cabral
- Guia de Consultório: Atendimento e Administração – Carvalho Argolo
- Hormônios e Metabolismo: Integração e Correlações Clínicas – Poian e Alves
- Manual de Condutas em Obstetrícia – 4ª ed. – Hermogenes
- Manual de Ginecologia de Consultório – Ribeiro e Rossi
- Manual do Clínico para o Médico Residente – Atala – UNIFESP
- Mastologia – Gebrin
- Medicina Fetal – 3ª ed. – Zugaib
- Medicina Materno-Fetal (2 vols.) – Guariento e Mamede
- Medicina: Olhando para o Futuro – Protásio Lemos da Luz
- Medicina, Saúde e Sociedade – Jatene
- Memórias Agudas e Crônicas de uma UTI – Knobel
- Menopausa – O Que Você Precisa Saber: Abordagem Prática e Atual do Período do Climatério – Sônia Maria Rolim
- Nem Só de Ciência se Faz a Cura – 2ª ed. – Protásio da Luz
- O Endométrio – Coelho Lopes
- O Nascituro: Visão Interdisciplinar – José Américo Silva Fontes e Geraldo Duarte
- O que Você Precisa Saber sobre o Sistema Único de Saúde – APM-SUS
- Obstetrícia Básica – 2ª ed. – Hermógenes
- Obstetrícia: Testes Selecionados para o TEGO – Alperovitch
- Patologia do Trato Genital Inferior e Colposcopia – Newton Sergio de Carvalho
- Políticas de Saúde Pública: Interação dos Atores Sociais – Lopes
- Prescrição de Medicamentos em Enfermaria – Brandão Neto
- Protocolos Assistenciais da Clínica Obstétrica da USP – 3ª ed. – Zugaib e Bittar
- Protocolos em Obstetrícia – 3ª ed. – Zugaib
- Psiquiatria Perinatal – Chei Tung Teng
- Reprodução Humana Assistida – Farah
- Reprodução Humana Assistida – Scheffer
- Saúde Materno-Infantil: Autoavaliação e Revisão – Gurgel
- Saúde Mental da Mulher – Cordás
- Segredos de Mulher: Diálogos entre um Ginecologista e um Psicanalista – Alexandre Faisal Cury
- Série Clínica Médica – Medicina Celular e Molecular – Schor
    - Vol. 2 – Bases Moleculares da Ginecologia
- Série Condutas em Ginecologia – Girão, Aidar e Silva
    - Vol. 1 – Diagnóstico e Tratamento da Transição Menopausal
    - Vol. 2 – Uroginecologia
- Série Da Pesquisa à Prática Clínica – Ginecologia – Baracat
    - Testes em Obstetrícia – Pulcinelli
- Um Guia para o Leitor de Artigos Científicos na Área da Saúde – Marcopito Santos
- Urgências em Ginecologia e Obstetrícia – Vieira Cabral

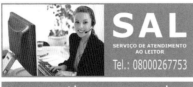

Ginecologia e Obstetrícia da Infância à Adolescência

Coordenadores Editoriais

José Mendes Aldrighi

Professor Titular e Diretor do Departamento de Obstetrícia e Ginecologia
da Faculdade de Ciências Médicas da Santa Casa de São Paulo (FCMSCSP).
Professor-associado/Livre-docente e Coordenador da Disciplina de
Pós-graduação "Saúde da Mulher no Climatério" da Faculdade
de Saúde Pública da Universidade de São Paulo (FSP-USP)

Adriana Bittencourt Campaner

Professora-assistente Doutora do Departamento de Obstetrícia e Ginecologia
da Faculdade de Ciências Médicas da Santa Casa de São Paulo. Chefe da Clínica
de Patologia do Trato Genital Inferior e Colposcopia do Departamento de
Obstetrícia e Ginecologia da Santa Casa de São Paulo

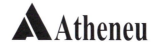

EDITORA ATHENEU

São Paulo — Rua Jesuíno Pascoal, 30
Tel.: (11) 2858-8750
Fax: (11) 2858-8766
E-mail: atheneu@atheneu.com.br

Rio de Janeiro — Rua Bambina, 74
Tel.: (21) 3094-1295
Fax: (21) 3094-1284
E-mail: atheneu@atheneu.com.br

Belo Horizonte — Rua Domingos Vieira, 319 – conj. 1.104

Produção Editorial: Et Cetera Editora/Kleber Kohn
Capa: Equipe Atheneu

Dados Internacionais de Catalogação na Publicação (CIP)
(Câmara Brasileira do Livro, SP, Brasil)

Ginecologia e obstetrícia da infância à adolescência / coordenadores
 editoriais José Mendes Aldrighi, Adriana Bittencourt Campaner. —
São Paulo : Atheneu Editora, 2016.

Bibliografia
ISBN 978-85-388-0709-4

1. Embriologia 2. Ginecologia 3. Ginecologia – Diagnóstico e
tratamento 4. Ginecologia pediátrica 5. Obstetrícia – Diagnóstico
6. Obstetrícia – Tratamento 7. Pediatria I. Aldrighi, José Mendes.
II. Campaner, Adriana Bittencourt.

	CDD-618
16-03545	NLM-WQ 018

Índices para catálogo sistemático:
1. Ginecologia e obstetrícia : infância à adolescência : Medicina   618

ALDRIGHI, J. M.; CAMPANER, A. B.
Ginecologia e Obstetrícia da Infância à Adolescência

© Direitos reservados à EDITORA ATHENEU – São Paulo, Rio de Janeiro, Belo Horizonte, 2016.

À minha Maria,
minha neta,
meu amor
e minha alegria.

À Maria,
minha menina-infante de hoje,
minha adolescente de amanhã
e, no futuro, talvez até uma médica.

A você, minha sempre amada Maria,
linda, meiga e tão surpreendente mulher de cinco anos,
dedico este livro.

Do seu Vovô Zezinho

Colaboradores

Adriana Aparecida Fregonese

Psicóloga. Especialista em Psicologia Hospitalar pelo Hospital das Clínicas da Faculdade de Medicina da Universidade de São Paulo (FMUSP). Mestre e Doutora em Ciências da Saúde pela Faculdade de Ciências Médicas da Santa Casa de São Paulo (FCMSCSP). Chefe do Setor de Especialidades em Psicologia do Serviço de Psicologia da Santa Casa de São Paulo.

Adriana Bittencourt Campaner

Professora-assistente Doutora do Departamento de Obstetrícia e Ginecologia da Faculdade de Ciências Médicas da Santa Casa de São Paulo. Chefe da Clínica de Patologia do Trato Genital Inferior e Colposcopia do Departamento de Obstetrícia e Ginecologia da Santa Casa de São Paulo.

Adrienne Pratti Lucarelli

Doutora e Médica-assistente do Departamento de Obstetrícia e Ginecologia da Santa Casa de São Paulo. Professora-assistente da Faculdade de Ciências Médicas da Santa Casa de São Paulo (FCMSCSP).

Alexandre Mendonça Munhoz

Professor livre-docente da Faculdade de Medicina da Universidade de São Paulo (FMUSP). Mestre e Doutor em Cirurgia Plástica pela FMUSP. Coordenador do Grupo de Reconstrução Mamária do Instituto do Câncer do Estado de São Paulo (ICESP). Docente-pleno do Programa de Pós-Graduação *stricto sensu* (Mestrado e Doutorado) do Instituto Sírio-Libanês de Ensino e Pesquisa (IEP-HSL).

Bacy Fleitlich-Bilyk

Médica pela Faculdade de Medicina da Universidade de São Paulo (FMUSP). Doutorado em Psiquiatria Infantil pelo Institute of Psychiatry, King's College, University of London. Diploma em Psiquiatria Infantil pelo Institute of Psychiatry, King's College, University of London. Chefe da Enfermaria de Crianças e Adolescentes do Instituto de Psiquiatria (IPq) da FMUSP. Supervisora técnica do Programa de Tratamento, Ensino e Pesquisa em Transtornos Alimentares na Infância e Adolescência (PROTAD) no IPq-FMUSP. Pesquisadora do LIM23 no IPq-FMUSP. Pesquisadora do Instituto Nacional de Psiquiatria do Desenvolvimento (INPD) na FMUSP.

Bruna Antunes de Aguiar Ximenes Pereira

Psiquiatra. Especialista em Psiquiatria da Infância e Adolescência pela Faculdade de Ciências Médicas da Universidade Estadual de Campinas (FCM/Unicamp). Mestre em Ciências Médicas pela FCM/Unicamp. Especialista em Dependência Química pela Unidade de Pesquisa em Álcool e Drogas (UNIAD). Doutoranda do Programa de Pós-Graduação em Ciências Médicas da FCM/Unicamp. Psiquiatra da Infância e Adolescência do Centro de Referência em Dependência Química e de Saúde Mental Infantil da Prefeitura Municipal de Paulínia-SP.

Cristiane Kochi

Professora-adjunta da Faculdade de Ciências Médicas da Santa Casa de São Paulo. Endocrinopediatra do Departamento de Pediatria e Puericultura da Santa Casa de São Paulo.

Durval Damiani

Professor livre-docente, chefe da Unidade de Endocrinologia Pediátrica do Instituto da Criança do Hospital das Clínicas da Faculdade de Medicina da Universidade de São Paulo (HCFMUSP).

Érika Mendonça de Morais

Psiquiatra da Infância e Adolescência. Médica colaboradora no Programa de Diagnóstico e Intervenções Precoces do Serviço de Psiquiatria da Infância e Adolescência do Instituto de Psiquiatria do Hospital das Clínicas da Faculdade de Medicina da Universidade de São Paulo (IPq-HCFMUSP).

Fernanda Araújo Cardoso

Mestre em Tocoginecologia pela Faculdade de Ciências Médicas da Santa Casa de São Paulo. Médica-assistente na Clínica de Patologia do Trato Genital Inferior e Colposcopia do Departamento de Obstetrícia e Ginecologia da Santa Casa de São Paulo.

Geni Worcman Beznos

Médica. Doutora em Medicina (área de Pediatria) pela Faculdade de Ciências Médicas da Santa Casa de São Paulo. Especialista em Pediatria com habilitação em Adolescência pela Sociedade Brasileira de Pediatria.

Guilherme Vanoni Polanczyk

Médico pela Universidade Federal do Rio Grande do Sul (UFRGS). Residência em Psiquiatria e em Psiquiatria da Infância e Adolescência no Hospital de Clínicas de Porto Alegre (HCPA). Mestre e Doutor em Psiquiatria pela UFRGS. Pós-doutorado no Instituto de Psiquiatria de Londres e na Universidade de Duke, EUA. Professor Doutor de Psiquiatria da Infância e Adolescência na Faculdade de Medicina da Universidade de São Paulo (FMUSP). Orientador permanente do Programa de Pós-graduação em Psiquiatria da FMUSP. Coordenador do Núcleo de Pesquisa em Neurodesenvolvimento e Saúde Mental da FMUSP, do Programa de Diagnóstico e Intervenção Precoce e da Unidade de Internação de Crianças e Adolescentes do Instituto de Psiquiatria do Hospital das Clínicas da Faculdade de Medicina da Universidade de São Paulo (IPq-HCFMUSP).

Gustavo Leme Fernandes

Médico-assistente da Clínica de Oncologia Genital do Departamento de Obstetrícia e Ginecologia da Faculdade de Ciências Médicas da Santa Casa de São Paulo (DOGI-FCMSCSP).

Helizabet Salomão Abdala-Ribeiro

Professora-assistente Doutora do Departamento de Obstetrícia e Ginecologia da Faculdade de Ciências Médicas da Santa Casa de São Paulo (DOGI-FCMSCSP). Chefe do Setor de Endoscopia Ginecológica e Endometriose da Santa Casa de São Paulo.

Imacolada Marino Tozo

Psicóloga. Doutora em Ciências da Saúde pela Faculdade de Ciências Médicas da Santa Casa de São Paulo (FCMSCSP). Coordenadora e docente do Curso de Pós-graduação *Latu Sensu* em Educação, Saúde e Terapia Sexual do Centro de Referência da Saúde da Mulher do Hospital Pérola Byington.

James Kageyama Coelho

Médico pela Faculdade de Medicina da Santa Casa de São Paulo (FMSCSP). Residência Médica na FMSCSP. Especialista em Medicina Fetal pela FMSCSP. Especialista em Histeroscopia e Laparoscopia pela Faculdade de Medicina do ABC (FMABC). Especialista em Reprodução Humana pelo Hospital Pérola Byington. Médico preceptor na Santa Casa de São Paulo. Médico plantonista no Hospital Samaritano São Paulo. Médico plantonista no Hospital Municipal Universitário de São Bernardo do Campo. Médico nutrólogo pela Associação Brasileira de Nutrologia (Abran).

José Carlos Pascalicchio

Médico chefe da Clínica de Oncologia Genital do Departamento de Obstetrícia e Ginecologia da Faculdade de Ciências Médicas da Santa Casa de São Paulo (DOGI-FCMSCSP).

José da Silva Guedes

Professor livre-docente no Departamento de Saúde Materno-Infantil da Faculdade de Saúde Pública da Universidade de São Paulo (FSP-USP).

José Eleutério Jr.

Professor-adjunto do Departamento de Saúde Materno Infantil da Universidade Federal do Ceará (UFC). Doutor em Tocoginecologia pela Faculdade de Ciências Médicas da Universidade Estadual de Campinas (FCM-Unicamp). Membro da Academia Internacional de Citologia.

José Mendes Aldrighi

Professor Titular e Diretor do Departamento de Obstetrícia e Ginecologia da Faculdade de Ciências Médicas da Santa Casa de São Paulo (FCMSCSP). Professor-associado/ Livre-docente e Coordenador da Disciplina de Pós-graduação "Saúde da Mulher no Climatério" da Faculdade de Saúde Pública da Universidade de São Paulo (FSP-USP).

José Rafael Macéa

Professor-adjunto na Faculdade de Ciências Médicas da Santa Casa de São Paulo (FCMSCSP). Coordenador didático do Curso de Medicina na FCMSCSP.

Joziani Beghini

Médica especialista em Ginecologia e Obstetrícia. Mestrado e Doutorado pelo Departamento de Tocoginecologia da Faculdade de Ciências Médicas da Universidade Estadual de Campinas (FCM/Unicamp). *Fellowship* na Divisão de Imunologia e Doenças Infecciosas do Departamento de Ginecologia da Cornell Medical College, NYC, USA. Colaboradora do Grupo de Pesquisa do Ambulatório de Infecções Genitais Femininas do Centro de Atenção Integral à Saúde da Mulher (CAISM) da Unicamp.

Lara Barros de Pádua

Endocrinologista pediátrica. Mestranda na área de Ciências da Saúde da Faculdade de Ciências Médicas da Santa Casa de São Paulo (FCMSCSP).

Leandra Steinmetz

Médica-assistente na Unidade de Endocrinologia Pediátrica do Instituto da Criança do Hospital das Clínicas da Faculdade de Medicina da Universidade de São Paulo (ICr-FMUSP).

Leonardo da Silva Valladão de Freitas

Médico-assistente do pré-natal de alto risco da Santa Casa de São Paulo. Mestrado em Tocoginecologia pela Faculdade de Ciências Médicas da Santa Casa de São Paulo (FCMSCSP).

Lilian Paiva Rodrigues Hsu

Professora-adjunta Doutora da Faculdade de Ciências Médicas da Santa Casa de São Paulo (FCMSCSP). Chefe da Clínica de Obstetrícia do Departamento de Obstetrícia e Ginecologia da Faculdade de Ciências Médicas da Santa Casa de São Paulo (DOGI-FCMSCSP).

Luis Carlos de Oliveira

Graduado em Educação Física pela Escola Superior de Educação Física de São Caetano do Sul. Mestre em Educação Física e Saúde pela Universidade São Judas Tadeu (USJT). Doutorando no Programa de Pós-graduação em Educação Física da USJT e membro do grupo de estudos Educação Física e Promoção da Saúde. Diretor do Centro de Estudos do Laboratório de Aptidão Física de São Caetano do Sul. Professor-associado na USJT. Professor na Faculdade Drummond. Professor-convidado nos cursos de pós-graduação da Central de Curso – UniESTÁCIO/UniFMU/FEFISA. Assessor técnico-científico na Secretaria de Estado da Saúde de São Paulo. Coordenador do Programa Agita Sampa.

Luisa Sugaya

Médica-residente em Psiquiatria no Instituto de Psiquiatria do Hospital das Clínicas da Faculdade de Medicina da Universidade de São Paulo (Ipq-HC-FMUSP).

Luiz Flávio Cordeiro Fernandes

Doutor em Medicina pelo Departamento de Obstetrícia e Ginecologia da Faculdade de Medicina da Universidade de São Paulo (FMUSP). Ex-preceptor do Departamento de Obstetrícia e Ginecologia da FMUSP. Residência médica em Ginecologia e Obstetrícia no Hospital das Clínicas da FMUSP. Graduação em Medicina pela FMUSP. Especialista em Ginecologia Minimamente Invasiva. Coordenador do Curso de Especialização em Endometriose e Ginecologia Minimamente Invasiva do Hospital Sírio-Libanês.

Marcela Grigol Bardin

Graduada em Fisioterapia pela Universidade Federal de São Paulo (Unifesp). Fisioterapeuta especialista em Saúde da Mulher pelo Centro de Atenção Integral à Saúde da Mulher da Universidade Estadual de Campinas (CAISM-Unicamp). Mestre em Tocoginecologia pela Faculdade de Ciências Médicas da Unicamp (FCM-Unicamp). Doutoranda em Tocoginecologia pela FCM-Unicamp. Especialista em Reeducação Postural Global (RPG) pela Federação Nacional dos Fisioterapeutas e Terapeutas Ocupacionais (Fenafito). Especialista em Terapia Manual (Conceito Maitland). Supervisora do Ambulatório de Uroginecologia do CAISM-Unicamp. Professora-adjunta no UniPinhal – Centro Regional Universitário do Espírito Santo do Pinhal.

Marco Aurélio Palazzi Sáfadi

Diretor do Departamento de Pediatria da Faculdade de Ciências Médicas da Santa Casa de São Paulo (FCMSCSP). Membro do Comitê Técnico Assessor em Imunizações do Ministério da Saúde do Brasil. Representante da Sociedade Latino-Americana de Infectologia Pediátrica no Comitê de Doenças Infecciosas, Academia Americana de Pediatria (AAP – Red Book). Membro da Comissão Permanente de Assessoramento em Imunizações da Secretaria de Saúde do Estado de São Paulo.

Maria Inez Marcondes Macéa

Professora-instrutora da Faculdade de Ciências Médicas da Santa Casa de São Paulo (FCMSCSP).

Maria Marta Martins

Professora-assistente Doutora do Departamento de Obstetrícia e Ginecologia da Faculdade de Ciências Médicas da Santa Casa de São Paulo (DOGI-FCMSCSP). Médica-assistente da Clínica de Mastologia do DOGI-FCMSCSP.

Neliana Buzi Figlie

Psicóloga. Especialista em Dependência Química pela Unidade de Pesquisa em Álcool e Drogas (UNIAD). Mestre em Saúde Mental e Doutora em Ciências pelo Departamento de Psiquiatria da Universidade Federal de São Paulo-Escola Paulista de Medicina (Unifesp-EPM). Professora-afiliada (na modalidade Ensino/Assistencial) da Unifesp-EPM e docente no Instituto Nacional de Políticas do Álcool e Drogas do CNPq (Inpad). Psicoterapeuta cognitiva e formação em Entrevista Motivacional.

Nelson Gonçalves

Professor da Faculdade de Ciências Médicas da Santa Casa de São Paulo (FCMSCSP). Chefe da Clínica de Emergência – Pronto-socorro do Departamento de Obstetrícia e Ginecologia da Faculdade de Ciências Médicas da Santa Casa de São Paulo (DOGI-FCMSCSP). Chefe do Setor de Sexologia do DOGI-FCMSCSP. Diretor Técnico I do Hospital Pérola Byington. Presidente da Comissão de Residência Médica (Coreme) do Centro de Referência da Saúde da Mulher – Hospital Pérola Byington.

Paulo Ayrosa Ribeiro

Professor-adjunto Doutor do Departamento de Obstetrícia e Ginecologia da Faculdade de Ciências Médicas da Santa Casa de São Paulo (DOGI-FCMSCSP). Chefe da Clínica Cirúrgica Ginecológica do DOGI-FCMSCSP.

Paulo César Giraldo

Professor titular de Ginecologia do Departamento de Tocoginecologia da Universidade Estadual de Campinas (DTG-Unicamp). Presidente da Sociedade de Obstetrícia e Ginecologia do Estado de São Paulo (Sogesp).

Paulo Rogério Gallo

Pós-doutor em Ciências da Saúde. Departamento de Saúde Materno-infantil. Faculdade de Saúde Pública da Universidade de São Paulo (FSP-USP).

Priscila Koritar

Nutricionista pela Faculdade de Saúde Pública da Universidade de São Paulo (FSP-USP). Mestre e Doutoranda em Nutrição pela FSP-USP. Aprimoramento pelo Curso Júnior em Transtornos Alimentares para Estudantes de Nutrição – Ambulatório de Bulimia e Transtornos Alimentares (Ambulim) do Instituto de Psiquiatria do Hospital das Clínicas da Faculdade de Medicina da Universidade de São Paulo (IPq-HCFMUSP). Nutricionista e coordenadora de pesquisa do Programa de Atendimento, Ensino e Pesquisa em Transtornos Alimentares na Infância e Adolescência (Protad) do IPq-HCFMUSP.

Ronaldo Laranjeira

Professor titular de Psiquiatria na Universidade Federal de São Paulo-Escola Paulista de Medicina (Unifesp-EPM). Coordenador da Unidade de Pesquisa em Álcool e Drogas (UNIAD).

Sônia Maria Rolim Rosa Lima

Professora-adjunta da Faculdade de Ciências Médicas da Santa Casa de São Paulo (FCMSCSP). Docente do Curso de Pós-graduação em Ciências Cirúrgicas da FCMSCSP. Doutora em Medicina (área de concentração em Cardiologia) pela Universidade de São Paulo (USP). Mestre em Medicina (área de concentração em Tocoginecologia) pela FCMSCSP. Médica-primeiro assistente da Santa Casa de São Paulo.

Sonia Tamanaha

Médica-assistente no Departamento de Obstetrícia e Ginecologia da Faculdade de Ciências Médicas da Santa Casa de São Paulo (DOGI-FCMSCSP).

Sophia Motta Gallo

Professora-adjunta Doutora da Faculdade de Ciências Médicas da Santa Casa de São Paulo (FCMSCSP). Chefe da Clínica de Obstetrícia do Departamento de Obstetrícia e Ginecologia (DOGI) da FCMSCSP.

Timoteo Leandro Araujo

Graduado em Educação Física pela Faculdade de Educação Física de Santo André (Fefisa). Mestrando em Educação Física na Universidade São Judas Tadeu (USJT). Pesquisador do Centro de Estudos do Laboratório de Aptidão Física de São Caetano do Sul. Professor no Curso de Educação Física das Faculdades Metropolitanas Unidas (UniFMU). Coordenador do Senior Fit Assessoria e Consultoria e Assessor Técnico Científico no Programa Agita São Paulo – Secretaria de Estado da Saúde de São Paulo.

Victor Keihan Rodrigues Matsudo

Médico especialista em Ortopedia e Traumatologia e em Medicina do Esporte. Professor livre-docente em Medicina na Universidade Gama Filho. Coordenador científico do Centro de Estudos do Laboratório de Aptidão Física de São Caetano do Sul (CELAFISCS). Coordenador-geral do Programa Agita São Paulo – Secretaria de Estado da Saúde de São Paulo. Vice-presidente do Conselho Internacional de Ciências do Esporte e Educação Física (ICSSPE/CIEPSS), órgão da Organização das Nações Unidas para a Educação, a Ciência e a Cultura (Unesco). Coordenador da Rede de Atividade Física das Américas (Rafa). Fundador da Rede de Atividade Física Agita Mundo. Membro da Comissão de Detecção de Talentos do Comitê Olímpico Internacional. Editor científico da *Revista Brasileira de Ciência e Movimento*. Editor dos periódicos *Revista Brasileira de Medicina do Esporte, Revista Brasileira de Atividade Física e Saúde, European Physical Education Review, Journal of Physical Activity and Health* e *Journal of Pediatric Exercise*. Membro do American College of Sports Medicine. *Fellow* do American Academy of Kinesiology and Physical Education. Membro da International Society for the Advancement of Kinanthropometry e do Comitê Executivo do International Council for Physical Activity and Fitness Research (ICPAFR).

Prefácio

Em prefácios anteriores, sempre ressaltei que ideias e desejos todos têm para editar um livro; mas percorrer o caminho de sua concretização é uma missão árdua e requer um rígido planejamento.

Na edição desta obra, não foi diferente.

Entretanto, apesar de todo o entusiasmo e planejamento, me deparei com um enorme desafio, que necessitou de criatividade, coragem, determinação e paciência.

Meu entusiasmo se apoiou inicialmente no anseio de dar continuidade ao projeto de edição de livros denominado PROLIVRO, que idealizei em 2011, quando assumi a Diretoria do Departamento de Obstetrícia e Ginecologia da Santa Casa de São Paulo (DOGI) e que, até o presente momento, resultou na edição de cinco livros.

O presente livro, portanto, é a sexta obra editada desde então.

Contudo, na elaboração deste livro, emergiram outros entusiasmos, outras motivações, como a escassez de obras sobre o atendimento ginecológico na infância e adolescência e as insistentes solicitações de alunos, residentes e amigos médicos para que eu escrevesse sobre essa temática, com uma visão atualizada, incluindo os novos conceitos e avanços na abordagem dessas pacientes no dia a dia de consultório.

Decidi, então, aceitar o desafio.

Para tanto, precisava de uma parceria para materializá-lo com qualidade.

Precisava de um cúmplice com entusiasmo, vivência e talento.

Por isso, convidei a Dra. Adriana Campaner, experiente docente que ocupou durante anos a chefia do Setor de Infanto Puberal do DOGI-Santa Casa. Em conjunto, elaboramos uma sequência de capítulos básicos e, outros, deveras inovadores, visando contemplar um conteúdo de interesse prático no atendimento desse grupo populacional.

Nos capítulos básicos, incluímos temas consagrados, como Embriologia do Sistema Reprodutivo/Malformações Congênitas do Trato Genital, Fisiologia da Puberdade e agravos correlatos, como Puberdade Precoce e Tardia, Exame Ginecológico dos Neonatos, Infantes e Adolescentes, Abordagem das Vulvovaginites, Distúrbios Menstruais, Gestação/Assistência Pré-natal/Parto, Anticoncepção, Distúrbios do Crescimento, Doenças Sexualmente Transmissíveis, especialmente o HPV e outros mais.

Para os capítulos inovadores, identificamos e convidamos competentes, experientes e atinentes professores sobre temas relevantes, como Distúrbios Alimentares (anorexia, bulimia e obesidade), Cirurgias Plásticas/Próteses Mamárias em Jovens,

Prevenção do Uso de Álcool/Tabagismo/Drogas Ilícitas, Vacinação, Atividade Física, Doenças Mamárias, Tumores Genitais, Distúrbios Psiquiátricos e suas repercussões futuras, Higiene Íntima, Abuso Sexual e as controversas Informações em Saúde veiculadas pela internet com seus possíveis vieses.

Por tudo isso, entendemos que este livro assumirá uma indispensável fonte de consulta, bem como um importante veículo na disseminação do conhecimento sobre o atendimento tocoginecológico na infância e adolescência.

PROFESSOR JOSÉ ALDRIGHI

Sumário

1 Embriologia do sistema genital feminino e malformações congênitas do trato genital 1
José Rafael Macéa
Maria Inez Marcondes Macéa

2 Diferenciação sexual normal e anormal 29
Durval Damiani
Leandra Steinmetz

3 Fisiologia da puberdade, puberdade precoce e tardia 39
Cristiane Kochi

4 A consulta e o exame ginecológico: neonatal, infância e adolescência 53
Geni Worcman Beznos
Adriana Bittencourt Campaner

5 Vulvovaginites na infância 67
Adriana Bittencourt Campaner
Fernanda Araujo Cardoso
José Mendes Aldrighi

6 Lesões vulvares na infância 77
Adriana Bittencourt Campaner
Adrienne Pratti Lucarelli
Geni Worcman Beznos
José Mendes Aldrighi

7 Sangramento genital na infância 97

Adriana Bittencourt Campaner
Fernanda Araujo Cardoso
José Mendes Aldrighi

8 Distúrbios do crescimento 111

Lara Barros de Pádua
Cristiane Kochi

9 Higiene íntima feminina 121

Joziani Beghini
Paulo César Giraldo
Marcela Grigol Bardin
José Eleutério Jr.

10 Anticoncepção na adolescência 135

Sonia Tamanaha
José Mendes Aldrighi

11 Abuso sexual na infância e adolescência 145

Nelson Gonçalves
James Kageyama Coelho
Imacolada Marino Tozo
José Mendes Aldrighi

12 Doenças sexualmente transmissíveis 151

Adrienne Pratti Lucarelli
Adriana Bittencourt Campaner
José Mendes Aldrighi

**13 Infecção pelo papilomavírus humano (HPV) na infância e
adolescência** 181

Adriana Bittencourt Campaner
José Mendes Aldrighi

14 Corrimentos genitais na adolescência 215

Adriana Bittencourt Campaner
Adrienne Pratti Lucarelli
José Mendes Aldrighi

15 Distúrbios menstruais na adolescência 229

Adriana Bittencourt Campaner
Adrienne Pratti Lucarelli
Geni Worcman Beznos
José Mendes Aldrighi

16 Lesões mamárias na infância e adolescência 241

Adrienne Pratti Lucarelli
Maria Marta Martins
José Mendes Aldrighi

17 Dor pélvica aguda e crônica na infância e adolescência 257

Helizabet Salomão Abdala-Ribeiro
Paulo Ayrosa Ribeiro

18 Endometriose na adolescência............................... 265

Luiz Flávio Cordeiro Fernandes
José Mendes Aldrighi

19 Racionalização da pesquisa das amenorreias................. 271

Sônia Maria Rolim Rosa Lima

20 Hirsutismo, acne, queda de cabelos e estrias: causas
e tratamento 287

James Kageyama Coelho
José Mendes Aldrighi

21 Tumores genitais na infância e adolescência 305

José Carlos Pascalicchio
Gustavo Leme Fernandes

22 Distúrbios alimentares (anorexia, bulimia e obesidade)
na infância e adolescência 321

Priscila Koritar
Bacy Fleitlich-Bilyk

23 Cirurgias plásticas mamárias e próteses na adolescente........ 331

Alexandre Mendonça Munhoz

24 Uso de álcool, tabaco e demais substâncias psicoativas por adolescentes do gênero feminino: identificação, prevenção e intervenção 353

Neliana Buzi Figlie
Bruna Antunes de Aguiar Ximenes Pereira
Ronaldo Laranjeira

25 Vacinação na adolescente 371

Marco Aurélio Palazzi Sáfadi

26 Distúrbios psiquiátricos mais comuns na infância e adolescência 387

Guilherme Vanoni Polanczyk
Érika Mendonça de Morais
Luisa Sugaya

27 Atividade física e academia para crianças e adolescentes 407

Victor Keihan Rodrigues Matsudo
Timoteo Leandro Araujo
Luis Carlos de Oliveira
José da Silva Guedes

28 O risco dos vieses de informações em saúde pela internet 423

Paulo Rogério Gallo
Sophia Motta Gallo

29 Gestação na adolescência 433

Lilian Paiva Rodrigues Hsu
Leonardo da Silva Valladão de Freitas

30 Gestantes adolescentes e suas relações interpessoais com familiares e companheiros 439

Lilian Paiva Rodrigues Hsu
Adriana Aparecida Fregonese

Índice remissivo 445

José Rafael Macéa
Maria Inez Marcondes Macéa

▶ Embriogênese do sistema genital feminino

Embora o sexo genético do embrião seja determinado já no momento da fertilização pelas características cromossômicas do espermatozoide que penetra no interior do citoplasma do ovócito, as características morfológicas genitais de um ou outro sexo só surgirão ao redor da sétima semana do desenvolvimento embrionário. Isto significa que no período inicial, o desenvolvimento genital é semelhante nos dois sexos. Por esse motivo denomina-se esta fase período indiferenciado do desenvolvimento genital.

Iniciaremos este capítulo estudando a embriogênese ovariana; em seguida estudaremos o desenvolvimento dos dois pares de ductos genitais, que originarão o útero, as tubas uterinas e a vagina. Por último, focalizaremos o desenvolvimento dos genitais externos femininos.

▪ *Ovários*

O início do desenvolvimento dos ovários ocorre durante a quinta semana do desenvolvimento embrionário. Como sabemos, os ovários derivam de três fontes distintas:

1. Mesotélio (epitélio mesodérmico) do revestimento interno da parede abdominal posterior.
2. Mesênquima subjacente a esse mesotélio.
3. Células germinativas primordiais, que migram da parede do saco vitelino (Figura 1.1). Ao início do desenvolvimento ovariano denomina-se período indiferenciado, porque durante este período é impossível diferenciar-se o tipo gonadal que está se formando.

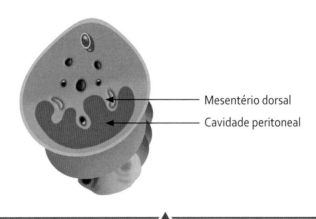

Figura 1.1 – Corte transversal de embrião com seis semanas mostrando migração das células germinativas primordiais na direção da crista gonadal.

Durante a quinta semana do desenvolvimento, surgem medialmente a cada mesonefro (rim primitivo), entre eles e o mesentério dorsal, espessamentos do epitélio de revestimento (mesotélio) desta região que penetram no mesênquima subjacente, provocando abaulamentos localizados, denominados cristas gonadais (Figura 1.2A).

A esses espessamentos epiteliais (derivados do mesotélio superficial), que penetram no mesênquima subjacente, denominam-se cordões sexuais primários (Figura 1.2B). Neste estágio, portanto, distinguem-se na gônada indiferenciada, uma região cortical ou córtex, mais externa, e uma região mais interna, a medula. Nos embriões com complemento cromossômico 46,XX ocorrerá ulteriormente regressão quase completa da medula das gônadas indiferenciadas e amplo desenvolvimento da cortical, com a formação dos ovários.

As células germinativas primordiais localizam-se, inicialmente, na parede do saco vitelino, próximo à origem da alantoide. São células grandes, esféricas e já visíveis ao redor da quarta semana do desenvolvimento embrionário. Com os dobramentos transversal e longitudinal do embrião, próprios desta fase do desenvolvimento, ocorre a incorporação gradativa do saco vitelino para o interior do mesmo. Nesta etapa, as células germinativas primordiais provenientes da parede do saco vitelino migram ativamente através do mesentério dorsal do intestino posterior em direção às cristas gonadais. No decurso da sexta semana de desenvolvimento, as células germinativas primordiais atingem as cristas gonadais, penetram o mesênquima subjacente e são incorporadas pelos cordões sexuais primários, provenientes do mesotélio superficial (Figura 1.2B).

A formação completa dos dois ovários depende basicamente da presença de dois cromossomos X e da ausência do cromossomo Y. Sabe-se, modernamente, que é no braço curto do cromossomo Y que se localiza o gene mais importante para a determinação do sexo gonadal. Trata-se do gene SRY (*sex-determining region of Y*) que é responsável pela formação de uma proteína denominada *fator determinante do testículo*, TDF (*testis-determining factor*). Esta substância, o TDF, é responsável pela formação do testículo a partir da gônada indiferenciada. Para ilustrar, recordemos a síndrome de Klinnefelter, na qual indivíduos portadores de complemento cromossômico

XXY, apesar de possuírem dois cromossomos X, apresentam a formação de testículos, ainda que na maioria das vezes não funcionantes, devido à presença de um cromossomo Y em seu cariótipo. Do mesmo modo, na síndrome de Turner, indivíduos com complemento cromossômico X0, portanto, com apenas um cromossomo X, formarão gônadas em fita, rudimentares e não funcionantes.

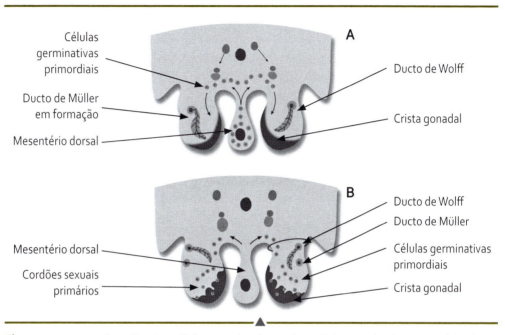

Figura 1.2 – A: migração das células germinativas primordiais através do mesentério dorsal em direção à crista gonadal. B: término da migração das células germinativas primordiais. Formação dos cordões sexuais primários.

Diferentemente do desenvolvimento dos genitais internos e externos do sexo masculino, que são hormônio-dependentes, a saber, os genitais internos (da testosterona) e os externos (da di-hidrotestosterona), respectivamente, o desenvolvimento dos genitais internos e externos do sexo feminino não depende de qualquer espécie de ação hormonal. Assim, mesmo na agenesia bilateral dos ovários, ocorre o desenvolvimento dos ductos genitais para a formação dos genitais internos e também dos genitais externos femininos.

O desenvolvimento completo dos ovários depende como já vimos, de complemento cromossômico 46,XX e, consequentemente a ausência do TDF. Admite-se que a presença de genes localizados nos cromossomos X participem na formação de ovários completos. Modernamente, também se admite a participação de um gene autossômico na embriogênese ovariana.

A identificação histológica dos ovários só começa a ser possível ao redor da décima semana de desenvolvimento, quando os cordões sexuais primários penetram profundamente na medula ovariana e são rapidamente absorvidos, formando uma *rete ovarii* rudimentar. Essa estrutura entra rapidamente em regressão e desaparece no interior do ovário. Após a oitava semana de desenvolvimento, nova leva de cordões sexuais forma-se a partir do mesotélio superficial e penetra no mesênquima subjacente; são os cordões sexuais secundários que, à medida que aumentam de tamanho, recebem novas células germinativas primordiais e as incorporam (Figura 1.3).

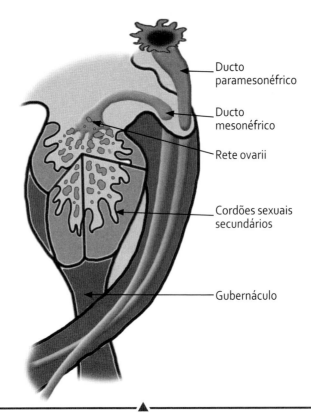

Figura 1.3 – Formação dos cordões sexuais secundários e ductos genitais.

A partir da décima-sexta semana de desenvolvimento os cordões sexuais secundários fragmentam-se em várias partes, formando aglomerados celulares separados. Imediatamente começam a formar-se os folículos primordiais, constituídos por uma única célula germinativa primordial, agora denominada ovogônia, rodeada por uma única camada de células pavimentosas derivadas dos cordões sexuais secundários, as células foliculares. É importante frisar que as ovogônias, antes de serem englobadas e rodeadas pelas células foliculares, sofrem múltiplas mitoses durante parte da vida fetal, chegando a se formar ao redor de sete milhões de ovogônias. Milhares das mesmas sofrem degeneração durante a vida fetal e desaparecem até o nascimento. Ocorre, portanto, um processo de seleção natural. Não obstante, cerca de dois milhões de ovogônias permanecem nos ovários para a formação dos folículos primordiais. Todas as ovogônias remanescentes, já parte dos folículos primordiais, crescem e transformam-se em ovócitos primários que, circundados pelas células foliculares

Embriologia do sistema genital feminino e malformações congênitas do trato genital

pavimentosas, permanecem nos ovários constituindo os folículos primordiais. Não existem ovogônias nos ovários de uma recém-nascida, mas somente folículos primordiais com um ovócito primário no seu interior, pois todas as ovogônias transformaram-se em ovócitos primários.

A gametogênese feminina se inicia ao redor do quinto e sexto mês de vida intrauterina, com o início da primeira divisão meiótica do ovócito primário. Iniciada a meiose, a mesma prossegue até o diplóteno da prófase da primeira divisão meiótica (divisão reducional). Nesta fase, a prófase é paralisada no núcleo de todos os ovócitos primários. A este estado de prófase suspensa denomina-se dictióteno. O dictióteno inicia-se, como relatado, na vida intrauterina e persiste até próximo à ruptura folicular que resulta na ovocitação, acontecimento maior dos ciclos ovarianos durante o menacma. Ao nascimento, portanto, os dois ovários contêm folículos primordiais com todos os ovócitos primários em dictióteno. Admite-se que o dictióteno é causado por uma substância produzida pelas células foliculares: substância inibidora da meiose. A saída do dictióteno e a retomada da meiose só ocorrerão no ovócito primário, dentro do folículo maduro, horas antes da ruptura folicular, por ação do pico do LH. Em síntese, ao nascer uma menina apresenta aproximadamente dois milhões de folículos primordiais em dictióteno em seus ovários. Durante a infância a maior parte desses folículos desaparece dos ovários, de tal modo que ao chegar à adolescência somente cerca de 400 mil folículos primários permanecem. Deste total, apenas 400 a 500 deixarão o dictióteno, tornar-se-ão ovócitos secundários e serão expulsos para a luz tubárica após as rupturas foliculares. Esse processo de desaparecimento de grande parte dos folículos primordiais denomina-se atresia folicular. A atresia folicular inicia-se, como vimos, no período fetal e persiste por todo o menacma, até próximo à menopausa.

Ao término da formação dos ovários, um ligamento prende-se ao polo inferior de cada um deles e à parede abdominal anterior, passando obliquamente à mesma (local do futuro canal inguinal) e termina por se fixar na superfície interna dos lábios maiores. Estes ligamentos são denominados gubernáculos. Eles prendem-se em sua outra extremidade ao útero, próximo às inserções das tubas uterinas. Um processo de encurtamento dos gubernáculos conduz os ovários de seus locais de origem para o limite do estreito superior da pelve. A parte cranial do gubernáculo transforma-se no ligamento útero-ovárico e a parte mais distal no ligamento redondo do útero; este último passando pelo interior do canal inguinal, terminando na tela subcutânea dos lábios maiores.

▪ *Ductos genitais*

Nos embriões dos dois sexos surgem a partir do mesoderma da parede posterior do abdome dois pares de ductos genitais: os **ductos mesonéfricos** (de Wolff) e os **ductos paramesonéfricos** (de Müller). Os primeiros desempenham importante papel na formação dos genitais internos masculinos, ao passo que os ductos paramesonéfricos são importantes para a formação dos genitais internos femininos. Durante a quinta e a sexta semanas de desenvolvimento, quando ambos os pares de ductos genitais estão presentes, o aparelho genital encontra-se em estágio chamado indiferenciado (Figura 1.3).

Quando se trata de indivíduos XY, portanto, do sexo masculino, os testículos produzem uma glicoproteína, denominada hormônio antimülleriano (AMH, *antimüllerian hormone)*, ou substância inibidora do Müller (MIS, *müllerian inhibiting substance)*.

Como o próprio nome sugere a função do MIS é inibir o desenvolvimento dos ductos paramesonéfricos.

No sexo feminino os ductos paramesonéfricos ou de Müller desenvolvem-se (devido à ausência da MIS) lateralmente às gônadas e aos ductos mesonéfricos ou de Wolff. São formados por invaginações longitudinais do mesotélio, localizadas lateralmente aos mesonefros (rins primitivos). Após a fusão das margens dessas invaginações mesoteliais, formam-se os ductos paramesonéfricos. A extremidade cranial de cada um deles tem a forma de funil e abre-se na cavidade peritoneal de cada lado (Figura 1.3). Suas extremidades caudais correm lateral e paralelamente aos ductos mesonéfricos até a região pélvica do embrião. Ali, cruzam ventralmente os ductos mesonéfricos, em direção à linha mediana (Figura 1.4A), onde se fundem para formar o primórdio uterovaginal (Figura 1.4B). A parte mais caudal desta estrutura tubular entra em contato com a parede posterior do seio urogenital, produzindo nela uma pequena elevação, denominada tubérculo do seio urogenital ou tubérculo de Müller (Figuras 1.4A, 1.4B e 1.4C).

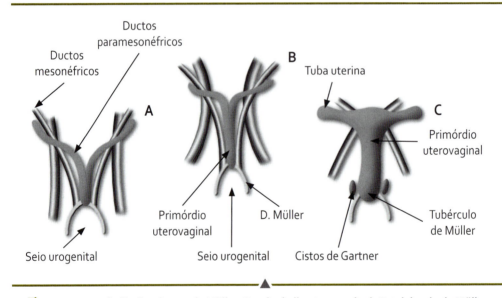

Figura 1.4 – A: fusão dos ductos de Müller. B: primórdio uterovaginal. C: tubérculo de Müller.

Em embriões do sexo feminino (46, XX), os ductos mesonéfricos, devido à ausência de testosterona, regridem quase totalmente, enquanto ocorre o desenvolvimento dos ductos paramesonéfricos. As porções mais craniais dos ductos paramesonéfricos originam as tubas uterinas, ao passo que as mais caudais originam o útero e induzem a formação da vagina (ver embriogênese da vagina). A fusão dos dois ductos paramesonéfricos é gradativa, de tal modo que o septo formado pela fusão das paredes mediais é lentamente reabsorvida, até a formação da cavidade uterina definitiva (Figura 1.5). O estroma endometrial e os vasos sanguíneos e linfáticos derivam do mesoderma esplâncnico adjacente. As duas pregas peritoneais que se formam lateralmente ao primórdio uterovaginal representam os ligamentos largos e limitam duas amplas escavações: a anterior, escavação vésico-uterina, e a posterior, escavação reto-uterina.

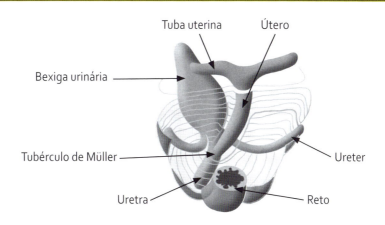

Figura 1.5 – Formação do útero, tubas uterinas e vagina a partir dos ductos paramesonéfricos.

- **Vagina**

Modernamente, admite-se que o epitélio vaginal derive do endoderma do seio urogenital, e que sua parede fibromuscular derive do mesoderma esplâncnico adjacente. O contato do tubérculo paramesonéfrico ou de Müller (fusão das extremidades caudais dos ductos paramesonéfricos) (Figuras 1.6A e 1.6B) com a parede posterior do seio urogenital induz a formação, pelo endoderma que reveste esse mesmo seio, de um par de evaginações, os bulbos sinovaginais, que se dirigem em direção à membrana cloacal na região dos genitais externos. Os dois bulbos sinovaginais fundem-se para formar uma coluna maciça de células, a placa vaginal (Figura 1.6C). Posteriormente, as células centrais da placa vaginal degeneram e desaparecem, formando-se a luz vaginal, enquanto as células periféricas constituem o epitélio vaginal (Figuras 1.6D e 1.6E).

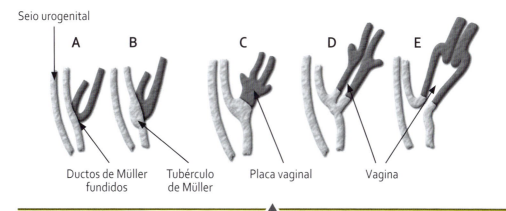

Figura 1.6 – A e B: tubérculo paramesonéfrico (ou de Müller). C: placa vaginal. D e E: epitélio vaginal.

Até o final da vida fetal, a luz vaginal é separada da cavidade do seio urogenital pelo hímen, formado pela invaginação da parede posterior do seio urogenital. Normalmente o hímen torna-se pérvio durante o período perinatal. Alguns autores admitem que o terço superior do epitélio vaginal derive não do endoderma da placa vaginal, mas diretamente do primórdio uterovaginal. A maior parte dos estudiosos, contudo, concorda com a primeira opinião.

Brotamentos celulares, a partir da uretra e para o interior do mesênquima subjacente, originam as glândulas vestibulares menores ou para-uretrais (de Skene), enquanto brotamentos celulares, a partir do seio urogenital e direcionando-se para o interior do mesmo mesênquima, originam as glândulas vestibulares maiores (de Bartholin).

▪ *Genitais externos*

Até a sétima semana de vida intrauterina, o desenvolvimento dos genitais externos é semelhante nos dois sexos. Por este motivo, este estágio é denominado indiferenciado. As primeiras diferenças surgem durante a nona semana gestacional e o completo desenvolvimento somente ocorre ao final da décima-segunda semana gestacional.

No início da quarta semana de desenvolvimento ocorre proliferação mesenquimal na extremidade cranial da membrana cloacal nos dois sexos. Esta saliência aumenta de tamanho, recebendo o nome de tubérculo genital. De cada lado da membrana cloacal formam-se dois pares de proeminências. As proeminências que formam o par mais medial denominam-se pregas urogenitais, e as proeminências que formam o par mais lateral e volumoso denominam-se saliências labioescrotais (Figura 1.7A). À medida que o tubérculo genital alonga-se, passa a ser denominado falo.

Ao final da sexta semana, na porção caudal do embrião, o septo urogenital funde-se com a parte interna da membrana cloacal, dividindo-a em duas outras membranas: uma mais dorsal, membrana urogenital, e outra mais ventral, membrana anal (Figura 1.7B).

Aproximadamente uma semana mais tarde rompem-se essas membranas, surgindo os orifícios urogenital e anal, respectivamente. (Figura 1.7C). No sexo feminino, a uretra e a vagina abrem-se em um único local, o *vestíbulo da vagina*.

Como já foi citada anteriormente, a feminilização dos genitais externos, a partir do estágio indiferenciado, independe de ação hormonal. Quando cessa o crescimento do falo, ele passa a ser denominado clitóris. Este permanece de tamanho relativamente grande até ao redor da décima-sétima semana de desenvolvimento. As pregas urogenitais não se fundem, e se transformam nos lábios menores. As saliências labioescrotais se fundem posteriormente, constituindo a comissura labial posterior e também, anteriormente, formando a comissura labial anterior e o mons pubis. A parte não fundida das saliências labioescrotais forma os lábios maiores (Figura 1.7D).

▶ Malformações congênitas do trato genital

Vários tipos de anomalias do aparelho geniturinário feminino ocorrem por distúrbios em sua embriogênese. Tais anomalias acontecem espontaneamente ou por ação de fatores externos, por exemplo, a exposição pré-natal a andrógenos e dietilestilbestrol (DES). Quando essas anomalias são de pequeno porte, por não aumentarem as taxas de abortamento, partos prematuros e vícios de apresentação fetal passam despercebidas e não são diagnosticadas. Todavia, quando de maior monta interferem de forma variável na evolução das gestações que as albergam.

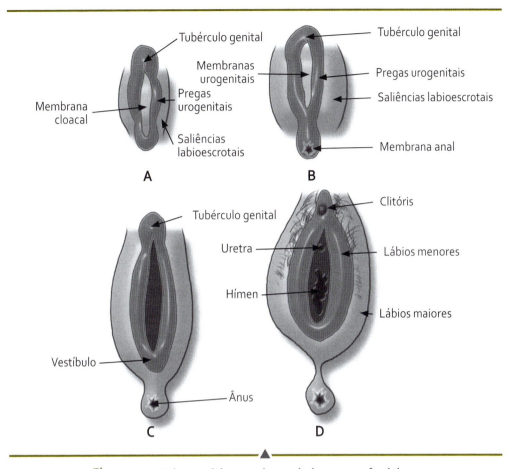

Figura 1.7 – O desenvolvimento dos genitais externos femininos.

Green e Harris (1976) em 31.836 gestações encontraram 80 casos de anomalias uterinas, ou seja, um caso para cada 400 gestações. Todavia, enfatizam que a detecção foi maior durante o período em que um membro da equipe se interessou particularmente pelo assunto.

A íntima associação entre os ductos mesonéfricos e paramesonéfricos tem importância clínica, já que o dano em um dos sistemas ductais provocará quase invariavelmente dano ao outro sistema de ductos, com surgimento de anomalias relacionadas aos dois sistemas, no útero, rins e ureteres.

- **Classificação das anormalidades müllerianas**

Como já foi visto, a fusão dos dois ductos paramesonéfricos (de Müller) relaciona-se com a formação da vagina, da cérvice e do útero, e os desvios de sua embriogênese podem provocar os defeitos descritos a seguir.

- A canalização anormal da vagina. Se for parcial, provoca o surgimento de um septo transverso; se total, a ausência da vagina.

- A maturação unilateral de um ducto paramesonéfrico e desenvolvimento incompleto ou ausente do outro ducto, resulta em defeitos uterinos associados com anormalidades da via urinária.
- A fusão incompleta ou ausente dos ductos paramesonéfricas em sua porção mediana. No primeiro caso resulta em presença de septo divisor das duas cavidades uterinas. No segundo caso surgem dois úteros, duas cérvices e duas vaginas totalmente separadas.

Embora existam várias classificações tentando equacionar os vários tipos de anormalidades provocadas por desvios no desenvolvimento dos ductos paramesonéfricos, nos utilizaremos inicialmente da classificação de Buttram e Gibbons, proposta em 1979, pela sua simplicidade e caráter eminentemente prático.

- **Classificação das anomalias müllerianas**[2]
  - **Classe I:** Hipoplasia ou agenesia mülleriana segmentar (Figura 1.8).
    A. Vaginal
    B. Cervical
    C. Fúndica
    D. Tubárica
    E. Anomalias combinadas

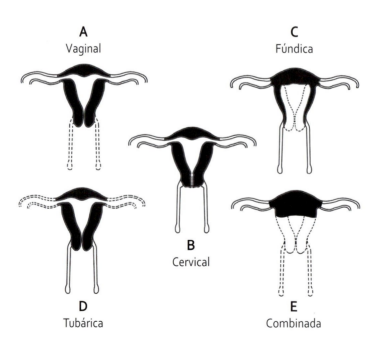

Figura 1.8 – Classe I: agenesia ou hipoplasia dos ductos paramesonéfricos com suas subdivisões.

Performance *obstétrica das pacientes da classe I*

Nos casos de agenesia ou hipoplasia müllerianas a gestação torna-se virtualmente impossível. Nesses casos inclui-se a síndrome de Mayer-Rokitansky-Küster-Hauser, representada pela agenesia do útero e da vagina. Evidentemente, em virtude da impossibilidade da gestação, a terapêutica concentra-se na tentativa de consegui-la com método de fertilização assistida e colocação do embrião em útero hospedeiro.

- **Classe II:** Útero unicorne (Figura 1.9).
    A. Com corno rudimentar
        1. com cavidade endometrial
            a. comunicante
            b. não comunicante
        2. sem cavidade cornual
    B. Sem corno rudimentar

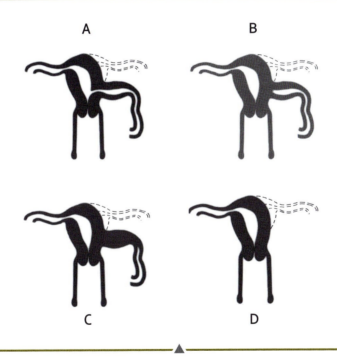

Figura 1.9 – Classe II: útero unicorne com corno rudimentar (A) e sem corno rudimentar (D). O corno pode ter cavidade endometrial comunicante com a cavidade uterina (A), com cavidade endometrial não comunicante (B) e sem cavidade endometrial (C).

Performance *obstétrica das pacientes da classe II*

A incidência de úteros unicornes em uma série com 1160 anomalias uterinas foi de 14%, segundo Zanetti *et al.*, (1975). Provavelmente esse número foi subestimado, porque o estudo foi feito utilizando-se de histerossalpingografia, que como sabemos, não identifica úteros rudimentares não comunicantes. Segundo O'Leary e O'Leary

(1963) nos casos de úteros unicornes com cornos rudimentares, em 90% dos casos, não há comunicação entre os cornos. A análise dos resultados de seis autores diferentes (Fedele *et al.*, 1995) mostra que o desfecho de gestações em úteros unicornes é pobre. De 125 pacientes analisadas, com 181 gestações; 43% abortaram, 11% tiveram partos prematuros e apenas 41% delas tiveram parto a termo e 5% gestações cornuais. Além disso, aumentam também as frequências de retardo de crescimento intrauterino, apresentação pélvica, distócia funcional e cesariana.

- **Classe III**: Útero didelfo (Figura 1.10).

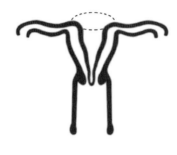

Figura 1.10 – Classe III: útero didelfo.

Performance *obstétrica das pacientes da classe III*

Distinguem-se o útero didelfo dos úteros bicornes e septados pela presença de duplicação completa das cérvices e hemicavidades uterinas. Na maioria das vezes, senão em todas, há a presença de septo vaginal longitudinal, usualmente no plano mediano. Por outro lado, mulheres portadoras de septo vaginal longitudinal, poderão apresentar, concomitantemente, útero didelfo, embora nem sempre isso ocorra.

Os problemas obstétricos relacionados ao útero didelfo assemelham-se àqueles do útero unicorne, evidentemente com exceção das gestações cornuais. Segundo Heinonen (1982) o resultado obstétrico final é melhor que o da classe I. Assim, obteve 68% de gestações a termo, 30% de abortamentos e mortalidade perinatal de 4%. Além disso, observou 20% de partos prematuros, 10% de retardo de crescimento intrauterino, apresentação pélvica em 43% e taxa de cesárea de 82%.

- **Classe IV**: Útero bicorne (Figura 1.11).
  - A. Completo (divisão chega ao orifício cervical interno)
  - B. Parcial
  - C. Arqueado (*arcuatus*)

- **Classe V**: Útero septado (Figura 1.12).
  - A. Completo (septo chega ao orifício cervical interno)
  - B. Parcial

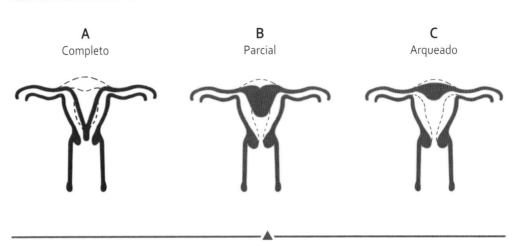

Figura 1.11 – Classe IV: útero bicorne com septo completo (A), parcial (B) e útero arqueado (C).

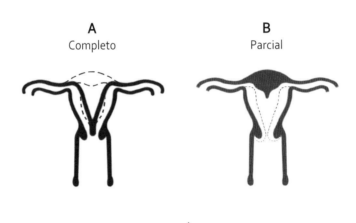

Figura 1.12 – Classe V: útero septado com septo completo (A) e septo parcial (B).

Performance *obstétrica das pacientes com classes IV e V*

Em ambas as classes há aumento considerável na taxa de abortamentos; a exceção é o útero arcuatus, que representa pequeno desvio da normalidade. Tal fato deve-se, provavelmente, à grande quantidade de miométrio nos septos. Nas primeiras vinte semanas gestacionais, Buttram e Gibbons (1979) notaram 70% de abortamentos nos úteros bicornes e 88% nos úteros septados. Segundo Gast e Martin (1992), tais números devem-se à dificuldade de implantação conceptual com déficit na aquisição do suprimento sanguíneo adequado para a nutrição conceptual. Estabelecida corretamente a gestação, ocorre aumento na incidência de partos prematuros, apresentações anômalas e cesarianas.

- **Classe VI**: Dietilestilbestrol (Figura 1.13).

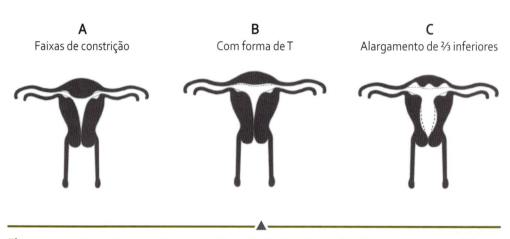

Figura 1.13 – Classe VI: anomalias produzidas pelo dietilestilbestrol (DES). Faixas de constrição (A), cavidade uterina com forma em T (B) e alargamento dos dois terços inferiores da cavidade uterina (C).

Perfomance *obstétrica das pacientes com classe VI*

O dietilestilbestrol (DES), um estrógeno não esteroide sintético, foi prescrito para aproximadamente três milhões de mulheres nos Estados Unidos, até o início dos anos 70.

O primeiro problema relacionado ao DES foi a descoberta de adenocarcinoma vaginal de células claras em mulheres expostas ao DES, na vida intrauterina. Posteriormente, constatou-se que este problema é muito pouco frequente: um caso em cada 1000 exposições. O que ocorria principalmente era o aparecimento de adenose vaginal, encontrada por exame colposcópico em 34% a 90% dos casos de exposição intraútero.

Em 1988, a *American Fertility Society* promoveu pequenas alterações na classificação aqui apresentada. Retirou o útero *arcuatus* da Classe IV, tornando-o uma entidade separada, e denominando-a Classe VI. Automaticamente, a classe VI da primeira classificação que tratava do dietilestilbestrol foi guindada à classe VII.

Por outro lado, a mesma *American Fertility Society* (AFS), em 1988, idealizou uma classificação para as anomalias uterovaginais, que descreveremos em seguida.

Classe I: disgenesia dos ductos paramesonéfricos

A disgenesia dos ductos paramesonéfricos inclui agenesia do útero e vagina (síndrome de Rokitanski-Küster-Hauser). Evidentemente, trata-se de desordem do sistema genital caracterizada pela impossibilidade de gestação, a menos que seja utilizado útero de outrem. Em sua forma clássica, as pacientes apresentam amenorreia primária e impossibilidade de manter relações sexuais. Como os ovários estão presentes, ocorre normalmente o desenvolvimento dos caracteres sexuais secundários.

Classe II: desordens da fusão vertical dos ductos paramesonéfricos
A. Septo vaginal transverso
A1. Obstruído
A2. Não obstruído
B. Disgenesia ou agenesia cervical

As desordens da fusão vertical representam falhas na junção entre o polo inferior dos ductos paramesonéfricos fundidos (tubérculo de Müller) e a parte superior do seio urogenital em desenvolvimento. Caracteristicamente, estas desordens são representadas por uma porção atrésica da vagina que pode ser bastante espessa, estendendo-se por mais da metade do comprimento vaginal, ou pode ser bem fina, representando uma pequena membrana obstrutiva.

Classe III: desordens de fusão lateral dos ductos paramesonéfricos
A. Desordem obstrutiva assimétrica do útero ou vaginal normalmente associada a agenesia renal homolateral
A1. Útero unicorne com corno rudimentar não comunicante
A2. Obstrução unilateral da cavidade de útero duplo
A3. Obstrução vaginal unilateral associada a útero duplo
B. Desordem simétrica não obstrutiva do útero ou vagina
B1. Útero didelfo
B1a. septo vaginal longitudinal completo
B1b. septo vaginal longitudinal parcial
B1c. sem septo longitudinal vaginal
B2. Útero septado
B2a. completo
1. septo vaginal longitudinal completo
2. septo vaginal longitudinal parcial
3. sem septo vaginal
B2b. parcial
1. septo vaginal longitudinal completo
2. septo vaginal longitudinal parcial
3. sem septo vaginal
B3. Útero bicorne
B3a. completo
1. septo vaginal longitudinal completo
2. septo vaginal longitudinal parcial
3. sem septo vaginal
B3b. parcial
1. septo vaginal longitudinal parcial
2. septo vaginal longitudinal parcial
3. sem septo vaginal.
B4. Cavidade uterina em forma de T (relacionado com o DES)
B5. Útero unicorne
B5a. com um corno rudimentar
1. com cavidade endometrial
1.1 comunicante
1.2 não comunicante
2. sem cavidade endometrial
B5b. sem um corno rudimentar

As desordens da fusão lateral dos dois ductos paramesonéfricos podem ser simétricas/não obstruídas, assim como com vagina dupla. Podem ser assimétricas/obstruídas, assim como com obstrução vaginal unilateral. As obstruções associadas a desordens da fusão lateral são notadamente mais importantes quando observadas clinicamente como obstruções unilaterais que, quase invariavelmente, estão associadas com a agenesia renal homolateral. A obstrução bilateral está quase sempre associada à agenesia renal bilateral e, consequentemente, com a inviabilidade do embrião em desenvolvimento.

Existem três variedades de obstrução assimétrica com agenesia renal homolateral:

1. Útero unicorne com corno não comunicante que contém endométrio funcionante.
2. Obstrução unilateral de uma das cavidades de um útero duplo.
3. Obstrução vaginal unilateral associada com um útero duplo.

Por outro lado, existem cinco grupos de desordens simétricas/não obstruídas:

1. Úero didelfo.
2. Útero septado.
3. Útero bicorne.
4. Cavidade uterina em T. que pode ser hipoplásica e irregular e que está associada com a exposição com dietilestilbestrol (DES) *in utero*.
5. Útero unicorne com ou sem um corno rudimentar.

Os três primeiros grupos são variantes de úteros duplos. A diferenciação entre útero septado e útero bicorne requer obrigatoriamente a visualização do fundo uterino. O septo dentro do útero septado pode ser completo ou parcial. Quando o septo é completo, há inevitavelmente duas cérvices com septo vaginal longitudinal, que pode estender-se parcialmente no interior da vagina ou completamente até o introito vaginal.

O útero bicorne também pode ter uma separação parcial ou quase completa das cavidades uterinas. O termo útero *arcuatus* é usado principalmente por radiologistas para referir-se à presença de um discreto septo no fundo uterino que forma uma separação não muito nítida das cavidades uterinas. Normalmente este tipo de útero é incluído na categoria de útero septado parcial.

Classe IV: configurações incomuns dos defeitos de fusão lateral-vertical dos ductos paramesonéfricos

Esta categoria final inclui as combinações de anomalias uterovaginais e outras desordens. Configurações uterovaginais raras podem existir e não se enquadrar em nenhuma das categorias propostas anteriormente, podendo inclusive coexistir com desordens de fusão lateral e vertical.

As configurações raras dos defeitos da fusão vertical-lateral podem coexistir com anormalidades do trato urinário inferior.

As anomalias obstrutivas requerem atenção imediata no sentido de drenar o fluxo retrógrado de muco e sangue menstrual, que em grande quantidade pode comprimir os órgãos vizinhos. Quando não existe fator obstrutivo, não há necessidade de atendimento imediato, mas poderá ser requerido eventualmente para estabelecer ou melhorar a função reprodutora ou coital.

Embriologia do sistema genital feminino e malformações congênitas do trato genital

- ### *Ausência congênita dos ductos paramesonéfricos*

A agenesia dos ductos paramesonéfricos implica na ausência da vagina e do útero. Alguns autores preferem referir-se a aplasia ou displasia dos ductos paramesonéfricos, uma vez que a porção inferior da vagina pode formar-se normalmente, mas não o restante da mesma. A despeito da ausência do útero, é possível a presença de primórdios uterinos rudimentares. As tubas e os ovários normalmente estão presentes e normais. Este conjunto de características é costumeiramente denominado síndrome de Rokitansky-Küster-Hauser. Tal síndrome associa-se frequentemente a um grande grupo de outras anormalidades de outros sistemas orgânicos.

Características de mulheres com agenesia dos ductos paramesonéfricos:

- Ausência congênita do útero e vagina. Úteros pequenos e tubas rudimentares podem estar presentes em alguns casos.
- Função ovariana normal.
- Sexo psicológico: feminino.
- Sexo fenotípico: feminino, com desenvolvimento das mamas, proporções corporais, distribuição dos pelos e genitais externos femininos.
- Sexo genético: feminino (cariótipo: 46,XX).
- Associação frequente com outras anomalias congênitas: esqueléticas e, especialmente da via urinária.

A agenesia parcial da vagina com útero presente e septo vaginal transverso são ambos incluídos como desordens da fusão vertical. Estas duas anomalias têm pequena taxa de associação com anomalias do tracto urinário, o que permite separá-las da síndrome de Mayer-Rokitansky-Küster-Hauser.

A primeira descrição de agenesia congênita de vagina pertence a Realdus Colombo, discípulo de Vesalius, este considerado pela maioria dos estudiosos o maior anatomista de todos os tempos, em 1559. Em 1829, Mayer descreveu a agenesia congênita de vagina como uma das anormalidades encontradas em natimortos com anomalias congênitas múltiplas. Küster, em 1910 e Rokitansky, em 1938, descreveram uma síndrome na qual havia agenesia de vagina, um pequeno útero bipartido, ovários normais e anomalias de outros sistemas orgânicos, como urinário e esquelético. Tal síndrome é conhecida como síndrome de Mayer-Rokitansky-Küster-Hauser. Incide uma em cada 4000 mulheres aproximadamente, e é conhecida modernamente como síndrome de Rokitansky-Küster-Hauser, ou simplesmente, síndrome de Rokitansky.

As portadoras desta síndrome comumente procuram assistência médica ao redor dos 15 anos de idade, queixando-se de ausência de menstruação. Têm normalmente complemento cromossômico normal (46,XX), ovários normais e, consequentemente caracteres sexuais secundários também normais. Portanto, embora tenham amenorreia, têm ciclos ovocitatórios regulares. Todavia, podem ocorrer exceções. Algumas pacientes com agenesia vaginal podem apresentar ovários policísticos ou disgenesias gonadais.

Etiologia

Segundo Knab (1983), existem cinco fatores etiológicos possíveis para explicar a síndrome de Rokitansky:

1. Produção inadequada de fator de regressão dos ductos de Müller pelas gônadas (ovários) incipientes.

18 *Ginecologia e Obstetrícia da Infância à Adolescência*

2. Ausência ou deficiência de receptores estrogênicos limitadas à porção inferior dos ductos paramesonéfricos.
3. Atraso no desenvolvimento dos ductos paramesonéfricos por um agente teratogênico.
4. Defeito do indutor mesenquimal.
5. Mutação gênica esporádica.

Knab acredita que a interferência de um agente teratogênico e a presença de um gene mutante sejam os fatores mais prováveis.

Anomalias associadas

Pacientes com agenesia dos ductos paramesonéfricos frequentemente apresentam anomalias de outros sistemas orgânicos. Ao toque retal pode ser percebida a ausência uterina na linha mediana, que é substituída por uma fita de tecido mole que se estende de um lado a outro da cavidade pélvica. Na síndrome de Rokitansky, o útero é representado por um par de pequenas dilatações ovoides, usualmente não palpáveis, cada uma delas continuando com tuba uterina rudimentar. Pode ou não haver a presença de cavidade nesses pequenos úteros rudimentares. Normalmente, o endométrio dessas cavidades quando presente é imaturo e não responsivo aos estímulos hormonais. Raramente, quando o endométrio é responsivo, podem ocorrer hematometra nos úteros rudimentares, devendo então ser excisados. Mais raramente ainda pode haver a presença de endometriose na cavidade uterina.

Anomalias associadas do sistema urinário

Aproximadamente de 30% a 50% das pacientes com agenesia vaginal parcial ou total apresentam concomitantemente anomalias da via urinária, tais como, agenesia renal unilateral, rim pélvico, rim em ferradura, hidronefrose e vários tipos de duplicação ureteral.

Anomalias associadas do sistema esquelético

Tais anomalias ocorrem ao redor de 15% dos casos de agenesia vaginal, principalmente em relação a anomalias vertebrais (vértebras em cunha, fusões vertebrais, vértebras supranumerárias e corpos vertebrais rudimentares). Entretanto, também podem ocorrer anomalias relacionadas aos membros (agenesia digital, sindactilia) e às costelas.

▪ Diagnóstico das anomalias uterovaginais

As malformações uterinas e vaginais podem ser descobertas casualmente durante exame de rotina, como é o caso dos septos vaginais. Frequentemente elas são diagnosticadas durante exame bimanual, durante cesariana ou durante a exploração da cavidade uterina depois de parto vaginal. A presença de sulco no fundo uterino durante a palpação abdominal sugere fortemente a presença de malformação uterina.

Pacientes com antecedentes obstétricos caracterizados por abortamentos tardios de repetição, partos prematuros, desde que eliminadas as outras etiologias, devem ser estudadas por métodos de imagem para afastar ou não possíveis anomalias anatômicas.

Há pacientes portadoras de hímen imperfurado ou septo vaginal transverso que obstruem completamente a luz vaginal, que habitualmente procuram os serviços de emergência com criptomenorreia. O sangue menstrual acumula-se na luz vaginal (hematocolpo), na cavidade uterina (hematometra) e, mais raramente, na luz das tubas uterinas (hematossalpinge). As queixas mais comuns são dores na projeção hipogástrica intensi-

Embriologia do sistema genital feminino e malformações congênitas do trato genital 19

dade variável e, frequentemente, retenção urinária por compressão extrínseca do colo vesical. O exame ginecológico e os métodos de imagem permitem um rápido diagnóstico.

O exame ultrassonográfico, com alta especificidade, mas com baixa sensibilidade pode auxiliar no diagnóstico. Durante muito tempo a histerossalpingografia, e mais modernamente a histeroscopia, foram os exames mais importantes para a definição diagnóstica. Nos dias atuais, a ressonância nuclear magnética tornou-se o exame-chave para a elucidação de praticamente todos os casos de anomalias uterovaginais. (Figura 1.14A, 1.14B e 1.14C).

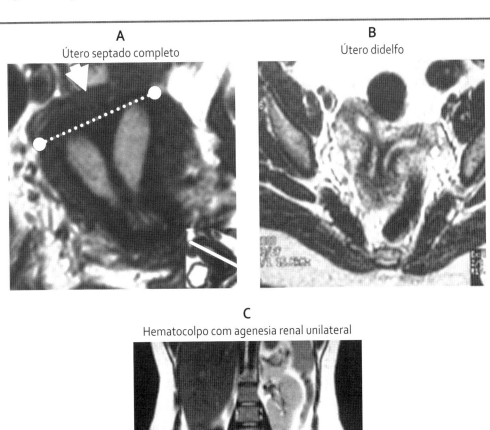

Fonte: adaptada de: Sahar N. Saleem: RNM imaging diagnosis of uterovaginal anomalies: current state of the art. Radiographics. 2003;23:13.

Figura 1.14 – A, B e C: diagnóstico de anomalias por ressonância nuclear magnética.

Normalmente era difícil se diferenciar, por exemplo, o útero septado do útero bicorne. A histeroscopia e histerografia mostravam a configuração da cavidade uterina, mas não a conformação externa do útero. O diagnóstico assertivo só se realizava associando-se um desses métodos com a videolaparoscopia, que permitia a visualização ou não de uma divisão externa no fundo uterino. Permitia também visualizar-se a possível presença de um corno rudimentar.

Quando a anomalia uterovaginal for assimétrica, torna-se imprescindível a avaliação por métodos de imagem do sistema urinário, devido à frequente associação de anomalias deste último.

Aproximadamente um terço das pacientes portadoras de anomalias müllerianas apresenta distúrbios do sistema auditivo, caracterizados por perdas sensorioneurais de leve a acentuada intensidade nos sons de alta frequência.

▪ *Tratamento*

Uma vez feito o diagnóstico de malformação genital, só se impõe o tratamento quando houver antecedentes obstétricos ruins. Evidentemente, quando se tratar de criptomenorreia, impõe-se correção cirúrgica imediata. As outras anomalias quando tratadas de forma precipitada e extemporânea, frequentemente resultam em insucessos do ponto de vista obstétrico.

Quando o tratamento estiver indicado de forma inquestionável os cuidados médicos devem ser iniciados com os cuidados pré-operatórios.

Cuidados pré-operatórios

Evidentemente, nos raros casos em que houver endométrio funcionante e obstrução ao fluxo menstrual, manifestar-se-ão sintomas relacionados à criptomenorreia durante a puberdade. A exérese dos pequenos úteros rudimentares e dos septos vaginais, além das himenoplastias, resolverão completamente a sintomatologia.

As pacientes com a síndrome de Rokitansky de faixa etária maior, normalmente consultam o ginecologista em virtude de dispareunia ou impossibilidade do ato sexual. Nestes casos, a vaginoplastia resolverá o problema na imensa maioria dos casos.

A maioria das pacientes portadoras de anomalias genitais consulta o ginecologista entre os 14 e os 16 anos de idade por amenorreia primária. Evidentemente, nestes casos o exame ginecológico deve ser feito de modo muito acurado, para que fique evidenciada a agenesia vaginal, evitando-se a todo custo o diagnóstico errôneo de imperfuração himenal. Clinicamente é possível na maioria das vezes diferenciarse a agenesia de vagina do hímen imperfurado, examinando-se a paciente através de exame retal, após a colocação de sonda vesical. Se a sonda vesical for facilmente percebida através da parede retal anterior, provavelmente trata-se de um caso de agenesia vaginal. Por outro lado, se entre a sonda e a parede retal anterior se interpuser massa de consistência pastosa, trata-se provavelmente de caso de hematocolpo. Com os recursos de imagem recentes, como ultrassonografia e ressonância nuclear magnética, o diagnóstico diferencial tornou-se mais fácil. Admite-se que a feitura de neovagina deve ser realizada entre os 17 e os 20 anos de idade, quando as pacientes, após preparo psicológico adequado, estando com maior maturidade emocional e psicológica, podem entender e aceitar com clareza a cirurgia proposta, principalmente o uso pós-operatório de molde vaginal mantenedor do espaço neovaginal obtido cirurgicamente.

Preparo psicológico pré-operatório

Habitualmente pouca atenção é dada ao preparo psicológico antes da realização de neovaginoplastia. Em pacientes com agenesia vaginal, a feitura de neovagina é somente um aspecto do quadro global da paciente e, normalmente, o mais fácil de ser resolvido. O momento adequado para discutir o problema com a paciente é no pré-operatório e não no início da puberdade. No sentido de melhorar sua autoestima, deve-se valorizar a presença da vagina no sentido de possibilitar uma função sexual normal. Lembrá-la que pacientes histerectomizadas mantêm atividade sexual normal, podendo se tornar mães através da adoção. Ênfase deve ser dada à necessidade do uso judicioso de molde vaginal no pós-operatório, continuamente por vários meses e intermitentemente por vários anos, até que o risco de estenose vaginal desapareça ou até que vida a sexual regular seja estabelecida. A cirurgia deve ser protelada até o momento em que a paciente claramente demonstre estar preparada psicologicamente para entender todos esses fatos, aceitando-os de forma realista.

Preparo laboratorial

Com a finalidade de se fazer um diagnóstico diferencial em relação a disgenesia gonadal, insensibilidade androgênica e variações da síndrome de Rokitansky, é imperativo o mapeamento cromossômico das pacientes.

Métodos para criação de uma neovagina

- Métodos não cirúrgicos:
  - O precursor deste método foi Frank (1940) que obteve resultados muito bons em oito pacientes com seu método. Preconiza este método a dilatação do espaço neovaginal, utilizando-se dilatadores de calibres sucessivamente maiores por parte da própria paciente, com técnica especializada que não cabe descrever neste texto. Ingram (1981) obteve com esta técnica excelentes resultados em 80% dos casos de estenose vaginal de variados graus, e em 90% dos casos de agenesia vaginal.
- Métodos cirúrgicos:
  - Sem o uso de conteúdo abdominal:
    » consiste na dissecção de um espaço entre a bexiga e o reto, e o preenchimento desta cavidade com retalho de pele dos lábios maiores ou da face medial da coxa. Tem o inconveniente de deixar grandes cicatrizes e o crescimento de pelos no interior da cavidade vaginal. A cirurgia mais popular consiste na criação de um espaço entre a bexiga e o reto. Todavia, os primeiros especialistas demoraram a perceber a importância da manutenção da nova cavidade vaginal, através de dilatação contínua, até que a cicatrização terminasse, impedindo assim a presença de estenoses, comprometendo desta forma os resultados funcionais deste tipo de cirurgia. Wharton (1938) foi o primeiro a utilizar a manutenção de um molde vaginal de borracha no espaço criado para a neovagina. Acreditava que a ampla capacidade de regeneração epitelial deste local provocaria com o passar dos meses a reepitelização vaginal. Todavia, a reepitelização parcial era a regra, promovendo o aparecendo de sinusiorragia, leucorreia e estenose vaginal, em especial na parte superior da neovagina. A

neovagina com retalho de pele e colocação de molde vaginal foi popularizada por McIndoe (1938), na Inglaterra. Ela enfatizava como princípio básico para o sucesso deste método, a necessidade de contínua e prolongada dilatação durante toda a fase de cicatrização. Retalhos de âmnio e peritônio também foram utilizados para a feitura de neovaginas, com resultados inferiores aos dos retalhos de pele. Em mãos experimentadas, os resultados favoráveis da neovaginoplastia de McIndoe oscilam de 80 a 100%. Todavia, em 4% dos casos ocorrem fístulas pós-operatórias (uretrovaginais, vesicovaginais ou retovaginais);

» Williams (1964) descreveu uma vulvovaginoplastia com bons resultados em 51 de 52 pacientes operadas por este método. A técnica só pode ser aplicada em pacientes com lábios maiores bem desenvolvidos. Consiste na realização de incisão em formato de ferradura na vulva, interessando os dois lábios maiores até o nível do meato uretral externo. A sutura das bordas mediais da incisão forma uma bolsa vaginal. Em seguida, aproximam-se e suturam-se as bordas laterais da incisão. Posteriormente com a utilização de dilatadores aumenta-se o comprimento vaginal. Esta técnica deve ser a melhor escolha para aquelas pacientes nas quais a neovaginoplastia de McIndoe não surtiu efeito desejado.

■ Anomalias consequentes a defeitos da fusão vertical

Septos vaginais transversos

Sua incidência varia entre os estudiosos de 1:2.100 e 1:72.000 pacientes. Ocorre por um defeito da embriogênese vaginal, resultado da fusão incompleta entre os componentes do seio urogenital e dos ductos paramesonéfricos (Classe IIA da AFS). Os septos vaginais transversos variam em espessura e podem localizar-se em qualquer nível da vagina, porém são mais comuns na porção superior da vagina e menos comuns em sua porção inferior. Usualmente, os septos mais espessos localizam-se próximos à cérvice uterina.

A superfície inferior dos septos vaginais transversos é recoberta por epitélio pavimentoso estratificado, enquanto sua superfície superior usualmente é recoberta por epitélio colunar simples, produtor de muco. Em raros casos, o acúmulo de secreção acima do septo em crianças provoca o aparecimento de grande massa pélvica que comprime a bexiga anteriormente, levando à hidronefrose bilateral e, eventualmente, por compressão retal, ocasiona obstipação e ocasionalmente obstrução intestinal. Nesses casos, a compressão da veia cava inferior e a limitação dos movimentos diafragmáticos pode levar à falência cardiorrespiratória e morte. Nesses casos, o septo deve ser excisado por via vaginal, após cuidadoso preparo pré-operatório. A reconstrução vaginal completa deve ser deixada para uma segunda cirurgia realizada durante ou após a puberdade, permitindo um fluxo menstrual normal e vida sexual satisfatória.

A presença de hematocolpo em pacientes com septos vaginais transversos ocorrerá durante a puberdade. Dor abdominal baixa cíclica, amenorreia e aumento gradativo de tumoração hipogástrica são os sintomas clássicos desta anomalia. Em alguns casos pode haver a presença de pequeno pertuito no septo, por onde poderá sair o fluxo menstrual, ainda que parcialmente. Nestes casos, a sintomatologia é muito variável. Algumas destas pacientes podem engravidar e o septo funcionará como elemento de distócia durante o parto.

Também aqui a coexistência de anomalias de outros sistemas orgânicos é comum, como do trato urinário, coarctação da aorta, defeito do septo interatrial e malformações da coluna lombar. A presença de endometriose nessas pacientes é alta, em especial naquelas que apresentam septos vaginais na porção superior da vagina.

A excisão do septo vaginal transverso é terapêutica mandatória, seguida por reconstrução da parede vaginal e manutenção de molde vaginal por período variável de quatro a seis semanas. Após este período, permite-se o coito. Se a paciente não tiver vida sexual após a excisão do septo, a utilização de molde vaginal, inclusive no período noturno, é obrigatória.

Se o septo vaginal for extenso, não permitindo a aproximação das paredes vaginais superior e inferior, um espaço deve ser criado entre a bexiga e o reto, permitindo desta forma a visualização da vagina obstruída. O uso de dilatação pós-operatória deve ser utilizada para se evitar a estenose vaginal. A vaginoplastia em meninas na puberdade, sem vida sexual, apesar do uso de dilatadores aumenta, o risco de estenose vaginal. Em casos selecionados, é possível a aspiração do hematocolpo sob ultrassonografia por punção através do septo; já a utilização concomitante de hormonioterapia de forma contínua retarda o aparecimento do hematocolpo, até que a vaginoplastia seja oportuna.

Agenesia ou disgenesia cervical

São entidades mórbidas raras (Classe IIB da AFS). Quando ocorrem, associam-se frequentemente à agenesia parcial ou total da vagina. A sintomatologia assemelha-se a do septo transverso da porção alta da vagina. O diagnóstico diferencial nem sempre é fácil, embora métodos de imagem, como a ressonância nuclear magnética possam ajudar nesse mister. Nos casos de disgenesia cervical, não ocorre dilatação vaginal, como ocorre nos casos de septo vaginal transverso. Habitualmente o diagnóstico de certeza só é feito durante o ato cirúrgico.

Quando há agenesia cervical e vaginal concomitantes e cavidade uterina com endométrio funcionante, os vários métodos cirúrgicos empregados têm resultados precários, pois visam obter uma passagem através de tecido altamente fibroso, onde não existem as glândulas endocervicais, importantes na manutenção da permeabilidade cervical. O assunto é polêmico, recomendando alguns autores a histerectomia como tratamento inicial para estes casos, assim livrando a paciente de criptomenorreia, septicemia, endometriose e cirurgias múltiplas. Outros, porém, preconizam a tentativa de cirurgia reconstrutiva como terapia inicial. Todavia, a manutenção de um canal uterovaginal permeável é difícil; a presença de estenose vaginal é frequente, e a necessidade de novas cirurgias para a feitura de neovagina é óbvia, aumentando a morbidade cirúrgica. A polêmica sobre o assunto permanece.

A despeito dos resultados precários das cirurgias para reconstrução dos casos de agenesia de vagina e cérvice uterina, a experiência clínica mostra que os processos de canalização podem ser de valia para alguns poucos casos, cuidadosamente selecionados com adequada quantidade de tecido cervical, que permitam uma anastomose cervicovaginal. As pacientes que conseguem engravidar após cirurgia de reconstrução têm sistematicamente uma estrutura tecidual cervical bem formada.

■ Anomalias consequentes a defeitos da fusão lateral

Tais defeitos de fusão podem ser divididos em obstruídos e não obstruídos. Neste último caso, incluem-se os úteros duplos, quer sejam bicornes, septados ou didelfos. Uma falha completa da fusão medial dos ductos paramesonéfricos pode ocasionar uma duplicação completa da vagina, cérvice e útero. Uma falha parcial nesta fusão pode resultar em vagina única, com cérvice única ou duplicada ou duplicação parcial ou total do corpo uterino. A falha da absorção do septo entre os dois ductos paramesonéfricos provoca a persistência do septo intrauterino em extensões variáveis, embora o aspecto exterior do útero seja de um útero único. O septo pode ser completo ou incompleto. A presença do primeiro tipo dividirá a cavidade corporal e o canal endocervical, total ou parcialmente, de forma simétrica ou assimétrica. Se não houver obstrução ao fluxo menstrual, a reconstrução cirúrgica se impõe na eventualidade de insucesso reprodutivo. Obviamente, na ausência de obstrução ao fluxo menstrual, o diagnóstico dos septos será sempre mais tardio. A dificuldade na colocação de tampões vaginais e do coito podem conduzir ao diagnóstico de septo vaginal longitudinal, algo que, melhor investigado, poderá conduzir ao diagnóstico de septo uterino. O diagnóstico pode ser ocasional, durante curetagem uterina, gestação por anomalia da situação fetal, cesariana ou mesmo laparotomia. Todavia, a maioria dos casos é diagnosticada por histerografia como método de avaliação de esterilidade conjugal ou abortamentos de repetição. Mais modernamente, a utilização da ressonância nuclear magnética tem aumentado a acurácia diagnóstica.

Embora algumas anomalias uterinas possam ser causa de esterilidade conjugal, a maioria das pacientes com essas anomalias engravida com facilidade e, muitas delas, têm evolução das gestações absolutamente normal. Entretanto, a incidência de abortamentos espontâneos, partos prematuros, perdas fetais, vícios de apresentação fetal e de cesarianas é claramente aumentada quando uma anomalia fetal está presente.

Permanece obscuro o mecanismo causador das falhas reprodutoras nas portadoras de anomalias uterinas. Há autores que acreditam que a causa está na diminuição da capacidade de dilatação da cavidade uterina pela presença do septo. Outros imputam à deficiente circulação sanguínea do septo a causa das falhas reprodutoras. Para outros a incompetência istmocervical associada, a insuficiência da fase lútea e outras tantas causas podem contribuir para a má evolução gestacional.

Nas abortadoras habituais, o emprego da histerografia demonstra a presença de anomalias uterinas em cerca de 10% dos casos. Se os abortamentos forem de segundo trimestre gestacional, esta incidência será maior. Afastadas as causas infecciosas, metabólicas e cromossômicas, cresce em importância a etiologia anatômica. Todos os problemas médicos passíveis de tratamento devem ser sanados, antes da correção cirúrgica, algo que, sabidamente, aumenta as taxas de sucessos gestacionais.

■ Tratamento das anomalias uterinas

Cerclagem

As cerclagens cervicais terapêuticas e profiláticas podem ser indicadas em grávidas com úteros didelfo, unicorne ou bicorne (Seidman *et al.*, 1991). Quando existe atresia ou hipoplasia cervical, a cerclagem realizada por via abdominal oferece

Embriologia do sistema genital feminino e malformações congênitas do trato genital

melhores resultados (Hampton *et al.*, 1990). A cerclagem por via vaginal tem sido utilizada em pacientes portadoras de hipoplasia cervical que foram expostas ao DES. Regra geral, não há necessidade de realização de cerclagem em portadoras de *uterus arcuatus*. Também as pacientes submetidas à metroplastia para ressecção de septos uterinos, de modo geral, não necessitam ser submetidas à cerclagem cervical. Por outro lado, a cerclagem pode ser de utilidade em grávidas portadoras de útero didelfos e bicornes.

Metroplastia

Pacientes com útero bicornes ou septados e desempenho reprodutivo pobre, na grande maioria das vezes podem beneficiar-se com a correção cirúrgica desses defeitos. (Khalifa *et al.*, 1993). As técnicas utilizadas para a correção dessas anomalias fogem ao escopo desse texto, devendo ser estudadas em atlas de cirurgia ginecológica.

Útero bicorne

Requer metroplastia por via abdominal com ressecção do septo e reunião dos fundos uterinos (Candiani *et al.*, 1990). Modernamente utiliza-se também a via laparoscópica, que em mãos habilitadas promove bons resultados.

Útero septado

A maioria das pacientes com abortos de repetição, nas quais se encontrou anomalia uterina, apresentará úteros septados. Umas poucas terão outras anomalias, principalmente úteros bicornes.

Via de regra, as taxas de sobrevivência fetal são maiores depois do reparo cirúrgico de úteros septados, comparativamente às outras anomalias uterinas.

O reparo do útero septado tem melhores resultados com a retirada do septo realizada por via histeroscópica (Candiani *et al.*, 1990).

Útero didelfo

A indicação para metroplastia em portadoras de útero didelfo relaciona-se diretamente ao papel do mesmo como causador de perdas reprodutivas. Com exceção do *uterus arcuatus*, o útero didelfo é o que melhor possibilidade oferece em termos de bons resultados obstétricos.

A metroplastia por via abdominal, segundo alguns autores (Fedele *et al.*, 1988), melhora o desempenho obstétrico em portadores de útero didelfo com antecedentes obstétricos pobres.

Segundo Musich e Behrman (1978), o útero didelfo, por ser aquele que oferece o melhor resultado obstétrico entre as malformações uterinas, não deve ser considerado indicação apropriada de metroplastia. Tal opinião não é compartilhada por Jones, que o considera aquele de pior resultado obstétrico.

Rock (1995) considera que o resultado da metroplastia para correção de útero didelfo pode ser desalentador, em especial quando se tenta unificar as cérvices. Neste caso, torna-se processo tecnicamente difícil, podendo resultar em incompetência istmocervical ou estenose cervical.

▶ Referências

1. American Fertility Society Classification of Müllerian Anomalies. Fertil Steril. 1988;49:952.
2. Buttram VC Jr, Gibbons WE. Müllerian anomalies: a proposed classification of 144 cases. Fertil Steril. 1979;32:40.
3. Candiani GB, Fedele L, Parazzini F, Zamberletti D. Reproductive prognosis after abdominal metroplasty in bicornuate or septate uterus: a life-table analysis. Br J Obstet Gynaecol. 1990;97:613.
4. Cunha GR. The dual origin of vaginal epithelium. Am J Anat. 1975;143:387-94.
5. Fedele L, Zamberletti D, Vercellini P, Dorta M, Candiani GB. Gestational aspects of uterus didelphus. J Reprod Med. 1988;33:353.
6. Fedele L, Arcaini L, Parazzini F, et al. Reproductive prognosis after hysteroscopic metroplasty in 102 women: a life-table analysis. Fertil Steril. 1993;59:768.
7. Fedele L, Bianchi S, Tozzi L, Marchini M, Busacca M. Fertility in women with unicornuate uterus. Br J Obstet Gynaecol. 1995;102(12):1007.
8. Frank RT. The formation of an artificial vagina without operation. NY State J Med. 1940;40:1669.
9. Gast MJ, Martin CM. Pregnancy in a woman with a uterine septum. J Reprod Med. 1992;37:85.
10. Green LK, Harris RE. Uterine anomalies: frequency of diagnosis and associated obstetric complications. Obstetric Gynecol. 1976;47:427.
11. Hampton HL, Meeks GR, Bates GW, Wiser WL. Pregnancy after successful vaginoplasty and cervical stenting for partial atresia of the cervix. Obstet Gynecol. 1990;76:900.
12. Hauser GA, Schreiner WE. Das Mayer-Rokitansky-Küster Syndrom. Schweiz Med Wochenschr. 1961;91:381.
13. Heinonen PK, Saarikoski S, Pystynen P. Reproductive Performance of women with uterine anomalies. Acta Obst Gynecol Scand. 1982;61:157.
14. Ingram JM. The bicycle seat stool in the treatment of vaginal agenesis and stenosis: a preliminary report. Am J Obstet Gynecol. 1981;140:867.
15. Khalifa E, Toner JP, Jones HW Jr. The role of abdominal metroplasty in the era of operative hysteroscopy. Surg Gynecol Obstet. 1993;176:208.
16. Knab DR. Müllerian agenesis: a review. Bethesda, Maryland. Department of Gynecology/Obstetrics. Uniformed Services University School of Medicine and Naval Hospital; 1983.
17. Macéa JR, Macéa MIM. Embriogênese do sistema genital feminino. In: Piato S, editor. Tratado de Ginecologia. Porto Alegre: Artes Médicas; 2002. p. 101-7.
18. Macéa JR, Macéa MIM. Embriogênese do sistema genital feminino. In: Aldrighi JM, editor. Endocrinologia Ginecológica. São Paulo/Rio de Janeiro: Atheneu; 2005. p. 29-35.
19. Macéa JR, Macéa MIM. Malformações müllerianas. In: Aldrghi, JM, editor. Endocrinologia Ginecológica. São Paulo/Rio de Janeiro: Atheneu; 2005. p. 159-82.
20. Macéa, JR, Macéa MIM, Moreno CH, di Giunta G, Grisolia VP. Considerações sobre a embriogênese da vagina humana. Femina. 1998;26(5):413-5.
21. Minh HN, Hervé de Sigalony JP, Smadja A, Orcel L. Nouvelles acquisitions sur l'embryogénèe du vagin. J Gynecol Obstet Biol Reprod. 1989;18:589-98.
22. Moore KL, Persaud TVN. O sistema urogenital. In: Embriologia Clínica. 6. ed. Rio de Janeiro: Guanabara Koogan; 2000.
23. McIndoe AH, Banister JB. An operation for the cure of congenital absence of the vagina. J Obstet Gynaecol Br Emp. 1938;45:490.

24. Musich JR, Behrmann SJ. Obstetric outcome before and after metroplasty in women with uterine anomalies. Obstet Gynecol. 1978;52:63.
25. O'Leary JL, O'Leary JD. Rudimentary horn pregnancy. Obstet Gynecol. 1963;22:371.
26. Rock JA, Carpenter SE, Wheeless, et al. The clinical management of maldevelopment of the uterine cervix. J Pelvic Surgery. 1995;1:129.
27. Seidman DS, Ben-Rafael Z, Bider D, Recabi K, Mashiach S. The role of cervical cerclage in the management of uterine anomalies. Surg Gynecol Obstet. 1991;173:384.
28. Wharton LR. A simple method of constructing a vagina. Ann Surg. 1938;107:842.
29. Williams EA. Congenital absence of the vagina, a simple operation for its relief. J Obstet Gynecol. Br Comm. 1964;71:511.
30. Zanetti E, Ferrari LR, Rossi G. Classification and radiografic features of uterine malformations. Hysterosalpingographic study. Br J Radiol. 1978;51:161.

2 Diferenciação sexual normal e anormal

Durval Damiani
Leandra Steinmetz

▶ Introdução

As anomalias da diferenciação sexual (ADS) são relativamente comuns e ocorrem em aproximadamente 1:4.500 nascidos vivos. São consideradas urgências médicas em razão da situação estressante que acarretam do ponto de vista psicossocial e porque algumas de suas etiologias, se não tratadas adequadamente, podem colocar em risco a vida do paciente, como o que ocorre na hiperplasia congênita de suprarrenal (HCSR).

A detecção precoce de casos de ambiguidade genital, bem como sua orientação inicial e o alerta para os pais, devem ser realizados pelo pediatra, que assume importante papel como o "primeiro médico" que atende essas crianças.

▶ Diferenciação sexual normal

A determinação e a diferenciação sexual são processos sequenciais regulados por um grande número de genes localizados tanto nos cromossomos sexuais quanto nos autossomos, e ocorrem por meio de diversos mecanismos dependendo de fatores de transcrição, hormônios (peptídicos e esteroides) e receptores teciduais. Esquematicamente, pode-se dividir esse processo em quatro etapas:

- Fertilização e determinação do sexo genético.
- Formação dos órgãos comuns aos dois sexos.
- Determinação gonadal.
- Diferenciação dos ductos internos e da genitália externa (diferenciação sexual).

▪ Fertilização e determinação do sexo genético

A primeira etapa desse processo ocorre no momento da fecundação, com a determinação do sexo genético (46,XY ou 46,XX).

▪ Formação dos órgãos comuns aos dois sexos

Durante as primeiras semanas de desenvolvimento, todos os embriões são feno-tipicamente similares em relação à diferenciação sexual, com gônadas bipotenciais, ductos paramesonéfricos (de Müller) e mesonéfricos (de Wolff) e genitália externa indiferenciada.

Até a oitava semana, a genitália externa é comum aos dois sexos e, a partir da presença ou ausência de andrógenos, ela irá diferenciar-se, respectivamente, em genitália masculina ou feminina.

▪ Determinação gonadal

A determinação gonadal se refere à transformação da gônada indiferenciada, bipotencial, em testículo ou ovário, e inicia-se em torno da quinta e da sexta semana de gestação. É estabelecida por múltiplos eventos moleculares que dirigem o desenvolvimento de células germinativas e a sua migração para a crista urogenital.

Um dos sinalizadores importantes para a transformação da gônada bipotencial em testículo é o gene SRY (*sex-determining region on the Y chromosome*), que é um membro da família de proteínas ligadoras ao DNA, e está localizado no braço curto do cromossomo Y, próximo à região pseudoautossômica.

Em mulheres, pela ausência de fatores indutores da gônada masculina e pela presença de DAX-1 e WNT-4, ocorre a determinação ovariana. Sempre se pensou que a formação ovariana fosse um processo absolutamente passivo, uma espécie de "regulação de fábrica" para a gônada indiferenciada, mas descobrem-se cada vez mais fatores importantes para que o caminho da gônada até o ovário se faça de maneira adequada. Um grande marcador desse dimorfismo sexual gonadal está no momento em que as células germinativas entram em meiose. No ovário, isso ocorre muito cedo e está sob controle de vários genes: Nanos-3, BMP-15 (*bone morphogenic protein*), STRA-8 (*stimulated by retinoic acid*), entre outros. A presença de um segundo cromossomo X é essencial para a manutenção da integridade ovariana. Quando esse segundo cromossomo X está ausente (síndrome de Turner, por exemplo), ocorre disgenesia ovariana.

▪ Diferenciação dos ductos internos e da genitália externa

A diferenciação sexual é o processo pelo qual, a partir da gônada diferenciada (ovário ou testículo), chega-se ao fenótipo final, feminino ou masculino.

Os ductos müllerianos começam a se formar na sexta semana de gestação como uma invaginação do epitélio celômico, dando origem aos órgãos sexuais internos femininos (trompas, útero e a porção proximal da vagina), enquanto regridem nos homens. Os ductos de Wolff dão origem aos órgãos sexuais internos masculinos (epidídimo, ducto deferente, vesícula seminal e ductos ejaculatórios) (Figura 2.1).

No embrião feminino, quando o desenvolvimento ovariano ocorreu normalmente, a ausência de testosterona (T) e de hormônio antimülleriano (AMH) provoca a regressão dos ductos de Wolff e permite o desenvolvimento dos ductos de Müller.

No embrião masculino, já com os testículos formados, as células de Sertoli iniciam, aproximadamente na oitava semana, a produção de AMH, que irá induzir à regressão dos ductos de Müller. Já o desenvolvimento dos ductos de Wolff depende de uma elevada concentração local de T, que é produzida pelas células de Leydig (ação parácrina, ou seja, de célula a célula) de forma autônoma no início, seguida pela estimulação da gonadotrofina coriônica humana (hCG) e, posteriormente, pelo estímulo do hormônio luteinizante (LH) hipofisário fetal.

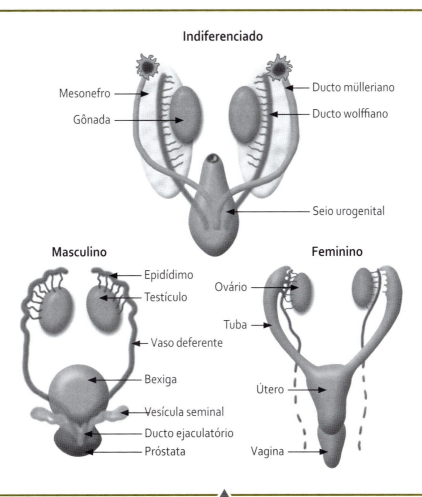

Figura 2.1 – Diferenciação sexual normal. O desenvolvimento dos ductos de Wolff no sexo masculino determina a formação do epidídimo, dos deferentes, das vesículas seminais e dos ductos ejaculatórios, ao passo que o desenvolvimento dos ductos de Müller no sexo feminino culmina com a formação das fímbrias, das trompas, do útero e do terço proximal da vagina.

A diferenciação da genitália externa para o sexo feminino se faz de modo aparentemente passivo. No sexo masculino, ao contrário da diferenciação da genitália interna (que depende de altas concentrações de T), a diferenciação da genitália externa depende da presença de di-hidrotestosterona, convertida a partir da T nas células-alvo, por ação da enzima 5-alfarredutase. No final da oitava semana, existem o tubérculo genital, as pregas labioescrotais e as pregas urogenitais. No sexo masculino, essas estruturas darão origem ao pênis, ao escroto e à uretra peniana, enquanto no sexo feminino formarão o clitóris e os grandes e pequenos lábios, respectivamente (Figura 2.2). A diferenciação da genitália externa masculina está completa na 14ª semana, enquanto a feminina só se completa em torno da 20ª semana, após o término da canalização da vagina.

A ambiguidade genital ocorre quando qualquer dos processos-chave para a determinação gonadal e/ou para a diferenciação sexual não ocorre normalmente, quer pela ausência ou pelo excesso de estímulos, por problemas de receptores, ou alterações temporais nas ações dos vários fatores.

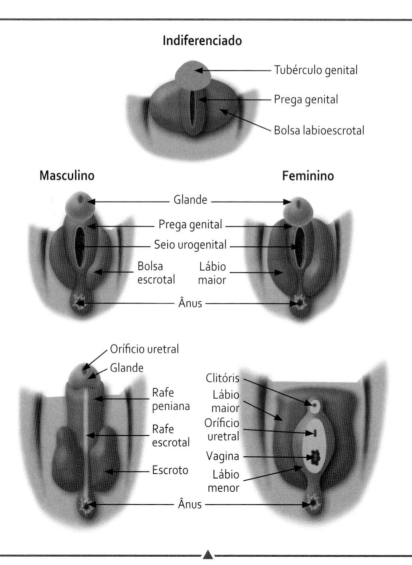

Figura 2.2 – Diferenciação da genitália externa. Pela ação da di-hidrotestosterona, os primórdios da genitália externa caminham para o sexo masculino, ao passo que, na ausência dela, a genitália segue sua "programação" inicial para o sexo feminino.

▶ Classificação das anomalias da diferenciação sexual

- Anomalia da Diferenciação Sexual 46,XX.
- Distúrbios da diferenciação gonadal:
  - ADS ovotesticular (hermafroditismo verdadeiro);
  - ADS testicular (homem XX);
  - Disgenesia gonadal.
- Excesso androgênico:
  - Fetal (HCSR);
  - Fetoplacentária (deficiência de aromatase);
  - Materna (exógeno, tumor).
- Anomalia da Diferenciação Sexual 46,XY.
- Distúrbios da diferenciação gonadal:
  - ADS ovotesticular;
  - Disgenesia gonadal parcial;
  - Disgenesia gonadal pura XY (síndrome de Swyer);
  - Regressão testicular.
- Distúrbios da síntese ou da ação androgênica:
  - Deficiência ou anormalidade do LH ou do seu receptor (aplasia ou hipoplasia das células de Leydig);
  - Defeitos de síntese de T;
  - Defeitos do receptor androgênico;
  - Persistência dos ductos de Müller;
  - Interferência transplacentária da biossíntese de T por ingestão materna.
- Anomalia da Diferenciação Sexual Cromossômica:
  - 45,X (síndrome de Turner);
  - 47,XXY (síndrome de Klinefelter);
  - 45,X/46,XY (disgenesia gonadal mista, ADS ovotesticular);
  - 46,XX/46,XY (ADS ovotesticular).

▶ Principais causas de anomalias da diferenciação sexual

▪ *Hiperplasia congênita de suprarrenal (HCSR)*

A HCSR é uma síndrome genética, autossômica recessiva, da família das desordens na síntese dos esteroides. Em 90% dos casos, a HCSR é causada pela deficiência de uma enzima, a 21α-hidroxilase, encontrada no córtex da glândula adrenal e fundamental na síntese dos glicocorticoides. Decorrente das baixas concentrações circulantes de cortisol, há um aumento na secreção do ACTH, com produção elevada dos precursores do cortisol e desvio na esteroidogênese, com produção excessiva de andrógenos.

Nas mulheres, esses andrógenos adrenais, fetais, excessivos, causam androgenização da genitália externa, variando desde leve aumento clitoriano até a fusão dos lábios externos que ficam com aparência de genitália masculina. No entanto, apesar da genitália externa ambígua, existem vagina, útero, trompas e ovários. A HCSR clássica é apresentada em duas formas: a perdedora de sal (mais grave), com deficiência de aldosterona e consequente diminuição do nível do sódio no sangue e aumento do potássio, provocando, assim, compensação metabólica com graves episódios de desidratação; e a não perdedora de sal, que resulta numa virilização simples.

O tratamento da hiperplasia suprarrenal congênita por deficiência da 21-hidro-xilase (HSRC-21OH) tem como objetivos repor glico e mineralocorticoides, evitar a virilização dos genitais externos, prevenir a desidratação por perda de sal, controlar o hiperandrogenismo sem afetar a velocidade de crescimento, preservar a função gonadal, fertilidade e estatura final.

■ *Disgenesia gonadal parcial*

A gônada disgenética (testículo) não mantém síntese de T e de AMH; sendo assim, a genitália externa é ambígua, e estruturas de derivados müllerianos ou wolffianos podem estar presentes. É importante lembrar que existe a possibilidade de transfor-mação maligna dos testículos, especialmente em presença do cromossomo Y.

■ *Insensibilidade androgênica*

É uma das causas mais frequentes de ADS 46,XY. Ocorre por mutação no receptor androgênico, presente no cromossomo X, e tem caráter recessivo. Pode ser completa, parcial ou leve.

A forma completa apresenta-se com genitália externa feminina. A produção de AMH é normal, portanto não há o desenvolvimento de derivados müllerianos. Dessa forma, a vagina é curta e em fundo cego. Ultimamente, tem ocorrido certa contro-vérsia quanto à abordagem dos testículos nas formas completas de insensibilidade androgênica. Alguns preconizam a manutenção dos testículos, utilizando a sua pro-dução de testosterona e conversão em estradiol para induzir a puberdade. Outros autores, incluindo os deste capítulo, preferem a remoção precoce dessas gônadas, não tanto pela probabilidade baixa de transformação maligna (3% aos 50 anos de idade), mas sim pelo risco de trauma e também devido ao fato da puberdade poder ser induzida por hormônios exógenos.

A forma parcial apresenta graus variados de ambiguidade genital. As estruturas derivadas dos ductos de Wolff podem se desenvolver em grau variável, na depen-dência do nível de sensibilidade aos andrógenos. Durante a puberdade, pode ocorrer virilização ou feminização.

■ *Defeitos de síntese de testosterona*

Ocorre por defeitos nas enzimas da via sintética de produção de T. A transmissão é autossômica recessiva. A genitália externa apresenta graus variados de ambiguidade. Os derivados müllerianos sofrem regressão, já que o AMH é normalmente produzido. A deficiência da enzima 5-alfarredutase bloqueia a redução da T à di-hidrotestostero-na (DHT) e leva à ambiguidade genital.

■ *Anomalia da diferenciação sexual ovotesticular – hermafrodita verdadeiro*

Corresponde entre 4% e 10% das ADS. Caracteriza-se pela presença de tecido ova-riano e testicular no mesmo indivíduo. A gônada mais frequentemente encontrada é o ovotestis (tecido ovariano e testicular na mesma gônada). Na maioria das casuís-ticas, 60% apresentam cariótipo 46,XX e 90% são negativos para o gene SRY. O qua-dro clínico varia desde homem normal e fértil até mulher normal e fértil. A maioria apresenta ambiguidade genital, com genitália externa mais masculina, e 75% têm ginecomastia e menstruam na época da puberdade. Tanto estruturas de derivados müllerianos quanto de wolffianos podem estar presentes com variados graus de desenvolvimento.

■ *Disgenesia gonadal mista*

O diagnóstico baseia-se no achado de tecido testicular de um lado e *streak* (tecido fibroso) do outro. A genitália externa mostra grande variabilidade. O cariótipo mais frequente é o mosaicismo 46,XY/45,X. As estruturas müllerianas estão sempre presentes.

■ *Anomalia da diferenciação sexual testicular – homem XX*

Apenas 20% dos pacientes apresentam ambiguidade genital; assim, esse é um diagnóstico dificilmente feito na faixa etária pediátrica. Na época da puberdade, 1/3 dos pacientes desenvolvem ginecomastia e todos são inférteis.

▶ Avaliação diagnóstica

O manuseio de uma criança com ambiguidade genital é complexo. O foco primário é o estabelecimento da causa, pois a situação é profundamente estressante para os pais, e cria-se uma necessidade social urgente para a escolha do gênero de criação. A investigação diagnóstica é dispendiosa e difícil e, em alguns casos, mesmo após a realização de vários exames, não se chega ao diagnóstico etiológico preciso.

É importante que a criança seja examinada na presença dos pais para que se mostre a anormalidade do desenvolvimento genital, enfatizando que a genitália dos dois sexos se desenvolve a partir de estruturas fetais primordiais comuns. Os pais devem ser orientados a não registrar a criança até o estabelecimento do sexo de criação.

A apresentação clínica das ADS pode sofrer grande variação, de tal forma que nenhuma apresentação clínica pode ser dita patognomônica deste ou daquele diagnóstico etiológico. Inicialmente, é importante reconhecer quando uma criança é portadora de ADS:

- Ambiguidade genital óbvia.
- Genitália aparentemente feminina com aumento de clitóris (mais de 6 mm de diâmetro ou mais de 9 mm de comprimento), fusão labial posterior ou uma massa inguinal/labial.
- Genitália aparentemente masculina com criptorquidia bilateral, micropênis, hipospádia perineal isolada ou hipospádia leve com criptorquidia.
- História familiar de ADS.
- Hiscordância entre o fenótipo e o cariótipo pré-natal.

A investigação diagnóstica das ADS se inicia com uma anamnese detalhada, que deve incluir: história de consanguinidade; história familiar de ambiguidade genital, amenorreia primária ou infertilidade; morte perinatal na família; uso de medicação virilizante ou feminilizante durante a gestação (especialmente no primeiro trimestre); virilização materna durante a gestação (sugere tumor produtor de andrógenos pela mãe ou a presença de deficiência placentária de aromatase); história de desidratação perinatal e/ou hipoglicemia (HCSR perdedora de sal).

O exame físico, além de geral, deve incluir: características sugestivas de associação com síndromes malformativas; grau de hidratação; pressão arterial. No exame genital avaliar: tamanho e diferenciação do falo; localização, tamanho e consistência das gônadas; posição do meato uretral; pigmentação da pele genital (hiperpigmentação sugere aumento de hormônio adrenocorticotrófico [ACTH], que ocorre em HCSR).

▪ *Exames complementares*

Eletrólitos

Pacientes com HCSR, com perda de sal, apresentam hiponatremia e hipercalemia. É preciso lembrar que até antes das alterações eletrolíticas, essas crianças podem apresentar hipoglicemia.

Dosagens hormonais

A avaliação da presença de tecido testicular é feita com a dosagem de T, produzida pelas células de Leydig, e com a dosagem de inibina B e AMH para avaliação das células de Sertoli. A avaliação da função testicular por dosagem hormonal basal de T é válida em lactentes de até seis meses, em meninos na época da puberdade e em homens adultos. Em meninos pré-púberes, a avaliação da função testicular é dificultada em razão da baixa atividade do eixo hipotálamo-hipófise-gônada. Assim, usa-se a resposta de T ao estímulo com o hormônio gonadotrófico coriônico (hCG), e uma resposta adequada ocorre quando a T, após o estímulo, é maior que 160 ng/dL.

A avaliação do tecido ovariano pode ser feita mediante dosagem de estradiol e inibina A após estímulo gonadotrófico.

Testes genéticos

Fluorescent in Situ Hybridization (FISH – usado para identificar regiões específicas dos cromossomos X e Y), citogenética (cariótipo), biologia molecular (pesquisa de gene SRY e pesquisa de mutações em enzimas ou receptores).

Estudos de imagem
- Genitograma: avaliação da anatomia do seio urogenital, bem como a presença de derivados müllerianos.
- Ultrassonografia pélvica: é importante para avaliar a anatomia da vagina e do útero, para excluir anomalias renais associadas e para visualizar as adrenais. É importante também na localização de gônadas inguinais, mas não é sensível para gônadas intra-abdominais.
- Ressonância nuclear magnética: pode ajudar na localização das gônadas, porém a discriminação entre os tipos histológicos é limitada nesse método. Enquanto o ovário pode ser devidamente diagnosticado, o ovotestis não pode ser diferenciado do testículo
- Exploração cirúrgica e biópsia gonadal: a biopsia gonadal é essencial quando se considerarem diagnósticos como disgenesia gonadal e hermafroditismo verdadeiro.

Diante de uma ambiguidade sexual, a presença ou ausência de gônadas palpáveis pode dirigir o raciocínio para a etiologia e orientar quanto aos exames complementares a serem pedidos.

Como a HCSR é a causa mais comum de ADS no recém-nascido, um estudo bioquímico para o seu diagnóstico deve ser realizado em todas as crianças com ambiguidade genital sem gônadas palpáveis.

▶ Referências

1. Ahmed SF, Rodie M. Investigation and initial management of ambiguous genitalia. Best Pract Res Clin Endocrinol Metab. 2010; 24(2):197-218.

2. Ahmed SF, Bashamboo A, Lucas-Herald A, McElreavey K. Understanding the genetic aetiology in patients with XY DSD. Br Med Bull. 2013106:67-89.

3. Baxter RM1, Vilain E. Translational genetics for diagnosis of human disorders of sex development. Annu Rev Genomics Hum Genet. 2013;14:371-92.

4. Biswas K, Kapoor A, Karak AK, Kriplani A, Gupta DK, Kucheria K, et al. Imaging in intersex disorders. J Pediatr Endocrinol Metab. 2004;17(6):841-5.

5. Calleja-Agius J, Mallia P, Sapiano K, Schembri-Wismayer P. A review of the management of intersex. Neonatal Netw. 2012 Mar-Apr;31(2):97-103.

6. Conte FA, Grumbach MM. Diagnosis and management of ambiguous external genitalia. Endocrinologist. 2003;13(3):260-8.

7. Damiani D. Anomalias da diferenciação sexual. In: Setian N. Endocrinologia pediátrica: aspectos físicos e metabólicos do recém-nascido ao adolescente. 2. ed. São Paulo: Sarvier; 2002. p. 423-72.

8. Damiani D, Guedes DR, Damiani D, Setian N, Maciel-Guerra AT, Mello MP, et al. Hermafroditismo verdadeiro: experiência com 36 casos. Arq Bras Endocrinol Metab. 2005;49(1):71-8.

9. Edson MA, Nagaraja AK, Matzuk MM. The mammalian ovary from genesis to revelation. Endocr Rev. 2009;30(6):624-712.

10. Hiort O, Birnbaum W, Marshall L, Wünsch L, Werner R, Schröder T, Döhnert U, Holterhus PM. Management of disorders of sex development. Nat Rev Endocrinol. 2014 Sep;10(9):520-9.

11. Hughes IA, Houk C, Ahmed SF, et al. LWPES Consensus Group; ESPE Consensus Group: consensus statement on management of intersex disorders. Arch Dis Child. 2006;91(7):554-63.

12. Looijenga LH, Hersmus R, Oosterhuis JW, Cools M, Drop SL, Wolffenbuttel KP. Tumor risk in disorders of sex development (DSD). Best Pract Res Clin Endocrinol Metab. 2007;21(3): 480-95.

13. MacLaughlin DT, Donahoe PK. Sex determinations and differentiation. N Engl J Med. 2004;350(4):367-78.

14. McClelland K1, Bowles J, Koopman P. Male sex determination: insights into molecular mechanisms. Asian J Androl. 2012 Jan;14(1):164-71.

15. Mieszczak J, Houk CP, Lee PA. Assignment of the sex of rearing in the neonate with a disorder of sex development. Curr Opin Pediatr. 2009;21(4):541-7.

16. Oakes MB, Eyvazzadeh AD, Quint E, Smith YR. Complete androgen insensitivity syndrome -a review. J Pediatr Adolesc Gynecol. 2008;21(6):305-10.

17. Ono M, Harley VR. Disorders of sex development: new genes, new concepts. Nat Rev Endocrinol. 2013 Feb;9(2):79-91.

18. Pires CR, Poli AHM, Zanforlin Filho SM, Mattar R, Moron AF, Diniz ALD. True hermaphroditism: the importance of ultrasonic assessment. Ultrasound Obstet Gynecol. 2005;26(1):86-8.

19. Secaf E, Hricak H, Gooding CA, Ho VW, Gorczyca DP, Ringertz H, et al. Role of MRI in the evaluation of ambiguous genitalia. Pediatr Radiol. 1994;24(4):231-5.

20. She ZY, Yang WX. Molecular mechanisms involved in mammalian primary sex determination. J Mol Endocrinol. 2014 Aug;53(1):R21-37.

21. Speiser PW, Azziz R, Baskin LS, Ghizzoni L, et al. Congenital adrenal hyperplasia due to steroid 21-hydroxylase deficiency: an Endocrine Society clinical practice guideline. J Clin Endocrinol Metab. 2010 Sep;95(9):4133-60.

22. Steinmetz L, Rocha MN, Longui CA, Damiani D, Dichtchekenian V, Setian N, et al. Inhibin a production after gonadotropin stimulus: A new method to detect ovarian tissue in ovotesticular disorder of sex development. Horm Res. 2009;8;71(2):94-9.

23. Stuchi-Perez EG, Hackel C, Oliveira LE, Ferraz LF, Oliveira LC, Nunes-Silva D, et al. Diagnosis of 5alpha-reductase type 2 deficiency: contribution of anti-Müllerian hormone evaluation. J Pediatr Endocrinol Metab. 2005;18(12):1383-9.

24. Yun-Fai CL, Yunmin L. The human and mouse sex-determining SRY genes repress the Rspo1/,-catenin signaling. J Genet Genomics. 2009;36(4):193-202.

3 Fisiologia da puberdade, puberdade precoce e tardia

Cristiane Kochi

▶ Fisiologia da puberdade

A puberdade é um processo fisiológico de maturação hormonal e crescimento somático, que torna o organismo apto a se reproduzir. Não deve ser considerada um evento novo, mas uma fase do desenvolvimento gonadal e do eixo hipotálamo-hipófise-gonadal. Na puberdade, há o aparecimento dos caracteres sexuais secundários, ocorre o estirão de crescimento e alterações psicológicas e de composição corporal que resultam na maturidade do organismo.

▪ Características sexuais secundárias

Tanner desenvolveu padrões de classificação dos caracteres sexuais, que são amplamente utilizados (Figura 3.1). Dois eventos distintos ocorrem nas meninas: o desenvolvimento das mamas, que é dependente da ação dos estrógenos de origem ovariana, e o aparecimento de pelos pubianos e axilares, decorrentes da ação dos andrógenos adrenais.

Idade de início dos caracteres puberais

Como fenômeno biológico clássico, as características puberais apresentam espectro variável de início, assim como considerável variação no seu ritmo evolutivo. Nos extremos do intervalo de normalidade encontram-se a aceleração constitucional do crescimento e puberdade (ACCP) e o retardo constitucional do crescimento e puberdade (RCCP). De maneira simplificada, as crianças e adolescentes com ACCP, RCCP ou aquelas representativas da média da população geral, nascem com estaturas semelhantes e atingem a mesma estatura final. Porém, o crescimento e o desenvolvimento puberal ocorrem em ritmo diferente, o que se caracteriza como uma variação tanto da época de início, quanto da duração do fenômeno puberal.

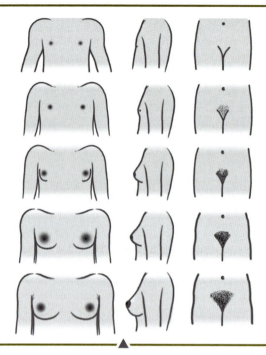

Figura 3.1 – Critérios de Tanner para o desenvolvimento mamário e de pelos pubianos em meninas.

Critérios estabelecidos na década de 40 e revisados na década de 60 fixam o limite de normalidade para o início puberal em oito anos para as meninas e em nove anos para os meninos. Porém, existe grande discussão quanto à idade normal para o início da puberdade. Recentemente, foi sugerido que o desenvolvimento puberal seja mais precoce que o marco anteriormente proposto. Nesse estudo, o estágio 2 para as mamas foi observado um ano mais cedo para meninas caucasianas e dois anos mais cedo para as afro-americanas. Não foi observada nenhuma mudança na média etária da menarca.

Em estudo realizado em 2007 com 610 meninas saudáveis, mostrou-se que a média da idade da telarca foi de 9,7 (0,1) anos e da menarca foi de 12,8 anos. Esses dados confirmam os resultados anteriores dos inquéritos americanos, onde se observou redução da idade da telarca, mas sem modificação da idade da menarca. Esse maior período entre telarca e menarca levanta a questão se a telarca, isoladamente, pode ser considerada evidência de ativação verdadeira do eixo hipotálamo-hipófise-gônada, ou se pode ser secundária a exposição exógena a estrógenos, desreguladores endócrinos ou obesidade.

Por outro lado, boa parte das crianças que iniciam prematuramente a puberdade apresenta evidências de perda progressiva da estatura final prevista ou desajustes psicossociais. Neste grupo de pacientes, a idade cronológica de apresentação dos caracteres sexuais é muito variável, há grande sobreposição com as crianças normais e, aparentemente, não tem se modificado no decorrer do tempo.

Todos esses aspectos criam uma situação na qual são frequentemente realizados falsos diagnósticos de puberdade precoce em crianças normais, assim como desvalorizada ou retardada a avaliação de crianças com puberdade precoce verdadeira que, potencialmente, seriam beneficiadas pelo tratamento clínico. Portanto, é necessário que se considere nas meninas uma idade intermediária (entre seis e oito anos), na qual a necessidade de investigação e o uso de medicamentos deva estar na dependência não apenas do simples aparecimento das mamas, mas também da velocidade de progressão da puberdade e do potencial comprometimento da estatura final. A presença de sintomas específicos (doenças do SNC, doenças genéticas, etc.), ou de repercussões psicossociais secundárias ao início puberal precoce, representam aspectos importantes na decisão de investigar ou tratar a paciente.

▪ Velocidade de maturação puberal

O ritmo evolutivo das características puberais é aspecto extremamente importante do desenvolvimento puberal. Em média, o intervalo entre dois estágios puberais é de um ano, e apenas intervalos inferiores a seis meses devem ser considerados anormais.

Nas meninas, geralmente a gonadarca precede a adrenarca, e na maioria dos casos, a primeira manifestação clínica de entrada em puberdade é a telarca. Posteriormente se desenvolve a pubarca, ocorrendo a menarca quando as mamas atingem o estádio IV de Tanner.

▪ Crescimento e composição corporal

O estirão de crescimento que ocorre na puberdade pode ser dividido em três fases: período de velocidade de crescimento (VC) mínima, em que ocorre peripuberdade, antes do estirão; pico máximo de VC e desaceleração do crescimento até fusão completa epifisária. O estirão de crescimento nas meninas ocorre entre os estádios 2 e 3, e o estirão de peso ocorre após a menarca, sendo caracterizado pelo aumento de massa gorda.

▪ Variações benignas do desenvolvimento puberal

Telarca precoce

Consiste no aparecimento uni ou bilateral das mamas, antes dos oito anos de idade, sem o aparecimento de outros sinais de maturação sexual. É mais frequente nos primeiros dois anos de vida (80% dos casos), quando o eixo hipotálamo-hipófise-gonadal ainda pode estar ativo e raramente ocorre após os quatro anos. O volume mamário geralmente regride em alguns meses, mas pode persistir por anos e, eventualmente, até o início puberal normal. Não há aceleração do crescimento e a idade óssea é compatível com a idade cronológica. O teste de estímulo com GnRH mostra aumento da secreção de FSH e não do LH. Também se observa aumento da relação FSH/LH. A ultrassonografia pélvica evidencia cistos ovarianos maiores de 0,5 cm que somem e aparecem, geralmente correlacionados às alterações do tamanho das mamas; os volumes ovariano e uterino são compatíveis com pré-púberes.

Adrenarca precoce

Consiste no aparecimento de pelos pubianos (pubarca) e/ou axilares antes da idade limite e sem outros sinais puberais ou de virilização. Ocorre com maior frequência em crianças com alterações neurológicas, e em algumas situações apenas o eletroencefalograma está alterado, sem apresentar sinais ou sintomas de doenças neurológicas. Geralmente, apresenta progressão lenta, a puberdade ocorre em idade normal. A idade óssea e a idade estatura podem estar avançadas, mas não há comprometimento da estatura final.

Há uma correlação entre retardo de crescimento intrauterino, adrenarca precoce e síndrome metabólica. Apesar de ser considerada uma condição benigna, sabe-se que está associada posteriormente à síndrome dos ovários policísticos e hiperandrogenismo na mulher. Laboratorialmente, há aumento dos valores de DHEA-S e é importante fazer o diagnóstico diferencial com hiperplasia adrenal congênita forma tardia.

▶ Puberdade precoce

Puberdade precoce (PP) é definida como o aparecimento de qualquer característica sexual secundária em idade abaixo de 2 DP da média, com evolução rápida dos caracteres sexuais, da velocidade de crescimento e da idade óssea, determinando previsão de perda de estatura final.

▪ *Classificação*

A puberdade precoce pode ser classificada como puberdade precoce central ou verdadeira, que é dependente de GnRH, e PP periférica, que independe do estímulo do GnRH. A PP periférica ainda pode ser classificada em isossexual (quando ocorre feminização em meninas) e heterossexual (há aumento de andrógenos em meninas) (Tabela 3.1).

Em ambas as formas de PP, o aumento de esteroides gonadais leva ao aumento da velocidade de crescimento, do desenvolvimento somático, avanço da idade óssea, e, devido à fusão epifisária prematura, ocorre perda de estatura final. Portanto, as crianças com PP não tratadas são altas, porém ficam com baixa estatura na vida adulta.

▪ *Puberdade precoce central (PPC)*

Na puberdade precoce GnRH-dependente, também denominada PP central ou PP-verdadeira, ocorre o aparecimento de características puberais secundárias à ativação hipotalâmico-hipofisária. É o mais frequente mecanismo desencadeante do desenvolvimento puberal precoce, tanto em condições normais quanto em situações patológicas. Em meninas, a reativação precoce dos pulsos de GnRH é idiopática em até 95% dos casos. As anormalidades responsáveis pela PPC estão listadas na Tabela 3.1. Raramente, a PPC pode ser transmitida por herança autossômica dominante. A PPC idiopática, em cerca de 50% dos casos, tem início por volta dos seis ou sete anos de idade na menina, enquanto a PPC de causa orgânica ocorre em faixa etária menor.

O volume uterino e o tamanho ovariano estão aumentados na PPC, podendo haver microcistos ovarianos, que regridem completamente com o tratamento com GnRH agonista. A adrenarca geralmente não acompanha a gonadarca em meninas com PPC de início anterior aos cinco anos de idade.

Entre as causas orgânicas de PPC, vale ressaltar o hamartoma, que é uma malformação congênita, composta de massa heterotópica de neurônios neurossecretó-

Fisiologia da puberdade, puberdade precoce e tardia 43

Tabela 3.1 – Classificação da puberdade precoce.

Puberdade precoce central
- Idiopática
- Tumores do SNC
  - Glioma óptico associado à neurofibromatose tipo 1
  - Astrocitoma hipotalâmico
- Outras alterações do SNC
  - Hamartoma
  - Encefalite
  - Abscesso cerebral
  - Sarcoidose, meningotuberculose
  - Traumatismo craniano
  - Hidrocefalia
  - Cisto de aracnoide
  - Meningomielocele
  - Irradiação para SNC
  - Lesões vasculares

Puberdade precoce periférica ou independente do GnRH
- PPP isossexual
  - Cisto ovariano
  - Tumor ovariano
  - Síndrome de McCune Albright
  - Hipotireoidismo
  - Latrogênica
- PPP heterossexual
  - Tumor ovariano
  - Tumor adrenal
  - Síndrome da resistência ao cortisol
  - Deficiência da aromatase
  - Latrogênica

Puberdade precoce combinada ou mista

Variantes da normalidade
- Telarca precoce
- Adrenarca precoce
- Menarca precoce

rios de GnRH, células da glia e fibras nervosas. Geralmente leva ao quadro de PPC em crianças menores de três anos de idade. Os hamartomas podem estar associados a crises convulsivas, distúrbios de comportamento, atraso mental e síndromes dismórficas. Quando o diâmetro do hamartoma é menor que 10 mm, raramente ocorrem convulsões. Pode ser séssil ou peduncular e geralmente se localiza na base do hipotálamo posterior, entre o tuber *cinerium* e os corpos mamilares. A ressonância magnética é o exame de escolha para o diagnóstico de hamartoma. Ele aparece como massa isodensa, na região das cisternas interpeduncular, pré-pontina e suprasselar posterior, ocasionalmente com distorção do terceiro ventrículo. Não são neoplasias verdadeiras, não apresentando progressão.

Estatura e avanço da idade óssea

Estatura acima do padrão familial é uma observação habitual em crianças com puberdade precoce. Na aceleração constitucional do crescimento e puberdade (ACCP), a VC é superior à média da população antes mesmo do início puberal, e amplitude do estirão também é maior. Nesta situação, existe avanço proporcional da IO, além de estatura projetada adequada em relação ao percentil esperado para o padrão familial, significando uma previsão estatural normal. No acompanhamento evolutivo de criança com ACCP, permanece o avanço da IO, com VC proporcionalmente aumentada e manutenção da previsão de estatura final dentro do padrão familiar. Estes são os principais critérios para sua diferenciação com a puberdade precoce. Na PPC, o avanço da IO é desproporcionalmente maior que o aumento da VC, promovendo fechamento prematuro da cartilagem de crescimento e perda da estatura final.

Concentrações hormonais

Tanto em condições basais, quanto após estímulo com GnRH (75 µg/m^2 máximo de 100 µg, EV em bolo) as concentrações de LH e FSH são parcialmente superponíveis em crianças pré-púberes e púberes. Este fato limita a utilidade das determinações hormonais como método a ser empregado em um caso individual. Embora ineficazes no diagnóstico do início puberal, após o diagnóstico clínico de puberdade, tais determinações hormonais são importantes no reconhecimento do mecanismo gerador do processo (central ou periférico).

Desta forma, uma elevação significante do LH (basal ou após GnRH) caracteriza a puberdade como de origem central ou GnRH-dependente, significando que o eixo hipotalâmico-hipofisário-gonadal esteja ativado. Para que o aumento do LH seja considerado significante, deve-se considerar o tipo de ensaio utilizado para sua quantificação. Nos ensaios imunorradiométricos (IRME), tal limite foi estimado em 10 mU/mL. Ensaios utilizando o método imunofluorimétrico (IFME) apresentam valores de corte ainda mais baixos e diferentes para os dois sexos, sendo de 9,6 mU/mL nos meninos e de 6,9 mU/mL nas meninas. Devido à sua especificidade e alta sensibilidade, o IFME parece ser capaz de reconhecer o início puberal mesmo em condições basais, onde se observam valores de LH > 0,6 mU/mL. A relação LH/FSH > 1 também é mais frequente em indivíduos púberes.

Nas meninas, a quantificação do estradiol não é método confiável para a identificação do início puberal. O DHEA-sulfato é um bom marcador do início da atividade adrenal, confirmando a adrenarca bioquímica e apresentando boa correlação com o início dos pelos pubianos, mas não possui qualquer valor preditivo sobre a maturação gonadal (gonadarca), não sendo, portanto, exame útil na determinação do início puberal.

Diagnóstico por imagem

Em geral, os métodos de investigação por imagem são de pouca utilidade para o diagnóstico da puberdade, mas de grande importância na investigação etiológica do processo. A ultrassonografia pélvica e abdominal é método simples e rápido na triagem inicial de cistos ou tumores gonadais e adrenais. O aumento do volume ovariano ou uterino é lento no início da puberdade, e só se torna evidente numa fase mais tardia, quando o diagnóstico definitivo da puberdade já foi estabelecido pelo exame clínico. Adicionalmente, a presença de pequenos cistos ovarianos é comum em crianças pré-púberes.

Na avaliação etiológica da puberdade precoce GnRH-dependente, a tomografia de alta resolução, e especialmente a ressonância magnética, têm papel fundamental. A RM tem boa resolução para regiões do SNC habitualmente envolvidas no mecanismo desencadeante da puberdade, como o hipotálamo, III° e IV° ventrículos e a região pineal, podendo evidenciar anormalidades não visualizadas na tomografia convencional.

Tratamento da puberdade precoce GnRH-dependente

A indicação de tratamento não deve estar vinculada apenas à idade de apresentação dos caracteres puberais, mas também à rapidez de sua progressão. Início precoce e evolução rápida dos sinais puberais, associados à indicadores de perda estatural, devem ser prontamente investigados, instituindo um tratamento o mais breve possível. Vários estudos correlacionam a eficiência terapêutica à menor idade de manifestação e de tratamento da puberdade precoce, em especial antes dos cinco e seis anos de idade. O tratamento de meninas com puberdade rapidamente progressiva, porém de início entre 8 e 10 anos, não mostra qualquer benefício sobre a estatura final.

O tratamento de pacientes com puberdade precoce GnRH-dependente idiopática utiliza análogos-agonistas-hiperativos do GnRH (GnRHa). Estes fármacos causam estímulo inicial de poucos dias, seguido de supressão mantida da secreção de gonadotrofinas. Isto ocorre inicialmente por redução do número de receptores do GnRH ("*down-regulation*") nos gonadotrofos hipofisários, seguido da dessensibilização dos receptores por desacoplamento do sinal de transdução intracelular. A redução da atividade gonadotrófica se deve à menor secreção da subunidade β do LH, que ocorre em concomitância com a elevação da subunidade α do LH durante o tratamento com o GnRHa.

Embora sejam disponíveis no mercado apresentações para uso nasal e subcutâneo diário, os GnRHa de liberação lenta (*depot*) para uso intramuscular ou implante subcutâneo, podem ser aplicados à cada quatro semanas, permitindo maior aderência e efetividade ao tratamento. Devem ser empregados na dose inicial de 3,75 mg, aplicada uma vez a cada quatro semanas. Formulações com 11,25 mg têm sido usadas em aplicações a cada três meses no tratamento da puberdade precoce, com resultados semelhantes ao uso clássico mensal.

O objetivo do tratamento tem sido manter completamente suprimida a liberação das gonadotrofinas. Isso pode ser confirmado pela realização do teste do GnRH precedendo a aplicação do GnRHa, ou pela simples determinação das gonadotrofinas dois horas após a aplicação GnRHa. Considera-se bom controle quando os valores de LH duas horas após GnRH depot estiverem abaixo de 3 mU/mL. Embora ainda haja certa discussão a respeito do impacto desta supressão excessiva sobre o crescimento estatural ou sobre o pico de massa óssea, os estudos não têm demonstrado qualquer repercussão negativa definitiva. O estímulo permanente dos agonistas sobre os gonadotrofos não parece exercer ação proliferativa sobre o tecido hipofisário, não estando habitualmente associado ao aparecimento de adenomas hipofisários.

A recuperação ou mesmo ganho na estatura final de pacientes com puberdade precoce GnRH-dependente e tratadas com GnRHa tem sido correlacionada, entre vários aspectos, com a IO e estatura no momento da suspensão do tratamento. A maior parte dos autores sugere que os melhores resultados são obtidos com a suspensão do GnRHa entre os 12 e 12,5 anos de IO na menina.

Resultados com o uso de GnRHa

Existe um consenso de que os GnRHa determinam a parada da progressão, ou mesmo a involução da maior parte das características puberais de pacientes com puberdade precoce. Porém, a experiência dos diversos grupos quanto à eficiência do tratamento na recuperação da perda estatural é bastante discrepante. Diferenças nos resultados observados são devidas a variações das características de cada casuística, diferentes critérios de diagnóstico, idade de início e duração do tratamento, tipo de análogo empregado e variável critério para a suspensão do tratamento. Apenas parte dos estudos comparam a estatura final obtida com a estatura-alvo familiar.

De forma geral, admite-se que o tratamento com GnRHa, indicado nos casos com aceleração desproporcional da IO e perda da estatura final prevista, seja capaz de impedir a progressão da perda, e mesmo de produzir ganho na estatura final. Os melhores resultados foram obtidos em meninas com IC inferior a seis anos, com maior avanço da IO e tratadas até que a IO tenha atingido por volta de 12 anos.

A estatura final observada é geralmente 4 a 7 cm maior que a estatura prevista no início do tratamento, porém 5 a 7 cm abaixo do padrão familiar, e usualmente abaixo da média normal para a população geral.

Outros efeitos do GnRH ao longo prazo

Estudos prospectivos avaliando pacientes com puberdade precoce antes e ao término do tratamento, bem como ao final do crescimento, têm demonstrado não haver qualquer impacto significante da terapêutica sobre a proporção entre os segmentos inferior e superior, assim como sobre o pico de massa óssea. Apesar disso, alguns autores encontraram uma tendência à redução da densidade mineral óssea durante o tratamento com GnRH. Esta pode ser prevenida pela suplementação oral com 1 g de gluconato e carbonato de cálcio.

Não existem evidências de anormalidade evolutivas do eixo hipotalâmico-hipofisário-gonadal após a suspensão do tratamento com GnRH. O aumento do volume ovariano foi observado em algumas pacientes com hamartoma hipotalâmico. A menstruação é reiniciada rapidamente (6 a 12 meses) em pacientes que já haviam tido menarca antes do tratamento. Nos casos sem menarca prévia, o intervalo entre a suspensão do tratamento e o primeiro episódio menstrual é extremamente variável. Não há descrição de efeitos negativos do GnRH sobre a fertilidade e, nos poucos relatos disponíveis, o fármaco parece ser seguro aos descendentes das pacientes tratadas.

Obesidade, definida como IMC > p95 para a idade e sexo, foi descrita em 22% das meninas ao final do tratamento com GnRHa, e destas 86% das mesmas já eram obesas antes do início do tratamento. Não houve piora do grau de obesidade durante o uso do análogo. Outros autores sugerem ganho predominante da massa gorda em relação à massa magra, quando os pacientes tratados com GnRHa são comparados a controles normais ajustados para o estágio puberal.

Efeitos adversos do GnRHa

São escassos os relatos sobre efeitos colaterais durante o uso dos GnRHa. Podem ocorrer alterações locais como eritema, enduração e abscesso, provavelmente relacionado ao veículo contendo ácidos lático e glicólico, que acabam por interferir na absorção do medicamento. Efeitos sistêmicos transitórios também são observados e incluem cefaleia, ondas de calor e depressão, que podem ser devidos à redução brus-

Fisiologia da puberdade, puberdade precoce e tardia

ca da concentração dos esteroides sexuais ou à elevação inicial das gonadotrofinas, de forma semelhante ao que ocorre próximo à menopausa. A presença de convulsões foi descrita como mais frequentes em pacientes com hamartomas tratados com Gn-RHa, porém não há outros relatos de que este seja efeito direto da medicação, mas sim de que se deva à predisposição desse grupo de pacientes.

▪ *Puberdade precoce periférica (PPP)*

Na PPP, a secreção de estrógenos nas meninas é independente do GnRH. Nesses casos, não há um padrão puberal de secreção pulsátil de LH e a resposta do LH ao estímulo com GnRH nativo é suprimido. A terapêutica com GnRH não é efetiva em bloquear a secreção de esteroides pelas gônadas. Em meninas, as principais causas de PPP isossexual são o cisto folicular e a síndrome de McCune Albright.

Cisto folicular ovariano autônomo: é a causa mais frequente de PPP isossexual em meninas. Folículos antrais de até 8 mm de diâmetro são frequentes em ovários de meninas pré-púberes normais. Os folículos maiores podem secretar estrógenos, sendo a concentração de estradiol é flutuante, geralmente correlacionada com as alterações no tamanho do cisto, quando monitorado por ultrassonografia pélvica. Os valores de estradiol podem ser tão elevados quanto os observados nos tumores da granulosa, porém os marcadores tumorais, como a inibina, estarão diminuídos no cisto. Clinicamente, pode se apresentar com quadro de dor abdominal, principalmente quando houver torção do cisto, massa abdominal palpável, e sangramento vaginal recorrente. O tratamento pode ser feito com acetato de medroxiprogesterona, que parece prevenir a recorrência do cisto, acelerar sua involução e reduzir o risco de torção. A intervenção cirúrgica é raramente indicada; nos cistos grandes pode haver necessidade de punção, que pode ser realizada por laparoscopia.

Tumor da célula da granulosa: são tumores raros na infância. Aproximadamente 80% desses tumores são palpáveis, e menos de 5% são malignos e bilaterais. O tamanho pode variar de 2,5 a 25 cm, com diâmetro médio de 12 cm. Esses tumores secretam hormônio antimülleriano e inibina, que são marcadores sensíveis. Após a remoção cirúrgica, a determinação da concentração de estradiol e de hormônio anti--mülleriano é útil para avaliação de metástases. O aumento de estradiol em meninas menores de nove anos de idade e o aumento de inibina e hormônio antimülleriano em qualquer idade são sugestivos de recorrência ou de metástase.

Síndrome de McCune Albright: é duas vezes mais frequente em meninas que em meninos; isto se deve à mutação somática ativadora do gene (GNAS1) que codifica a subunidade α da proteína G. É caracterizada pela tríade: manchas hipercrômicas irregulares (manchas café com leite), displasia fibrosa poliostótica e PPP. A hiperfunção autônoma ovariana é a mais frequente, mas outras glândulas podem também ser acometidas, como a tireoide (hiperplasia nodular com hipertireoidismo ou eutireoidismo), adrenal (nódulos hiperplásicos múltiplos com síndrome de Cushing), hipófise (adenoma hipofisário com gigantismo ou acromegalia) e paratireoide (adenoma com hiperparatireoidismo). O raquitismo hipofosfatêmico também pode estar presente, pelo aumento da fosfatonina, secretada pelas lesões ósseas, ou por alteração renal intrínseca, que leva à menor reabsorção de fosfato.

As manchas hipercrômicas têm os contornos irregulares, geralmente não ultrapassam a linha média, e estão do mesmo lado das principais lesões ósseas. As lesões ósseas são displásicas e têm a imagem cística ao RX; geralmente resultam em fraturas patológicas e deformidades progressivas. A cintilografia é a abordagem mais sensível para detecção precoce das lesões ósseas. Quando há comprometimento do crânio, pode haver compressão do nervo óptico, assimetria facial, ptose e surdez. A PP geralmente ocorre nos primeiros dois anos de idade e, frequentemente, se apresenta com sangramentos vaginais, que ocorrem devido a cistos ovarianos autônomos. As concentrações de estradiol são elevadas e as de LH estão em valores pré-puberais, ficando suprimidas após o teste de estímulo com GnRH. O tratamento da PPP é feito com cetoconazol (200 mg por via oral três vezes ao dia). O uso de testolactona, que é inibidor da aromatase, não tem sido eficaz, e alguns pacientes se tornam resistentes à medicação.

Hipotireoidismo primário: é causa rara de PP isossexual. Os pacientes apresentam caracteres sexuais secundários, porém com baixa estatura, atraso da idade óssea e ausência de aumento da velocidade de crescimento. As meninas podem ter sangramento vaginal e cistos ovarianos. A explicação para a evolução da PP em pacientes com hipotireoidismo ainda é desconhecida. Laboratorialmente, observa-se um aumento do FSH bioativo e imunorreativo, com aumento da relação FSH/LH, porém nem o LH nem o FSH respondem ao estímulo com GnRH.

- ### Puberdade precoce combinada ou mista

Ocorre quando há a ativação do eixo hipotálamo-hipófise-gonadal secundária a um quadro de puberdade precoce periférica. Admite-se que o aumento dos esteroides sexuais originados pela patologia primária, que desencadeou a PPP, levaria ao amadurecimento precoce dos núcleos hipotalâmicos produtores de GnRH. Nesses casos, pode haver necessidade de associar tratamento dom GnRH agonista.

- ### Puberdade precoce e desreguladores endócrinos (DE)

Desreguladores endócrinos são substâncias naturais ou sintéticas que estão no meio ambiente, e que agem no sistema endócrino por mecanismos diferentes. Essas substâncias se acumulam no meio ambiente e entram no nosso organismo através do ar, da água, de embalagens que acondicionam alimentos, e de outros produtos usados no trabalho ou em casa. Além disso, os desreguladores podem ter passagem pela placenta e pelo leite materno.

Os mecanismos pelos quais os desreguladores atuam incluem: ligação a determinados receptores hormonais, ação direta em vias de sinalização celular ou no sistema neuroendócrino, supressão da síntese hormonal ou através de efeitos tóxicos em alguns órgãos. Alguns exemplos de desreguladores: fitoestrógenos (são o exemplo mais conhecido de desregulador endócrino natural, e são relativamente fracos quando comparados com o estrógeno produzido pelo nosso organismo), alguns pesticidas, ftalatos, metais pesados (arsênio, cádmio, mercúrio), medicamentos, bisfenol A, alguns produtos de beleza.

Além de altas concentrações, provavelmente o tempo de exposição a essas substâncias também é importante para determinar efeito deletério no nosso organismo. Esses efeitos deletérios foram encontrados em estudos com animais, após a exposição a essas substâncias. Em humanos, há apenas estudos de associação, mostrando a associação entre a exposição a alguns desreguladores e alterações no sistema reprodutivo, na glândula tireoide entre outros. A idade em que ocorre a exposição também é fator importante, ressaltando a infância e o período de gestação.

O potencial risco dos desreguladores em causar puberdade precoce foi descrito inicialmente em 1990. Após isso, vários experimentos em humanos e animais têm demonstrado a ação dos DE no início e no desenvolvimento da puberdade. Os DE podem exercer seu efeito estrogênico por ligação direta aos receptores estrogênicos, por aumentar a atividade da aromatase e por ação direta no GnRH, fazendo com que haja aumento da produção de estrógeno.

O bisfenol A (BPA) é uma substância presente no plástico policarbonato e resina epóxi e está associado a alterações no nosso sistema reprodutivo, risco maior de obesidade, etc. Recentemente, a ANVISA proibiu no nosso país o uso de mamadeiras com BPA, importante ação para reduzir a exposição de bebes a essa substância.

▶ Atraso puberal

Define-se como atraso puberal a ausência de caracteres sexuais secundários na menina após os 13 anos de idade, ou quando sua progressão é muito lenta (acima de cinco anos entre a telarca e a menarca).

▪ Etiologia

O atraso puberal pode ser uma variante da normalidade (retardo constitucional do crescimento e puberdade) caracterizada por baixa estatura, velocidade de crescimento no limite inferior da normalidade, atraso da idade óssea e atraso puberal. Geralmente, há história familiar de RCCP, e as crianças atingem a estatura familiar. O atraso puberal também pode ser secundário a doenças crônicas (desnutrição, anorexia, doença inflamatória intestinal, doenças reumatológicas, hematológicas, pulmonares, cardiopatias, endocrinopatias como hipotireoidismo e diabetes *mellitus*, etc.).

▪ Hipogonadismo hipogonadotrófico

É definido como um atraso permanente no desenvolvimento puberal associado à diminuição na produção das gonadotrofinas hipofisárias (LH e FSH). Pode ser causado por defeitos genéticos, que alteram o desenvolvimento hipotalâmico e hipopifisário e a síntese ou ação hormonal, ou ser adquirido após lesão do sistema nervoso central (infecciosa, infiltrativa ou traumática).

O grau de deficiência das gonadotrofinas é variável, levando a uma apresentação clínica heterogênea, com quadros de infantilismo sexual até situações nas quais o retardo puberal pode ser duvidoso. A deficiência dos pulsos de GnRH pode ser quantitativa ou qualitativa, especialmente em mulheres nas quais os pulsos, apesar de presentes, podem não ser adequados em sua amplitude, frequência ou ambos.

Síndrome de Kallmann é a forma mais comum de deficiência isolada de gonadotrofinas, e está associada à hipoplasia ou aplasia dos lobos olfatórios e hiposmia ou anosmia. Ocorre um defeito na migração dos neurônios produtores de GnRH do placódio olfatório para a região média basal do hipotálamo. A transmissão recessiva é a mais frequente, embora também ocorra uma transmissão autossômica dominante, com expressividade variável. Deve-se pesquisar a alteração do olfato, que pode ser algumas vezes a única característica presente e que nem sempre é relatada pelo paciente, estendendo a pesquisa aos seus parentes, já que 14% dos casos são familiares.

As pacientes com deficiência isolada de gonadotrofinas apresentam até o período puberal estatura e idade óssea proporcionais à idade cronológica, em contraste com o RCCP. Como a secreção dos esteroides gonadais está comprometida, a velocidade de crescimento na adolescência é diminuída, com retardo da maturação óssea e prolongamento do período de crescimento, o que propicia à alta estatura com proporções eunucoides.

Deficiência isolada do LH é um quadro caracterizado por defeitos nos genes que codificam as subunidades das gonadotrofinas, alfa (α), codificada por um único gene, e que é comum a vários hormônios glicoproteicos e beta (β), específica para o LH, FSH, βHCG e TSH. Mutações na subunidade β foram identificadas para o LH e FSH, mas ainda não foram descritas mutações na subunidade α.

Essas mutações podem levar à produção de cadeias de LH imunoativas, e podem ser mensuradas pelos ensaios laboratoriais, mas que não apresentam atividade biológica. A deficiência de FSH no sexo feminino causa retardo puberal pela ausência do desenvolvimento folicular.

O hipogonadismo hipogonadotrófico pode fazer parte da deficiência múltipla hipofisária (GH, TSH, ACTH, LH e FSH). Nesses casos, geralmente as pacientes procuram o serviço por baixa estatura. O hipogonadismo hipogonadotrófico pode estar associado a síndromes genéticas complexas, entre as quais a síndrome de Prader-Willi, síndrome de Laurence-Moon e síndrome de Bardet-Biedl.

Tumores hipotalâmicos-hipofisários podem afetar a secreção de gonadotrofinas, assim como dos outros hormônios hipofisários. Podemos encontrar atraso puberal em associação à deficiência de crescimento, hipotireoidismo, insuficiência adrenal ou diabetes insípidus.

Craniofaringioma é o tipo mais comum de tumor hipotalâmico-hipofisário, que está associado com o atraso ou a ausência de desenvolvimento puberal. É originado dos remanescentes da bolsa de Ratke, geralmente supresselar, às vezes intrasselar e raramente no interior do ventrículo. O pico de incidência ocorre entre seis e 14 anos, e os sinais neurológicos são decorrentes da compressão mecânica do tumor sobre as estruturas adjacentes. As manifestações clínicas incluem cefaleia, náuseas, vômitos, alterações visuais, poliúria e polidipsia. O craniofaringioma apresenta componentes sólidos ou císticos e 80% dos casos podem ter calcificações vistas ao RX ou na TC de crânio. O hipogonadismo é causado pela invasão tumoral ou pela remoção cirúrgica do tumor.

Tumores extrasselares, que envolvem o hipotálamo e levam ao infantilismo sexual, incluem germinomas (podem causar também puberdade precoce incompleta através da secreção de hCG), gliomas e astrocitomas.

Outras doenças do SNC como doenças inflamatórias, infecciosas (tuberculose, sarcoidose), infiltrativas (histiocitose), traumas cranianos e radiação podem acarretar hipogonadismo hipogonadotrófico. A dose exata de radiação a partir da qual a lesão hipotalâmica e hipofisária ocorrem, não está bem determinada. Os gonadotrofos são menos sensíveis do que os somatotrofos, sendo improvável o desenvolvimento do hipogonadismo na ausência da deficiência de hormônio de crescimento.

- ## *Hipogonadismo hipergonadotrófico*

A concentração elevada de gonadotrofinas em resposta à falência gonadal e ausência do *feedback* negativo exercido pelos esteroides sexuais, caracteriza esse grupo de patologias. As pacientes apresentam ausência de desenvolvimento puberal com níveis baixos de estrógenos, na presença de concentrações elevadas de LH e FSH. As formas mais comuns estão associadas às alterações dos cromossomos sexuais.

Síndrome de Turner é a causa mais frequente de hipogonadismo no sexo feminino. Caracteriza-se pelo cariótipo 45,X e mosaicismos diversos, disgenesia gonadal e diversas alterações fenotípicas, baixa estatura, pescoço curto e alado, implantação baixa da linha do cabelo, palato em ogiva, pterígio, cúbito valgo, hipertelorismo mamário, linfedema (ao nascimento) anormalidades renais e cardíacas e infantilismo sexual. O hipogonadismo hipergonadotrófico ocorre em cerca de 95% dessas pacientes. As concentrações das gonadotrofinas séricas são extremamente altas entre o nascimento e quatro anos, diminuem no período pré-puberal, e aumentam novamente por volta dos oito anos.

Disgenesia gonadal é uma condição em que o genótipo pode ser 46,XX, ou 46,XY ou mosaicismos 45,X/46,XY. Quando o fenótipo é feminino, a disgenesia gonadal pura é definida pela ausência do tecido ovariano. Pode haver algum grau de desenvolvimento espontâneo de mamas, mas geralmente o desenvolvimento puberal e a menstruação não ocorrem.

Deficiência da 17 hidroxilase é uma forma rara de hiperplasia adrenal congênita caracterizada por níveis elevados de DOCA com hipertensão e hipopotassemia. O defeito também está presente na gônada. A síntese de andrógenos, glicocorticoides e estrógenos está comprometida.

Insensibilidade androgenia da forma completa é uma condição em que cariótipo é 46,XY, na ausência de ambiguidade genital, com fenótipo feminino, porém com genitália interna masculina. No período puberal as mamas desenvolvem em consequência da aromatização da testosterona a estrógeno, mas com amenorreia primária e ausência dos pelos corporais.

Causas adquiridas de falência gonadal: quimioterapia, radioterapia, ou associada doença autoimune e defeitos enzimáticos.

■ *Diagnóstico e tratamento*

A avaliação inicial deve ser precedida de uma história completa do paciente, procurando detectar a existência de doenças sistêmicas crônicas, além de pesquisar nos antecedentes familiares, consanguinidade e o padrão de desenvolvimento puberal dos pais.

No exame físico, devemos avaliar cuidadosamente os dados antropométricos, peso, estatura, segmento superior e inferior, envergadura, alterações fenotípicas, além de preciso estadiamento puberal. A presença isolada de pelos pubianos não é garantia de início de puberdade, pois pode ser resultado de estímulo puramente adrenal. É importante avaliarmos o olfato e o campo visual e possíveis alterações no fundo de olho. Os exames complementares devem ser realizados de acordo com a suspeita clínica. Na maioria dos casos, a idade óssea e a determinação das concentrações séricas do FSH, LH e estradiol são suficientes na avaliação inicial. A idade óssea geralmente se correlaciona com o desenvolvimento puberal, mais do que com a idade cronológica.

Uma dosagem isolada da concentração sérica de LH indicando valores puberais, sugere que a puberdade está instalada. Por outro lado, concentrações baixas de gonadotrofinas não diferenciam entre RCCP e hipogonadismo hipogonadotrófico. Esse diagnóstico diferencial é um dos mais difíceis de realizar, seja com o teste de GnRH ou com dosagens de LH e FSH durante 24 horas. Nesses casos, descartadas outras causas, pode-se acompanhar por seis meses a um ano. Naquelas pacientes incomodadas com a ausência dos caracteres sexuais secundários pode-se induzir a puberdade com estrógenos.

Concentrações elevadas de LH e FSH são encontradas no hipogonadismo hipergonadotrófico. A indução puberal deve ser feita com doses baixas de estrógeno (etinilestradiol) de 5 a 10 mcg/dia, por via oral durante seis meses, observando a resposta. Nos casos em que o crescimento for uma preocupação a dose baixa deverá ser mantida durante 12 meses. Quando a dose for 20 mcg/dia de etinilestradiol ou de 0.623 de estrógenos conjugados, deverá ser introduzido o progestágeno, na dose de 5 a 10 mcg por dia durante 14 dias. Posteriormente, a medicação pode ser substituída por anticoncepcionais.

▶ Referências

1. Cabrera SM, Bright GM, Frane JW, Blethen SL, Lee PA. Age of thelarche and menarche in contemporary US females: a cross-sectional analysis. J Pediatr Endocr Met. 2014;27(1-2): 47-51.

2. Carel JC, Eugster EA, Rogol A, Ghizzoni L, Palmert MR.On behalf of the members of the ESPE-LWPE GnRH analogs consensus conference group. Pediatrics. 2009;123;e752-2.

3. Castro AS. Retardo puberal. In: Endocrinologia para o Pediatra. 3. ed. São Paulo/Rio de Janeiro: Atheneu, 2006. p. 167-74.

4. Grumbach MM, Styne DM. Puberty: ontogeny, neuroendocrinology, physiology and disorders. In: Larsen, PR, Kronenberg HM, Melmed S, Polonsky KS. Williams textbook of endocrinology, 10th Philadelphia: W.B. Saunders Company; 2003. p 1117-286.

5. Herman-Guiddens MA, Slora EJ, Wasserman RC, et al. Secondary sexual characteristics and menses in young girls seen in office practice: a study from the Pediatric Research in Office Settings Network. Pediatrics. 1997;505-12.

6. Kaplowitz PB, Oberfield SE, et al. Reexamination of the age limit for defining when puberty is precocious in girls in the United States: implications for evaluation and treatment. Pediatrics. 1999;104(4):936-41.

7. Marshall WA, Tanner JM. Variations in the pattern of pubertal changes in girls. Arch Dis Child. 1969; 44:291-303.

8. Marti-Henneberg C, Vizmanos B. The duration of puberty in girls is related to the timing of its onset. J Pediatr. 1997;131:618-21.

9. Monte O, Longui CA, Calliari LEP. Puberdade precoce: dilemas no diagnóstico e tratamento. Arquivos Bras de Endocrinol e Metab. 2001;45 (4):321-30.

10. Ozen1 S, Darcan S. Effects of Environmental Endocrine Disruptors on Pubertal Development. J Clin Res Ped Endo. 2011;3(1):1-6.

11. Parent AS, Teilmann G, Juul A, Skakkebaek NE, Toppari J, Bourguigno JP. The timing of normal puberty and the age limits of sexual precocity: variations around the world, secular trends and changes after migration. Endocrine Reviews. 2003;24(5):668-93.

12. Reynolds EL, Wine JV. Individual difference in physical changes associated with adolescence in girls. Am J Dis Child. 1948;75:329-50.

13. Rosenfield RL, Bachrach L, Chernausek S, Gertner JM, Gottschalk M, Hardin DS, et al. Current age of onset of puberty. Pediatrics. 2000;106(3): 662-5.

14. Velhuis JD, Roemmich JN, Richmond EJ, Rogol AD, Lovejoy JC, Sheffield-Moore M, et al. Endocrine control of body composition in infancy, childhood and puberty. Endocrine Reviews. 2005;26(1):114-46.

Geni Worcman Beznos
Adriana Bittencourt Campaner

▶ Neonatal

O exame ginecológico da neonata deve ser realizado inicialmente na sala de parto, e também no berçário nos dias subsequentes. O examinador precisa ter em mente as diferenças normais entre a criança e o adulto, e deve estar preparado para a variação anatômica que pode ser notada na genitália externa. A avaliação ginecológica da recém-nascida deve começar com o exame das mamas, do abdome, na procura de massas tumorais e hérnias na região inguinal, devendo-se em seguida inspecionar os órgãos genitais externos na busca de qualquer alteração ou ambiguidade.

Em virtude da passagem materna de estrógenos endógenos por via placentária, os brotos mamários podem estar aumentados, ingurgitados neste período, regredindo espontaneamente em média, após 15 a 20 dias. Pode ocorrer também uma descarga mamilar fisiológica, constituída por colostro e leite, vulgarmente conhecido como "leite de bruxas". Por ser processo fisiológico, se deve orientar as genitoras a não espremer ou manipular as mamas.

A genitália externa pode ser examinada facilmente neste período pela falta de resistência da paciente. Ela deve ser colocada em decúbito supino, com os joelhos fletidos e as pernas em abdução (posição de rã). Com o polegar e indicador faz-se pequena tração delicada na base inferior dos grandes lábios para baixo e para fora permitindo a inspeção. Os grandes lábios apresentam-se geralmente túrgidos, proeminentes e edemaciados, diminuindo gradativamente, até os dois anos de idade. Os pequenos lábios são espessos no primeiro mês, tornando-se gradativamente mais reduzidos na infância (Figuras 4.1A e 4.1B). A sinéquia dos pequenos lábios ocorre, excepcionalmente, nos primeiros dias de vida.

O clitóris mede normalmente poucos milímetros. Nos casos em que se manifesta hipertrofia do clitóris, é importante fazer o diagnostico diferencial entre hiperplasia da suprarrenal, o uso de substâncias androgênicas utilizadas pela mãe ou ainda a presença de tumores masculinizantes maternos ou fetais. O hímen apresenta-se espesso e é comumente de difícil visualização, apresentando configuração variada. O hímen imperfurado no período neonatal é evidenciado como membrana protusa e fina. É importante distingui-lo do septo-vaginal e da agenesia da vagina. O meato uretral é de difícil visualização na neonata (Figuras 4.1 e 4.2).

A vagina mede habitualmente de 4 a 4,5 cm de profundidade nesta faixa etária, apresentando mucosa de coloração róseo-pálida, às vezes com conteúdo leitoso e mucoide escoando pelo orifício externo; trata-se de leucorreia fisiológica da recém nascida, algo que ocorre devido ao estimulo de estrógenos maternos. A permeabilidade da vagina pode ser detectada através de cateter de Nelaton número 8, nos casos suspeitos de malformação. Pode ocorrer também sangramento vaginal de privação neste período (sangramento fisiológico da recém-nascida), em geral no quinto dia de vida. Ele reflete o desprendimento endometrial decorrente da queda dos estrógenos maternos circulantes, e dura cerca de 2 a 3 dias. Um sangramento persistente deve ser avaliado.

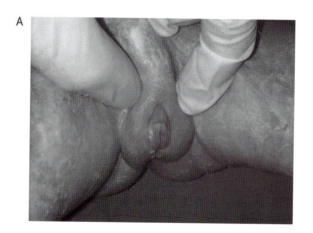

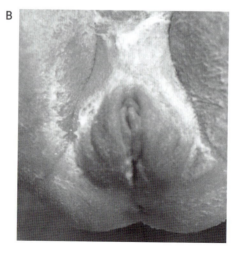

Figura 4.1 – A e B: genitália de recém-nascida.

A consulta e o exame ginecológico: neonatal, infância e adolescência

O útero, devido ao estimulo estrogênico da neonata, é maior do que na infância, e sua involução ocorre nos primeiros seis meses de vida. Exame especular e colpovirgoscópico raramente são indicados na neonata, devendo ser realizado sob narcose, quando necessário. O toque retal é exame pouco utilizado, sendo indicado na presença de anomalia dos genitais externos ou na suspeita de tumor abdominal, sendo realizado com o dedo mínimo bem lubrificado. O advento do ultrassom revolucionou a ginecologia pediátrica, devido à capacidade de se avaliar estas estruturas de modo não invasivo. Os ovários raramente são palpados, e medem 0,5 a 1,5 cm de comprimento por 0,3 a 0,4 cm de largura.

▶ Infância

Não há idade certa para a primeira consulta ginecológica, no entanto a mesma deve fazer parte do exame físico geral, pois, dessa maneira, a menina já estará familiarizada com a rotina do exame e terá recebido orientações para aceitar as modificações de seu corpo na adolescência, como parte natural do processo de desenvolvimento.

É importante investigar o pré-natal da mãe e os antecedentes familiares e pessoais da paciente. Apesar de ser essencial se obter a história clínica com os pais, é importante também ouvir a criança. Na medida do possível, elas devem responder as questões por si mesmas. A natureza da história depende da queixa de apresentação; se o problema for vaginite, as questões devem focalizar o início dos sintomas, o tipo de secreção, a higiene perineal, condições da pele (eczema, psoríase), tratamento com antibióticos, infecções recentes, infestação por oxiúros, masturbação e a possibilidade de abuso sexual. Se o problema for sangramento vaginal, a história deve incluir informações sobre sinais de puberdade, utilização de cremes, trauma, secreção vaginal e a presença de corpos estranhos na vagina. Caso ocorra suspeita de abuso sexual passado ou presente, a criança pode responder a uma serie de questões dirigidas, tais como a existência de algo que a esteja preocupando (algo que ela tenha medo de contar), se alguém a amedrontou ou lhe fez algo "que não era certo".

O primeiro exame ginecológico deve ter cuidado especial, pois pode estabelecer o tom de todas as futuras consultas ginecológicas. Se o exame for doloroso ou desconfortável, ou se não houver bom relacionamento entre o examinador e a criança, esta poderá sofrer de consequências psicológicas futuras. O profissional deverá estar atento e capacitado para criar condições favoráveis ao exame, estabelecendo confiança e tranquilizando os pais e a paciente quanto ao procedimento que será realizado. É extremamente importante avisar aos pais que o exame não irá comprometer o hímen.

O exame de qualquer criança que apresente queixa ginecológica deve incluir uma avaliação pediátrica geral com avaliação de peso, altura, além da avaliação de todos os órgãos. Na lactente e na criança o exame pouco difere da recém-nascida, apesar de se tornar mais difícil de realizar pela menor passividade provocada pelo medo. No exame das mamas, deve-se observar se há o desenvolvimento prematuro das mamas, presença de anomalias congênitas, presença de nódulos, e o crescimento uni e/ou bilateral (Figura 4.2). O abdome da criança geralmente é abaulado. A palpação superficial e profunda permite identificar pontos dolorosos e identificar eventualmente a presença de tumores. É importante a palpação das regiões inguinais, gônadas ectópicas podem estar ali localizadas.

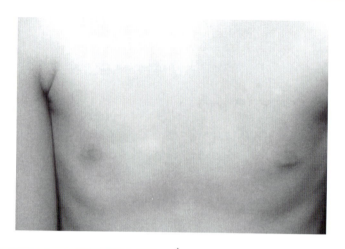

Figura 4.2 – Menina com 6 anos de idade, ausência de broto mamário.

Através da inspeção dos genitais deve se verificar se o desenvolvimento está de acordo com a idade cronológica da criança. A genitália externa pode ser examinada com a criança assumindo "posição de rã" ou, caso a criança não coopere, no colo de um dos pais com os joelhos fletidos e as coxas abduzidas (Figuras 4.3 e 4.4). Uma criança amedrontada pode se sentir mais segura caso se permita que ela permaneça no colo de um de seus pais para o exame. O examinador precisa ser paciente e respeitar o direito da paciente de dizer não, exceto quando existe situação emergencial.

Devido ao baixo nível estrogênico nesta faixa etária, a pele e a mucosa vaginal são de coloração vermelho-vivo, levando a um revestimento vaginal que não é um epitélio escamoso estratificado, mas uma camada muito fina, atrofiada, sensível e pouco elástica, através da qual os vasos sanguíneos subjacentes podem ser vistos. A vagina mede cerca de 5 cm de comprimento, aproximadamente, podendo, aos 10 anos, chegar aos 8 cm. A membrana himenal é delgada, com orifício geralmente central de 0,5 cm de diâmetro. Toda a área vulvar é seca, pois nesta idade não existe secreção fisiológica, por isso esta superfície é extremamente sensível e sujeita a infecções e irritações. Os grandes e pequenos lábios são, em geral, finos e delgados, estando entreabertos e não cobrindo o introito vaginal e com pouca adiposidade no coxim gorduroso. O meato uretral é mais visível que na neonata e o clitóris é menor que ao nascimento, medindo em geral 3 mm de comprimento por 3 mm de diâmetro transverso.

O útero é pequeno, medindo cerca de 3 cm de comprimento, sendo 2/3 de colo. A relação colo-corpo uterino é de 2:1 na infância, passando 1:1 até os 10 anos. Os ovários são estruturas abdominais na infância, e qualquer aumento pode se apresentar como massa abdominal.

A avaliação ginecológica da criança envolve, tipicamente, inspeção da genitália e não instrumentação da vagina. O toque vaginal é sempre impraticável nas crianças pequenas. Quanto ao toque retal, deve ser realizado com indicação precisa e sob narcose, atualmente tem sido substituído pela ecografia pélvica e/ou transperineal. O exame da criança é habitualmente possível sem sedação ou anestesia. No caso de lesão genital, é crucial

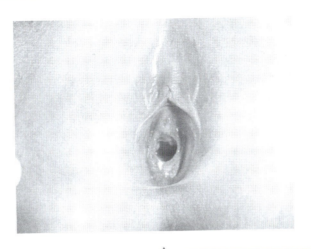

Figura 4.3 – Vulva de criança de 3 anos. Hipoestrogenismo fisiológico.

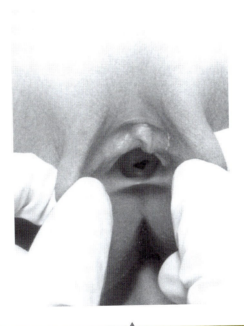

Figura 4.4 – Exame da genitália externa de criança de 6 anos.
A tração dos lábios maiores facilita a visualização do introito e ⅓ inferior da vagina.

se observar um traumatismo, mesmo que pequeno no hímen, uma vez que pode estar associado com lesões muito mais significativas na vagina e no reto, o que ira necessitar de exames adicionais. No âmbito ambulatorial, deve-se recorrer ao exame sob anestesia apenas quando as necessidades de saúde da paciente de fato demandem a realização do procedimento. A utilização de esteroscópio, citoscópio ou fibroscópio flexível pode ser útil para ampliar e identificar lesões vaginais ou cervicais.

▶ Adolescência

Entre os inúmeros motivos que levam as adolescentes à consulta médica, os mais comuns são as questões ginecológicas. As queixas variam, dependendo da idade da jovem. Geralmente, no início da puberdade, as meninas não comparecem às consultas sozinhas, normalmente o fazendo com suas mães ou responsáveis, sendo trazidas por causa de sintomas que preocupam mais os adultos que a elas mesmas. Os principais motivos estão relacionados com problemas ligados ao atraso ou à precocidade da menarca, ausência de desenvolvimento dos caracteres sexuais secundários, anomalia do desenvolvimento mamário, menstruações irregulares, cólicas menstruais e corrimentos. Já na adolescência tardia, a consulta acorre na maioria dos casos por vontade ou necessidade própria e as jovens comparecem as consultas acompanhadas por amigas ou até mesmo sozinhas. Nesse caso, os motivos estão mais relacionados com o início da atividade sexual, anticoncepção, secreção vaginal, suspeita de gravidez e por suspeita de nódulos mamários.

Nas duas situações anteriores, as dúvidas relacionadas ao primeiro exame ginecológico são comuns e, frequentemente, depara-se com as seguintes questões: Qual a idade ideal para a primeira consulta ginecológica? Como é a consulta? Como é o exame da adolescente virgem? Este exame é doloroso? Quando é realizado o toque vaginal? A mãe da paciente deve estar presente durante todo o exame? No caso da paciente: se o médico descobrir que ela não é mais virgem irá contar para a mãe?

Algumas jovens agendam uma consulta por desejo de orientação sexual e de contracepção, mas têm, no entanto, dificuldades em verbalizar suas dúvidas e inquietudes, por timidez ou vergonha, e, frequentemente, encontrando-se oculta a verdadeira razão da consulta; queixas como cólicas menstruais, fluxo sanguíneo anormal e transtornos do ciclo menstrual podem não ser a real causa, mas sim, por exemplo, o início de atividade sexual. Quando a adolescente vem acompanhada pela mãe, às vezes o dialogo torna-se mais difícil, devendo-se criar um espaço para a adolescente ter a oportunidade de expressar o real motivo da consulta, suas angustias e medos. Em algum momento da anamnese é conveniente que o médico converse com a jovem a sós. A adolescente deve ser informada do conceito de Sigilo Médico, sendo dada a oportunidade dela contar sua própria história sem a presença dos responsáveis. O fator mais importante é o estabelecimento de um bom vinculo.

Um dos maiores obstáculos entre a adolescente e o médico é a falta de confiabilidade, isto é, o medo de ter sua privacidade violada. É preciso que o médico conquiste a confiança da jovem, devendo ser acessível e não julgá-la. É importante que as pacientes estejam cientes que nada será dito sem seu consentimento expresso e sem sua presença (exceto situação de risco para a vida da adolescente ou de outras pessoas), para que ela colabore e não omita fatos relevantes. Existe conflito inevitável entre o direito da jovem à privacidade e o desejo dos pais de serem informados de todos os assuntos relevantes. De modo semelhante, a principal fonte de desconforto para o médico é o sentimento de estar sendo "colocado contra a parede", por estar escondendo a verdade. Caso os pais venham a perguntar sobre informação confidencial, por exemplo, se a filha é sexualmente ativa, devido ao privilégio da relação médico-paciente, ele deverá contornar a situação demonstrando aos pais que ao fazerem essa pergunta mostram que estão pedindo ajuda, que estão preocupados com o fato de a filha poder estar em apuros, e também sugerindo que não estão se comunicando bem com ela. Os pais, na maioria, sentirão alívio ao perceber que alguém está interessado em ajudá-los com seus problemas.

Os aspectos de revelação são complexos. Por exemplo, se uma adolescente de 14 anos escolheu tornar-se sexualmente ativa, essa confidência deve ser protegida; contudo, caso ela esteja sendo explorada ou abusada sexualmente, estará necessitando de proteção. Esses julgamentos requerem história abrangente, sendo necessário muitas vezes envolver a equipe multiprofissional para determinar o que será melhor para ela. Toda a equipe deve compreender a importância do sigilo e suas limitações. A simples menção da paciente ter estado na consulta ginecológica pode comprometer o sigilo médico, caso a família dela não tenha conhecimento desse fato. O sigilo também deve ser considerado quando se documenta a assistência no prontuário médico. As informações obtidas pertencem apenas à paciente, mesmo que ela seja menor, e não podem ser divididas com outras pessoas sem o seu consentimento. É necessário cuidar especificamente desses prontuários médicos. Estes podem ser guardados separadamente, ou ter alguma identificação especial. Entretanto, é importante encorajar a adolescente a discutir seus problemas com seus familiares. O ideal é envolver os genitores na assistência à saúde da adolescente, porém, infelizmente, isso nem sempre é possível.

O primeiro exame ginecológico da adolescente pode trazer ansiedades e ser crítico para as atitudes que a jovem desenvolverá com relação à sua saúde reprodutiva futura. É importante que a paciente sinta o exame como um "evento saudável", desenvolvendo atitude positiva em relação a ele. As jovens devem estar cientes que exames invasivos só podem ser realizados com seu consentimento, e que estes podem ser interrompidos se elas assim o desejarem, exceto quando houver situação essencial e emergencial de saúde.

A adolescente chega a seu primeiro exame pélvico com um conjunto de expectativas acumuladas a partir de sua mãe, suas amigas e de experiências passadas com médicos na infância. É importante, antes do exame, explorar todas essas expectativas e discutir suas preocupações, explicando o que será feito por meio de desenhos da genitália, encorajando-a a acompanhar o exame por espelho manual. Deve-se também aproveitar esse momento para ensiná-la a relaxar e contrair a musculatura pélvica. Algumas adolescentes podem apresentar reações de medo e vergonha diante do exame, principalmente se já tiveram experiência desagradável anterior. A paciente deve ter oportunidade de expressar sua vontade acerca das pessoas que estarão presentes durante seu exame.

Phillips *et al.* (1988) verificaram que 71% das jovens entre 11 e 13 anos de idade prefeririam ter a presença da mãe durante o exame genital, porém jovens de idade mais avançada não o desejavam. É preferível discutir essa questão com cada jovem antes de se efetuar o exame ginecológico. No entanto, é importante que esteja presente na sala uma enfermeira ou atendente de enfermagem, por razões de proteção ao médico, principalmente se este for do sexo masculino, pela possibilidade de existirem "fantasias abusivas" relacionadas à esfera sexual.

É muitas vezes durante o exame que a adolescente admite que tem vida sexual ativa, porém, se a jovem não se referiu ao início de atividade sexual durante a entre-

60 Ginecologia e Obstetrícia da Infância à Adolescência

vista e se verificou durante o exame a presença de hímen roto, o exame deverá ser realizado como se ela fosse virgem. Obtida a confiança das pacientes, nas consultas subsequentes os relatos possivelmente virão naturalmente.

▪ História ginecológica

A história ginecológica das adolescentes deve incluir perguntas sobre menstruação, sexualidade, gravidez, contracepção, doenças sexualmente transmissíveis e resultados do teste de Papanicolaou (PAP). Deve-se perguntar sobre os marcos do desenvolvimento puberal (idade de início do desenvolvimento mamário e dos pêlos pubianos e axilares), sobre a história menstrual, incluindo idade da menarca e padrões dos ciclos menstruais (duração, volume de sangramento, frequência, último período menstrual), e sobre a presença de dismenorreia, dispareunia e sintomas pré-menstruais como cefaleia, distensão abdominal e alterações do humor. É importante averiguar também os antecedentes familiares, por exemplo, idade da menarca da mãe, características do ciclo menstrual materno, presença de câncer genital, presença de hirsutismo e estatura familiar.

De acordo com o nível educacional e os recursos de cada paciente, pode ser necessário fazer perguntas específicas, para se obter história precisa, por exemplo: "Você é sexualmente ativa?". Ela pode não apenas ser vaga e muitas vezes não bem entendida. Algumas pacientes podem não se considerar sexualmente ativas, caso não tenham tido relações sexuais nos últimos tempos. Em geral, é possível conseguir resposta adequada com a pergunta direta: "Você tem ou teve relações sexuais?". Dependendo do caso, é preciso ser mais específico, ou seja, perguntar sobre sexo vaginal, oral, anal, sobre masturbação e se mantém relações sexuais com homens, mulheres ou ambos. O sucesso de se obter essas informações depende da fase do desenvolvimento da adolescente, bem como da habilidade do médico. Uma forma de iniciar essa discussão poderia ser pela pergunta sobre a existência de um namorado atual, ou interrogar acerca das atividades das amigas. Muitas vezes, as adolescentes preferem discutir esse comportamento de forma menos pessoal. Também a determinação exata da quantidade de parceiros sexuais da paciente pode ser conseguida por perguntas específicas sobre a quantidade de parceiros durante os últimos seis meses e o número total desde que começou a atividade sexual.

A história sexual deve incluir perguntas sobre sexo forçado e abuso sexual, por exemplo: "Você alguma vez foi forçada ou pressionada a fazer sexo?". Para se obter história precisa sobre as doenças sexualmente transmissíveis, é importante especificar sintomas como lesões genitais, corrimento anormal, incluindo cor, odor, prurido e ardência vaginal. Também é importante elucidar gestações pregressas e seus resultados, incluindo aborto induzido, espontâneo ou gravidez ectópica. Discussão acerca da decisão de se tornar sexualmente ativa, de abstinência e de informações acerca da fisiologia reprodutiva e anticoncepção constitui parte aceitável e necessária da orientação e educação antecipada. Para as pacientes virgens, é importante perguntar se estão considerando a iniciação, para que se possa fazer a orientação preventiva.

Tópicos importantes na avaliação dos problemas ginecológicos da adolescente: idade da menarca; características das menstruações; último período menstrual; presença de corrimento vaginal anormal; presença de dor abdominal; presença de sintomas do trato urinário; história de atividade sexual; uso de anticoncepção; história de gestação anterior; história de esfregaços PAP anormais; história de abuso sexual ou estupro; história de exposição à doenças sexualmente transmissíveis (DST); uso de tampões vaginais.

▪ Exame ginecológico

O ambiente ideal para o exame ginecológico deve ser tranquilo, confortável e ter privacidade. Inicia-se pelo exame das mamas, do abdome, seguido pelos dos órgãos genitais, externos e internos (exame especular e toque). Verifica-se o desenvolvimento dos caracteres sexuais secundários segundo os estágios de Tanner, peso e altura, e sua correlação com os gráficos de desenvolvimento pôndero-estatural. Deve-se verificar também se a implantação dos pêlos pubianos é do tipo feminino, com a clássica forma de triângulo. Presença de hirsutismo deve merecer especial atenção do examinador, particularmente nos casos em que se associa a outros sinais de virilização.

O exame das mamas deve compreender a inspeção estática, dinâmica e a palpação, os quais permitem identificar malformações, bem como surpreender a presença de nódulos. Em geral, os distúrbios mamários na adolescência são benignos. Mesmo benignas, as alterações mamárias podem gerar ansiedade para as adolescentes e seus pais, principalmente se houver alteração na sua aparência ou história de câncer de mama na família. O profissional deve ter sensibilidade diante do impacto que a afecção da mama pode ter sobre a identidade psicossexual na adolescência. O médico deve aproveitar a oportunidade para ensinar à jovem a técnica de palpação das mamas. Em relação ao abdome, as técnicas relacionadas com a inspeção e a palpação do abdome não diferem das utilizadas no exame físico geral.

Quanto à genitália externa, cuidadosa inspeção deve iniciar o exame genital. A paciente deve ser colocada em posição ginecológica, isto é, em decúbito dorsal, pernas fletidas sobre as coxas, pés colocados sobre os pedais da mesa. Afastados os grandes lábios, inspecionam-se os lábios menores, sulcos interlabiais, clitóris, uretra, formações vestibulares, hímen, óstio da vagina e orifícios dos canais de excreção das glândulas parauretrais de Skene e de Bartholin (Figuras 4.5A e 4.5B). Avalia-se a presença de inflamação, secreções e lesões genitais. É útil usar lente de aumento para inspecionar a vulva. Nas pacientes em que a higiene não é adequada, pode-se observar substância de consistência caseosa, o esmegma, que fica depositado na região clitoriana e no sulco entre os grandes e os pequenos lábios.

A inspeção cuidadosa do meato uretral pode revelar eritema e secreção purulenta. As principais causas de uretrite aguda nas adolescentes são devido a *N. gonorrhoeae*, *C. trachomatis*, coliformes e *S. saprophyticus*. As jovens apresentam-se com queixa de disúria. O clitóris mede habitualmente de 2 a 4 mm de largura. Caso tenha mais de 10 mm, deve-se suspeitar de virilização. As pacientes com inflamação na vulva podem apresentar certo aumento do clitóris, devido a edema vulvar associado à inflamação, devendo sua avaliação ser adiada até que se tenha identificado a causa do processo inflamatório e realizado seu tratamento. Outra causa de aumento reversível do clitóris é o clitorismo, que é a ereção dolorosa do clitóris equivalente na mulher ao priapismo masculino, que pode ser observado em leucemias e doenças hematológicas.

A hipertrofia dos pequenos lábios pode causar muita angústia às adolescentes, e é motivo de consulta frequente. Na maioria dos casos, os dois lábios estão aumentados, mas, em 12% destes, pode ocorrer assimetria. Em um estudo realizado para se determinar as dimensões dos pequenos lábios, quando estirados suavemente a partir da linha média, a maioria media de 2 a 4 cm e os maiores 7,5 cm. Considera-se hipertrofia labial quando o lábio tiver mais de 4 cm de comprimento a partir da linha média até seu ponto mais distal. Para a maioria das adolescentes, a única medida necessária é a tranquilização, informando que o processo é benigno, além da orientação de higiene

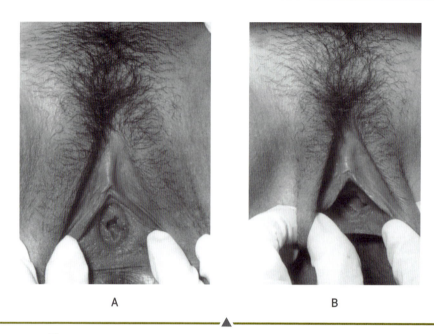

Figura 4.5 – Exame da genitália externa de adolescente de 14 anos, sexualmente ativa (notar que a laceração de sua borda atinge a base de implantação). A tração dos lábios maiores facilita a visualização do introito e ⅓ inferior da vagina).

mais rigorosa; contudo, se a hipertrofia causar dor e desconforto significativos, pode-se proceder à correção cirúrgica por labioplastia.

O introito vaginal, o hímen e a porção distal da vagina geralmente podem ser bem visibilizados aplicando gentil tração para baixo da face inferior dos pequenos lábios. Existem várias formas de hímen, por exemplo imperfurado, microperfurado, cribriforme (com três ou mais orifícios), anular, crescente, septado, sendo anular a forma mais comum. Especial atenção merece o hímen imperfurado, por suas consequências advindas do nãoescoamento do sangue menstrual. Apresenta-se como protuberância desprovida de abertura aparente do canal vaginal. Raramente o hímen é totalmente imperfurado; o diagnóstico diferencial com septos transversos de vagina, ou mesmo agenesia vaginal deve ser pesquisado. O hímen septado também deve ser diferenciado de anomalias de duplicação mülleriana. Deve-se realizar ligadura sobre o septo com consequente necrose isquêmica deste. Realiza-se himenotomia no caso de hímen imperfurado e microperfurado, por impedirem o escoamento menstrual e dificultarem o ato sexual.

O hímen é considerado roto quando qualquer laceração de sua borda atinge a base de implantação da membrana. Os entalhes e chanfraduras são reentrâncias observadas frequentemente na borda livre do hímen, dando aspecto recortado e irregular à membrana, e não devem ser confundidos com ruptura himenal. É importante lembrar que o tecido himenal pode ainda estar presente na jovem sexualmente ativa e nem sempre é possível determinar, apenas pelo exame da genitália externa, se a adolescente teve ou não relação vaginal. O hímen é dito complacente quando apresenta orifício central muito amplo e a membrana fica reduzida à orla estreita.

O exame especular visa à exploração do colo do útero, das paredes vaginais e do conteúdo vaginal, bem como à colheita de material para exames complementares. Para o exame das pacientes virgens, devem-se utilizar espéculos que preservem a integridade do hímen. O modelo mais utilizado é o de Huffman, cujas valvas têm 11 cm de comprimento e um de largura ou pode-se empregar o vaginoscópio (Figura 4.6). Em nosso serviço dispomos de histeroscópio e preferimos utilizá-lo em adolescentes virgens, visto que o mesmo é mais fino e apresenta melhor visualização (Figura 4.7).

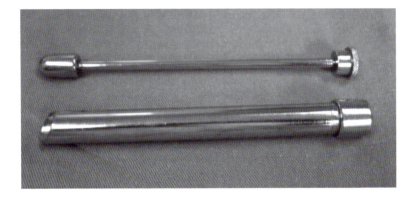

Figura 4.6 – Vaginoscópio.

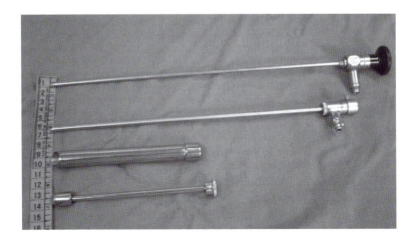

Figura 4.7 – Comparação do diâmetro e comprimento entre o vaginoscópio e histeroscópio.

Com relação às pacientes não virgens, os instrumentos mais usados são os espéculos de valvas articuladas, principalmente o modelo de Pederson (2,5 × 9 cm) ou mesmo o tradicional espéculo de Collins. A citologia cervical é exame útil na avaliação da resposta estrogênica do epitélio vaginal. Como veremos em capítulo específico, não há indicação de coleta de citologia cervical com finalidade de rastrio do câncer em jovens menores de 21 anos. Nas adolescentes virgens, as amostras para colheita do material de secreção vaginal também podem ser obtidas sem o uso do espéculo, introduzindo-se espátula de madeira ou haste flexível com ponta de algodão no terço inferior da vagina.

A vagina na puberdade é rosada e úmida, com epitélio de revestimento pluriestratificado, com 9 a 10 cm de comprimento. Verificar nesta fase a permeabilidade da vagina; pode-se comprová-la por meio de estilete de ponta romba ou sonda de Nélaton número 4 ou 6 (Figura 4.8). O colo uterino normal é arredondado, róseo, revestido por epitélio escamoso estratificado. O orifício cervical da mulher nulípara é pequeno e redondo, enquanto o da parida tem geralmente configuração transversa. Achado comum é o ectrópio, que se constitui de área vermelha e áspera ao redor do orifício cervical, e representa epitélio colunar endocervical projetado para fora, sendo sua presença na exocérvice normal em adolescentes (Figura 4.9). À medida que o colo amadurece, essa junção migra para dentro do canal cervical e não é mais vista. O ectrópio não deve ser confundido com infecção ou doença. A posição fisiológica normal do útero é a anteversoflexão.

A *American Medical Association* e o *American College of Obstetricians and Gynecologists* recomendam que o exame pélvico anual de rotina seja iniciado aos 18 anos de idade, independentemente de atividade sexual. Indicações para o exame pélvico: história de atividade sexual; irregularidades menstruais; dor abdominal inexplicada; dismenorreia intensa; doenças sexualmente transmissíveis; corrimento vaginal anormal; disúria inexplicada.

O toque é a última parte do exame, podendo ser vaginal ou retal. O toque vaginal bidigital, simples ou combinado, é o de uso mais frequente. Os subtempos do toque vaginal simples são: avaliação do assoalho pélvico, exame da vagina e palpação do colo do útero. Com o toque vaginal combinado, procura-se palpar o útero, as tubas uterinas e os ovários. O toque retal possibilita avaliação satisfatória dos órgãos internos; entretanto, com o advento da ultrassonografia, esta está sendo preferida pela capacidade de avaliar as estruturas de modo não invasivo.

Os profissionais devem reconhecer a influência exercida em suas pacientes por outras adolescentes, como o fato de algumas jovens se sentirem pressionadas pelas amigas e por normas culturais e sociais a se tornarem sexualmente ativas, e de não entenderem a gravidez na adolescência como algo a ser evitado. Se a paciente tiver baixa autoestima e falta de objetivo para o futuro, tudo que acontecer no presente pode ser aceitável. Algumas jovens acreditam ser invulneráveis aos riscos, e são incapazes de compreender realmente os perigos ao qual estão expostas; muitas apresentam ainda pensamento concreto, o qual interfere em sua capacidade de projetar o futuro e compreender plenamente as consequências de seus atos. Durante a consulta, é necessário oferecer apoio e atenção às adolescentes, além de orientação sobre a fisiologia do aparelho genital, anatomia humana, higiene corporal e contracepção, ajudando-as a criarem objetivos para sua vida futura.

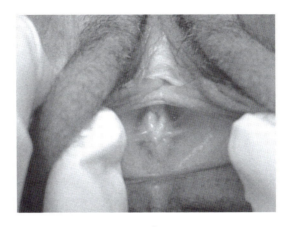

Figura 4.8 – Adolescente de 15 anos com malformação genital – ausência de vagina.

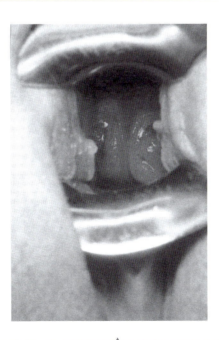

Figura 4.9 – Adolescente de 16 anos com malformação genital – duplicidade de colo uterino. Ambos os colos apresentam ectopia cervical.

▶ Referências

1. Acquavella AP, Braverman P. Ginecologia da Adolescente: A prática no consultório. Clin Ped Am Norte. 1999;46:489-504.

2. Blake J. Exame ginecológico da adolescente e da menina. Clin Obst Ginecol Am Norte. 1992;1:31-43.

3. Braverman PK. Guia colorido dos problemas ginecológicos. In: Strasburger VC. Ginecologia Básica da Adolescente: Guia para o Consultório. Santos/São Paulo; 1992. p. 75-80.

4. Committee On Professional Standars. Guidelines for women's Health Care. Washington DC: American College of Obstetricians and Gynecologists; 1995.

5. Emans HJ, Goldstein DP. Office evaluation of the Child and Adolescent. In: Pediatric & Adolescent Gynecology. Third Edition. Boston: Little, Brown and Company; 1990. p. 1-45.

6. Halbe AFP. A relação medico-paciente em ginecologia. In: Halbe HW. Tratado de Ginecologia. 3. ed. São Paulo: Rocca; 1999. p. 25-38.

7. Hampton HL. Examination of the adolescent patient. Clin Obstet Gynecol. 2000;27:1-18.

8. Magalhães MLC. A Consulta Ginecológica: Neonata, Infância e Adolescência. In: Magalhães MLC, Reis JTL. Compêndio de Ginecologia Infanto-Juvenil. São Paulo: Medsi; 2003. p. 53-67.

9. Phillips S, Friedman SB, Seidenberg M, et al. Teenagers preferences regarding the presence of family members, peers, and chaperones during examination of genitalia. Pediatrics.1981;68:665.

Adriana Bittencourt Campaner
Fernanda de Araujo Cardoso
José Mendes Aldrighi

▶ Introdução

A secreção vaginal fisiológica, frequentemente encontrada no meio vaginal, pode ser originária das tubas uterinas, do útero, das glândulas cervicais e, principalmente, da transudação das paredes vaginais. Apresenta-se em pequena quantidade, com aspecto claro e odor característico. Esta secreção vaginal torna-se anormal quando há desequilíbrio entre os diferentes micro-organismos que normalmente se encontram na flora fisiológica da vagina, causando então a vulvovaginite.

Do mesmo modo que ocorre com a mulher adulta, as vulvovaginites constituem a afecção ginecológica mais comum da infância, com frequência entre 70% e 80% do total dos casos atendidos. Ocasiona frequente procura de atenção médica pediátrica e/ou ginecológica. Estes especialistas quase sempre se encontram despreparados para orientar os casos, muitas vezes tomando condutas intempestivas, prescrevendo medicamentos sem necessidade, frequentemente antibióticos de largo espectro. Além da falta de preparo no atendimento desses casos, não há ainda um entendimento claro do complexo meio ambiente vaginal e de sua homeostase, e das inter-relações com os mecanismos de defesa do hospedeiro, que são distintos em meninas pré-púberes e daquelas que já menstruaram.

A vulvovaginite é processo inflamatório que frequentemente acomete a vulva e a vagina. Pode apresentar diversas causas determinantes, destacando-se as infecciosas, as alérgicas, as irritativas, as químicas e as traumáticas, entre outras. Sua apresentação é muito variável, no entanto se expressa habitualmente na forma de corrimento vaginal, prurido, ardor, odor, hiperemia local, dor, sangramento e disúria.

Pode ser classificada em inespecífica e específica. Em 70% dos casos, a vulvovaginite pediátrica é inespecífica, provocada principalmente por enterobactérias saprófitas. Nestas, nenhum agente etiológico específico é identificado, estando geralmente relacionadas à contaminação secundária local e precariedade de higiene fecal e urinária (ocasionando distúrbio da homeostase bacteriana vaginal). Já as vulvovaginites específicas são causadas por agentes etiológicos específicos, o que ocorre em aproximadamente 30% dos casos na infância. Embora alguns agentes possam ser de transmissão não sexual, quando presentes na infância deve ser considerada a possibilidade de abuso sexual.

▶ Fatores predisponentes

Diversos fatores diferenciam a genitália da mulher no menacme daquela das crianças, entre eles podemos mencionar principalmente as diferenças anatômicas, hormonais e alterações fisiológicas decorrentes das mesmas. Estes fazem com que as meninas sejam especialmente susceptíveis à aquisição de vulvovaginites.

A partir do primeiro mês e durante toda a infância, devido à queda dos hormônios sexuais, ocorre "processo de atrofia" fisiológico na mucosa vaginal, que passa a se apresentar fina, seca e levemente hiperemiada, com o achatamento das rugosidades vaginais; a mucosa torna-se tensa e pode ser traumatizada com facilidade. Não há colonização por lactobacilos, o pH aumenta para 6,5-7,5 (neutro a alcalino) e a flora mista não patogênica aparece. Estas mudanças involutivas podem ocorrer a partir da segunda semana de vida. Assim, esse ambiente morno, úmido e alcalino é um perfeito meio de cultura para o desenvolvimento de micro-organismos. Somado a isto, encontramos um ambiente com níveis relativamente baixos de estrogênio, onde um epitélio muito delicado torna-se passível de invasão bacteriana. Dessa maneira, a ausência de acidez vaginal, que é elemento de vital importância na defesa contra grande número de agentes patogênicos, poderia propiciar o desenvolvimento de infecções.

Na infância, a pele vulvar fina é facilmente traumatizada por agressões físicas, a vulva é desprotegida, visto não ter os pequenos e os grandes lábios totalmente desenvolvidos, não apresentar os coxins de gordura na raiz da coxa e nos grandes lábios, nem os pelos da mulher adulta. A vulva se localiza muito próxima ao ânus e, portanto, exposta constantemente à contaminação, além de estar voltada para adiante em relação ao eixo longitudinal do corpo. O clitóris é pequeno (menor que 6 mm) e a pequena abertura himenal, cuja abertura mede cerca de 0,5 cm, obstrui a saída de secreções vaginais predispondo às infecções. Os meios de defesas vulvares e vaginais encontram-se assim debilitados pela falta da função trófica exercida pelos estrogênios.

Alguns hábitos e comportamentos próprios da infância também podem favorecer as vulvovaginites, como micção com joelhos aproximados com consequente refluxo da urina para dentro da vagina, brincadeiras que facilitam irritação crônica local por contato direto com areia e/ou sujeira, o ato de coçar com as mãos sujas, higiene local precária ou inadequada permitindo contaminação vaginal com as fezes, uso de roupas apertadas e de material sintético que não permitem a evaporação do suor e mantêm o local aquecido (propício à colonização bacteriana), uso de substâncias irritativas locais e traumatismos (abuso sexual, acidentes com bicicletas, introdução de corpo estranho, masturbação, etc.). Algumas doenças subjacentes ou dermatológicas da vulva também podem ser responsáveis por vulvovaginites na infância, além da constipação intestinal e das parasitoses.

▶ Etiologia

■ *Corrimento genital fisiológico*

O corrimento genital fisiológico apresenta-se como secreção inodora, leitosa ou transparente, não pruriginosa e não infecciosa. Ocorre nas recém-nascidas, por ação dos estrogênios maternos, ou nos meses que antecedem a menarca, por ser estrogênio dependente. É formada basicamente por exsudado vaginal, descamação de células superficiais, muco endocervical e ausência de patógenos ou leucócitos. É importante que o diagnóstico correto seja feito, tranquilizando-se os pais quanto ao caráter benigno desta alteração, que nas recém-nascidas pode durar até 30 dias de vida. Nas adolescentes, a menarca leva à melhora dessa situação, porém a aquisição dos ciclos ovulatórios pode gerar aumento da descarga vaginal no período fértil. Em quaisquer destas situações é de fundamental importância que tratamentos desnecessários sejam evitados.

■ *Vulvovaginite inespecífica*

A vulvovaginite inespecífica ocorre quando não há identificação na secreção vaginal de patógenos específicos, correspondendo entre 25% e 75% dos casos em crianças. Geralmente envolve alterações da flora saprófita normal, causando inflamação da vulva e vagina distal, provavelmente às custas do aumento de germes saprófitas. Decorre principalmente de hábitos de higiene perineal inadequados, especialmente após a evacuação; o hábito de fazer a higiene anal de trás para frente, comum quando a criança procede à higiene sozinha, permite o depósito de fezes no vestíbulo vaginal, acarretando vulvovaginites por germes intestinais.

Alguns casos podem ser precedidos por infecções do trato respiratório ou de pele. As mãos contaminadas com estreptococos, estafilococos ou proteus podem levar estes germes até os genitais. A infecção urinária também pode desencadear este quadro por refluxo de bactérias da urina durante a micção.

O quadro clínico desta entidade é variável, podendo se apresentar como corrimento castanho, amarelado ou esverdeado, acompanhado ou não de odor fétido, prurido, disúria, edema, ardência e hiperemia vaginal. O pH em geral oscila entre 4,7-6,5. As bactérias coliformes, secundárias a contaminação fecal, estão associadas a 70% dos casos relatados. A *E. coli* é a mais encontrada com a vulvite, bem como *Streptococcus* β-hemolítico e *Staphylococcus* coagulase positivos.

Neste tipo de vulvovaginite inespecífica, o tratamento inclui a melhora da higiene local, com orientação específica de limpeza genital após o ato de evacuar e as micções, o uso de roupas íntimas de algodão branco, a não utilização de roupas apertadas e sintéticas, realização de banhos de assento com benzidamida (Flogo-Rosa®), chá de camomila ou permanganato de potássio (substâncias anti-inflamatórias) e afastar agentes irritantes. O uso de cosméticos, substâncias químicas e sabões ou detergentes utilizados na lavagem das roupas ou no banho das crianças foram implicados como possíveis desencadeadores da vulvovaginites inespecíficas, devendo ser evitados.

Caso a secreção permaneça, realizar exame bacterioscópico e culturas da secreção vaginal e tratar conforme o antibiograma. Em crianças é preferível a utilização de medicação tópica, devendo-se para tal empregar "colírios" ou cremes ginecológicos habituais, os quais contenham o antibiótico selecionado (quando da utilização de cremes, emprega-se aplicador específico para crianças). O uso de um antibiótico sistêmico de amplo espectro pode determinar uma infecção oportunista da vulva e vagina. As recidivas deste tipo de infecção podem ser frequentes.

É importante lembrar que algumas vezes a persistência do corrimento vaginal, mesmo após emprego de terapia adequada, pode estar relacionada mais raramente à manifestação de cervicites, ectopias congênitas ou de tumor de vagina ou colo, merecendo investigação mais detalhada.

▪ Corpo estranho intravaginal

Em crianças com corrimento malcheiroso, purulento e muitas vezes com sangue, deve-se pensar na presença de corpos estranhos no meio vaginal, tais como papel higiênico, algodão e brinquedos (o papel higiênico é o corpo estranho mais comumente encontrado, conquanto a criança negue veementemente sua colocação). Os mesmos, contidos em ambiente úmido, aquecido e com pH elevado, sofrem contaminação secundária, propiciando a proliferação bacteriana local seguida de corrimento. Algumas vezes o processo inflamatório chega a ocasionar fissuras ou úlceras na mucosa vaginal seguido de sangramento. O diagnóstico deve ser sempre suspeitado diante da presença de corrimentos fétidos e persistentes, e sendo realizado pela visualização direta do mesmo com a vaginoscopia. O tratamento consiste em sua simples remoção e utilização de antibioticoterapia tópica.

▪ Vulvovaginite específica

É definida como a infecção vulvovaginal causada por micro-organismos conhecidos, os quais determinam quadro clínico característico. Seu diagnóstico deve ser pesquisado quando há persistência ou recorrência do quadro de vulvovaginite, mesmo após adequação da higiene e das medidas locais e da realização correta do tratamento habitual. O tratamento é direcionado a cada germe causador do quadro.

▪ Candida sp

Não é causa frequente de vulvovaginites na infância, visto que para se desenvolver nos genitais esse fungo necessita da presença de glicogênio, com consequente acidez vaginal, explicando-se assim sua maior incidência em meninas acima dos dez anos de idade (quando do início da puberdade). Na infância, a candidíase está mais associada ao exantema de fraldas das lactentes, ao uso de antibióticos e de corticoides, além de poder sinalizar situações de imunossupressão, como diabetes *mellitus* e doenças autoimunes.

Os sinais e sintomas são semelhantes aos da mulher adulta, como leucorreia branca grumosa, prurido e ardor e hiperemia vulvovaginal. O diagnóstico é eminentemente clínico, mas pode ser realizado exame microscópico direto, visualizando-se as hifas na secreção vaginal. O tratamento na criança deve ser preferencialmente realizado com cremes antifúngicos tópicos, e os antifúngicos orais devem ser reservados para casos mais resistentes ao tratamento local. A violeta genciana líquida também pode ser utilizada no meio intravaginal nesta faixa etária, com bons resultados. Aplica-se uma vez por semana de uma a três semanas.

▪ Enterobius vermicularis (Oxiurus vermicularis)

É o germe causador da parasitose intestinal denominada enterobíase. Os mecanismos de transmissão podem ser diversos, e a forma mais comum em crianças é a direta (oralfecal); a forma indireta (enteroinfecção), isto é, quando os ovos presentes nos alimentos ou na poeira são ingeridos ou aspirados é mais comum em ambientes coletivos como escolas ou creches. A contaminação vulvar nas crianças ocorre por migração desse verme a partir da região perianal, ou pela manipulação desta região pela própria menina, levando o *Enterobius* até a região vulvar. Esse helminto caracteriza-se por transportar bactérias colônicas ao períneo, causando vulvovaginite recorrente.

O sintoma clínico associado à vulvovaginite mais marcante é o prurido anal/perianal, situação que pode levar a proctites pelo ato de coçar. Outros sintomas como dor abdominal, diarreia e tenesmo podem estar presentes. A insônia e a irritabilidade são queixas frequentes, inclusive em outros membros da família. O diagnóstico baseia-se na clínica e através da propedêutica subsidiária que proporciona elevada taxa de falso-negativos (o exame que apresenta melhor resultado é o emprego da fita adesiva anal). Dessa maneira, prefere-se o tratamento empírico com mebendazol oral 5 ml duas vezes ao dia por três dias, ou albendazol 10 ml em dose única (para crianças acima de dois anos), quando da suspeita desta infecção.

Shigella sp

As *Shigellas* são bacilos gram-negativos que, frequentemente, causam diarreia devido à colite inflamatória infecciosa aguda. A infecção vaginal por *Shigella* em crianças ocorre por intermédio do contato direto da região genital com as fezes contaminadas por este agente, culminando em quadro de vulvovaginite com corrimento mucopurulento ou sanguinolento e prurido. O mesmo poderá se desenvolver durante ou algum tempo após o quadro de diarreia (que apresenta sangue, muco e pus nas fezes), associada à febre e mal-estar. A shigelose em vagina não ocorre quando o pH do meio é inferior a 5,5, sendo mais comum nas pacientes em fases não estrogênicas. Caso não tratada adequadamente, a vulvovaginite pode persistir por semanas. O diagnóstico é dado pela cultura de fezes para *Shigella*, e o tratamento através do uso de antibioticoterapia apropriada com trimetroprim/sulfametoxazol, ampicilina ou cloranfenicol.

Streptococcus *do grupo A (S.* pyogenis)

Os *Streptococcus* beta-hemolíticos do grupo A são responsáveis por cerca de 10% das vulvovaginites que ocorrem na infância. Apesar de não haver consenso na literatura sobre como ocorre sua transmissão para a região vulvovaginal, a hipótese atualmente mais aceita é a de que haja autoinoculação a partir das vias aéreas. Assim, infecções ou colonizações do trato respiratório de meninas por essas bactérias foram frequentemente diagnosticadas previamente ao aparecimento dos sintomas vulvovaginais. Outra hipótese de contágio seria a deglutição dos germes por intermédio do trato gastrointestinal e seu transporte para a região perineal.

A apresentação clínica é variável, com corrimento claro em quantidade moderada que pode ser sanguinolento, e acompanhado de hiperemia vulvar intensa e queixa importante de prurido e dor local. O diagnóstico é feito com o isolamento do germe através de meios de cultura específico, e o tratamento deve ser feito com antibióticos sistêmicos (penicilinas, cefalosporina ou eritromicina). Outras bactérias respiratórias como *Streptococcus pneumoniae e Haemophilus influenza* podem igualmente estar relacionadas a alguns tipos de corrimento com aspecto purulento. O *Staphylococcus aureus* é uma bactéria que pode causar corrimento semelhante ao causado por *S. pyogenis*, com aparecimento de abscessos em outras partes do corpo. O diagnóstico e o tratamento são os mesmos.

Giardia lamblia

A Giardíase é a verminose causada pela *Giardia lamblia*, um protozoário flagelado de distribuição cosmopolita, que parasita o trato gastrointestinal do homem e de outros vertebrados. Sua transmissão ocorre através da ingestão de cistos que podem estar presentes em alimentos e água contaminados e em mãos sujas. Grande parte dos indivíduos infectados é assintomática, apenas eliminando os cistos nas fezes. A contaminação vulvovaginal ocorre, portanto, por contaminante fecal assintomático. O quadro clínico caracteriza-se por corrimento vaginal associado a diarreia aquosa, epigastralgia e síndrome de má absorção com esteatorreia, além de náuseas, vômitos e mal-estar geral. O diagnóstico é feito com o exame parasitológico de fezes, o qual isola os cistos ou trofozoítos do parasita. O tratamento pode ser feito com Metronidazol na dose de 750 mg ao dia de a sete dias, em crianças acima de oito anos, e de 15 a 25 mg/kg três vezes ao dia, de cinco a sete dias, em crianças menores.

Outros agentes

A ***Chlamydia trachomatis*** é geralmente assintomática. A sua presença em meninas maiores de três anos de idade é fortemente sugestiva de abuso sexual (antes desta idade pode estar associada à transmissão perinatal por mães infectadas). A infecção por *C. trachomatis* pode ser adquirida pelo RN durante a passagem pelo canal do parto, existindo casos de infecção em crianças nascidas de parto cesárea com antecedentes maternos de ruptura prematura de membranas amnióticas, e mesmo a pós-natal, sendo possível através do contato com a mãe. O RN de mãe com infecção por *C. trachomatis* na cervix uterina tem de 60% a 70% de risco de adquirir a infecção durante sua passagem pelo canal do parto: de 25% a 50% poderão desenvolver conjuntivite e entre 10% e 20% pneumonia. Em nosso meio, o diagnóstico pré-natal de mães portadoras da infecção por esta bactéria é difícil, uma vez que a pesquisa não faz parte dos exames de rotina pré-natal.

Já a ***Neisseria gonorrhoea*** é de transmissão primordialmente sexual (no entanto pode ser transmitida pela mãe durante a passagem pelo canal de parto e se manifestar no período perinatal). O período de incubação varia de dois a cinco dias. Infecta a vulva e a vagina das meninas produzindo vulvite e vaginite severas com corrimento em quantidade e de aspecto purulento, geralmente com a vulva edemaciada, eritematosa, dolorosa e escoriada, podendo haver disúria. O diagnóstico é sugerido pela bacterioscopia que mostra diplococcus gram-negativos, e pela cultura em meio de Thayer Martin. O tratamento para crianças com menos de 45 kg é feito com 125 mg IM de ceftriaxone em dose única.

Com relação à ***Trichomonas vaginalis***, a mesma é em geral de transmissão sexual, embora este agente possa sobreviver algumas horas em ambientes úmidos. Apesar de o epitélio vaginal ser atrófico em crianças, não sendo favorável ao crescimento deste agente, esse parasita pode ocasionar sintomas locais nessa faixa etária. Manifesta-se por corrimento vaginal esverdeado e com odor desagradável, associado a sinais de irritação do epitélio vulvovaginal inespecíficos, como prurido, ardência, eritema. A detecção de Trichomonas móveis a microscopia de esfregaços a fresco da secreção vaginal e/ou bacterioscopia garantem o diagnóstico. O tratamento em crianças requer metronidazol via oral na dose de 10 a 30 mg/kg/d, em três tomadas por sete dias.

Quanto à *Gardnerella vaginalis*, sua transmissão sexual é controversa, devendo-se também suspeitar de abuso sexual. Está associada a bactérias anaeróbias, responsáveis pelo odor fétido do corrimento, que se apresenta branco acinzentado e com pequenas bolhas. O diagnóstico é o mesmo para o agente anterior, bem como o tratamento.

▶ O exame ginecológico na criança

Para que se realize o diagnóstico e possível tratamento das vulvovaginites na infância, é de fundamental importância que o médico realize anamnese completa e exame ginecológico específico para a faixa etária.

Com relação às vulvovaginites, a abordagem da criança é diferente daquela usada em adultas. É muito importante que na abordagem inicial seja determinado se o corrimento é fisiológico ou patológico, evitando-se assim tratamentos desnecessários. Sabe-se ainda que a maioria dos corrimentos vaginais cessa com uma adequada higiene dos genitais, o que pode ser garantido pela simples orientação das crianças por suas mães ou cuidadores. O sucesso do tratamento depende, além do correto diagnóstico etiológico da patologia, do minucioso esclarecimento à família da importância e consequência do mesmo.

Durante a anamnese, deve-se focalizar aspectos que possam favorecer o diagnóstico etiológico, inquirindo sobre a duração, quantidade, consistência, cor e/ou odor intenso e desagradável da secreção vaginal, e sintomas associados (irritação, prurido, ardor ao urinar, edema e hiperemia locais e sangramento). Os aspectos comportamentais devem ser pesquisados: hábitos urinários e intestinais incorretos como limpeza genital de trás para frente, manipulação genital com mãos sujas, pequenos traumas e fissuras ocasionados por pequenos corpos estranhos adquiridos acidentalmente nas brincadeiras infantis (areia, terra). Além disso, o uso de roupas apertadas e pouco absorventes, tipo de fralda, ou mesmo xampus e sabonetes utilizados em banhos de banheira podem concorrer para irritações vulvovaginais.

História pregressa de infecções sistêmicas (principalmente vias aéreas superiores, gastrointestinais, dermatológicas), ou reações alérgicas também devem chamar a atenção. Indiretamente investigar a possibilidade de abuso sexual inquirindo sobre quem cuida da criança na maior parte do tempo, presença de estranhos e parentes que morem junto,identificando-se uma variedade de queixas comportamentais e somáticas como: distúrbios do sono, dor abdominal, enurese, fraco desempenho escolar, cefaleias ou comportamento suicida, frequentemente presentes em crianças vitimizadas sexualmente, denominadas "indicadores" de abuso sexual.

Após a anamnese, a aquisição da confiança por parte da criança e dos pais consiste em passo importante antes da realização do exame ginecológico, de forma que este não cause estresse e traumas futuros nessa menina. Pode ser conseguida com o consentimento dos pais, a explicação sobre como o exame será realizado e a importância da realização do mesmo para a resolução do problema relatado. Além disso, lembrar a criança e os pais que em nenhuma circunstância haverá dor na realização do exame, e que a qualquer momento este pode ser interrompido.

Para realizar a avaliação ginecológica, deve-se colocar a paciente em decúbito dorsal sobre a mesa ginecológica e manter as pernas em abdução (posição de rã), com os joelhos flexionados, bem separados e a perna apoiada na cama. Tracionam-se os grandes lábios para melhor visualização do vestíbulo e do hímen, podendo-se medir o comprimento da vagina com sonda nº 8 ou cotonete. Este pode variar desde 4 cm na recém-nascida, e até 11 cm na adolescente. Em casos de lactentes, outra opção para o exame seria colocar a menina no colo da mãe, que deverá segurá-la sobre o ventre com as pernas elevadas, flexionadas e abduzidas. Uma última forma de examinar a menina é na posição genupeitoral, a qual proporciona boa abertura do introito vaginal e visualização do terço inferior da vagina, mas requer maior colaboração da criança e pode gerar constrangimento da mesma. Sempre oferecer ao responsável o acompanhamento do exame. A Figura 5.1 mostra quadro de vulvovaginite purulenta em criança.

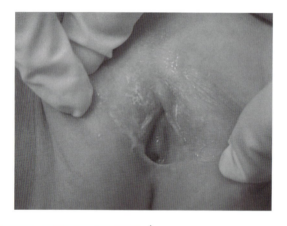

Figura 5.1 – Criança com quadro de vulvovaginite purulenta.

▶ Conclusões

Além do tratamento dos agentes específicos, é importante lembrar que a melhora da higiene perineal é fundamental. Outras atitudes simples podem auxiliar na prevenção dessa tão frequente afecção em crianças, entre as quais poderíamos mencionar: banhar a criança de risco (aquela com corrimentos recidivantes) várias vezes ao dia, e após as diureses e evacuações com sabonete suave ou neutro; uso de roupas adequadamente folgadas e absorventes, evitando-se o uso constante de calcinhas de material plástico, de *lycra*, *nylon*; quando da realização de atividades aquáticas, maiôs e biquínis devem ser trocados por um short leve, logo que a criança pare de nadar. A higienização com algodão e óleo, é importante em cada troca de fraldas. As crianças maiores devem ser ensinadas a limpar-se, após as evacuações, da frente para trás, para não trazer restos de fezes do ânus para a vagina. Ao urinar, as meninas devem ser ensinadas a urinar com as pernas afastadas e enxugar-se depois. Deve-se também lavar bem as mãos antes e depois de ir ao banheiro. Em todos os casos em que exista processo inflamatório local, orientar banhos de assento duas a três vezes ao dia usando sabonetes neutros glicerinados ou antissépticos. O seguimento por parte dos pais e das criancas destas medidas gerais são fundamentais para o sucesso do tratamento e para a diminuição das recidivas.

▶ Referências

1. Amouri I, et al. Local humoral immunity in vulvovaginal candidiasis. Ann Biol Clin (Paris). 2013;Mar-Apr;71(2):151-5.

2. Daval-Cote M, et al. Gonococcal vulvovaginitis in prepubertal girls: sexual abuse or accidental transmission? Arch Pediatr. 2013; Jan;20(1):37-40.

3. Deligeoroglou E, Salakos N, Makrakis E, Chassiakos D, Hassan E, Christopoulos P. Infections of the lower female genital tract during childhood and adolescence. Clin Exp Obstet Gynecol. 2004;31(3): 175-8.

4. Emans SJ. Problemas Vulvovaginais em Crianças Pré-púberes. In: Emans SJ, Laufer MR, Goldstein DP. Ginecologia na Infância e Adolescência. São Paulo: Roca. 2007. p. 65-93.

5. Fernandez-Pineda I, et al. Vaginal tumors in childhood: the experience of St. Jude Children's Research Hospital. J Pediatr Surg. 2011;Nov;46(11):2071-5.

6. Fontoura ARH. Enterobius vermicularis: uma importante causa de vulvovaginites na infância. Rev Baiana Saúde Publica. 2003;27(2): 277-86.

7. Hansen MT, Sanchez VT, Eyster K, Hansen KA. Streptococcus pyogenes pharyngeal colonization resulting in recurrent, prepubertal vulvovaginitis. J Pediatr Adolesc Gynecol. 2007; Oct;20(5):315-7.

8. Infanto Puberal: Manual de Orientação/editor(a): Liliane Diefenthaeler Herter. São Paulo: FEBRASGO, 2010; 239 p. Disponível em: www.febrasgo.org.br. Acesso em: 10 dez. 2011.

9. Jasper JM, Ward MA. Shigella vulvovaginitis in a prepubertal child. Pediatr Emerg Care. 2006;Aug;22(8):585.

10. Joishy M, Ashtekar CS, Jain A, Gonsalves R. Do we need to treat vulvovaginitis in prepubertal girls? BMJ. 2005;330(7484):186-8.

11. Kokotos F. Vulvovaginitis. Pediatr Rev. 2006;27(3):116-7.

12. Malheiros AFA. Vulvovaginites na infância [monografia on line]. 2002. Disponível em: http://www.uff.br/mmi/ped/vulvovaginite.pdf. Acesso em: 10 dez. 2011.

13. McGreal S, Wood P. Recurrent vaginal discharge in children. J Pediatr Adolesc Gynecol. 2013;Aug;26(4):205-8.

14. Mogielnicki N, Schwartzman J, Elliot J. Perineal Group A Streptococcal Disease in a Pediatric Practice. Pediatrics. 2000;106(2):276-81.

15. Nakhal RS, Wood D, Creighton SM. The role of examination under anesthesia (EUA) and vaginoscopy in pediatric and adolescent gynecology: a retrospective review. J Pediatr Adolesc Gynecol. 2012;Feb;25(1):64-6.

16. Ram AD, Hurst KV, Steinbrecher H. The role of cystovaginoscopy and hygienic advice in girls referred for symptoms of vulvovaginitis. Arch Dis Child. 2012;May;97(5):477.

17. Randelović G, et al. Microbiological aspects of vulvovaginitis in prepubertal girls. Eur J Pediatr. 2012;Aug;171(8):1203-8.

18. Rimoin LP, Kwatra SG, Yosipovitch G. Female-specific pruritus from childhood to postmenopause: clinical features, hormonal factors, and treatment considerations. Dermatol Ther. 2013;Mar-Apr;26(2):157-67.

19. Rome ES. Vulvovaginitis and other common vulvar disorders in children. Endocr Dev. 2012;22:72-83.

20. Sanfilippo JS. Vaginal discharge: time for a reappraisal. J Pediatr Adolesc Gynecol. 2013; Aug;26(4):203-4.

21. Tartaglia E, et al. Vulvo-vaginitis in prepubertal girls: new ways of administering old drugs. J Pediatr Adolesc Gynecol. 2013;Oct;26(5):277-80.

22. Vaz FAC, Ceccon MEJ, Diniz EMA. Infecção por Chlamydia trachomatis no período neonatal:aspectos clínicos e laboratoriais. Experiência de uma década: 1987-1998. Rev Ass Med Brasil. 1999;45(4):303-11.

23. Yilmaz AE, et al. Comparison of clinical and microbiological features of vulvovaginitis in prepubertal and pubertal girls. J Formos Med Assoc. 2012;Jul;111(7):392-6.

6 Lesões vulvares na infância

Adriana Bittencourt Campaner
Adrienne Pratti Lucarelli
Geni Worcman Beznos
José Mendes Aldrighi

Neste capitulo, abordaremos as lesões vulvares diagnosticadas com maior frequência na infância, e alguns distúrbios menos comuns. A maioria dos diagnósticos dos problemas vulvares que afligem as meninas menores pode ser feito por simples inspeção visual da vulva ou por meio de lentes de aumento.

▶ Lesões dermatológicas

▪ *Dermatite: das fraldas, seborreica, atópica e de contato*

A dermatite da fralda é o diagnóstico dermatológico mais comum em crianças, particularmente entre um e dois anos. É irritativa e provoca inflamação aguda, resultante da oclusão crônica de fraldas, principalmente aquelas de material sintético, aparecendo nas áreas perineais e perianal. O quadro é influenciado por uma série de fatores, tais como a umidade excessiva e a maceração da pele, que tende a mostrar uma mudança no pH, tornando-o mais alcalino, devido à transformação da ureia em hidróxido de amônio, que favorece a perda da barreira da pele e a posterior colonização por vários micro-organismos

A lesão característica corresponde à presença de eritema descamativo, que desenha um W a partir do púbis, podendo atingir as nádegas, o baixo abdome e as coxas. Nos casos mais graves, há presença de eritema acentuado, com pápulas, erosões e ulcerações que podem ocorrer devido à infecção secundária por estafilococos, estreptococos ou pela cândida albicans e enterobactérias. O tratamento consiste em expor a área afetada ao ar livre, ao sol e à luz o maior tempo possível; limpeza da região com água morna, sabão neutro ou loção antisséptica, seguida de enxágue. A cada troca de fraldas, orienta-se o uso de pomada de óxido de zinco com óleo de amêndoas em partes iguais. Nos casos de infecção secundária, associa-se antibioticoterapia bacteriana ou antifúngica sistêmica e/ou tópica. Indica-se o uso de corticosteroides tópicos de baixa potência (hidrocortisona 1%) por breve período de tempo em casos mais graves.

Foi realizada revisão sistemática da literatura sobre a eficácia das práticas de cuidados com a pele da área de fraldas de nascidos a termo, com idades entre zero e 24 meses. Nessa revisão, foram identificados 13 estudos sobre as práticas de cuidados da pele, tais como limpeza, tomar banho e aplicação de produtos tópicos. Os resultados desta análise indicam que tomar banho com um sabonete líquido específico duas vezes por semana, tem efeito comparável ao uso apenas de água. A aplicação de pomadas contendo óxido de zinco ou vaselina, com ou sem vitamina A, tem efeitos benéficos na diminuição da gravidade da doença, embora não previna a dermatite da região.

A dermatite atópica (eczema infantil) é a extensão cutânea de um estado atópico. Sua apresentação costuma ser variável, as lesões têm início entre três e seis meses de idade (dermatite que começa no primeiro mês de vida não é dermatite atópica) e são marcadas por exacerbações e remissões. As lesões vulvares consistem de placas exsudativas (úmidas), eritematopapulosas e eritematovesiculosas, altamente pruriginosas, as quais facilmente se infectam quando escarificadas. O diagnostico é reforçado pelo encontro de outros sinais e sintomas condizentes com reações alérgicas, tais como edema de pálpebra inferior (prega de Morgan), lesões eczematosas crosto-descamativas em outras regiões do corpo, e presença de história de rinite alérgica e/ou asma, bem como história familiar de atopia.

A paciente deve ser afastada de possíveis agentes alergênicos, atentar para o tipo de roupa (orientar roupas intimas de algodão) e para a higiene. O tratamento da fase aguda exsudativa deve ser feito com compressas mornas com algodão, umedecido com solução de Burrow 1:40 por 15 minutos, quatro vezes ao dia por cinco dias. Em seguida utilizam-se cremes de corticosteroide de baixa potencia por breve período de tempo. Se houver evidência de infecção secundária prescrever eritromicina ou cefalosporinas de primeira geração por via oral durante sete dias. Anti-histamínicos clássicos ajudam a controlar o prurido. Se o quadro for muito grave, rebelde e com prurido intenso, pode-se usar, excepcionalmente, corticosteroides por via oral em tempo curto: prednisona oral, dose única pela manhã durante cinco dias. Na fase crônica, o tratamento se baseia na hidratação da pele e no uso de anti-inflamatório tópico. Estudos descobriram que quando a dermatite atópica apresenta-se em bebê ou criança pequena, a criança tende a ficar melhor com o tempo. Para algumas crianças, a condição desaparece completamente aos dois anos. Cerca de metade das crianças permanecem com a dermatite quando adultas, porém, muitas vezes, torna-se mais suave com a idade.

A dermatite seborreica não é rara na vulva, podendo ocorrer precocemente no latente nas primeiras oito semanas de vida, durante a infância ou após a menarca. É desordem dermatológica crônica de origem desconhecida e se caracteriza por eritema acentuado, maculopapuloso com presença de escamas oleosas, mais especificamente em áreas intertriginosas. O diagnóstico é reforçado pelo encontro de outras áreas seborreicas no corpo, tais como crostas atrás das orelhas, couro cabeludo ou pregas nasolabiais.

A vulvite seborreica é assintomática, e os sintomas que geralmente trazem a criança ao médico são o prurido e o desconforto causado por processo infeccioso secundário. Nesse caso, é recomendado o uso de antibióticos sistêmicos e/ou antifúngicos tópicos. É importante manter a região afetada limpa e evitar o uso de roupas intimas apertadas e de material sintético. O creme de hidrocortisona a 1% é normalmente benéfico, desde que a infecção secundária tenha sido debelada.

Em relação à dermatite de contato, a vulva é frequentemente exposta a múltiplos alergenos e irritantes, tais como, sabonetes cáusticos, banhos de espuma, perfumes presentes em papeis higiênicos, roupas intimas de *nylon*, cremes e outros. Os sintomas consistem em vários graus de coceira, ardor e dor. Sintomas urinários tais como disúria ou retenção urinária podem estar presentes. Ao exame a presença de eritema e edema é comum. Lesões vesiculares podem ser encontradas em casos mais avançados. O tratamento consiste na retirada do agente irritante. Aplicação de cremes à base de corticosteroides de baixa potencia por curto período de tempo melhoram os sintomas na maioria dos casos.

▪ Escabiose

A escabiose é a infestação causada pelo ácaro humano *Sarcoptes scabiei*, e se localiza principalmente nas dobras dos dedos, punhos, axilas, umbigo, em torno dos mamilos, nádegas e genitália. Esse parasita é muito pequeno para ser observado sem lente de aumento, e sua fertilização ocorre no hospedeiro. A fêmea fecundada escava à noite um túnel no qual deposita os ovos. Dos 40 a 50 ovos que a fêmea deposita durante a vida, quase 10% sobrevivem e chegam a vida adulta. Não há imunidade especifica para a escabiose e as reinfestações são comuns. Pobreza e superlotação são os principais fatores de risco para escabiose e surtos em instituições e campos de refugiados são comuns. Para que haja a transmissão, parece ser necessário contato íntimo prolongado. Os ácaros têm sido encontrados em amostras de poeira doméstica e roupas de cama de pacientes infestados.

O prurido, principalmente noturno, é a principal manifestação clínica, iniciando o ciclo coceira-arranhadura-coceira, afetando severamente o sono e a qualidade de vida. Observa-se na lesão característica a presença de túneis (elevações visíveis da superfície cutânea, lineares de 2 a 5 mm), vesículas palmo-plantares (em latentes e crianças pequenas) e lesões papulonodulares hemisféricas de coloração eritemato-acastanhadas. Pode ocorrer a impetiginização e a eczematização das lesões. A infestação pose ser acompanhada por infecção bacteriana da pele, incluindo o impetigo, celulite e abcesso causado por *Streptococcus pyogenes* e *Staphylococcus aureus*. Tais infecções bacterianas da pele predispõem a graves sequelas supurativa e não supurativas. O diagnostico definitivo requer a identificação do ácaro e seus ovos ou fezes, o que não é feito de rotina. A existência de covas sugere diagnóstico presuntivo, portanto é importante examinar cuidadosamente toda a pele e considerar a utilização de lente de aumento com boa iluminação, a fim de se identificar uma cova não escarificada.

O tratamento pode ser feito com permetrina, creme a 5%, aplicando-se na pele seca do corpo todo noite, do pescoço para baixo. Deixar de 8 a 12 horas e remover com o banho. Reaplicar na noite seguinte. Repetir o tratamento só uma vez após uma semana, ou o tratamento pode ser realizado com antiparasitário de uso oral: Ivermectina: dose única; 15 kg a 24 kg: ½ comprimido; 25 kg a 35 kg: um comprimido; 36 kg a 50 kg: 1 ½ comprimido. Reavaliar após uma ou duas semanas: verificar a necessidade de repetição.

▪ Molusco contagioso

Apresentam-se como pápulas brilhantes, cor da pele, umbilicadas e cupuliformes, com endentação no centro, das quais se pode extrair material esbranquiçado. O agente etiológico é um poxvírus que pode ser transmitido pelo contato com a pele infectada, por contato direto ou autoinoculação por arranhadura, sendo as piscinas consideradas um relevante ambiente de transmissão. As crianças em faixa etária escolar, com eczema e as imunossuprimidas, são as mais afetadas.

O período de incubação pode estender-se de 15 a 50 dias. As lesões medem, em geral, entre 1 e 2 mm de diâmetro, podendo ser encontradas na parede abdominal inferior, monte púbico, face medial da coxa e genitália. As pacientes, em geral, são assintomáticas, mas, em alguns casos, prurido ou infecção secundária podem ocorrer. O diagnostico é definido pelo aspecto típico das lesões (Figura 6.1). O tratamento inclui a curetagem local das lesões, mas pode gerar desconforto e dor, além de cicatrizes. O uso do nitrogênio líquido, da podofilina, da solução de hidróxido de potássio 5% e do ácido tricloroacético também é aceitável. Diversos estudos vêm demonstrando a utilização do imiquimode no tratamento do molusco contagioso, com eficácia semelhante a do tratamento de verrugas genitais, e a vantagem de ser uma terapia indolor e de fácil utilização. As recorrências são comuns.

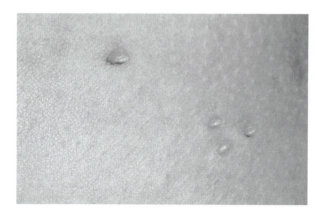

Figura 6.1 – Presença de lesões umbilicadas e circulares em coxa, sugestivas de molusco contagioso.

- **Infecção pelo Herpes simples (HSV-1 e HSV-2)**

A infecção herpética é causada por vírus de DNA (HVS-1 e HSV-2), relativamente grandes, capazes de formar inclusões intracelulares. Na infância, a infecção herpética pode ocorrer em consequência de abuso sexual, autoinoculação, por fômites, ou devido à transmissão vertical através do canal do parto infectado. É mais comum na criança a infecção pelo HVS tipo1, apresentando-se como gengivite, estomatite, conjuntivite, e, ocasionalmente, por lesões genitais únicas ou múltiplas, de curso assintomático ou não, podendo ser acompanhadas por alterações do estado geral. A infecção pelo HSV tipo 2 têm manifestações mais comuns na adolescência. Após a manifestação inicial (infecção primária), há um período de latência e a infecção pode recorrer em virtude de estados de imunossupressão, estresse, outras infecções orgânicas e exposição solar. A frequência de recorrência varia de indivíduo para indivíduo.

O diagnóstico clínico pode ser feito pelo aspecto típico das lesões vesiculosas, agrupadas sob fundo eritematoso, e que assim permanecem de quatro a cinco dias, e que se rompem para, em seguida, sofrerem erosão, formando pequenas úlceras dolorosas, seguidas de crostas; desaparecem de duas a três semanas. As úlceras vulvares podem coalescer e cobrirem-se de exsudato intenso, devido à infecção secundária bacteriana. O diagnostico é principalmente clínico; o diagnóstico laboratorial pode ser por citologia, histologia ou pesquisa sorológica de IgG e IgM para o vírus. O tratamento visa à diminuição do tempo de evolução e o desconforto, assim como o espaçamento das crises. O tratamento é realizado com associação de analgésicos (caso necessário), compressas frias e úmidas embebidas em solução 1:40 de Burow, e com cremes à base de aciclovir a 5%, de duas a três vezes ao dia diretamente sobre as lesões. Na adolescência, usa-se aciclovir 200 mg, VO, cinco vezes ao dia, de sete a 10 dias ou fanciclovir 125 mg a 250 mg, VO, 8/8 horas, de sete a 10 dias.

Condiloma acuminado *(verrugas vulvares)*

A verruga genital é uma lesão causada pelo Papilomavírus Humano (HPV), que são vírus pequenos com genoma de DNA em seu interior circular, em filamento duplo, envolvido por um capsídeo. Existem mais de 100 tipos distintos de HPV, e destes aproximadamente 35 tipos infectam a mucosa anogenital com potencial de causar mudanças malignas, tais como o câncer do colo uterino e o câncer anal. Os sorotipos de HPV 16 e 18 são os mais comumente associados, principalmente com o carcinoma de células escamosas e os HPV 6 e 11, estando mais frequentemente associados com condilomas benignos (verrugas genitais) e neoplasia intraepitelial de baixo grau.

Quanto às manifestações clínicas, os sintomas variam em função do número e tamanho das lesões e de suas localizações. Pacientes com número pequeno de verrugas são frequentemente assintomáticas. Outras podem apresentar prurido, sangramento, ardor, secreção vaginal ou dor. As lesões geralmente se apresentam com características semelhantes às de pacientes adultas, e o diagnóstico é semelhante, com a exceção de que na infância se avalia apenas a genitália externa (Figura 6.2). Para maiores informações sobre este tipo de lesão genital em crianças, o leitor deverá se dirigir ao Capítulo 13, intitulado "Infecção pelo papilomavírus humano (HPV) na infância e adolescência".

No Brasil, a Anvisa aprovou vacina quadrivalente contra os HPV dos tipos 6, 11 (responsáveis por 90% dos casos de condilomas acuminados), 16 e 18 e a vacina bivalente para os tipos 16 e 18. Ambas foram aprovadas e estão em uso em muitos países. Os eventos adversos mais comumente relatados são dor e inchaço no local da injeção. A eficácia da vacinação é maximizada em indivíduos que ainda não são sexualmente ativos, e a vacina é recomendada para meninas com idade entre 9 e 26 anos.

Líquen escleroso

O líquen escleroso é doença de causa ainda desconhecida, mas provavelmente multifatorial. Base genética tem sido aventada, bem como fenômenos autoimunes, fatores hormonais e traumas têm sido implicados na etiologia da doença. Atinge preferencialmente mulheres, e é mais comum nos adultos, mas pode acometer também crianças (prevalência estimada de 1:900).

Em crianças, o início dos sintomas ocorre entre dois e cinco anos, embora possa se manifestar em qualquer idade até 13 anos (menor idade registrada: um mês). De evo-

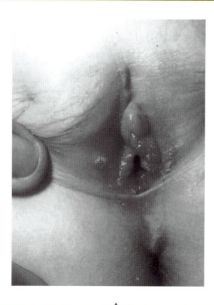

Figura 6.2 – Criança com lesões verrucosas em região vulvar característica de verruga genital (condiloma).

lução crônica, observa-se melhora na adolescência em 75% dos casos, porém de 18% a 35% evoluem com atrofia de moderada a severa. As lesões localizam-se com mais frequência nas regiões genital e anal, mas também ocorrem em outras áreas, como pescoço, ombros, dorso do tronco e tórax anterior (de 15% a 20% casos). Aparece com maior frequência em pacientes com atopia.

Há dois tipos de alterações: as lesões da pele e a distorção da arquitetura vulvar. Este último tipo ocorre somente em adultas, afetando por ordem de frequência o clitóris, os pequenos lábios, o introito vaginal, e os grandes lábios, que sofrem graus variados de involução, desde leve hipotrofia até o seu desaparecimento completo. As alterações cutâneas dizem respeito à cor e textura da pele; frequentemente existe uma lesão com tonalidade esbranquiçada ou levemente rosada, opaca, uniforme, bem delimitada e hiperceratótica. Envolvem sobretudo a face interna dos grandes lábios, pequenos lábios e o vestíbulo vulvar, bilateralmente e simetricamente, podendo estender-se ao períneo e região perianal. As lesões são pruriginosas, levando com frequência a fenômenos secundários como coçadura e infecções. Dor local, queimação, ardor, disúria, constipação, cicatrizes e sinéquias podem estar presentes e se tornarem crônicas.

O diagnóstico, geralmente, baseia-se nas características clínicas, mas uma biópsia pode ser necessária para confirmação (Figura 6.3). Por essa condição ser incomum antes da puberdade, ginecologistas e pediatras podem não relacionar a lesão encontrada com a doença em si, confundindo-as com outros quadros, em geral com abuso sexual. O diagnóstico diferencial deve ser feito com vulvovaginites, vitiligo, psoríase, eczemas, dermatite de contato, traumas e doenças sistêmicas (ex. Stevens-Johnson).

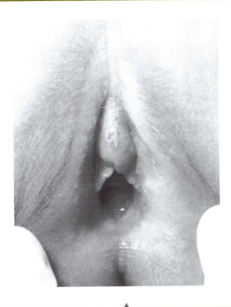

Figura 6.3 – Criança com lesão hipocrômica bilateral vulvar característica de líquen escleroso.

Assim como em adultos, a terapia em crianças é o emprego de corticosteroide tópico de média potência, com ótimos resultados. Deve ser utilizada diariamente no primeiro mês, sendo em seguida retirada gradualmente até sua suspensão.

Em crianças, o intuito do tratamento é a melhora dos sintomas. Outros tipos de medicações têm sido utilizados na literatura para melhora dos sintomas tais como estrogênios, progesterona, testosterona e retinoides tópicos. Recentemente, foram introduzidos estudos promissores com uso de tacrolimus e pimecrolimus tópicos, os quais são imunossupressores e inibem a atividade das células T. A maioria dos casos em crianças ou regride espontaneamente ou apresenta importante melhora dos sintomas na puberdade, podendo deixar, no entanto, discromia ou atrofia residuais.

- ### Sinéquia de pequenos lábios (coalescência de ninfas)

Caracteriza-se pela fusão total ou parcial dos pequenos lábios vulvares na sua linha média. A etiologia pode estar relacionada com o hipoestrogenismo e com reação inflamatória local, e destes os fatores predisponentes mais comuns são vulvovaginites, infecções urinárias de repetição e má higiene genital. Outras causas como traumas genitais, líquen vulvar e abuso sexual são menos frequentes. Não é descrita ocorrência em recém-nascidas em razão do efeito dos estrogênios maternos sobre a vulva, e a faixa etária de maior acometimento se estende de três meses a seis anos de idade.

A criança geralmente é levada à consulta devido a uma alteração na aparência da genitália. O diagnóstico diferencial é feito com hímen imperfurado ou genitália ambígua. O diagnóstico é clínico, e a maioria das meninas é assintomática, exceto em casos de sinéquia total, quando pode haver retenção urinária e infecções urinárias de repetição. A coalescência é parcial quando, de um a dois terços dos pequenos lábios, estão aderidos e se consegue identificar as estruturas próprias da região genital (Figura 6.4).

As opções terapêuticas incluem:

- Expectante: em casos menos extensos de coalescência, alguns autores sugerem aguardar o início da puberdade, entre oito e nove anos, onde há descarga fisiológica dos estrogênios endógenos e pode haver resolução espontânea do quadro. Muitas meninas até quatro anos de idade também apresentam regressão do quadro. No entanto, como há possibilidade de sinéquia mais extensas ficarem ainda mais densas e difíceis de serem tratadas posteriormente, muitos indicam o tratamento tópico precocemente, principalmente nos casos mais graves.
- Vaselina: aplicar vaselina sobre a fusão, fazendo leve pressão digital no sentido uretra-ânus, duas vezes ao dia até a lise da aderência.
- Estrogênio conjugado equino creme vaginal: aplicar em um cotonete, apenas na linha da fusão (como se fosse "pintar"), uma vez ao dia ao deitar, por três semanas. A maioria dos casos se resolve em poucas semanas. As reações adversas mais comuns, com o uso de estrogênio conjugado ou similar, são a hiperpigmentação da pele local e ingurgitamento mamário, geralmente causados por doses excessivas ou uso prolongado. Sangramento vaginal e puberdade precoce são mais raros, mas podem acontecer com a regressão dos sinais após a suspensão do uso.
- Betametasona creme 0,05%: Aplicar quantidade suficiente para cobrir a fusão, duas vezes ao dia, fazendo leve pressão digital no sentido uretra-ânus, no máximo por quarenta e cinco dias. As reações adversas com o uso da medicação são eritema, foliculite, prurido, vesículas, crescimento de pelos finos e atrofia da pele.

Após a abertura da fusão deve-se manter a região sempre lubrificada com óleo infantil ou cremes a base de vitamina A e D de seis a 12 meses, a fim de se evitar reci-

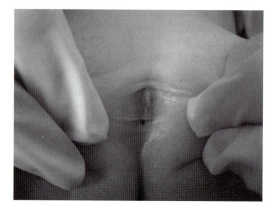

Figura 6.4 – Criança com sinéquia de pequenos lábios extensa.

divas. O tratamento cirúrgico só está indicado em casos de retenção urinária aguda ou casos de aderências muito densas, que não cedem ao tratamento convencional, ou em meninas que não cooperam com o tratamento tópico após inúmeras explicações do médico à mãe e à paciente, e nem com a separação em ambulatório após anestesia tópica.

■ *Hemangiomas*

Os hemangiomas são tumores de origem vascular, frequentes em todo o tegumento cutâneo, e que podem ser encontrados na vulva ou vagina como lesões únicas ou múltiplas em torno de 2% dos casos. Podem ser encontrados nos grandes lábios, clitóris, meato uretral e pequenos lábios. Em geral, são invisíveis ao nascimento, crescendo rapidamente e, em seguida, se apresentando como mácula roxa e telangiectásica que se estabiliza até a idade de 18 a 20 meses. Seu tamanho é variável, desde pequenos até o tamanho de uma laranja. Alguns hemangiomas provocam sangramento outros regridem espontaneamente (por fibrose e trombose), podendo desaparecer entre cinco e 10 anos de idade. Naqueles que triplicam de volume em poucas semanas, é recomendado o tratamento com prednisona 2 a 4 mg/kg/dia, VO, por quatro semanas, seguido por mais duas semanas de uso em dias alternados. Casos severos requerem ligadura cirúrgica dos vasos, exérese cirúrgica ou *laser*.

■ *Nevos*

É incomum o encontro de nevos vulvares na infância. Sua importância está em seu potencial de malignidade (melanoma maligno), dificilmente observado nessa faixa etária. O aspecto do nevo pode se modificar durante a puberdade pela ação hormonal, e a não ser que haja alteração significativa de tamanho, cor, presença de sangramento ou irritação, os nevos não precisam ser retirados.

■ *Úlceras infecciosas de causa não sexualmente transmissível*

Diversos agentes infecciosos não relacionados às doenças sexualmente transmissíveis (DST) podem ocasionar úlceras genitais. No entanto, estes agentes, como causadores de úlceras, são raros, mas devem ser lembrados no diagnóstico diferencial final. Entre eles, podemos mencionar as infecções por Citomegalovírus, Epstein-Baar, a tuberculose, a Salmonelose e a Influenza A.

Epstein-Barr (EBV) é um herpes vírus humano. É geralmente transmitido pela saliva, e a infecção primária é geralmente assintomática, embora em uma minoria dos infectados, após a infância, a resposta imunitária à infecção primária pelo EBV se manifeste como mononucleose infecciosa. O vírus se replica na orofaringe, e uma infecção latente é estabelecida em linfócitos B, permitindo a disseminação do vírus por intermédio da circulação. Embora o EBV possa também infectar as células epiteliais cervicais *in vitro*, tem sido apenas raramente descrito como uma causa de ulceração genital. A condição ocorre mais frequentemente do que é atualmente reconhecida, e é muitas vezes erroneamente atribuída ao vírus do herpes simplex, com todas as implicações associadas e preocupações para o paciente. Tem sido postulado que a infecção genital pode resultar da transmissão sexual do vírus, quer a partir de contato genital-genital ou oro genital, autoinoculação ou ser manifestação da migração de linfócitos para o trato genital.

As úlceras associadas ao EBV apresentam-se tipicamente como uma ou algumas úlceras muito dolorosas, profundas, com bordas vivas, vermelho-púrpura em meninas adolescentes (Figura 6.5). Pelo menos uma das úlceras é geralmente maior do que 1 cm. A doença genital é geralmente associada com sintomas sistêmicos e linfadenopatia distante da região inguinal. Inicialmente, a maioria das pacientes se queixa de um ou mais sintomas prodrômicos (por exemplo, fadiga, anorexia, dor de cabeça ou febre baixa), desenvolvendo eventualmente sintomas característicos da mononucleose infecciosa.

O EBV pode ser detectado diretamente a partir de lesões no sangue, ou em amostras de lavagem da orofaringe. Os resultados dos testes laboratoriais sorológicos e outros realizados quando as úlceras genitais aparecem, geralmente indicam mononucleose infecciosa aguda; a soro conversão pode ser adiada por várias semanas.

A **tuberculose vulvar** é rara, e foi descrita com quadro clínico inespecífico e de diagnóstico geralmente tardio. Com o impacto da AIDS, a tuberculose extrapulmonar tem ocorrido com maior frequência, com disseminação predominante por via hematogênica. A tuberculose genital em muitos casos coexiste com a pulmonar, numa variação de 9% a 49% de incidência. O diagnóstico é dado pela biópsia da lesão.

O **citomegalovírus (CMV)** é um β-herpes vírus que, recentemente, se tornou importante como agente oportunista em diferentes condições imunossupressoras, particularmente em pacientes HIV. Este agente está presente no trato genital inferior feminino, numa incidência de 4% a 12%. A sua presença em lesões muco cutâneas raramente é relatada. As apresentações clínicas referidas foram muito variáveis, incluindo úlceras, vesículas e máculas purpúricas, lesões verrucosas, lesões semelhantes à prurigo nodular, pápulas eritematosas e crostosas e infartos digitais.

De acordo com nomenclatura recentemente proposta, o gênero **Salmonella** teria uma espécie única (S. entérica) que englobaria mais de 2.500 sorotipos. As salmoneloses podem manifestar-se clinicamente no homem de diferentes formas: febres entéricas (febres tifoide e paratifoide), gastroenterocolite aguda, bacteremia, infecções localizadas e estado de portador crônico. A infecção genital é rara. O mecanismo de

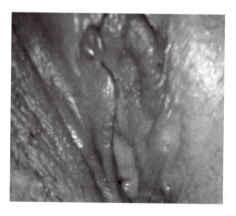

Figura 6.5 – Úlceras genitais em adolescente, associada à infecção pelo EBV. A úlcera surgiu alguns dias após o quadro sistêmico.

ulceração vulvar incluiria a produção de endotoxinas pela *Salmonella*, assim como as úlceras intestinais. Essas observações sugerem que as febres tifoide e paratifoide devem ser incluídas no diagnóstico diferencial de ulcerações genitais, especialmente quando seguindo recente viagem a uma zona endémica.

Classicamente, três drogas têm sido empregadas no tratamento das salmoneloses e ainda permanecem sendo utilizados em muitas áreas geográficas do mundo onde essas doenças são endêmicas: cloranfenicol, ampicilina e cotrimoxazol. As quinolonas constituem hoje as drogas de escolha no tratamento das infecções por salmonelas; todas as quinolonas, mais antigas (norfloxacina, ciprofloxacina, ofloxacina) ou mais recentes, (levofloxacina, moxifloxacina, gatifloxacina) são eficazes no tratamento. Outras drogas que podem ser utilizadas no tratamento dessas infecções são as cefalosporinas de terceira geração (cefotaxima, ceftriaxona) e a azitromicina. O tempo de administração dos medicamentos varia em função da gravidade da doença.

- **Doença de Behçet**

A doença de Behçet (DB) é distúrbio inflamatório autoimune que acomete adultos jovens, com média etária inicial entre 25 e 30 anos. É basicamente caracterizada por úlceras orais recorrentes, úlceras genitais, manifestações oculares (principalmente uveíte), lesões cutâneas, além de múltiplas outras manifestações sistêmicas menos comuns (articulares, intestinais, pleurais, cardíacas e do trato geniturinário). Não se trata de doença com atividade inflamatória crônica e persistente, sendo mais comum a apresentação de ataques recorrentes de inflamação aguda.

A apresentação clínica da DB não é uniforme. Úlceras aftosas orais representam a manifestação inicial da DB entre 47% e 86% dos casos, usualmente precedendo em alguns anos as demais manifestações da síndrome. As úlceras genitais são dolorosas, geralmente maiores de 1 cm, e costumam deixar cicatrizes (Figura 6.6). Entre as manifestações cutâneas, eritema nodoso, pseudofoliculite e nódulos acneiformes são, aproximadamente, equivalentes em frequência. Tromboflebites superficiais também fazem parte do espectro de manifestações cutâneas.

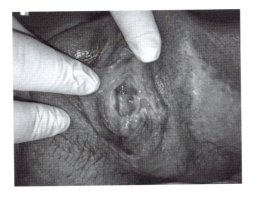

Figura 6.6 – Úlcera genital profunda decorrente de doença de Behçet.

Segundo Barnes e Yazici, em revisão de 1999, são consideradas manifestações maiores da doença: ulceração oral recorrente (97% e 98% dos casos); ulceração genital (80% e 90%); lesões cutâneas (80%) e doença inflamatória ocular (50%). Manifestações menores compreendem: artralgias ou artrites (de 45% a 50%); lesões neurológicas (de 5% a 25%); lesões vasculares (25%); lesões gastrintestinais (de 0% a 25%); epididimite (8%); lesões cardíacas e pleuropulmonares.

Uma tentativa de uniformização foi apresentada em 1990 pelo *International Study Group for Behçet's Disease* (ISGBD), através da elaboração de novo conjunto mais conciso de critérios diagnósticos (Tabela 6.1), em que ulcerações orais recorrentes devem obrigatoriamente estar presentes, associadas a quaisquer dois destes quatro critérios: ulceração genital recorrente; lesões oculares; lesões cutâneas e teste de patergia positivo.

Tabela 6.1 – Critérios de classificação da Doença de Behçet.

Ulcerações orais recorrentes (três vezes no período de 12 meses)
Ulceração genital recorrente
Lesões oculares (uveíte anterior ou posterior, células no vítreo ou vasculite retiniana observados por oftalmologista)
Lesões cutâneas (eritema nodoso, pseudofoliculite, lesões papulopustulares ou acneiformes)
Teste de patergia positivo (inserção oblíqua de uma agulha de calibre 20 Gauge na pele em condições estéreis, sem injeção de salina, deve produzir um nódulo eritematoso ou pustular no local após 24 a 48 horas para se considerar resultado positivo)

As úlceras genitais e orais são, em geral, adequadamente tratadas com corticosteroides tópicos. Nos períodos de exacerbação das lesões mucocutâneas, corticosteroides sistêmicos podem ser empregados. Colchicina, talidomida, ciclosporina, dapsona, azatioprina, ciclofosfamida e interferon-alfa podem ser usadas na prevenção das recidivas.

▪ *Aftose bipolar de Newmann*

Foi descrita pelo autor em 1895, que assumiu que seus eventos eram causados por mecanismo originado por via hematogênica. Acredita-se que ocorram quase exclusivamente em mulheres, embora dados epidemiológicos exatos não estejam disponíveis. As aftas na mucosa genital e oral são geralmente simultâneas e destrutivas, como alguns casos de grandes aftoses ou doença de Behçet; no entanto, não são acompanhadas por manifestações sistêmicas e nem lesões em outras localizações cutâneas ou mucosas. Alguns especialistas consideram a aftose bipolar como uma forma frustrada da doença de Behçet.

▪ *Úlceras Lipschütz's*

Foi descrita pela primeira vez em 1912 por Benjamin Lipschütz. Conhecida por úlcera de Lipschütz, úlcera vulvar aguda ou *Ulcus vulvae acutum* é doença rara, caracterizada por úlceras genitais dolorosas, febre e linfoadenopatia. Ocorre mais comumente em adolescentes e mulheres jovens (particularmente virgens). Muitas vezes, é diagnosticada como um sintoma de doença de Behçet.

A etiologia ainda é desconhecida, embora tenha sido associada a várias causas infecciosas, incluindo a febre paratifoide, citomegalovírus e infecção por Epstein-Barr. A apresentação mais comum é uma úlcera grande e única (apesar de que várias úlceras menores podem ocorrer), na superfície interna de um ou ambos os pequenos lábios (Figuras 6.7 e 6.8). As lesões genitais são geralmente necróticas, profundas e muito dolorosas. Podem também ser acompanhadas por edema severo de lábios e linfadenopatia inguinal. A úlcera se desenvolve muito rapidamente, e geralmente é precedida por início súbito de febre, odinofagia, astenia, mialgias e mal-estar. O tratamento é sintomático e geralmente de pouco valor; na maioria dos casos, a úlcera cicatriza espontaneamente no período de quatro a seis semanas, às vezes deixando cicatrizes. Em alguns casos, pode-se empregar corticoterapia local ou sistêmica.

▶ Lesões urológicas

▪ *Prolapso de uretra*

É a eversão parcial ou total da mucosa uretral por meio do meato externo, apresentando-se como massa de aparência carnosa, friável, edemaciada, eritematosa ou arroxeada. Ocorre mais frequentemente em crianças negras, menores de 10 anos, média de quatro anos. Entre os fatores predisponentes estão o hipoestrogenismo e a

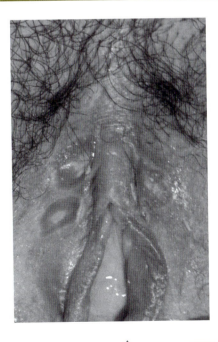

Figura 6.7 – Úlceras genitais decorrentes de Lipschütz's em adolescente.

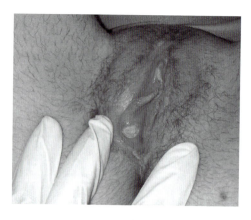

Figura 6.8 – Úlcera genital profunda decorrente de Lipschütz's em adolescente.

pouca aderência desta mucosa ao tecido subjacente, agravados pela retenção urinária e episódios de aumento da pressão intra-abdominal (tosse, obstipação), comuns nesta idade. O defeito anatômico é a separação das camadas longitudinal (interna) e circular-obliqua (externa) do músculo liso periuretral → prolapso → edema/congestão mucosa → impedimento retorno venoso e exacerba congestão vascular → se não tratada → estrangulamento e eventual necrose.

Algumas crianças são completamente assintomáticas ou apresentam sangramento sem outras queixas associadas, em outros casos a mucosa evertida pode tornar-se tão inflamada que a criança apresente sintomas de irritação uretral, tais como disúria, polaciúria e retenção urinária. Quanto ao exame, o aspecto irá depender do grau de inflamação, edema e necrose da mucosa uretral prolapsada, variando de sua forma mais leve até situações extremas, em que o prolapso se parece com uma massa exuberante, que pode ter entre 2 e 3 cm de diâmetro. Deve-se identificar abaixo da lesão a membrana e o orifício himenal.

Pela sua aparência, o diagnóstico diferencial com sarcoma botrioide é obrigatório (Figura 6.9). Em casos de prolapso uretral deve-se identificar o orifício uretral (muitas vezes só identificado com auxílio de uma sonda uretral) e a membrana himenal abaixo da lesão. As carúnculas uretrais são diagnóstico diferencial, porém situam-se na porção posterior do meato uretral, bem como os condilomas periuretrais.

O tratamento é feito com cremes locais à base de estrogênio, em conjunto com banhos de assento com soluções anti-inflamatórias que visam a diminuir o edema e a inflamação dos tecidos. Assim, uma pequena quantidade de creme de estrogênio deve ser aplicada sobre a área afetada de uma a duas vezes ao dia, logo após o banho de assento, no máximo de duas semanas. Em geral, o prolapso se resolve por completo, porém, em algumas crianças pode persistir certa quantidade de tecido periuretral expandido e não inflamado. Caso a criança esteja completamente assintomática, não será necessário neste caso qualquer intervenção adicional. Nos casos em que, apesar do tratamento tópico, os sintomas permanecem (ainda que a mucosa não esteja inflamada) a ressecção cirúrgica da mucosa prolapsada é indicada, sendo tratamento de

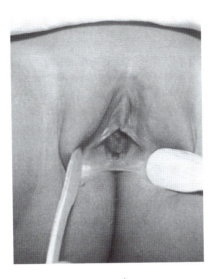

Figura 6.9 – Criança com lesão periuretral característica de prolapso uretral.

escolha naquelas crianças que apresentam irritação uretral tão importante, que passam a desenvolver retenção urinária. Os diagnósticos diferenciais incluem tumores, carúncula uretral e condiloma.

- *Carúncula uretral*

É tumor benigno, mais comum na uretra feminina, que produz quadro clínico semelhante ao do prolapso uretral. Tratam-se excrescências polipoides avermelhadas e doloridas que fazem protusão a partir do meato uretral. A carúncula localiza-se na porção posterior do meato, raramente na porção lateral, e nunca aparece circundando-o como no prolapso. A paciente pode ter queixa de disúria, hematúria ou ser assintomática. O tratamento consiste em sua remoção cirúrgica.

▶ **Lesões traumáticas**

Um dos traumatismos genitais mais comuns da infância é o dos órgãos externos. As lesões traumáticas da região genital merecem grande importância, tanto pelas consequências imediatas do ferimento quanto pelas possíveis sequelas tardias. Não se avalia a gravidade do traumatismo somente pelo aspecto externo da lesão ou pela quantidade da hemorragia. Pequenas lesões externas podem ser acompanhadas de traumatismos nos órgãos genitais internos, assim como grandes hematomas da região vulvar podem não expressar quadros clínicos severos.

As principais causas são: acidentais (queda sobre objetos rombos ou pontiagudos, introdução de corpos estranhos com superfície contundente na vagina, ou decorrentes de agressões físicas e queimaduras); abuso sexual (decorrentes de atos sexuais concedidos ou forçados); iatrogênicas (decorrentes de atos médicos, tanto propedêuticos quanto terapêuticos).

Os principais sintomas são dor, sangramento, irritação peritoneal (em caso de sangramento interno), disúria e hematúria. Quanto ao tipo de lesão pode-se encontrar: hematomas, lacerações, eritema, equimoses, perfuração e queimaduras. As primeiras etapas no atendimento de lesão genital aguda são: (1) determinar a extensão da ferida sem causar trauma ainda maior para a criança; (2) determinar se a ferida pode ser tratada por meios conservadores e não cirúrgicos, e (3) fazer uma compatibilidade entre a história da lesão e os achados do exame. É importante avaliar o comprometimento uretral, vaginal e vulvar, além dos espaços retovaginal e vesicovaginal, que podem apresentar lesões desde as superficiais às mais profundas. O diagnostico se faz por meio de história clínica, exame físico e exames complementares (exame de urina, ecografia, exames radiológicos, vaginoscopia e outros, de acordo com a necessidade).

Caso a criança esteja hemodinamicamente estável, o tratamento consiste na aplicação de bandagem de pressão e de bolsa de gelo sobre o períneo; a lesão deve ser frequentemente reavaliada em termos de hemostasia, pelo menos a cada 30 minutos. Caso se consiga alcançar a hemostasia, a próxima etapa será lavar generosamente e limpar a ferida, retirando os coágulos de tal forma que toda a extensão da ferida possa ser visualizada. A mucosa atrófica não estrogenizada da criança é muito vascularizada, e frequentemente a quantidade de sangramento é excessiva em relação à gravidade do ferimento. Muitas vezes a lavagem da região comprometida irá resultar em mais sangramento, porém ao se repetir a pressão local e ao manter-se a paciente deitada, se poderá novamente ser possível estancar o sangramento. Quando as lesões se fazem acompanhar de sangramento significativo, além da avaliação do estado geral e das condições hemodinâmicas, deve-se pesquisar sinais de hemoperitôneo. Se existir a suspeita de comprometimento das vias urinárias e/ou do trato digestivo baixo, cumpre fazer investigação urológica e proctológica. Os ferimentos perianais profundos devem ser debridados e drenados sob anestesia geral.

Acidente genital traumático foi a causa de 159 em cada 327 meninas (49%) que visitaram a Divisão de Ginecologia do pronto socorro. Em meninas com idade ≤ 10 anos, o AGT representou 78% das visitas (145/187). Vinte meninas (13%), foram admitidas no hospital, e 38 meninas (24%) foram submetidas a tratamento cirúrgico. As meninas que visitaram o pronto socorro durante o dia e aquelas com tipo laceração ou grandes lesões, tendem a receber tratamento cirúrgico. Meninas com grandes lesões também tendem a ser admitidas no hospital.

A maior parte das crianças pequenas, vítimas de agressões sexuais, não irá apresentar sinais físicos de lesão genital, pois a maioria da atividade agressora não envolve tentativas de penetração vaginal. Não obstante, é importante saber como diferenciar um hímen normal de outro lacerado.

É importante que em toda paciente com história de trauma genital, seja por acidente ou relação sexual forçada, seja feita avaliação psicológica. É importante avaliar também a caderneta de vacinação e usar soro e vacina antitetânica quando necessário.

▶ Referências

1. Abulafia O, DuBeshter B, Dawson AE, Sherer DM. Presence of cytomegalovirus inclusion bodies in a recurrent ulcerative vaginal lesion. Am J Obstet Gynecol. 1993;169(5):1179-80.

2. Admani S, Jacob SE. Allergic contact dermatitis in children: review of the past decade. Curr Allergy Asthma Rep. 2014;14(4):421.

3. Alexander RA. Medical advances in child sexual abuse. J Child Sex Abus. 2011;20(5):481-5.

4. Allen UD, Robinson JL; Canadian Paediatric Society, Infectious Diseases and Immunization Committee. Prevention and management of neonatal herpes simplex virus infections. Paediatr Child Health. 2014;19(4):201-12

5. American Academy of Dermatology: Atopical dermatitis, diagnosis, treatment and outcome. 2014 Disponível em http://www.aad.org/dermatology-a-to-z/diseases-and-treatments. Acesso em: 23 jul. 2014.

6. Alexopoulos A, Kakourou T, Orfanou I, Xaidara A, Chrousos G. Retrospective analysis of the relationship between infantile seborrheic dermatitis and atopic dermatitis. Pediatr Dermatol. 2014;31(2):125-30.

7. Ballouhey Q, Abbo O, Sanson S, Cochet T, Galinier P, Pienkowski C. Urogenital bleeding revealing urethral prolapse in a prepubertal girl. Gynecol Obstet Fertil. 2013;41(6):404-6.

8. Bécourt C[1], Marguet C, Balguerie X, Joly P. Treatment of scabies with oral ivermectin in 15 infants: a retrospective study on tolerance and efficacy. Br J Dermatol. 2013;169(4):931-3.

9. Blei F, Guarini A. Current workup and therapy of infantile hemangiomas. Clin Dermatol. 2014;32(4):459-70.

10. Bonifaz A, Tirado-Sánchez A, Graniel MJ, Mena C, Valencia A, Ponce-Olivera RM. The efficacy and safety of sertaconazole cream (2%) in diaper dermatitis candidiasis. Mycopathologia. 2013;175:249-54.

11. Blume-Peytavi U, Hauser M, Lünnemann L, Stamatas GN, Kottner J, Garcia Bartels N. Prevention of Diaper Dermatitis in Infants-a Literature Review. Pediatr Dermatol. 2014;31(4):413-29.

12. Chen X, Anstey AV, Bugert JJ. Molluscum contagiosum virus infection. Lancet Infect Dis. 2013;13(10):877-88.

13. Chirac A, Brzezinski P, Chiriac AE, Foia L, Pinteala T. Autosensitisation (Autoeczematisation) reactions in a case of diaper dermatitis candidiasis. Niger Med J. 2014;55(3):274-5.

14. Daniel Engelman, Karen Kiang, Olivier Chosidow, James McCarthy, Claire Fuller, Patrick Lammie, et al. Toward the Global Control of Human Scabies: Introducing the International Alliance for the Control of Scabies. PLoS Negl Trop Dis. 2013;7(8):e2167.

15. Daudén E, Fernández-Buezo G, Fraga J, Cardeñoso L, García-Díez A. Mucocutaneous presence of cytomegalovirus associated with human immunodeficiency virus infection: discussion regarding its pathogenetic role. Arch Dermatol. 2001;137(4):443-8.

16. Dendrinos ML, Quint EH. Lichen sclerosus in children and adolescents. Curr Opin Obstet Gynecol. 2013;25(5):370-4.

17. Ferreira V, Vaz I, Fernandes E, Oliveira T, Guimarães S. Fusão Labial na infância- revisão da literatura. Acta Obstet Ginecol Port. 2012;6(4):193-8.

18. Ferreira V, Vaz I, Fernandes E, Oliveira T, Guimarães S. Fusão Labial na infância- revisão da literatura. Acta Obstet Ginecol Port. 2012;6(4):193-8.

19. Filho AC, Rabelo PC, Maertinelli T, Faria C, Rezende RB. Úlcera genital, nem sempre uma clássica DST: Relato de um caso de tuberculose vulvar. J Bras Doenças Sex Transm. 2006;18(1):85-8.

20. Fistarol SK, Itin PH. Diagnosis and treatment of lichen sclerosus: an update. Am J Clin Dermatol. 2013;14(1):27-47.

21. Gómez ML, Alvarez CL, Dorfman MS, Cabrera HN, Alvarez M. Aphthous ulcers and their syndromes. Med Cutan Ibero Lat Am. 1986;14(1):55-62.

22. Hamm H, Höger PH. Skin tumors in childhood. Dtsch Arztebl Int. 2011;108(20):347-53.

23. Handjani F, Behazin E, Sadati MS. Comparison of 10% potassium hydroxide solution versus cryotherapy in the treatment of molluscum contagiosum: an open randomized clinical trial. J Dermatolog Treat. 2014;25(3):249-50.

24. Hay RJ, Steer AC, Engelman D, Walton S. Scabies in the developing world--its prevalence, complications and management. Clin Microbiol Infect. 2012;18(4):313-23.

25. Heukelbach J, Mazigo HD, Ugbomoiko US. Impact of scabies in resource-poor communities. Curr Opin Infect Dis. 2013; 26(2):127-32.

26. Hillyer S, Mooppan U, Kim H, Gulmi F. Diagnosis and treatment of urethral prolapse in children: experience with 34 cases. Urology. 2009;73(5):1008-11.

27. Huppert JS. Lipschutz ulcers: evaluation and management of acute genital ulcers in women. Dermatol Ther. 2010;23(5):533-40.

28. Intlekofer KA, Cunningham MJ, Caplan AL. The HPV vaccine controversy. Virtual Mentor. 2012;14(1):39-49.

29. Iqbal CW, Jrebi NY, Zielinski MD, Benavente-Chenhalls LA, Cullinane DC, Zietlow SP, Moir CR, Ishitani MB. Patterns of accidental genital trauma in young girls and indications for operative management. J Pediatr Surg. 2010;45(5):930-3.

30. Katz KA, Swetman GL. Imiquimod, molluscum, and the need for a better "best pharmaceuticals for children" act. Pediatrics. 2013;132(1):1-3.

31. Kim K, No JH, Kim YB, Lee JH, Rhee JE. Patterns of accidental genital trauma and factors associated with surgical management in girls visiting the emergency department of a referral center. J Pediatr Adolesc Gynecol. 2014;27(3):133-7.

32. Kim KK, Sin DY, Park HW. Urethral caruncle occurring in a young girl--a case report. J Korean Med Sci. 1993;8(2):160-1.

33. Kumetz LM, Quint EH, Fisseha S, Smith YR. Estrogen treatment success in recurrent and persistent labial agglutination. J Pediatr Adolesc Gynecol. 2006; 19(6):381-4.

34. Lacour JP. What's new in pediatric dermatology? Ann Dermatol Venereol. 2013;140 Suppl 3:S273-82.

35. Leclair E, Black A, Fleming N. Imiquimod 5% cream treatment for rapidly progressive genital condyloma in a 3-year-old girl. J Pediatr Adolesc Gynecol. 2012;25(6):e119-21.

36. Leszczyszyn J, Lebski I, Lysenko L, Hirnle L, Gerber H. Anal warts (condylomata acuminata) - current issues and treatment modalities. Adv Clin Exp Med. 2014;23(2):307-11.

37. Letsinger JA, McCarty MA, Jorizzo JL.Complex aphthosis: a large case series with evaluation algorithm and therapeutic ladder from topicals to thalidomide. J Am Acad Dermatol. 2005;52(3 Pt 1):500-8.

38. Magalhães MLC. Transtornos dermatológicos da vulva e períneo. In: Magalhães MLC, Reis JTL. Compêndio de Ginecologia Infanto-Juvenil. São Paulo: Medsi; 2003. p. 87-95.

39. Merritt DF. Genital trauma in prepubertal girls and adolescents. Curr Opin Obstet Gynecol. 2011;23(5):307-14.

40. Mustapha O, Kanj S, Araj G, Mroueh S, Dbeibo G, Seoud M. Genital ulceration associated with typhoid fever. Am J Obstet Gynecol. 2009;200(5):e6-7.

41. Nguyen HP, Tyring SK. An update on the clinical management of cutaneous molluscum contagiosum. Skin Therapy Lett. 2014;19(2):5-8.

42. Olsen JR, Gallacher J, Piguet V, Francis NA. Epidemiology of molluscum contagiosum in children: a systematic review. Fam Pract. 2014;31(2):130-6.

43. Pelletier F, Aubin F, Puzenat E, Deprez P, Blanc D, Estavoyer JM, et al. Lipschütz genital ulceration: a rare manifestation of paratyphoid fever. Eur J Dermatol. 2003;13(3):297-8.

44. Pope E, Laxer RM. Diagnosis and management of morphea and lichen sclerosus and atrophicus in children. Pediatr Clin North Am. 2014;61(2):309-19.

45. Price J. Injuries in prepubertal and pubertal girls. Best Pract Res Clin Obstet Gynaecol. 2013;27(1):131-9.

46. Püttgen KB. Diagnosis and management of infantile hemangiomas. Pediatr Clin North Am. 2014;61(2):383-402.

47. Ridley CM. Dermatologic conditions of the vulva. In: Sanfilippo JS, Muram D, Denhrust J, Lee PA. Pediatric & Adolescent Gynecology. 2. ed. Philadelphia: W. B. Saunders, 2001:216-35.

48. Rodrigues E Rodrigues L, Portugal V, Rodrigues N, Nápoles S, Casanova C. Anogenital warts in children: the importance of a multidisciplinary approach. Acta Med Port. 2011;24(2):367-70.

49. Sanders JE, Garcia SE. Pediatric herpes simplex virus infections: an evidence-based approach to treatment. Pediatr Emerg Med Pract. 2014;11(1):1-19.

50. Santer M. Childhood eczema treatment: the barriers. Nurs Times. 2014;110(18):23-5.

51. Santer M, Burgess H, Yardley L, Ersser S, Lewis-Jones S, Müller I, Hugh C, Little P. Experiences of careers managing childhood eczema and their views on its treatment: a qualitative study. Br J Gen Pract. 2012; 62(597):e261-7.

52. Santer M, Lewis-Jones S. Could good eczema care prevent development of other atopic conditions? Br J Gen Pract. 2011; 61(585):246-7.

53. Sárdy M, Wollenberg A, Niedermeier A, Flaig MJ. Genital ulcers associated with Epstein-Barr virus infection (ulcus vulvae acutum). Acta Derm Venereol. 2011;91(1):55-9.

54. Sham M, Singh D, Wankhede U, Wadate A. Management of child victims of acute sexual assault: Surgical repair and beyond. J Indian Assoc Pediatr Surg. 2013;18(3):105-11.

55. Shin HT. Diagnosis and management of diaper dermatitis. Pediatr Clin North Am. 2014;61(2):367-82.

56. Silny W, Bartoszak L, Jenerowicz D, W, M. Prevalence of contact allergy in children suffering from atopic dermatitis, seborrhoeic dermatitis and in healthy controls. Ann Agric Environ Med. 2013;20(1):55-60.

57. Sinclair KA, Woods CR, Sinal SH. Venereal warts in children. Pediatr Rev. 2011;32(3):115-21.

58. Stefanaki C, Barkas G, Valari M, Bethimoutis G, Nicolaidou E, Vosynioti V, et al. Condylomata acuminata in children. Pediatr Infect Dis J. 2012;31(4):422.

59. Taylor S, Drake SM, Dedicoat M, Wood MJ. Genital ulcers associated with acute Epstein-Barr virus infection. Sex Transm Infect. 1998;74(4):296-7.

60. Teillac-Hamel D, Delanoé P, Fékété CN, de Prost Y. Skin diseases of the vulva in children. Ann Dermatol Venereol. 1992;119(12):991-8.

61. Thornsberry L, English JC 3rd. Evidence-based treatment and prevention of external genital warts in female pediatric and adolescent patients. J Pediatr Adolesc Gynecol. 2012;25(2):150-4.

62. Van Eyk N, Allen L, Giesbrecht E, Jamieson MA, Kives S, Morris M, et al. Pediatric vulvovaginal disorders: a diagnostic approach and review of the literature. J Obstet Gynaecol Can. 2009;31(9):850-62.

63. Varma S, Lathrop E, Haddad LB. Pediatric condyloma acuminata. J Pediatr Adolesc Gynecol. 2013;26(6):e121-2.

64. Velander MH, Mikkelsen DB, Bygum A. Labial agglutination in a prepubertal girl: effect of topical oestrogen. Acta Derm Venereol. 2009;89(2):198-9.

65. Vunda A, Vandertuin L, Gervaix A. Urethral prolapse: an overlooked diagnosis of urogenital bleeding in pre-menarcheal girls. J Pediatr. 2011;158(4):682-3.

66. Widener RW, Whitley RJ. Herpes simplex virus. Handb Clin Neurol. 2014;123:251-63.

7 Sangramento genital na infância

Adriana Bittencourt Campaner
Fernanda de Araujo Cardoso
José Mendes Aldrighi

▶ Introdução

O sangramento genital na infância é caracterizado pela perda de sangue através da genitália, referida ou visualizada, em meninas menores de 10 anos de idade, independentemente de sua duração e quantidade. Nessa faixa etária, este sintoma/sinal é sempre de importância clínica.

Quando de sua ocorrência, deve-se levar em consideração dois grupos diferentes de doenças ginecológicas:

- o sangramento é de causa hormonal, e origina-se por descamação do próprio endométrio previamente estimulado por hormônios, provindo de diversas origens.
- o sangramento é de causa orgânica, sendo ocasionado por diversos tipos de lesões, incluindo os sítios vulvares, vaginais ou uterino. A Tabela 7.1 apresenta as principais causas de sangramento genital de causa hormonal e orgânica em meninas pré-púberes.

Além das causas mencionadas previamente, devemos lembrar-nos de situações que podem simular episódios de sangramento genital que poderiam incluir as causas urinárias (infecção do trato urinário com hematúria, hematúrias de diversas etiologias, cistites hemorrágicas), sangramento retal a esclarecer, neoplasias de outras localizações ou doença que cursem com sangramento espontâneo (coagulopatias).

Tabela 7.1 – Causas de sangramento genital na infância.

Hormonal	Orgânica
Sangramento fisiológico da recém-nascida	Vulvovaginites
Puberdade precoce Central Periférica	Trauma genital
Menarca precoce	Prolapso da uretra
Latrogênico (alimentos/medicações)	Lesões dermatológicas vulvares
	Hemangiomas vulvares
	Lesões autoinfligidas
	Corpo estranho vaginal
	Tumores genitais

▶ Sangramento de causa hormonal

▪ *Sangramento fisiológico da recém-nascida (crise hormonal da recém-nascida ou reação gravídica Aron)*

Após o nascimento, na recém-nascida ocorre súbita queda dos esteroides sexuais provenientes da placenta, o que leva a uma elevação transitória das concentrações de gonadotrofinas, além de favorecer a biossíntese e liberação de prolactina. Isto, somado à incapacidade dos hepatócitos em conjugar e inativar os hormônios circulantes, promove o aparecimento de diversos sinais e sintomas decorrentes do efeito estrogênico. Assim, durante as primeiras semanas de vida, a lactente responde fisiologicamente ao estímulo dos estrogênios maternos adquiridos por intermédio da placenta.

A vulva da recém-nascida apresenta-se congesta e o clitóris encontra-se desproporcionalmente maior que na infância. Seu hímen é espesso, e a visualização do meato uretral e do orifício himenal pode ser difícil. A mucosa vaginal é trófica e pregueada, com múltiplas camadas celulares. Ainda no primeiro dia de vida, a vagina da menina é colonizada por *Lactobacillus*, com aumento do glicogênio e queda pH vaginal para valores de 4,0 a 5,0. Há, portanto, aumento do conteúdo vaginal, que é constituído de células de descamação e muco cervical secretado pelas glândulas endocervicais, e apenas esta secreção se exterioriza através da genitália externa sob a forma de corrimento fisiológico, claro, inodoro, mucoide.

O corpo do útero está discretamente aumentado de tamanho, e o endométrio pode apresentar espessamento variável em virtude do efeito proliferativo estrogênico intraútero. Após alguns dias do nascimento (geralmente na primeira semana de vida), pode ocorrer descamação endometrial originária da privação estrogênica materna, causando assim perda de sangue genital, algo que pode persistir por até sete a dez dias. Pode ser em quantidade significativa e até mesmo com coágulos. É necessária nova avaliação, caso o sangramento se inicie ou persista após os 10 dias de vida.

Esta situação de estimulo estrogênico é temporária, durando cerca de 30 dias; raramente persiste por mais tempo, pois o *feedback* negativo é estabelecido, fazendo com que ocorra queda das gonadotrofinas e dos esteroides produzidos pelos ovários, os quais permanecem suprimidos até próximo dos oito anos de idade. Assim, todas essas modificações mencionadas na recém-nascida regridem, e a criança entra num estado de hipoestrogenismo fisiológico.

Puberdade precoce

Define-se como puberdade precoce (PP) o desenvolvimento dos caracteres sexuais secundários antes de oito anos no sexo feminino, e antes de nove anos no sexo masculino. Em meninas, menarca antes dos 10 anos pode servir de critério adicional. A ordem de aparecimento dos caracteres sexuais é variável na PP, podendo não seguir a ordem habitual. Ocasionalmente, apenas um dos sinais de desenvolvimento da puberdade estará presente; ao mesmo pode ser atribuído elevação transitória de estrogênios circulante ou extrema sensibilidade dos tecidos-alvo aos níveis pré-púberes de hormônios. Entretanto, esse sinal isolado pode significar o primeiro sinal de PP, aparecendo os outros sinais mais tardiamente; sugere-se assim avaliações em intervalos regulares.

A PP é classificada em: puberdade precoce central; puberdade precoce periférica; Variações benignas do desenvolvimento puberal: telarca precoce, pubarca precoce, menarca precoce. A PP é dita central (também denominada verdadeira, GnRH dependente ou isossexual) quando há ativação do eixo hipotálamo-hipófise-gonadal, com resposta gonadotrófica típica frente ao estímulo pelo GnRh e secreção pulsátil de gonadotrofinas e esteroides sexuais. A PP é dita periférica (também denominada pseudopuberdade precoce, GnRH independente, iso ou heterossexual) quando o eixo hipotálamo-hipófise-gonadal não está ativado e a puberdade ocorre por ação de esteroides sexuais, independentemente do estímulo GnRh. Pode ser decorrentes de estrogênios (PP isosexual) ou de androgênios (PP heterossexual).

O sangramento genital, que ocorre em casos de puberdade precoce, é decorrente da produção estrogênica prematura (não própria para a idade), com consequente estimulação endometrial e seguida de sangramento por descamação. O diagnóstico de PP é clínico. Deve-se considerar, além do aparecimento dos caracteres sexuais secundários, a velocidade de sua progressão para os estágios subsequentes de Tanner. A curva de crescimento é elemento de fundamental importância, pois a velocidade de crescimento costuma estar aumentada para a faixa etária (Figuras 7.1 e 7.2).

Os objetivos do tratamento são supressão do eixo, regressão dos caracteres secundários, desaceleração do avanço da idade óssea com retomada da velocidade de crescimento normal, resolução de problemas psicossociais e a remoção de fatores etiopatogênicos (tratar doença de base).

O leitor encontrará detalhes sobre essa doença no Capítulo 3, intitulado "Fisiologia da puberdade, puberdade precoce e tardia".

Menarca precoce

Este termo refere-se ao aparecimento de sangramento genital cíclico em crianças com ausência de outros sinais de desenvolvimento sexual secundário. A etiologia é desconhecida, mas supõe-se que possa estar relacionada com extrema sensibilidade do endométrio aos níveis pré-púberes de hormônios circulantes (sabe-se que durante toda a infância ocorre recrutamento folicular com produção estrogênica muito pequena, seguida de atresia folicular; este recrutamento ocorre independente da ação das gonadotrofinas). O diagnóstico é de exclusão, e é formulado após pesquisa de outras causas de sangramento. O prognóstico é excelente. A estatura final e a fertilidade não são prejudicadas.

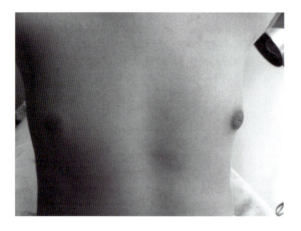

Figura 7.1 – Paciente de 4 anos com puberdade precoce periférica decorrente de cisto ovariano autônomo. Presença de desenvolvimento de mamas M3.

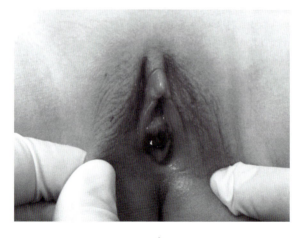

Figura 7.2 – Paciente de 4 anos com puberdade precoce periférica decorrente de cisto ovariano autônomo. Presença de sangramento genital leve/moderado.

- ## Estrogênios exógenos

As crianças podem ingerir estrogênios por intermédio de vários tipos de alimentos, principalmente pela carne de animais que receberam esses oiesteroides, e foram sacrificados antes que os hormônios fossem metabolizados e excretados. A ingestão acidental de medicações com estrogênios ou o uso prolongado de cremes tópicos contendo esta substancia também são causas prováveis.

▶ Sangramento de causa orgânica

O sangramento de causa orgânica, geralmente é ocasionado por lesões vulvares, vaginais ou uterinas de diversas etiologias. Abaixo destacamos as principais causas de sangramento genital de causa orgânica na infância.

- ## Vulvovaginites

As vulvovaginites constituem a afecção ginecológica mais comum da infância, com frequência de 70% a 80% do total dos casos atendidos. A vulvovaginite é processo inflamatório que frequentemente acomete a vulva e a vagina. Pode apresentar diversas causas determinantes, destacando-se as infecciosas, as alérgicas, as irritativas, as químicas e as traumáticas entre outras. Sua apresentação é muito variável, no entanto, se expressa habitualmente na forma de corrimento vaginal, prurido, ardor, odor, dor e disúria. Com menor frequência ocorre o sangramento genital.

Em 70% dos casos, a vulvovaginite em crianças é de origem inespecífica, provocada principalmente por enterobactérias saprófitas. Nestas, nenhum agente etiológico específico é identificado, estando geralmente relacionadas à contaminação secundária local e à precariedade da higiene fecal e urinária. Já as vulvovaginites específicas são causadas por agentes etiológicos específicos, o que ocorre em aproximadamente 30% dos casos na infância (esta doença ginecológica da infância será abordada detalhadamente em outro capítulo).

Entretanto salientamos que os agentes que estão associados particularmente com sangramento genital em casos de vulvovaginite são os *Estreptococos do grupo A* (pyogenes), a *Shigella* (*flexneri, sonnei*), o *Staphylococcus aureus* e a oxiuríase. Nestes casos, uma história pregressa de infecções sistêmicas na paciente (principalmente vias aéreas superiores, gastrointestinais, dermatológicas) pode estar presente.

A ocorrência de vulvovaginite pode desnudar as mucosas vulvar, vaginal ou cervical por infecção/inflamação aguda dos tecidos que, por sua vez, apresentam mucosas finas, com consequente destruição do epitélio; segue-se a descamação e o sangramento, que em geral é de pequena quantidade. O sangramento também pode ocorrer pelo ato de coçar, com formação de múltiplas escoriações em tecido previamente lesado. Secreção muco purulenta ou purulenta com raias de sangue pode acompanhar o quadro.

- ## Trauma genital

Os traumas genitais e perineais na infância, pela sua frequência e importância, revestem-se de características especiais que os diferem dos da mulher adulta. Ao brincar, as crianças são geralmente desajeitadas e sujeitas a riscos desnecessários. Geralmente as lesões genitais não são raras. Felizmente, na maioria das vezes, elas são mínimas.

As principais causas dos traumas genitais são: lesões acidentais que advêm de queda sobre objetos rombos ou pontiagudos; lesões ocasionadas pela introdução de corpos estranhos com superfície contundente na vagina; àqueles que decorrem de agressões físicas e queimaduras; abuso sexual; iatrogênicas que decorrem de atos médicos, tanto propedêuticos quanto terapêuticos.

Os principais sintomas incluem dor, sangramento, irritação peritoneal (em caso de sangramento na cavidade), disúria e hematúria. Quanto ao tipo de lesão, pode-se encontrar: hematomas, lacerações, eritema, equimoses, perfuração e queimaduras. A terapêutica inclui reconstituição das estruturas comprometidas, orientações de higiene e antibiótico oral, com ou sem cremes tópicos locais.

- **Prolapso da uretra**

Ocasionalmente, o sangramento genital na infância pode ser decorrente de prolapso uretral. Trata-se de eversão da mucosa uretral que se exterioriza pelo meato (geralmente 1/2 externo), formando massa circular, amolecida, sensível, que sangra facilmente. O defeito anatômico existente é a separação das camadas longitudinal (interna) e circular-oblíqua (externa) do músculo liso periuretral, levando ao prolapso da mucosa; ocorrem edema e congestão da mucosa, impedindo-se assim o retorno venoso, e exacerbando-se a congestão vascular; caso não tratada, pode sofrer estrangulamento e eventual necrose. A maioria das crianças é assintomática (descoberta incidental), ou podemos encontrar relato de massa vulvar, sangramento, disúria, retenção urinária ou dor intensa (por isquemia ou necrose local).

O diagnóstico é feito quando se encontra o orifício uretral no centro da massa, estando separada da vagina (Figura 7.3). Esta anormalidade genital na infância será abordada detalhadamente em outro capítulo específico.

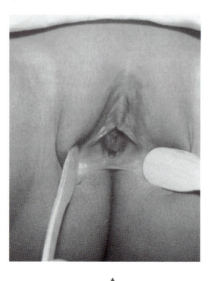

Figura 7.3 – Criança com lesão periuretral característica de prolapso uretral.

Lesões dermatológicas vulvares

Alguns tipos de lesões dermatológicas em vulvas podem ocasionar sangramento genital, geralmente por evolução natural das mesmas (ulceração, aumento de vascularização, trauma, dentre outras), ou pela manipulação ou coçadura locais. Entre elas, destacamos principalmente as dermatites e dermatoses (as quais podem se iniciar na vulva, confundindo o diagnóstico definitivo pela diferença na aparência), o líquen escleroso (Figura 7.4), o condiloma genital (Figura 7.5), o molusco contagioso, entre outras. Para maiores detalhes em relação a estas lesões, consultar o capítulo sobre lesões vulvares na infância.

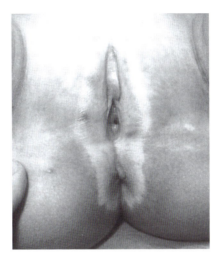

Figura 7.4 – Criança com lesão vulvar característica de líquen escleroso.

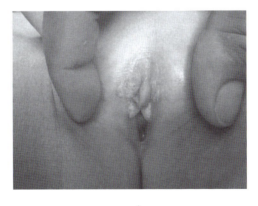

Figura 7.5 – Criança com diversas lesões verrucosas em região vulvar características de verrugas genitais (condilomas).

Hemangiomas genitais

Os hemangiomas são tumores de origem vascular, frequentes em todo o tegumento cutâneo, e que podem ser encontrados na vulva ou vagina como lesões únicas ou múltiplas. Ocorrem devido à morfogênese anormal dos vasos sanguíneos locais, que ocasionam proliferação células endoteliais com aumento das lesões.

Podem estar presentes no nascimento, ou aparecerem semanas ou meses após. Podem ser pequenos ou volumosos. Apresentam período de crescimento (fase proliferativa) e período de diminuição (fase involutiva) que se inicia ao redor de 10 a 14 meses de vida. As lesões que involuem lentamente, apresentam risco de não regredirem totalmente. As complicações incluem infecção, sangramento, ulceração e invasão de estruturas vizinhas. Maiores detalhes sobre esse tema poderão ser encontrados no capítulo sobre lesões vulvares na infância.

Corpo estranho vaginal

A presença de qualquer corpo estranho no meio vaginal induz reação inflamatória intensa, levando a corrimento mal-cheiroso, purulento e muitas vezes com sangue. O corpo estranho contido em ambiente vaginal úmido, "aquecido" e com pH elevado, sofre contaminação secundária, propiciando a proliferação bacteriana local seguida de corrimento. Algumas vezes o processo inflamatório intenso chega a ocasionar fissuras ou úlceras na mucosa vaginal seguido de sangramento.

Os corpos estranhos mais frequentemente encontrados em crianças são: pedaços de papel higiênico e algodão (formam massas amorfas de material acinzentado), além de pequenos objetos ou brinquedos. Localizam-se preferentemente na parede vaginal posterior. A criança nega veementemente sua colocação.

O diagnóstico deve ser sempre suspeitado quando da presença de corrimento fétido e persistente, ou sangramento genital associado. A visualização do corpo estranho pode ser feita pelo exame ginecológico habitual, com tração dos lábios maiores e observação através do meato vaginal. Pode-se também realizar vaginoscopia com emprego de fino histeroscópio. Algumas vezes realizamos lavagem vaginal com soro fisiológico sob pressão, através da introdução de fina sonda uretral pelo introito vaginal, com seringa acoplada.

Como a maioria dos mesmos é radiopaca, as radiografias e ultrassonografia têm pouco valor. O tratamento consiste em sua simples remoção, e utilização de antibioticoterapia tópica na presença de infecção secundária.

Tumores genitais

Embora incomuns, os tumores genitais devem sempre ser considerados no diagnóstico diferencial do sangramento genital na infância. Os tumores do trato genital são raros durante a infância; este fato, aliado à não especificidade de seus sintomas e elevado potencial de malignidade em comparação com a das adultas, é causa frequente de diagnóstico tardio e, portanto, da diminuição de seu potencial de cura.

Os tumores ovarianos constituem a maioria dos tumores ginecológicos malignos nessa faixa etária, correspondendo a cerca de 80% dos casos. Na maioria das pacientes, o tumor de ovário costuma ter uma história clínica inexpressiva, e os sintomas de desconforto abdominal, em geral, já denunciam doença avançada. Podem ocasionar sangramento genital quando produtores de hormônios, causando puberdade precoce periférica.

Os tumores da vulva nessa faixa etária são bastante raros. Em relação aos carcinomas foi avaliada literatura científica pertinente, tendo sido encontrada descrição no ano de 2000, na Itália, de um caso de carcinoma de células escamosas invasivo de vulva, diagnosticado em paciente com 12 anos de idade, acometida pelo vírus da imunodeficiência humana (HIV) por transmissão vertical.

Nessa faixa etária, entre os tumores primários de vagina e colo uterino, a neoplasia mais comum é o sarcoma botrioide (rabdomiossarcoma embrionário), seguido pelos tumores do seio endodérmico e pelo adenocarcinoma de células claras.

O rabdomiossarcoma embrionário acomete cinco vezes mais a vagina do que o colo do útero. Representa 60% da incidência dos rabdomiossarcomas da infância, sendo mais comum até os cinco anos, ocorrendo principalmente até os 2 anos de vida. Acomete o trato genital feminino, principalmente a parede anterior da vagina. São tumores polipoides, multilobulares, de superfície lisa, que levam a sangramento vaginal anormal, leucorreia, protrusão de massa ou até exteriorização do tumor através do introito vaginal. São tratados com cirurgia conservadora e com quimioterapia, obtendo-se bons resultados se o diagnóstico for precoce. O primeiro sinal costuma ser o sangramento genital.

Os primeiros relatos associando a terapia materna com o DES e o desenvolvimento tardio de adenocarcinoma de células claras em cérvice e vagina, e outras anomalias genitais nas filhas de mães usuárias, foram descritos por Herbst *et al.* Mais de 500 casos foram relatados pelo *Registry for research on hormonal transplacental carcinogenesis* em pacientes com idades entre 7 e 34 anos, sendo a exposição prévia ao DES relatada em 60% deles. Em 12% dos casos, havia história de exposição a outro hormônio ou medicação não identificada, e em 30% dos casos não havia relato de nenhuma medicação. Essa incidência reforça a possibilidade de que outros fatores podem estar envolvidos no desenvolvimento desses carcinomas.

No entanto, felizmente, esta afecção é de extrema raridade. Apesar da íntima associação com o uso de DES, em cerca de 30% dos casos não se registra uso de medicação. Cerca de 90% dos casos são diagnosticados em pacientes com idades entre 15 e 22 anos, com uma média de idade em torno dos 19 anos, porém, ocasionalmente, encontramos relatos de casos em jovens abaixo dos 15 anos e, mais raramente, na faixa pré-puberal. Essas pacientes procuram atendimento por apresentarem sangramento irregular, o que pode em algumas situações ser incorretamente interpretado como vaginite (em crianças pré-puberes) ou anovulação (nas adolescentes), até que o exame ginecológico seja realizado, uma vez que este não é realizado de rotina no atendimento a crianças e adolescentes.

Esses tumores vaginais e cervicais podem se manifestar como massa abdominal de variados diâmetros, tumoração exofítica que se exterioriza pelo introito vaginal, sangramento ou corrimento vaginal persistentes. O diagnóstico definitivo é realizado pelo exame histológico de amostra obtida por visualização direta da lesão ou através de vaginoscopia, quando a massa não se exterioriza pelo introito vaginal.

▪ Abuso sexual

Define-se abuso ou violência sexual como a situação em que a criança é usada para satisfação sexual de um adulto ou adolescente mais velho, (responsável por ela ou que possua algum vínculo familiar ou de relacionamento, atual ou anterior), incluindo desde a prática de carícias, manipulação de genitália, mama ou ânus, exploração sexual, voyeurismo, pornografia, exibicionismo, até o ato sexual, com ou sem penetração, sendo a violência sempre presumida em menores de 14 anos. De difícil suspeita e complicada confirmação, os casos de abuso sexual na infância são praticados, na sua maioria, por pessoas ligadas diretamente às vítimas que exercem sobre estas alguma forma de poder ou de dependência. Nem sempre acompanhado de violência física aparente, pode se apresentar de várias formas e níveis de gravidade, o que dificulta enormemente a possibilidade de denúncia pela vítima e a confirmação diagnóstica pelos meios hoje oferecidos pelas medidas legais de averiguação do crime.

O diagnóstico do abuso sexual e a consequente proteção necessária da criança dependem também do reconhecimento por parte do pediatra. O maior problema enfrentado pelo médico e pelos meios de proteção legal é a comprovação do abuso sexual quando falta evidência física. De fato, diferentemente daquela forma de violência cujo diagnóstico é baseado em consequências observáveis, o abuso sexual é geralmente definido por meio de sinais indiretos da agressão psicológica, somados aos fatos relatados pela vítima ou por um adulto próximo. Em geral, contatos oral, digital e genital ocorrem na genitália externa e na área anal. A não ser que ocorra penetração vaginal, a injúria é limitada à região da vulva e do ânus. Quando o perpetrador roça seu pênis na vulva da criança, podem ser evidenciados eritema, edema, lesões e escoriações nos grandes lábios. Achados similares podem ser observados quando o perpetrador manipula digitalmente a vulva ou o introito vaginal, sem que ocorra a penetração. Porém, as crianças dificilmente revelam de imediato o abuso sexual, o que oportuniza que o processo de cicatrização se complete dentro de poucos dias e, quando ela é examinada posteriormente, a apresentação anatômica da área anogenital pode já não apresentar lesões evidentes.

Efetiva-se diagnóstico de violência sexual sempre que se encontram: lesões em região genital; edema, hematomas ou lacerações em região próxima ou em área genital, como partes internas de coxas, grandes lábios, vulva, vagina, região escrotal ou anal; dilatação anal ou uretral, ou rompimento de hímen (estes aspectos conduzem ao diagnóstico de abuso sexual, mas nem sempre são sinais evidentes dentro das variações da normalidade, necessitando muitas vezes de uma avaliação minuciosa por profissionais especializados da área de perícia médica); lesões como equimoses, hematomas, mordidas ou lacerações em mamas, pescoço, parte interna e/ou superior de coxas, baixo abdome e/ou região de períneo; sangramento vaginal ou anal em crianças pré-púberes, acompanhado de dor, afastados os problemas orgânicos que possam determiná-los; encontro de doenças sexualmente transmissíveis como gonorreia, sífilis, HPV, clamídia, entre outras.

▶ Anamnese e exame clínico

Uma anamnese detalhada e exame físico cuidadoso são importantes no diagnóstico diferencial das diferentes causas de sangramento genital na infância. As questões devem focalizar o início e a caracterização do sangramento, bem como a presença de episódios anteriores. Inquirir em relação a sintomas associados (hematúria, corrimento, odor fétido, hiperemia, massas pélvicas ou genitais, manipulação ou coçadura da região genital), sinais sugestivos de desenvolvimento puberal, higiene, infecções pregressas, quedas, traumas, sintomas urinários ou gastrintestinais, doenças associadas (principalmente coagulopatias), história prévia de corpos estranhos (genitais ou outras localizações), uso medicações sistêmicas ou locais, e investigar abuso sexual ou molestação.

Inicia-se o exame pela avaliação do estado geral, bem como exame dos diversos aparelhos. O conhecimento do desenvolvimento puberal é importante para a avaliação do estágio de desenvolvimento das mamas e dos pelos (Tanner), reconhecendo o seu aparecimento precoce. Caso presente, indica sangramento de provável causa hormonal. Durante o exame deve-se prestar atenção a qualquer doença dermatológica coexistente, as quais podem se manifestar inicialmente na pele da vulva, ocasionando irritação vulvar e sangramento, bem como outros sinais de outros tipos de doenças sistêmicas. Com relação ao abdome, pesquisar sinais de traumas ou massas pélvicas/abdominais.

O exame cuidadoso da genitália externa permite boa visualização do introito, anel himenal e terço inferior da vagina; sendo assim, instrumental auxiliar pode ser dispensado na maioria dos exames. Deve-se observar a higiene, bem como a presença de fezes ou secreções interlabiais, o que chama a atenção para a higiene inadequada; presença de secreções, escoriações, fissuras, hiperemia ou achados sugestivos de interferência sexual. Verificar a presença de lesões dermatológicas locais, hemangiomas, traumas, prolapso uretral, bem como ulcerações ou massas/vegetações que sugiram neoplasia. Tentar descartar sangramentos de outras localizações.

Baseando-se na história da paciente e no exame inicial, o médico irá determinar se apenas a inspeção externa será realizada ou se será necessária uma visualização mais completa do canal vaginal. O cérvice, útero e ovários não são avaliados/investigados rotineiramente na infância, a menos que haja sinais e sintomas que levem à suspeita de neoplasia ou corpo estranho.

Em algumas situaçoes, será necessário o emprego de vaginoscopia para avaliação de todo o canal vaginal e a cérvice, bem como ultrassonografia pélvica, com o intuito de se descartar tumores, corpos estranhos e outros tipos de lesões locais. A vaginoscopia pode ser realizada com o emprego do vaginoscópio ou, mais recentemente, com a utilização de histeroscópio fino que permitirá adequada visualizaçao da cavidade vaginal e cérvice, bem como a retirada de corpos estranhos e biópsias locais quando necessário (Figura 7.6).

Parasitológico de fezes com pesquisa de oxiúros, urina I e urocultura, cultura de secreçao vaginal e pesquisa de agentes infecciosos vaginais específicos, bem como outros exames laboratoriais e de imagem, quando necessários, devem fazer parte da rotina de investigação com o intuito de se esclarecer a etiologia do sangramento.

A Figura 7.7 sugere roteiro diagnóstico em casos de sangramento genital na infância. O tratamento deve ser direcionado ao fator desencadeante.

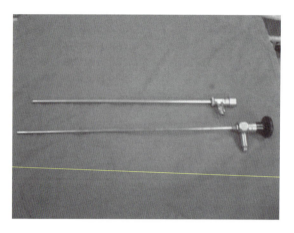

Figura 7.6 – Aparelho de histeroscópio utilizado para realização de vaginoscopias.

Figura 7.7 – Roteiro diagnóstico em casos de sangramento genital na infância.

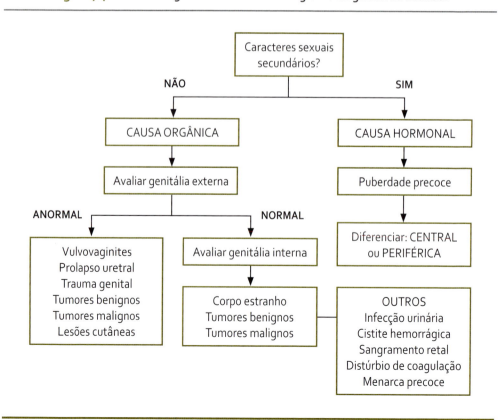

▶ Referências

1. Adams Hillard PJ. Adolescent and pediatric gynecology--quality of life and health: gynecologic problems ranging from the common to the rare. Curr Opin Obstet Gynecol. 2013 Oct 25(5):347-9.

2. Agarwal S, Lall A, Bianchi A, Dickson A. Uro-genital bleeding in pre-menarcheal girls: dilemmas of child abuse. Pediatr Surg Int. 2008 Jun 24(6):745-6.

3. Aribarg A, Phupong V. Vaginal bleeding in young children. Southeast Asian J Trop Med Public Health. 2003;34(1):208-12.

4. Carmo PO, Toledo LM, Carmo RO, Rabelo FT, Ferreira ASS, Vidal VR. Rabdomiossarcoma embrionário de vagina: relato de caso e revisão de literatura. HU (Juiz de Fora). 2006; 32(3):85-8.

5. Emans SJH. Problemas vulvovaginais em criança pré-puberes.In: Emans SJH, Laufer MR, Goldstein DP. Ginecologia na infância e adolescência. São Paulo: Roca; 2007. p. 65-93.

6. Fishman A, Paldi E. Vaginal bleeding in premenarchal girls: a review. Obstet Gynecol Surv. 1991;46(7):457-60.

7. Fistarol SK, Itin PH. Diagnosis and treatment of lichen sclerosus: an update. Am J Clin Dermatol. 2013 Feb 14(1):27-47. Review.

8. Garden AS. Vulvovaginitis and other common childhood gynaecological conditions. Arch Dis Child Educ Pract Ed. 2011 Apr 96(2):73-8.

9. Giaquinto C, Del Mistro A, De Rossi A, Bertorelle R, Giacomet V, Ruga E, et al. Vulvar carcinoma in a 12-year-old girl with vertically acquired human immunodeficiency virus infection. Pediatrics. 2000 Oct 106(4):E57.

10. Herbst AL, Kurman RJ, Scully RE, Poskanzer DC. Clear-cell adenocarcinoma of the genital tract in young females. Registry report. N Engl J Med. 1972;287:1259-64.

11. Hill NC, Oppenheimer LW, Morton KE. The aetiology of vaginal bleeding in children. A 20-year review. Br J Obstet Gynaecol. 1989;96(4):467-70.

12. Imai A, Horibe S, Tamaya T. Genital bleeding in premenarcheal children. Int J Gynaecol Obstet. 1995;49(1):41-5.

13. Infanto Puberal: Manual de Orientação/editor(a): Liliane Diefenthaeler Herter. São Paulo: FEBRASGO, 2010. Sangramento Genital na Infância. p. 95-100; Disponível em: www.febrasgo.org.br. Acesso em: 21 jul. 2014.

14. Infanto Puberal: Manual de Orientação/editor(a): Liliane Diefenthaeler Herter. São Paulo: FEBRASGO, 2010. Tumores ginecológicos na infância e adolescência. p. 231-9. Disponível em www.febrasgo.org.br. Acesso em: 21 jul. 2014.

15. Kochi C. Critérios de avaliação da puberdade. In: Monte O, Longui CA, Calliari LE, Kochi C. Endocrinologia para o pediatra. 3. ed. São Paulo: Atheneu; 2006. p. 151-6.

16. Kochi C. Puberdade precoce. In: Monte O, Longui CA, Calliari LE, Kochi C. Endocrinologia para o pediatra. 3. ed. São Paulo: Atheneu; 2006. p. 157-66.

17. Kuiri-Hänninen T, Haanpää M, Turpeinen U, Hämäläinen E, Seuri R, Tyrväinen E, et al. Postnatal ovarian activation has effects in estrogen target tissues in infant girls. J Clin Endocrinol Metab. 2013 Dec 98(12):4709-16.

18. Lang ME, Darwish A, Long AM. Vaginal bleeding in the prepubertal child. CMAJ. 2005; 172(10):1289-90.

19. Longui CA, Calliari LEP. Monte O. Revisão Crítica do Diagnóstico e Tratamento da Puberdade Precoce Central. Arq Bras Endocrinol Metab. 2001 Fev;45(1).

20. Lowry DL, Guido RS. The vulvar mass in the prepubertal child. J Pediatr Adolesc Gynecol. 2000 May 13(2):75-8.

21. Ministério da Saúde – Secretaria de Atenção à Saúde. Protocolo clínico e diretrizes terapêuticas – puberdade precoce central (anexo). Portaria n. 111, de 23 de abril de 2010.

22. Muram D. Vaginal bleeding in childhood and adolescence. Obstet Gynecol Clin North Am. 1990 Jun 17(2):389-408.

23. Nakhal RS, Wood D, Creighton SM. The role of examination under anesthesia (EUA) and vaginoscopy in pediatric and adolescent gynecology: a retrospective review. J Pediatr Adolesc Gynecol. 2012 Feb 25(1):64-6.

24. Paradise JE, Willis ED. Probability of vaginal foreign body in girls with genital complaints. Am J Dis Child. 1985 May 139(5):472-6

25. Pfeiffer L, Salvagni EP. Visão atual do abuso sexual na infância e adolescência. J Pediatr (Rio J). 2005;81(5 Supl):S197-S204.

26. Poirier MP, Friedland LR. Pediatric vaginal bleeding. Urethral prolapse. Acad Emerg Med. 1995 Jun 2(6):527-8, 563-5.

27. Ranđelović G, et al. Microbiological aspects of vulvovaginitis in prepubertal girls. Eur J Pediatr. 2012 Aug 171(8):1203-8.

28. Rehme MFB, Ihlenfeld MFK, Chuery ACS. Adenocarcinoma de Células Claras de Endocérvice em Menina de 7 anos. RBGO. 1998;20(7):411-4.

29. Rome ES. Vulvovaginitis and other common vulvar disorders in children. Endocr Dev. 2012;22:72-83.

30. Vunda A, Vandertuin L, Gervaix A. Urethral prolapse: an overlooked diagnosis of urogenital bleeding in pre-menarcheal girls. J Pediatr. 2011 Apr 158(4):682-3.

31. Youngstrom EA, Bartkowski DP. Vulvar embryonal rhabdomyosarcoma: a case report. J Pediatr Urol. 2013 Aug 9(4):e144-6.

8 Distúrbios do crescimento

Lara Barros de Pádua
Cristiane Kochi

▶ Introdução

O crescimento é processo complexo que envolve múltiplos fatores, entre eles a composição genética do indivíduo, fatores externos como nutrição e fatores psicossociais. Apesar do crescimento ser processo multifatorial, a criança geralmente cresce de maneira previsível. O desvio do padrão normal de crescimento pode ser a primeira manifestação de uma grande variedade de doenças, tanto endócrinas como não endócrinas.

O objetivo da avaliação de uma criança com baixa estatura (BE) é identificar as causas subsequentes como síndrome de Turner, ou outras síndromes, doenças sistêmicas ou anormalidades hormonais.

▶ Fases do crescimento normal

▪ Fase intrauterina

A média da velocidade de crescimento do feto é de 1,2 a 1,5 cm/semana, mas apresenta grandes variações. A velocidade de crescimento no meio da gestação é de 2,5 cm/semana e diminui para quase 0,5 cm/semana, logo antes do nascimento. O final da gestação é caracterizado, portanto, por baixa velocidade de crescimento e intenso ganho ponderal.

▪ Fase do lactente

A velocidade de crescimento nessa fase continua elevada, porém é menor do que na fase intrauterina. O primeiro ano de vida é caracterizado pela maior velocidade de crescimento, principalmente nos primeiros seis meses de vida, para reduzir posteriormente a partir do segundo ano de vida para taxas de cerca de 15 cm/ano. Nessa fase, os principais fatores que vão estar implicados no crescimento da criança são os nutricionais e ambientais, e apenas os fatores genéticos e o hormônio de crescimento têm menor atuação.

■ Fase pré-púbere

Período entre o terceiro ano de vida e o início da puberdade. Caracteriza-se por crescimento mais estável, cerca de 5-7 cm/ano. Nessa fase, os fatores genéticos e hormonais (hormônio de crescimento) têm maior importância.

■ Fase puberal

O crescimento puberal ocorre mais cedo nas meninas que em meninos, porém o estirão puberal nos meninos é maior. Nessa fase, a aceleração do crescimento está relacionada, principalmente, aos esteroides sexuais e ao hormônio de crescimento.

■ Fase puberal final

Caracterizada por um crescimento lento, cerca de 1 a 1,5 cm/ano, principalmente na região do tronco, com duração média de três anos. Os gráficos de crescimento (http://www.who.int/growthcharts/childgrowth/standards) descrevem as estaturas e pesos médios em função da idade cronológica dos indivíduos. A variabilidade populacional é expressa em percentis ou em escores de desvios-padrão em relação à média populacional.

A descrição em desvios-padrão (Tabela 8.1) é útil nos pacientes que se encontram acima ou abaixo dos extremos da normalidade, ou quando queremos um valor exato que expresse a posição do paciente em relação à população. Alguns programas computadorizados (www.clinicalcaselearning.com) o fazem automaticamente, mas o cálculo pode ser obtido pela seguinte equação:

$$Zest = \frac{\text{estatura (paciente)} - \text{estatura média (população)}}{\text{Desvio padrão (população)}}$$

Tabela 8.1 – Correlação entre o percentil e o desvio-padrão de altura.

Escore z de estatura	Percentil
+ 3	99,6
+2	97
+ 1	84
0	50
- 1	16
- 2	3
- 3	0,1

Existem gráficos específicos para algumas patologias (síndrome de Down, síndrome de Turner, acondroplasia, etc.) para comparação dos indivíduos dentro do mesmo grupo.

Idade óssea (IO): o desenvolvimento ósseo é caracterizado por uma sequência de maturação, na qual ocorre o aparecimento progressivo de núcleos de ossificação que variam em tamanho e forma, desde o nascimento até o término do crescimento ao final do desenvolvimento puberal. O método de Greulich-Pyle é o mais utilizado por ser mais prático e simplificado. A idade óssea oferece um índice de maturação endócrina global, e é variável imprescindível para a previsão da estatura final. De forma simplificada, podemos exemplificar que uma criança com idade cronológica de 10 anos e idade óssea de sete anos, terá melhor prognóstico estatural final que outra criança com idade óssea compatível com a cronológica. Esse prognóstico se aplica nas variantes da normalidade ou quando a doença subjacente é diagnosticada precocemente, permitindo tratamento adequado do quadro. A avaliação da idade óssea é importante no diagnóstico e no acompanhamento das doenças que podem comprometer o crescimento linear.

Velocidade de crescimento (VC): representa o número de centímetros que um indivíduo cresce a cada ano. É o método mais sensível para se reconhecer os desvios do crescimento normal. Para evitar o erro de cálculo, o período mínimo entre as determinações da estatura deve ser de seis meses. Considera-se como normal a variação entre o percentil 25 e 75 da velocidade de crescimento, porém a interpretação desta variável deve incluir um aspecto cumulativo longitudinal, ou seja, o paciente que sucessivamente estiver crescendo no percentil 25, irá acumular uma perda anual de estatura em relação à média populacional, que pode representar tanto uma variante normal, quanto uma doença subjacente.

Estatura-alvo (*target height* =TH): a estatura de um indivíduo deve ser correlacionada não apenas à população de referência à que pertence, mas também à estatura de seus pais. Quando o percentil dos pais (ou escore Z) é semelhante, existe grande probabilidade da criança atingir na vida adulta um percentil muito próximo do familial. A TH pode ser visualizada graficamente posicionando a estatura do paciente e de seus pais no gráfico populacional. Assim, uma paciente do sexo feminino e sua mãe são posicionadas diretamente no gráfico de referência feminino, enquanto a estatura do pai é reduzida em 13 cm para o estabelecimento do percentil de um indivíduo do sexo masculino num gráfico feminino. O oposto é realizado quando da avaliação de um paciente do sexo masculino, quando a estatura do pai é posicionada diretamente no gráfico, enquanto a estatura materna é adicionada de 13 cm para a definição de seu percentil. A TH corresponde à média dos percentis obtidos. O cálculo também pode ser realizado pelas fórmulas:

$$\text{Paciente feminino: } TH = \frac{(\text{estatura pai} - 13) + \text{estatura mãe}}{2}$$

$$\text{Paciente masculino: } TH = \frac{\text{estatura pai} + (\text{estatura mãe} + 13)}{2}$$

Nos casos em que a estatura dos pais é muito discordante, a altura-alvo familial não é muito informativa, visto que nesta situação diferentes irmãos seguem padrões estaturais ora paternos, e outros maternos. Apesar da ampla utilização da estatura-alvo, quando a estatura dos pais está nos limites inferiores da normalidade, a estatura dos filhos pode não seguir o mesmo padrão, mostrando que nesses casos, o cálculo da TH não é bom preditor da estatura final desses indivíduos.

▶ Variantes do crescimento normal

▪ *Retardo constitucional do crescimento e puberdade/aceleração constitucional do crescimento e puberdade*

A média da população feminina faz seu estirão máximo de crescimento entre os 11 e 12 anos de idade, atingindo a estatura final por volta dos 15 anos. A média masculina tem seu estirão entre os 12 e 14 anos, completando o crescimento ao redor dos 17 anos. Existe, porém, grande variabilidade no tempo necessário para o término do crescimento em ambos os sexos. Indivíduos normais do sexo feminino podem completar seu crescimento entre 13 e 17 anos, enquanto os indivíduos do sexo masculino podem demorar de 15 a 19 anos para atingirem a estatura final.

Tais variações em relação à média são denominadas retardo constitucional do crescimento e puberdade (RCCP), ou de aceleração constitucional do crescimento e puberdade (ACCP). A principal característica desses indivíduos é que a idade óssea se encontra atrasada no RCCP e avançada na ACCP, o que lhes garante um prognóstico de estatura final dentro do normal para o padrão genético familial, úteis no diagnóstico diferencial com quadros de hipogonadismo ou de puberdades precoces patológicas.

▪ *Baixa estatura familial*

O padrão genético familial tem grande influência sobre a estatura final dos indivíduos. Pais altos tendem a ter filhos altos, enquanto pais baixos tendem a ter filhos baixos. A baixa estatura familial (BEF) é uma das causas mais frequentes de BE dentro do grupo de variantes da normalidade. Indivíduos com BEF têm uma VC normal, porém abaixo do esperado. A IO encontra-se compatível com a idade cronológica, o que ajuda a diferenciar do RCCP.

▶ Crescimento deficiente

O crescimento deficiente pode manifestar-se clinicamente como estatura abaixo do percentil familial, como estatura abaixo do padrão populacional, ou por velocidade de crescimento inadequada ao sexo, idade ou grau de desenvolvimento puberal. Considera-se estatura inadequada quando o paciente está mais de 1DP abaixo do esperado em relação a seus pais. Crescimento lento quando a VC estiver inferior ao percentil 25, especialmente quando apresentar aspecto cumulativo.

Baixa estatura (BE) é definida como estatura abaixo de −2DP ou do percentil 3 em relação à média da população para idade e sexo. Dessa forma, crianças com VC reduzida, mas com estatura ainda normal, podem ter seu diagnóstico retardado até que a estatura fique evidentemente comprometida.

▶ Causas não endócrinas do crescimento deficiente

O comprometimento estatural pode ocorrer por alterações primárias do osso ou por anormalidades dos fatores que regulam a proliferação da cartilagem do crescimento. Entre as causas primárias, podem ser incluídas doenças genéticas como as displasias ósseas, síndromes (Noonan, Siver-Russel, Seckel, Bloom, Turner, Down, etc.), doenças de depósito em osso (mucopolissacaridoses), além de anormalidades que comprometam o potencial de crescimento da cartilagem de crescimento como o retardo do crescimento intrauterino (RCIU), especialmente quando de instalação precoce na gestação. Nestas afecções, a estatura está comprometida em relação ao padrão familiar, a idade óssea é normal ou pouco atrasada, conferindo evidente redução da previsão estatural na vida adulta.

Nas anormalidades da regulação da cartilagem de crescimento, o potencial de crescimento ósseo é normal, com recuperação total ou parcial da estatura final, dependente da precocidade do diagnóstico e efetividade do tratamento da doença de base. As principais doenças envolvidas neste grupo são apresentadas a seguir.

▪ Desnutrição

A oferta inadequada de nutrientes pode ser primária (restrição social, anorexia nervosa, anorexia associada a doenças, etc.) ou secundária à má absorção intestinal (doença celíaca, deficiência de enzimas intestinais, parasitose crônica, doença inflamatória intestinal, mucoviscidose, etc.). Múltiplas alterações hormonais adaptativas são observadas na desnutrição, e tem o objetivo de direcionar o metabolismo e o consumo de energia para garantir a sobrevida do indivíduo, em detrimento do crescimento estatural. Ocorre grande atraso da VC, da IO e do desenvolvimento puberal.

▪ Doença respiratória crônica

Exemplo mais típico é a asma brônquica. As repercussões sobre a estatura dependem da gravidade da asma e da idade de início do quadro. Os fatores associados ao retardo de crescimento são: hipóxia crônica, menor disponibilidade de nutrientes (redução do apetite, dietas hipoalergênicas, infecções de repetição), maior gravidade noturna (alterações da secreção noturna de GH e gonadotrofinas), aumento do gasto energético (maior trabalho respiratório, hipóxia, infecção), uso de medicamentos que interferem na secreção de GH ou em sua ação periférica (aminofilina, glicocorticoides).

▪ Doença gastrointestinal

Os principais exemplos são a doença celíaca e a doença de Crohn, nas quais a redução da VC costuma preceder os sintomas clássicos da doença. A síndrome disabsortiva parece ser o fator causal predominante, embora fatores inflamatórios e hormônios gastrointestinais pareçam estar envolvidos.

▪ Cardiopatia congênita

Os mecanismos envolvidos são a hipóxia, a acidose, a desnutrição e o hipermetabolismo.

▪ Anemias

A anemia falciforme e a talassemia são os principais exemplos. Existe anóxia crônica, transfusões repetidas com depósitos anormais de ferro, culminando com hemocromatose que pode reduzir a secreção de GH e de IGF-I. Na anemia falciforme os fenômenos tromboembólicos podem comprometer a circulação porta-hipofisária e causar insuficiência hipofisária.

116   *Ginecologia e Obstetrícia da Infância à Adolescência*

- **Doença hepática crônica**

Doenças crônicas com repercussão hepática ou doenças primárias do fígado como a atresia de vias biliares, a obstrução portal ou as hepatites crônicas, determinam intensas modificações metabólicas. Ocorre aporte e metabolismo hepático inadequados de proteínas e lípides, além de redução da geração de IGF-I, apesar de concentrações elevadas de GH.

- **Doença renal crônica**

As doenças dos túbulos renais são as que repercutem mais intensamente sobre o crescimento, porém as doenças predominantemente glomerulares também podem reduzir a VC. Apenas 15% das crianças com IRC atingem estatura final acima do percentil 25. A perda estatural é agravada quando se instala a osteodistrofia renal (composta de osteoporose, raquitismo e hiperparatireoidismo secundário). Na uropatia obstrutiva e na displasia renal, a redução da VC pode ser o sinal de apresentação clínica da doença, ocorrendo já nos primeiros dois anos de vida.

Os mecanismos envolvidos na desaceleração do crescimento são: acidose (especialmente nas tubulopatias), o diabetes insípidus nefrogênico (ingestão predominante de agua livre e redução da ingestão de nutrientes), anorexia, necessidade de dietas hipoproteicas, perda proteica pela urina, hipóxia crônica (associada à anemia), presença de fatores inibidores do crescimento como algumas IGFBPs (proteínas carregadoras das IGFs), que não podem ser dialisáveis.

▶ Causas endócrinas do crescimento deficiente

As endocrinopatias podem comprometer a estatura final por reduzir a VC (deficiência de GH, diabetes *mellitus*, síndrome de Cushing, hipotireoidismo, etc.), por acelerar a IO mais rapidamente que a VC (puberdade precoce, hiperplasia adrenal congênita, hipertireoidismo), ou por restringir o potencial ósseo de crescimento (pseudo-hipoparatiroidismo, raquitismos, retardo do crescimento intrauterino).

- **Deficiência do hormônio de crescimento (DGH)**

O quadro clínico da deficiência de GH depende da idade de início, etiologia e da severidade da deficiência. A redução da VC é um sinal precoce, as proporções corporais permanecem normais, a idade óssea está atrasada em graus variáveis, sendo mais intensa quando associada à deficiência dos hormônios tireoidianos. Observa-se fronte olímpica, maxilares pequenos, face de "boneca", voz com tonalidade elevada, pele e cabelos finos. Existe predomínio de obesidade troncular, e as mãos e pés são pequenos. Em recém-nascidos e lactentes, a hipoglicemia e o micropênis podem estar presentes. Retardo do crescimento intrauterino, icterícia prolongada, parto pélvico ou defeitos da linha média facial devem sugerir o diagnóstico de insuficiência hipofisária congênita. A presença de consanguinidade ou de história familial de deficiência de GH deve alertar para os casos de etiologia genética, geralmente genes envolvidos na diferenciação hipofisária.

A determinação da concentração sérica basal de GH não permite confirmar o diagnóstico dos casos suspeitos, não sendo, portanto, exame útil. A quantificação sérica do fator de crescimento insulina-símile (IGF-I), quando reduzida, pode servir como uma triagem inicial, mas apresenta vários inconvenientes, pois também pode estar reduzida em diversas situações clínicas, sendo a desnutrição a principal condição que leva a diagnósticos falso-positivos.

Desta forma, crianças com VC reduzida, sem sinais característicos de outras doenças sistêmicas crônicas, devem ser avaliadas com testes funcionais provocativos da secreção de GH. Confirmada a secreção insuficiente de GH, deve-se investigar a etiologia do processo. Embora grande parte dos casos seja idiopática, algumas das doenças determinantes do quadro devem ser tratadas de modo específico, por exemplo, processos infecciosos (meningoencefalites) ou infiltrativos (sarcoidose, histiocitose), entre outros.

A investigação etiológica deve incluir detalhada história familial, antecedentes obstétricos e de traumas, infecções ou irradiação do SNC. Requer a realização de exames radiográficos, preferencialmente ressonância magnética da região hipotálamo-hipofisária.

▪ *Síndrome de Turner*

A síndrome de Turner (ST) é caracterizada pela presença de cromossomo X com perda de todo ou parte do outro cromossomo sexual. Estima-se incidência de 1:2.500 nascidos vivos do sexo feminino, e está associada à falha no crescimento, atraso puberal e anormalidades cardíacas. É geralmente um evento esporádico na família, ou seja, o risco de recorrência é baixo, e não está relacionando à idade materna avançada.

A ST pode ser a causa de até 10% de todos os abortos espontâneos. Nessa síndrome a taxa de mortalidade fetal é alta e somente 1% sobrevive até o termo. Embriões com cariótipo 45,X terminam em abortos espontâneos, durante o primeiro e segundo trimestres, em torno de 99% dos casos. Aproximadamente metade dos casos tem o cariótipo 45,X (monossomia completa do X) e 20-30% apresentam mosaicismo (45,X com pelo menos uma outra linhagem celular). O fenótipo da ST é extremamente amplo. Indivíduos 45,X tendem a apresentar fenótipo mais severo que aqueles com mosaicismo (45,X/46,XX ou 45,X/46,XY); entretanto, não há correlação previsível entre fenótipo-genótipo.

A presença do cromossomo Y confere risco aumentado de gonadoblastoma e de tumores de células germinativas, sendo, portanto, indicativo de gonadectomia profilática. A maioria das anormalidades da ST é justificada pela haploinsuficiência de genes, que normalmente estariam expressos nos dois cromossomos X. Edema de mãos e pés ao nascimento, malformações renais e cardíacas, e disgenesia gonadal são algumas características encontradas nessa síndrome (Tabela 8.2).

A baixa estatura, achado físico mais frequente da ST, é causada pela haploinsuficiência do gene SHOX no cromossomo X, cuja expressão está presente na cartilagem de crescimento. A haploinsuficência do SHOX acarreta anormalidades esqueléticas como: cúbito valgo, genu valgo, 4º e 5º metacarpos curtos, além de alterações na formação do primeiro e segundo arcos branquiais, envolvidos no desenvolvimento do palato, mandíbula, pavilhão auricular e ossículos do ouvido médio.

Malformações cardíacas estão presentes entre 25% e 45% das pacientes com ST, e são as principais causas de óbito. Válvula aórtica bicúspide (16%) e a coarctação de aorta (11%) são as mais frequentes. Recomenda-se ao diagnóstico da síndrome, realização de exame de imagem, geralmente ecocargiograma (ECO) para crianças pequenas, e ressonância magnética (RM) cardíaca para adolescentes e adultos, devido à sedação. Vale destacar que muitas alterações não são visualizadas no ECO, necessitando de RM.

Toda menina com baixa estatura (estatura inferior a –2 desvios-padrão da média para a idade) e/ou com estatura inferior ao alvo familiar (abaixo de 1 desvio-padrão da altura-alvo) deve ser investigada para ST. O cariótipo com 30 células é recomendado pelo Colégio Americano de Medicina Genética e identifica pelo menos 10% dos mosaicismos. Genotipagem de outros tecidos pode ser necessária se o cariótipo de sangue periférico for normal em indivíduos com alta suspeita clínica de ST.

A falência do crescimento está presente em praticamente todos os indivíduos com ST. Essa falência geralmente se inicia intraútero, com discreto retardo de crescimento, com peso e comprimento de nascimento abaixo de um desvio-padrão da média da população. O atraso no crescimento é evidente nos três primeiros anos de vida, e se acentua na adolescência com a ausência do estirão puberal. Meninas que não receberem tratamento com hormônio de crescimento recombinante humano (rhGH) apresentarão, em média, estatura final 20 cm menor do que a população correspondente (143,3 ± 6 cm).

Em nosso meio, a síndrome de Turner é uma das indicações clássicas para o uso do rhGH, sendo a dose preconizada de 0,05 mg/kg/dia (0,15 UI/kg/dia). Para início do tratamento não há necessidade de testes de estímulo, pois essas pacientes não apresentam deficiência do hormônio de crescimento.

Estudos demonstram altura final melhor quando o GH é introduzido em idades mais precoces, e antes da terapia com estrógenos. O rhGH deve ser indicado assim que houver queda do percentil de estatura e/ou diminuição da velocidade de crescimento, o que geralmente ocorre entre dois e cinco anos de idade. Será mantido até obtenção de altura satisfatória, idade óssea ≥ 14 anos ou quando a velocidade de crescimento estiver < 2 cm/ano.

Além de ter impacto no crescimento ósseo, a terapia com GH pode ter efeitos na composição corporal. Um estudo transversal com meninas com ST em uso de rhGH mostrou aumento significativo da massa magra e redução da massa gorda corporal, independente da exposição aos estrógenos. A terapia com rhGH parece não ter efeitos deletérios cardíacos e na densidade mineral óssea.

Estudo canadense mostrou que meninas tratadas com GH, em média por 5,7 anos, alcançaram estatura final aproximadamente 7,2 cm maior que o grupo sem tratamento. A altura final será mais satisfatória conforme o início precoce do rhGH, dose administrada, tempo de tratamento antes do início da puberdade, ou da terapia com estrógenos e a estatura dos pais.

Aproximadamente um terço das meninas com ST podem entrar em puberdade espontaneamente; entretanto, somente metade destas evoluirão e apresentarão a menarca. Recomendações atuais indicam início da terapia estrogênica, com doses baixas, a partir dos 12 anos de idade óssea, para o desenvolvimento dos caracteres sexuais secundários, desenvolvimento uterino e da massa mineral óssea. A terapia com estrógenos não deve ser indicada com o intuito de aumentar a velocidade de crescimento, pois pode promover o avanço da idade óssea, fechamento precoce da cartilagem de crescimento e, consequentemente, perda de potencial de estatura final. Baixas doses de estrógenos a partir da idade citada, quando administrados através das formas depot ou transdérmica, parecem não interferir nos efeitos do tratamento com rhGH.

Apesar da tendência geral de diagnóstico mais precoce, análises retrospectivas mostraram média de cinco anos, após queda para abaixo do percentil 5 de altura, para o diagnóstico de ST. Em alguns estudos, mais de 20% dos pacientes são diagnosticados após os 12 anos. O diagnóstico precoce da ST permite a detecção antecipada de doenças cardiovasculares e anomalias renais, além de beneficiar o tratamento da baixa estatura, reduzindo a morbimortalidade desse grupo.

Baixa estatura idiopática (BEI)

Considera-se baixa estatura idiopática quando a criança apresenta estatura abaixo de –2 DP, peso e estatura de nascimento normais, proporções corporais normais, ausência de doenças crônicas, psicológicas ou hormonais. Este grupo inclui pacientes com baixa estatura familial e o retardo constitucional de crescimento e puberdade, além de causas genéticas que não são avaliadas de rotineiramente. BEI constitui um diagnóstico de exclusão.

Hipotireoidismo

Constitui uma das causas endócrinas mais frequentes de baixa estatura. O paciente apresenta baixa velocidade de crescimento, atraso da idade óssea, alteração de pele e fâneros, mixedema, constipação, dificuldade escolar. Nos casos de hipotireoidismo de longa evolução pode haver comprometimento estatural, mesmo com a reposição adequada de levotiroxina, levando à perda de estatura final.

Corticoterapia prolongada

Doses farmacológicas de glicocorticoides utilizadas cronicamente estão associadas a vários efeitos colaterais, entre eles: proteólise, rápida perda óssea (por aumento da reabsorção e diminuição da formação óssea), maior susceptibilidade a infecções, resistência insulínica, alteração da liberação do GH e da sua ação nos tecidos-alvo. Os efeitos deletérios no crescimento são mais pronunciados quanto maior a duração de ação e potência do corticoide (por exemplo: dexametasona>prednisona>hidrocortisona).

▶ Cuidados e restrições ao uso do hormônio de crescimento

Aproximadamente 20% dos pacientes referem cefaleia matutina, principalmente no início do tratamento. Existe o consenso atual que, em doses terapêuticas, não ocorra risco adicional de indução de neoplasias. Porém, o uso de GH deve ser evitado em pacientes que apresentem doenças que por si determinam maior risco neoplásico, como síndrome de Bloom, anemia de Fanconi, síndrome de Down e anormalidades gênicas que cursem com falhas do mecanismo de reparo do DNA.

Os principais efeitos colaterais citados são: hiperinsulinemia (com ou sem hiperglicemia), retenção de sal e água, pseudotumor cerebral, artralgia, necrose asséptica da cabeça do fêmur, epifisiólise, síndrome do túnel do carpo, ginecomastia. Na suspensão da medicação há reversão da sintomatologia, mas nos casos de necrose asséptica da cabeça do fêmur e de epifisiólise, é importante lembrar que na reintrodução da medicação há risco de comprometimento contralateral.

▶ Referências

1. Allen DB, Julius JR, Breen TJ, Attie KM. Treatment of glucocorticoid-induced growth suppression with growth hormone. National Cooperative Growth Study. J Clin Endocrinol Metab. 1998;83:2824.

2. Ari M, Bakalov VK, Hill S, Bondy CA. The effects of growth hormone treatment on bone mineral density and body composition in girls with turner syndrome. J Clin Endocrinol Metab. 2006;91(11):4302.

3. Centers For Disease Control And Prevention. 2000 CDC growth charts: United States. Available from: www.cdc.gov/growthcharts.

4. Cole TJ - Galton's midparent height revisited. Ann Hum Biol. 2000;27:401-5.

5. Davenport ML. Approach to the Patient with Turner Syndrome. J Clin Endocrinol Metab. 2010 April 95(4):1487-95.

6. DK; the Canadian Growth Hormone Advisory Committee 2005 Impact of growth hormone supplementation on adult height in turner syndrome: results of the Canadian randomized controlled trial. J Clin Endocrinol Metab. 90:3360-6.

7. Fredriks AM, van Buuren S, van Heel WJM, Dijkman-Neerincx RHM, Verloove-Vanhorick SP, Wit JM. Nationwide age references for sitting height, leg length, and sitting height/height ratio, and their diagnostic value for disproportionate growth disorders. Arch Dis Child. 2005;90:807-12.

8. Freriks K, Timmermans J, Beerendonk CCM, Verhaak CM, Netea-Maier RT, Otten BJ, et al. Standardized Multidisciplinary Evaluation Yields Significant Previously Undiagnosed Morbidity in Adult Women with Turner Syndrome. J Clin Endocrinol Metab. 2011 Sept 96(9):E1517-E1526.

9. Massa G, Verlinde F, De Schepper J, Thomas M, Bourguignon JP, Craen, et al. Trends in age at diagnosis of Turner syndrome. Arch Dis Child. 2005;90:267-268.

10. Pinsker JE. Turner Syndrome: Updating the Paradigm of Clinical Care. J Clin Endocrinol Metab. 2012 June 97(6):E994-E1003.

11. Reiter OE & Rosenfeld RG. Normal and aberrant growth. In: Wilson JD, Foster DW, Kronenberg HM, Larsen PR. Williams textbook of endocrinology. 9th ed. Philadelphia: W.B. Saunders Company. 1988. p. 1427-507.

12. Savendahl L, Davenport ML. Delayed diagnoses of Turner's syndrome:proposed guidelines for chenge. J Pediatr. 2000;137:455-9.

13. Stevenson RD. Use of segmental measures to estimate stature in children with cerebral palsy. Arch Pediatr Adolesc Med. 1995;149:658-62.

14. Tanner JM - Use and abuse of growth standards. In: Human Growth, v. 3, 2nd ed, edited by F. Falkner and JM Tanner. NNew York: Plenum; 1986. p. 95-109.

15. Tanner JM, Goldstein H, Whitehouse RH - Standards for children's height at ages 2-9 years allowing for height of parents. Arch Dis Child. 1970;45:755.

16. Wit JM, Clayton PE, Rogol AD, et al. Idiopathic short stature: definition, epidemiology, and diagnostic evaluation. Growth Horm IGF Res. 2008;18:89.

17. Wright CM, Cheetham TD. The strengths and limitations of parental heights as a predictor of attained height. Arch Dis Child. 1999;81:257-60.

9 Higiene íntima feminina

Joziani Beghini
Paulo César Giraldo
Marcela Grigol Bardin
José Eleutério Jr.

▶ Introdução

Higiene genital ou higiene íntima feminina é o conjunto de ações que visam a remover o excesso de resíduos (células mortas, secreções, oleosidade, sangue menstrual, lubrificante, esperma, restos de urina, papel e fezes) e micro-organismos da área genital feminina com a finalidade de promover bem-estar e conforto, além de prevenir infecções.

A higiene genital não deve ser realizada com intuito de promover esterilização do aparelho genital feminino. Ao contrário, os micro-organismos comensais da microflora vulvovaginal são parte integrante das defesas do organismo, e devem ser mantidos em equilíbrio, pois atuam no combate a micro-organismos indesejáveis e auxiliam na homeostase local. Por outro lado, a falta de higiene irá promover vários inconvenientes locais pelo acúmulo de resíduos orgânicos que aumentam progressivamente durante o dia.

A higiene não se destina ao tratamento de infecções vulvovaginais já instaladas, todavia, quando realizada adequadamente, desempenha papel considerável na prevenção de doenças e do desconforto na região genital. Portanto, as medidas corretas de higiene íntima já deveriam estar difundidas entre a população feminina como importante método de prevenção de doenças inflamatórias vulvovaginais, assim como a escovação dos dentes já assumiu um papel preponderante na prevenção de cáries, gengivites, periodontites e mau hálito, e, igualmente, a lavagem das mãos no combate à transmissão de doenças infecciosas.

Atualmente, devido à ampla gama de produtos para higiene íntima disponíveis e à grande promoção do tema pela mídia, muitas dúvidas tem surgido nos consultórios de ginecologia quanto à frequência e maneira correta de realizar a higiene genital, que tipo de produto utilizar e qual produto não utilizar, uso correto de absorventes e protetores diários, métodos depilatórios e tipos de vestimentas.

As queixas de irritação vulvovaginal como prurido, vermelhidão e ardor local em decorrência de hábitos inadequados de higiene, ainda são muito comuns. A falta de higiene comumente desencadeia odor, prurido, corrimento e infecções. Já seu excesso leva ao ressecamento da pele, fissuras, dermatites irritativas, alérgicas ou infecciosas. Da infância até a vida adulta, diversas situações podem contribuir para estes desconfortos genitais, o que faz necessário a orientação sobre higiene íntima.

Em questões de higiene devemos situar as crianças em dois tipos principais: aquelas que fazem sua higiene sozinha (pré-puberes) e aquelas que dependem de outra pessoa para realizar a higiene (usuárias de fraldas). Nas usuárias de fraldas, o uso constante por si só já abafa a região e aumenta a umidade local. Somado a isso, a presença de urina e fezes pode favorecer dermatites irritativas e a multiplicação de bactérias e fungos, causando infecções.

As crianças pré-puberes podem desenvolver desconfortos genitais em decorrência de maus hábitos de higiene, pois não têm paciência e nem habilidade para realizá-la, permitindo o acúmulo de restos de urina e fezes no local. Além do mais, possuem o braço curto, o que dificulta ainda mais a higienização adequada. Durante a fase genital da criança, a maior manipulação da genitália usualmente com as mãos não higienizadas e, até mesmo a introdução de corpo estranho na cavidade vaginal desde poeira até objetos pequenos, pode desencadear irritações vulvares e corrimento vaginal. Outro fator, é que a criança se senta em qualquer lugar, muitas vezes sem vestes íntimas.

Há que se ressaltar que as crianças possuem um epitélio vulvar e vaginal mais delicado e fino que a mulher adulta. Se por um lado, a produção das glândulas sebáceas e sudoríparas é menor, acumulando menos resíduos, por outro, em função da condição desfavorável de sua pele, a criança está mais sujeita às fissuras e irritações. Por todos os motivos relatados, entendemos que a higiene genital da criança deveria ser realizada com maior frequência e cuidado.

Na adolescência, destaca-se a falta de conhecimento sobre a anatomia do genital feminino e os "tabus" que envolvem o manuseio da genitália. As adolescentes que não iniciaram a atividade sexual têm, muitas vezes, medo de tocar a região, até mesmo para higienizá-la. Nas que já têm atividade sexual rotineira, muitas vezes ocorre excesso de higiene pela falta de orientação. Acabam por fazer duchas vaginais, depilações excessivas e utilizam produtos impróprios para higiene, podendo desenvolver irritações e/ou infecções. Um número significativo de adolescentes procura o ginecologista com queixas genitais julgando estar com alguma infecção genital, quando na verdade estão promovendo a higiene inadequadamente.

Na idade adulta, a própria vida atribulada da mulher moderna, com longa jornada de trabalho, gera dificuldade para realizar a higiene genital, seja por falta de tempo e/ou condições sanitárias adequadas no ambiente de trabalho.

Além dessas situações do cotidiano, outros fatores extrínsecos (alimentação, medicamentos, atividade sexual, duchas vaginais, absorventes) e intrínsecos (obesidade, gravidez, estresse, fatores genéticos) podem interferir com a saúde do genital feminino.

O ecossistema vulvovaginal possui microflora formada por bactérias comensais de diferentes espécies que coabitam a pele da vulva, o introito vaginal e a cavidade vaginal em harmonia, mas que podem, em situações especiais, tornarem-se patogênicas. Os mecanismos de defesa próprios do organismo da mulher auxiliam a manter estes micro-organismos em equilíbrio. Contudo, os excessos na higiene genital, para mais ou para menos, poderão suplantar estes mecanismos de defesa, promovendo desequilíbrios locais. Por outro lado, a higiene íntima quando realizada de maneira correta, pode auxiliar na manutenção da homeostase vulvovaginal.

Vale lembrar que a higiene íntima não envolve apenas a lavagem da região genital, mas também um conjunto de medidas e cuidados relacionados ao bem-estar e saúde da genitália feminina que serão abordados neste capítulo. São eles:

- Lavagem da área genital,
- Remoção da umidade excessiva,
- Uso de produtos específicos de higiene íntima,
- Uso de absorventes internos, externos, protetores íntimos e fraldas quando necessário,
- Conhecer o manuseio das roupas íntimas (lavagem e secagem),
- Usar roupas apropriadas que não apertem a área genital ou que bloqueiem a transpiração da pele vulvoperineal,
- Cuidar do tamanho e da disposição dos pelos pubianos e genitais a partir da adolescência.

▶ Anatomia, histologia e fisiologia da genitália feminina e suas interações com a higiene íntima

A prática da higiene genital é processo muitas vezes intuitivo, mas nem sempre correto. Para se compreender o porquê de se ter hábitos e cuidados adequados de higiene com o genital, é imprescindível explanação sobre a anatomia e histologia da genitália feminina e sua fisiologia.

O trato genital inferior, além de seu papel na sexualidade feminina e reprodução humana, desempenha relevante função na defesa de todo o trato reprodutor feminino. A integridade e o trofismo do epitélio vulvovaginal constituem barreiras físicas contra agressões. A produção de muco e secreção glandular, além do pH local levemente ácido, são fatores essenciais para manutenção de microbiota colonizadora saudável. Todos estes elementos atuam de forma sinérgica para manter o equilíbrio do ecossistema, compondo a primeira linha de defesa do trato genital feminino. Os hábitos de higiene genital podem influenciar o bem-estar desse ecossistema, dependendo da maneira como são realizados.

A genitália feminina é peculiar por ser composta por áreas de pele, semimucosa e mucosa. A pele da vulva, constituída por epitélio pavimentoso estratificado queratinizado, apresenta como anexos: pelos, glândulas sudoríparas e sebáceas. As secreções glandulares são importantes por auxiliarem na formação do manto hidrolipídico protetor da pele. Por outro lado, o acúmulo da sebosidade produzida pelas glândulas, os resíduos urinários, fecais e menstruais, além do excesso de pelos da região e o maior número de dobras de pele aumentam a sujidade da vulva, e a tornam local de difícil asseio.

O vestíbulo vulvar é área de semimucosa cujo epitélio pavimentoso estratificado é apenas levemente queratinizado. Observa-se a presença das glândulas sebáceas e das glândulas mucoprodutoras (Skene e Bartholin) que também colaboram para o acúmulo de secreções locais. Já a cavidade vaginal não possui estruturas glandulares. A mucosa vaginal é revestida por epitélio estratificado pavimentoso não queratinizado, o que a torna, portanto, permeável. Além disso, existem canalículos intercelulares que comunicam a luz vaginal com o estroma de sustentação o que propicia a absorção de medicamentos colocados na luz vaginal e, no sentido contrário, permite que a transudação proveniente do plasma ou dos tecidos profundos passe para o interior da vagina.

Essas diferentes características histológicas demandam cuidados específicos de higiene para cada região, assim como determinam respostas distintas a eventuais agentes agressores ou a produtos utilizados no local. Isto implica que um produto desenvolvido para a vulva (genitália externa) não seja ideal para a vagina (genitália interna), e vice-versa. Contudo, um desequilíbrio da flora vulvar ou vaginal possivelmente afeta o ecossistema adjacente, determinando a instalação de infecções vulvovaginais.

A pele é um órgão extremamente complexo. Permite-nos o contato com o mundo exterior e com outras pessoas, tendo funções sociais ou interativas (empalidecer, corar), além de funções térmicas, táteis, endócrinas e imunológicas. Para exercer sua função de defesa, é necessário que a barreira cutânea esteja intacta e o pH em níveis ideais (pH pele: levemente ácido 4,5-5,5).

A epiderme, camada superior da pele, é constituída por células epiteliais denominadas queratinócitos além de melanócitos, e células de Langerhans. Os queratinócitos se dispõem à semelhança de uma "parede de tijolos". São produzidos a partir da camada basal da epiderme e se desenvolvem em direção à superfície sofrendo impregnação de queratina (proteína responsável pela impermeabilização da pele), processo denominado queratinização ou corneificação. A epiderme é camada extremamente fina que recobre a derme. Na epiderme, não existem vasos sanguíneos nem terminações nervosas, os quais estão localizados na derme. Logo, a nutrição das células basais da epiderme acontece por difusão através dos vasos sanguíneos da derme. Na camada córnea, porção epidérmica mais superficial, os queratinócitos, repletos de queratina e sem suprimento sanguíneo, morrem e passam a se denominar corneócitos, responsáveis pela função impermeabilizadora da pele.

Se por um lado, a integridade e impermeabilidade deste epitélio mantém a função de barreira da pele, por outro, a renovação celular constante da epiderme faz com que as células da camada córnea sejam gradativamente eliminadas e substituídas por outras, o que gera acúmulo de restos celulares na vulva. Por ser área com muitas dobras de pele que permanece frequentemente ocluída, a vulva apresenta maior temperatura e umidade, algo que juntamente com o acúmulo de resíduos, pode desenvolver processos inflamatórios locais com maior frequência se não for devidamente higienizada.

A secreção das glândulas sudoríparas e glândulas sebáceas também colaboram para o acúmulo de secreção na região da vulva. As glândulas sudoríparas atuam regulando a temperatura do corpo e eliminando substâncias tóxicas através da produção de suor. Existem dois tipos de glândulas sudoríparas, as écrinas e as apócrinas. O suor produzido pelas écrinas é constituído, basicamente, por água e alguns sais minerais e por isso não exalam grande cheiro, sendo eliminado por todos os poros do corpo. Já as apócrinas, conhecidas por eliminar odores desagradáveis, produz suor composto por água e materiais gordurosos como restos celulares e do metabolismo, sendo eliminado por meio do folículo piloso. As apócrinas localizam-se mais comumente nas axilas, área genital, couro cabeludo e ao redor dos mamilos. Assim como as glândulas écrinas, as apócrinas produzem suor inicialmente com pouco odor, contudo, se permanecer por muito tempo no corpo, sofre alterações decorrentes da ação de bactérias e fungos sobre os seus componentes gerando odor.

A fim de evitar o mau odor, é essencial que pessoas lavem o corpo todos os dias, com atenção para os locais onde se localizam as glândulas apócrinas, a exemplo da vulva. O uso de produtos de higiene levemente ácidos, além de coibir o crescimento das bactérias responsáveis pelo mau odor, ainda preserva as condições fisiológicas das células da pele.

As glândulas sebáceas produzem a oleosidade (lipídeos) responsável pela lubrificação, impermeabilização e, consequente defesa da pele. Juntamente com o suor das glândulas sudoríparas, são responsáveis pela formação do manto ácido da pele. As glândulas sebáceas são mais numerosas e maiores na face, couro cabeludo e porção superior do tronco, mas também estão presentes na vulva e região perianal. Apesar de necessárias, o acúmulo destas secreções também pode ser prejudicial. Não é incomum, durante o exame ginecológico, observar-se esmegma coletado nas dobras do prepúcio do clítóris e no sulco interlabial por falta de higiene adequada, associado à hiperemia local.

Na pele, os lipídios se organizam em uma estrutura lamelar no espaço intercelular (entre os corneócitos) do estrato córneo, formando o que é chamado de "barreira cutânea" da pele. Esta camada é rica em proteínas nos corneócitos, lipídeos intercelulares, lipídeos de superfície e água, conferindo pH ácido à pele. O suor (água) e a sebosidade (lipídeos, entre eles ácidos graxos) auxiliam na formação do manto hidrolipídico ou manto ácido da pele. Esta acidez cutânea mantém a microbiota normal da pele, entre eles: *Staphylococcus, Micrococcus, Peptococcus, Corynebacterium, Propionibacterium, Streptococcus, Acinetobacter*. Também impede a proliferação e penetração de micro-organismos indesejáveis, além de proteger contra agentes externos como poluição, vento, calor, radiação solar, etc. Funciona ainda como emulsão hidratante natural da pele, protegendo-a contra a evaporação excessiva de água.

As características dos produtos utilizados na higiene íntima influenciam diretamente nesse ambiente, trazendo bem-estar ou desencadeando desconfortos genitais pela quebra da barreira cutânea. O pH dos produtos devem ser semelhante ao da pele vulvar que é levemente ácido (pH da vulva ≈ 5,9) auxiliando na homeostase local. A utilização de produtos com pH neutro ou alcalino (pH ≥ 7,0) desestabiliza a barreira cutânea alterando suas funções. Os produtos também devem possuir detergência suave, suficiente para degradar os resíduos gordurosos acumulados ao longo do dia. Um produto com alto poder detergente irá quebrar os lipídeos que estabilizam a camada córnea tornando a pele ressecada e susceptível a infecções e ação de produtos irritantes.

A vulva, por suas características próprias, costuma ser mais sensível. Conforme anteriormente citado, a região vulvar possui muitas dobras e sua oclusão habitual altera a temperatura e umidade local. Esta condição, por si só, já é fator de instabilidade da barreira cutânea, favorecendo processos inflamatórios. Além disso, a vulva é uma região que desenvolve reações alérgicas com mais frequência, porque libera mais histamina frente a uma agressão em relação a outras partes do corpo. Portanto, a utilização de produtos para higiene íntima hipoalergênicos podem minimizar o risco de processos inflamatórios alérgicos ou irritativos.

Uma pesquisa realizada no Ambulatório de Infecções Genitais Femininas da Unicamp observou que mulheres com vulvovaginites (candidíase e vaginose bacteriana) empregam significativamente mais sabonetes bactericidas para higienização genital, enquanto mulheres sem vulvovaginites (hígidas) utilizam significativamente mais sabonetes apropriados para a área genital (líquido, pH ácido e baixa detergência). Além disso, mulheres sem vulvovaginites costumam usar significativamente mais lenços umedecidos pós-micção do que mulheres com vulvovaginites.

Outra pesquisa realizada nos Estados Unidos comparou o lenço ao papel higiênico, e mostrou que o lenço não é prejudicial. Além disso, devido aos componentes e formulação específica para a área genital feminina, o uso do lenço é bem tolerado e proporciona sensação de frescor e bem-estar. Estes dados suportam a teoria que a modificação do pH e da flora vulvar pelo sabonete bactericida pode desequilibrar o ambiente vaginal, favorecendo infecções. Também denota possível proteção do sabonete íntimo e do lenço higiênico, provavelmente por suas características específicas, auxiliando nas defesas do ecossistema vulvovaginal.

Na cavidade vaginal, os lactobacilos formam biofilme que reveste toda a mucosa e previne o crescimento de patógenos e outros micro-organismos oportunistas. Competem com outras bactérias por nutrientes (arginina) e receptores, por ocasião da adesão no epitélio e produzem bacteriocinas, além de outras substâncias microbicidas. São fundamentais para manutenção do pH vaginal em níveis ideais (entre 3,8 e 4,5) à custa da produção de ácido lático. Para que isso ocorra, necessita-se da ação hormonal do estrogênio nas células epiteliais vaginais da camada intermediária, levando a deposição de glicogênio. Os lactobacilos metabolizam o glicogênio em glicose e posteriormente em ácido lático. Recentemente, identificou-se que células epiteliais por si só também são capazes de produzir ácido lático em pequenas concentrações. Além disso, o isômero L do ácido lático possui propriedades imunológicas ativando resposta pró-inflamatória e atividade antimicrobiana pelas células epiteliais vaginais. Também tem efeito microbicida, matando bactérias associadas à vaginose bacteriana, mas não lactobacilos em pH abaixo de 4,5 (ácido). Estes eventos formam um ciclo que favorece o equilíbrio do ecossistema vaginal de mulheres no menacme.

O conteúdo fisiológico observado na cavidade vaginal é formado pela descamação celular, leucócitos degenerados, debris celulares, bactérias e seus produtos, eletrólitos e ácido lático em meio ao muco cervical e transudado vaginal. Costuma ser ácido em mulheres no menacme e sofre variações com a idade, estado emocional, excitação sexual, fase do ciclo e gravidez. Não é raro que mulheres com aumento fisiológico do conteúdo vaginal ou com corrimento causado por certas infecções cervicovaginais, por falta de orientação ou preocupação, exacerbem seus hábitos de higiene ou até façam duchas vaginais.

As orientações de higiene íntima fazem-se convenientes neste contexto, pois o excesso de higiene remove o filme lipídico da pele causando ressecamento e tornando a pele mais exposta a ação de substâncias irritantes. A pele seca pode desenvolver irritação até mesmo por produtos que anteriormente eram bem tolerados.

O uso de duchas vaginais é frequentemente associado à vaginose bacteriana e doença inflamatória pélvica aguda. Não se sabe ao certo se a ducha aumenta a incidência destas infecções ou, se o mau cheiro comum nessas doenças faz com que essas mulheres utilizem mais duchas vaginais. De qualquer forma, a ducha pode remover mecanicamente o biofilme de lactobacilos e alterar o pH vaginal. Sabe-se que quando o pH vaginal se desvia dos seus níveis normais, as bacteriocinas perdem sua efetividade e os lactobacilos não conseguem competir com as outras bactérias propiciando a proliferação de micro-organismos oportunistas e desenvolvimento de infecções. Pelo fato de não existirem evidências científicas de que sejam seguras, as duchas vaginais não são recomendadas para higiene genital.

O uso de absorventes no período intermenstrual também tem sido avaliado pela literatura. Alguns autores não encontraram evidências de que o uso destes produtos fosse prejudicial em mulheres hígidas. Já em pacientes com candidíase recorrente, seu uso parece ser fator de risco. Estudos mais recentes têm observado que os absorventes intermenstruais sem película plástica ou "respiráveis" não aumentam a incidência de vulvovaginite infecciosa, irritação ou inflamação vulvovaginal, além de possuir alto grau de aceitação. O uso do absorvente respirável mostrou modificações da pele semelhantes ao uso da roupa íntima sem absorvente. A temperatura da pele, pH e número de micro-organismos foi menor em usuárias de absorventes sem película plástica do que nas usuárias de absorventes com película plástica.

O uso de roupas justas pode comprimir e traumatizar a região genital, que já é uma área mais sensível. Giraldo *et al.* avaliaram população de estudantes universitárias, questionando-as sobre seus conhecimentos e hábitos de higiene. Apesar da maioria das estudantes acreditar que as vestimentas poderiam causar problemas ginecológicos (85%) e usarem calcinha de algodão (62%) ou com forro de algodão (35%), 75% delas utilizavam calças jeans apertadas. Esse fato é curioso, porque esta população, supostamente com melhor nível de conhecimento, não se atenta para o fato que o efeito favorável da calcinha de algodão é de longe suplantado pelo efeito desfavorável das calças justas.

Portanto, alguns fatores podem romper a homeostase da barreira cutânea e alterar seu grau de hidratação, composição lipídica e organização estrutural. Entre eles, produtos de higiene com pH alcalino ou com forte poder detergente, e alguns produtos com fatores irritantes para a "pele sensível", podem alterar o pH da pele desestabilizando a função de barreira, e desencadeando processos inflamatórios locais desde dermatites (irritativa ou alérgica) até quadros infecciosos. Acredita-se que estas alterações podem interferir no ambiente vaginal. Fatores oclusivos, pelo uso de roupas íntimas ou absorventes higiênicos, traumas por calças muito justas, fatores que favorecem alteração da microflora como menstruação ou umidade excessiva, tornam o epitélio vulvovaginal mais susceptível. Deve-se ressaltar também a ação agressiva das lâminas usadas para raspagem dos pelos, e também a depilação com cremes e cera que ressecam invariavelmente a região vulvar.

▶ Variações fisiológicas da vagina e vulva na infância e adolescência

Na Infância, o epitélio vulvar é hipodesenvolvido, com poucas glândulas sudoríparas e sebáceas, além de não apresentar ou serem raros os pelos. Na vagina de meninas pré-puberes, podem ser encontrados organismos patogênicos em pequenas quantidades, o que não indica necessariamente infecção, mesmo na presença de sintomas. Vulvovaginite, neste grupo etário, é considerado problema ginecológico comum, embora geralmente de origem não infecciosa, pois quase metade das crianças sem infecção apresenta irritação e hiperemia do canal vaginal, além de células inflamatórias em esfregaços corados pelo Gram. Esses episódios são autolimitados. O pH vaginal é alcalino nessa fase.

Vários fatores podem ser listados como colaboradores de infecção genital na criança: a localização do introito vaginal em relação aos grandes lábios, a concentração reduzida dos estrógenos nessa fase da vida, manutenção de resíduos orgânicos e oclusão pelo uso de fraldas por períodos mais prolongados, higiene precária efetuada pela própria criança.

Nas recém-nascidas, que adquiriram estrogênio transplacentário, a colonização vaginal por lactobacilos é intestinal e por tempo limitado, quando são substituídos por alguns originados do leite materno, ou mesmo outros, de fontes desconhecidas, adquiridos após o nascimento.

A pele da região vulvar das recém-nascidas apresenta diversas características que a diferencia da do adulto. Tem tendência a ser mais seca. O filme lipídico da pele tem origem dupla, sebácea (esqualenos, ácidos graxos e ceras) e epidérmica (colesterol ceramidas e ácidos graxos livres e esterificados). Os lipídios da pele do recém-nascido são similares aos do adulto, havendo, no entanto, aumento dos de origem sebácea em relação aos de origem epidérmica. A atividade sebácea, que é grande antes do nascimento e durante as primeiras semanas, reduz de intensidade, e a partir daí até novo aumento na puberdade, o que explica a relativa secura entre esses períodos. Além disso, as glândulas écrinas têm resposta lenta por imaturidade central, levando a sudorese imperfeita.

O pH cutâneo varia de acordo com a região do corpo entre 4,5 e 5,5, e forma capa ácida que inibe a proliferação bacteriana, mas que também pode ser desequilibrada pelo uso indiscriminado de sabões alcalinos e outros produtos de higiene antissépticos.

Na adolescência, devido ao início da produção e liberação de estrogênios, ocorre proliferação da camada de células epiteliais intermediárias no epitélio vaginal e deposição de glicogênio. Na presença de substrato energético, acontece a migração e fixação dos lactobacilos sobre esse epitélio. Inicia-se uma cascata de mudanças fisiológicas que incluem a acidificação do pH vaginal e estabelecimento da Flora do Tipo 1 (predomínio de lactobacilos, cerca de 80% a 95% dos micro-organismos presentes na vagina). Os lactobacilos limitam o crescimento de micro-organismos potencialmente nocivos ao equilíbrio do seu ecossistema, tais como estreptococos, anaeróbios e *Gardnerella*. A flora vaginal normal apresenta concentrações equilibradas de organismos facultativos e anaeróbios.

Durante a menstruação, a mulher que normalmente apresenta pH ácido e predomínio de lactobacilos, apresentará, em decorrência das alterações hormonais, predominantemente progestogênica, achatamento celular por descamação intensa. A vulva entra em contato com excretas do endométrio, o que provoca alterações da flora microbiológica local, predominantemente constituída por germes de pele. A vagina apresenta-se com pH alcalino e predominam as bactérias anaeróbicas na flora vaginal (Flora do Tipo 3).

▶ Recomendações gerais de higiene íntima

A higiene íntima deve ser praticada diariamente com frequência variável por todas as mulheres. As orientações de higiene destinadas à população em geral não são recomendadas para as mulheres alérgicas, ou que apresentem qualquer inflamação crônica e/ou recorrentes na região genital (em torno de 5% da população). Estas mulheres devem seguir as recomendações específicas descritas no final desse capitulo.

Já as mulheres aparentemente hígidas, que nunca apresentaram processos alérgicos ou irritativos nos genitais, devem seguir as orientações abaixo.

▪ *Higiene genital propriamente dita*

Área a ser higienizada: compartimento externo (monte púbico, pele de vulva, raiz das coxas e região perianal) e compartimento intermédio (interior dos grandes lábios e dos pequenos lábios até a membrana himenal). Não se recomenda, exceto nos casos de indicação médica, introduzir água e/ou outros produtos no interior da vagina (duchas vaginais).

Frequência diária: em dias quentes, realizar a higiene íntima de uma a três vezes ao dia. Em clima frio, pelo menos uma vez ao dia, evitando lavar excessivamente, pois irá ressecar a região, podendo causar desconforto e prurido.

Técnica de higienização: higienizar a região vulvar, incluindo os sulcos interlabiais (entre pequenos e grandes lábios) e a região retro prepucial (clitóris), a região pubiana, a região perianal e os sulcos crurais (raiz das coxas) com água corrente e produtos de higiene específicos para higiene genital, fazendo-se movimentos circulares, que evitem trazer o conteúdo perianal para a região vulvar e que atinja todas as dobras sem exceção. Enxaguar em abundância. Não realizar ducha vaginal. Secar cuidadosamente as áreas lavadas com toalhas de algodão secas e limpas, que não agridam o epitélio da região. A secagem é fundamental para evitar a proliferação excessiva de bactérias, fungos e vírus. A hidratação da pele após a higienização é desejável.

A higiene genital não tem a finalidade de esterilizar a região, que é normalmente colonizada por bactérias, mas sim remover resíduos e o excesso de gordura. A lavagem genital deverá dar preferência para os banhos com água corrente, por favorecer a remoção mecânica das secreções (efeito *Wash Out*). Os banhos de assento estarão indicados somente quando houver recomendação médica, onde se prioriza o efeito medicamentoso de algumas substâncias prescritas e/ou onde quer se aproveitar os efeitos físicos de vaso dilatação ou constrição vascular promovido pela temperatura da água.

Tipo de produto: em geral, os produtos utilizados na higiene genital são testados dermatologicamente; entretanto, podem ser irritativos quando usados inadequadamente (excessivamente) ou sobre a pele lesada ou, se existirem fatores inerentes à paciente, que torne a pele muito "sensível", como por exemplo, no caso das pacientes atópicas (alérgicas). Dar preferência aos produtos apropriados para a higiene íntima. Estes devem possuir detergência suave, o que evita a remoção excessiva da camada lipídica que protege a pele vulvar. Ser hipoalergênicos, com pH ácido variando entre 4,2 e 5,6. Sabe-se que o pH baixo no espaço extracelular tem importante papel na homeostase da pele.

Forma de apresentação: preferencialmente produtos de formulação líquida, pois mantém o pH mais próximo do ideal. Os produtos sólidos, além de serem mais abrasivos, geralmente apresentam pH muito alto (alcalino). Vários sabonetes líquidos íntimos são produtos à base de ácido láctico, por ser componente natural da pele. Existem muitos compostos presentes nos sabonetes líquidos, sendo os mais importantes: ácido lático, glicerina, sais de ácidos graxos (que retiram a sujeira da pele), controladores de pH, EDTA (para evitar precipitação).

Tempo de higienização: o tempo de higiene genital não deve ser superior a dois ou três minutos, para evitar o ressecamento local.

Observação: os sabonetes específicos para higiene da genitália feminina são recomendados apenas para uso da genitália externa, e não são indicados para fazer duchas vaginais. Também não são indicados para tratar infecções ou inflamações genitais.

▪ Lenços higiênicos

Toalha de tecido com base celulósica embebida em ingredientes umectantes, livre de álcool. São hipoalergênicos e possuem pH levemente ácido entre 5,0 e 6,0. Alguns produtos podem conter ácido lático. Outros incluem em sua fórmula detergente suave e fragrâncias.

Os lenços íntimos são boa alternativa para o papel higiênico comum, que usualmente deixa resíduos na genitália. Também podem ser usados quando a higiene com papel higiênico não é suficiente, e há a possibilidade de haver resíduos orgânicos (urina, fezes, etc.). São muito úteis em situações em que a mulher está fora de casa e precisa fazer sua higiene, principalmente quando está menstruada. O seu uso não deve ser abusivo, pelo risco de remover o filme lipídico da pele. Sua aplicação deve ser muito suave e não agressiva. Ressalta-se que sempre quando houver acesso a água corrente para a higiene, deve-se utilizá-la preferencialmente.

▪ Manuseio das vestimentas

Utilizar calcinhas confortáveis, evitando atrito local, e de tecido de algodão ou *dryfit*, para absorver a umidade e permitir transpiração. Trocá-las pelo menos uma vez ao dia. Dormir, quando possível, sem calcinha ou com roupas largas para aumentar a ventilação dos genitais.

Após lavagem das roupas íntimas, enxaguar exaustivamente para retirada de resíduos químicos. Evitar utilizar roupas que comprimam a região genital como calças justas ou jeans. Usar preferencialmente roupas naturais (não sintéticas) que favoreçam a ventilação local.

▪ Absorventes

Período menstrual: para esse período, há produtos para uso externo (vulvar) e para uso interno (intravaginais) de diferentes tamanhos, espessuras e formas. Todos têm a finalidade de absorver o sangue menstrual e deverão ser escolhidos conforme a intensidade do fluxo. Por este motivo, devem ter grande capacidade de absorção para manter a pele vulvar o mais seca possível. Os absorventes externos possuem uma película plástica na sua parte inferior para impedir que o sangue manche as roupas íntimas e as externas.

Período intermenstrual: nesse momento, as mulheres não deveriam usar absorventes regularmente, contudo muitas delas acabam usando protetores diários em decorrência de transpiração excessiva, escapes sanguíneos ou urinários, corrimentos, secreção pós-coito e, até mesmo, quando não têm certeza do dia que ficarão menstruadas.

Para estes momentos, o absorvente deve ter a capacidade de absorver pequenas quantidades de líquidos, mantendo a pele seca e ainda a ventilação da área, não alterando sua temperatura. Para cumprir com essa função, existem os absorventes "respiráveis". Fabricados sem película plástica na face externa, estes absorventes favorecem a ventilação vulvar. Quando for necessária sua utilização, devem ser trocados pelo menos a cada quatro horas. O uso de absorventes externos "não respiráveis" (com película plástica) no período intermenstrual deve ser evitado.

▪ Depilação

A depilação da área anogenital pode ser feita, mas deve respeitar a sensibilidade individual de cada mulher. A frequência deve ser a menor possível, contudo a extensão da área depilada dependerá do gosto de cada mulher, uma vez que o excesso de pelos pode contribuir para o acúmulo de resíduos e secreções.

Após a depilação, ocorre maior possibilidade do aparecimento de foliculites, ressecamento e irritação da pele. Portanto, recomenda-se o uso de substâncias antissépticas e anti-inflamatórias naturais (água boricada, infusões de camomila, água termal, etc.) nas primeiras 24 horas.

As peles ressecadas deverão ser hidratadas assim como se faz nas demais áreas do corpo. Usar hidratante não oleoso, abrangendo apenas as regiões de pele, sem, contudo, englobar a mucosa (compartimento interno) e a semimucosa (compartimento intermediário). Mulheres com intenso desconforto pós-depilatório se beneficiariam de aparar os pelos com cerca de 0,5 cm de tamanho.

▶ Recomendações especiais de higiene

Na infância: as pré-púberes têm características genitais que exigem cuidados especiais. Tanto a falta como também os excessos na frequência e fricção na higiene, podem trazer consequências desagradáveis. No banho e a cada evacuação, deve-se utilizar produtos com pH entre 4,2 e 5,6, hipoalergênicos e com detergência suave. Além dos sabonetes líquidos é fundamental o cuidado em secar a região anogenital.

Período menstrual: nesta fase o hábito da higiene deveria ser feito com menor intervalo para aumentar a remoção mecânica dos resíduos e melhorar a ventilação genital com consequente redução da umidade prolongada. O sangue menstrual, a maior produção de secreção sebácea, sudorípara e glandular e o uso prolongado de absorventes com película plástica externa são fatores agravantes da irritação vulvar. Substancias levemente ácidas favorecem manter o pH adequado de região genital.

Pós-atividade física: fazer a higiene dos genitais com produto próprio, logo após o término das atividades físicas para evitar que o suor e outras secreções irritem a pele da vulva.

Pós-coito: após ato sexual lavar área genital externa com água e produto de higiene íntima. Não fazer uso de duchas vaginais sem indicação médica.

Puerpério recente: o asseio deve ser feito com maior frequência, assim como no período menstrual. Contudo, a pele vulvar e a mucosa vaginal estarão menos tróficas pelo hipoestrogenismo e, muitas vezes mais irritadas pela loquiação constante e maior sudorese, próprios do período puerperal. Portanto, preferir lavar com água corrente a cada troca de absorvente. Utilizar o sabonete íntimo apenas no momento do banho para facilitar a remoção de resíduos utilizando produtos com pH, levemente ácidos e baixa detergência.

Vulvovaginites: na vigência do quadro, as mulheres deveriam procurar tratamentos específicos com seus ginecologistas. A higiene genital pode ser necessidade paliativa, mas não deve ser encarada como tratamento. Situações associadas à alcalinidade, tais como vaginose bacteriana, podem se beneficiar de higiene com produtos mais ácidos. Preferencialmente, não usar produtos de higiene sobre a pele irritada. Neste caso, lavar apenas com água corrente e utilizar o sabonete íntimo apenas se houver necessidade de remoção de resíduos.

Mulheres com pele sensível: as mulheres com antecedentes de irritações ou alergias vulvares devem ser orientadas a evitar qualquer tipo de produto de higiene, até que se esclareça qual é o agente responsável por promover os episódios agudos. Destaca-se que vulvites de contato alérgicas podem ser causadas pelo látex do preservativo e até mesmo pelo esmalte das unhas das mãos levado pela manipulação, o

132 *Ginecologia e Obstetrícia da Infância à Adolescência*

que também deve ser evitado. Quando necessário, pode-se solicitar testes cutâneos de contato para esclarecer o problema.

Após instituição do tratamento específico, estas pacientes deverão continuar evitando o uso de papel higiênico de qualquer tipo (particularmente aqueles com cor, perfume e ásperos), desodorantes íntimos, lenços para higiene íntima, cremes e ceras depilatórias, geis lubrificantes, medicamentos tópicos e sabões ou sabonetes. A higiene poderá ser feita com água corrente em temperatura ambiente e secar com toalha limpa e macia. Os pelos deverão ser apenas aparados.

Diferentes excipientes associados à formulação dos produtos de higiene podem causar alergia. As substâncias alergizantes que mais comumente podem fazer parte da composição destes produtos são: parabenos, propilenoglicol, quaternium 15, clorexidine, imidazolidinilureia, trietanolamina, irgasan (triclosan), perfumes, formaldeído, colofônio, tioglicolato de amônio.

▶ Referências

1. Adam R. Skin care of the diaper area. Pediatr Dermatol. 2008; 25(4):427-33.

2. Addor FA, Aoki V. Skin barrier in atopic dermatitis. An Bras Dermatol. 2010;85(2):184-94.

3. Amaral ALP, Oliveira HC, Amaral LFP, Oliveira MAP. Corrimento genital. In: Halbe HW, organizador. Tratado de ginecologia. 2. ed. São Paulo: Roca: 1994. p 501-11.

4. Amaral RLG, Giraldo PC, Eleutério Jr J, Gonçalves AKS, Beghini J, Gabiatte JRE. Grau de satisfação de mulheres que usaram absorvente higiênico "respirável" externo por 75 dias consecutivos. J bras Doenças Sex Transm. 2011;23(1): 23-7.

5. Baranda L, González-Amaro R, Torres-Alvarez B, Alvarez C, Ramírez V. Correlation between pH and irritant effect of cleansers marketed for dry skin. Int J Dermatol. 2002;41(8):494-9.

6. Bardin MG. Higiene e cuidados com a genitália de mulheres com vulvovaginites. Tese de Mestrado. Campinas (SP): Universidade Estadual de Campinas (Unicamp); 2014.

7. Belec C. Defenses of the female genital tract against infection. J Gynecol Obstet Biol Reprod. 2002;31,4S45-4S59.

8. Black MM, McKay M. Dermatologia em Ginecologia e Obstetrícia. 2ª ed. São Paulo: Manole, 2003.

9. Chikakane K, Takahashi H. Measurement of skin pH and its significance in cutaneous diseases. Clin Dermatol. 1995;13(4):299-306.

10. Cottrell BH. An updated review of of evidence to discourage douching. MCN Am J Matern Child Nurs. 2010;35(2):102-7; quiz 108-9.

11. Dentino A, Lee S, Mailhot J, Hefti AF. Principles of periodontology. Periodontol 2000. 2013; 61(1):16-53.

12. Elias PM. The skin barrier as an innate immune element. Semin Immunopathol. 2007; 29:3-14.

13. Elias PM. Stratum corneum defensive functions: an integrated view. J Invest Dermatol. 2005;125(2):183-200.

14. Farage, M.A. Assessing the dermal safety of products intented for genital mucose exposure. Curr. Probl. Dermatol. 2011;40-116-24.

15. Farage M, Maibach H. The vulvar epithelium differs from the skin: implications for cutaneous testing to address topical vulvar exposures. Contact Dermatitis. 2004;51:201-9.

16. Farage MA, Lennon L, Ajayi F. Products used on female genital mucosa. Curr Probl Dermatol. 2011;40:90-100.

Higiene íntima feminina   133

17. Farage MA, Stadler A, Chassard D, Pelisse M. A randomized trial to assess cutaneous effects of feminine hygiene wet wipes. J Reprod Med. 2008;53:765-73.

18. Farage MA, Miller KW, Ledger WJ. Changes in vulvar physiology and skin disorders with age and benefits of feminine wipes in postmenopausal women. In: Farage MA, Miller KW, Maibach HI. Textbook of Aging Skin. Berlin: Springer; 2010.

19. Farage M, Bramante M, Otaka Y, Sobel J.Do panty liners promote vulvovaginal candidiasis or urinary tract infections? A review of the scientific evidence. Eur J Obstet Gynecol Reprod Biol. 2007;132(1):8-19.

20. Gfatter R, Hackl P. Effects of soap and detergents on skin surface pH, stratum corneum, hidratation and fat content in infants. Dermatology. 1997;195(3):258-62.

21. Giraldo PC, Amaral RL, Juliato C, Eleutério J Jr, Brolazo E, Gonçalves AK. The effect of "breathable" panty liners on the female lower genital tract. Int J Gynaecol Obstet. 2011; 115(1):61-4.

22. Giraldo PC, Gonçalves AKSG, Eleutério Jr J. Mecanismos de defesa da mucosa genital feminina. In: Peixoto S. Infecção genital na mulher. São Paulo: Roca; 2007. p. 37-41.

23. Giraldo PC. Conceito de higiene genital. Guia prático de condutas sobre higiene genital feminina. Federação Brasileira das Associações de Ginecologia e Obstetrícia, 2009.

24. Giraldo PC, Polo RC, do Amaral RL, Reis VV, Beghini J, Bardin MG. Hábitos e costumes de mulheres universitárias quanto ao uso de roupas íntimas, adornos genitais, depilação e práticas sexuais. Rev Bras Ginecol Obstet. 2013;35(9):401-6.

25. Gorodeski GI, Hopfer U, Liu CC, Margles E. Estrogen acidifies vaginal pH by up-regulation of proton secretion via the apical membrane of vaginal-ectocervical epithelial cells. Endocrinology. 2005;146(2):816-24.

26. S, D, VukaD, Daglar E, M, D, et al. Risk factors for recurrent vulvovaginal candidiasis. Vojnosanit Pregl. 2010;67(10):819-24.

27. Korting HC, Braun-Falco O. The effect of detergents on skin pH and its consequences. Clin Dermatol. 1996;14(1):23-7.

28. Mossop H, Linhares IM, Bongiovanni AM, Ledger WJ, Witkin SS. Influence of lactic acid on endogenous and viral RNA-induced immune mediator production by vaginal epithelial cells. Obstet Gynecol. 2011;118(4):840-6.

29. O'Hanlon DE, Moench TR, Cone RA. In: vaginal fluid, bacteria associated with bacterial vaginosis can be suppressed with lactic acid but not hydrogen peroxide. BMC Infect Dis. 2011;11:200.

30. Patel DA, Gillespie B, Sobel JD, Leaman D, Nyirjesy P, Weitz MV, et al. Risk factors for recurrent vulvovaginal candidiasis in women receiving maintenance antifungal therapy: results of a prospective cohort study. Am J Obstet Gynecol. 2004;190(3):644-53.

31. Pontes AC, Amaral RL, Giraldo PC, Beghini J, Giraldo HP, Cordeiro ES. A systematic review of the effect of daily panty liner use on the vulvovaginal environment. Int J Gynaecol Obstet. 2014;127(1):1-5.

32. Rippke F, Schreiner V, Doering T, Maibach HI. Stratum corneum pH in atopic dermatitis: impact on skin barrier function and colonization with Staphylococcus Aureus. Am J Clin Dermatol. 2004; 5(4):217-23.

33. Rippke F, Schreiner V, Schwanitz HJ. The acidic milieu of the horny layer: new findings on the physiology and pathophysiology of skin pH. Am J Clin Dermatol. 2002;3(4):261-72.

34. Runeman B, Rybo G, Larkö O, Faergemann J. The vulva skin microclimate: influence of panty liners on temperature, humidity and pH. Acta Derm Venereol. 2003;83(2):88-92.

35. Runeman B, Rybo G, Forsgren-Brusk U, Larkö O, Larsson P, Faergemann J. The vulvar skin microenvironment: influence of different panty liners on temperature, pH and microflora. Acta Derm Venereol. 2004;84(4):277-84.

36. Wanderley MS, Magalhães EMS, Trindade ER. Avaliação Clínica e Laboratorial de Crianças e Adolescentes com Queixas Vulvovaginais. RBGO. 2000;22(3):147-52.

37. Witkin SS, Alvi S, Bongiovanni AM, Linhares IM, Ledger WJ. Lactic acid stimulates interleukin-23 production by peripheral blood mononuclear cells exposed to bacterial lipopolysaccharide. FEMS Immunol Med Microbiol. 2011;61(2):153-8.

38. WHO guidelines on hand hygiene in health care. Lopez AD, et al. Global and regional burden of disease and risk factors, 2001: systematic analysis of population health data. Lancet. 2006;367:1747-57.

39. Yamashita GA, Saramacho JF, Campaner AB, Aoki T. Aspectos etiológicos das vulvovaginites na infância. Arq Med Hosp Fac Cienc Med Santa Casa São Paulo. 2008;53(2):77-80.

10 Anticoncepção na adolescência

Sonia Tamanaha
José Mendes Aldrighi

▶ Introdução

As orientações contraceptivas na adolescência figuram entre as recomendações de destaque na prevenção de gestações não planejadas, tendo em vista que mais de 80% das gravidezes nesse período são não intencionais.

Em quase todos os países, a atividade sexual se inicia na adolescência, geralmente entre 15 e 19 anos. No Brasil, pesquisas mostram que um terço dos jovens sexualmente ativos iniciaram atividade sexual antes dos 12 anos, e muitos não utilizam corretamente os métodos contraceptivos. Esses dados estatísticos sinalizam a importância desse tema na saúde global dos jovens, e da necessidade, ainda não atendida, de métodos contraceptivos aceitáveis, confiáveis e eficazes para adolescentes.

A adolescência é o período de desenvolvimento biológico compreendido entre 10 e 19 anos. Em geral, as adolescentes estão aptas a usar todos os métodos contraceptivos reversíveis – os não hormonais, hormonais combinados e os com progestógenos isolados. Para a adolescente, deve ser dada oportunidade de contar a sua própria história clínica e obter informações contraceptivas diretamente do médico, visto que os direitos à privacidade e confidencialidade são assegurados pelo Estatuto da Criança e do Adolescente.

O exame ginecológico, temido por muitas adolescentes, pode ser postergado, pois, apesar de importante, não é fundamental para a prescrição da maioria dos contraceptivos: os dados da história clínica e a aferição da pressão arterial são suficientes para nortear as melhores indicações.

Pesquisas mostram que outro ponto de vulnerabilidade à aderência aos métodos contraceptivos hormonais são medos sem comprovação científica – principalmente ganho de peso, defeitos congênitos futuros e infertilidade. Dados da literatura não sustentam tais associações quando esses desfechos são comparados com as não usuárias. Em geral, o uso de contraceptivos hormonais é seguro para a maioria das adolescentes. Por isso, são fundamentais os esclarecimentos antecipatórios sobre dúvidas, segurança, eficácia, efeitos colaterais, discutir preferências, explorar barreiras ao uso correto, orientar sobre as indicações da anticoncepção de emergência e aconselhar sobre prevenção de doenças sexualmente transmissíveis.

Merecem destaque as recomendações da dupla proteção (uso de preservativo associado a outro método efetivo), e a consulta aos critérios de elegibilidade médica para uso de contraceptivos proposto pela Organização Mundial da Saúde (Tabela 10.1).

Na prática clínica, nas situações com critérios de elegibilidade 1 ou 2, os contraceptivos podem ser indicados, ao contrário daquelas classificadas como 3 ou 4, quando não devem ser recomendados. Considerando que segurança, preferência, eficácia e conveniência devem ser respeitadas na escolha do método contraceptivo, apresentamos as recomendações para melhorar o desempenho dos métodos mais conhecidos e utilizados por adolescentes e as recentes propostas de comitês. Os métodos contraceptivos mais utilizados pelos adolescentes na atualidade são preservativos (96%), coito interrompido (57%), pílula (56%) e métodos comportamentais.

Tabela 10.1 – Interpretação dos critérios de elegibilidade médica para uso de contraceptivos.

1	Não há restrições médicas para essa condição
2	As vantagens superam os riscos potenciais
3	Os riscos são maiores do que os benefícios
4	A condição representa um risco inaceitável

Fonte: OMS, 2004.

▶ Métodos comportamentais

São baseados na abstinência sexual nos dias férteis do ciclo menstrual, identificados pelos sinais biológicos como as características da secreção do muco cervical, aumento da temperatura basal e cálculo mensal do período de maior fertilidade. Não há condições médicas que piorem pelo uso dos métodos comportamentais, porém, o critério de elegibilidade recomenda cautela na indicação para adolescentes, pois irregularidades menstruais são comuns e podem complicar o uso desses métodos.

Além disso, várias condições podem interferir na eficácia dos métodos comportamentais, tais como: lactação, puerpério, infecções vaginais, doenças que alteram a temperatura basal, e medicamentos que afetam a regularidade dos ciclos tais como lítio, antidepressivos tricíclicos, ansiolíticos, antibióticos e anti-inflamatórios. Essas condições aumentam o índice de falha contraceptiva para 25% (Tabela 10.2).

A Tabela 10.2 mostra o percentual de gestações não intencionais no primeiro ano de emprego dos métodos contraceptivos segundo o uso típico ou rotineiro, isto é, quando o método nem sempre é usado com todo o rigor recomendado, e o perfeito (quando a aderência ao método é correta e sistemática). Uma estratégia para melhorar a eficácia contraceptiva seria aconselhar o uso de preservativos concomitante aos métodos comportamentais.

Anticoncepção na adolescência

Tabela 10.2 – Índices de Pearl em usuárias de contraceptivos no uso típico e perfeito.

Método	Uso típico (%)	Uso perfeito (%)
Abstinência periódica	25	----
Calendário	----	9
Método da ovulação	----	3
Sinto térmico	----	2
Pós-ovulação	----	1

Fonte: Trussell J.[14-5].

▶ Coito interrompido (CI)

Trata-se de método tradicional, em que o homem remove o pênis da vagina e do contato com a genitália externa antes da ejaculação. O CI pode ser apropriado para casais capazes, altamente motivados, com razões religiosas ou filosóficas para não adoção de outros métodos, e para aqueles com necessidade de contracepção imediata e sem nenhuma alternativa.

Apesar de muitos adolescentes adotarem o CI, é importante destacar o alto índice de falha no uso rotineiro, e a não proteção contra DST/HIV – doenças sexualmente transmissíveis, incluindo a infecção pelo vírus da imunodeficiência humana (Tabela 10.3).

Tabela 10.3 – Índices de Pearl em usuárias de contraceptivos no uso típico e perfeito.

Método	Uso típico (%)	Uso perfeito (%)
Coito interrompido	27	4

Fonte: Trussell J.[14-5].

▶ Preservativo

Não há restrição médica para uso de preservativo, mas apenas orientações adicionais, que incluem o uso consistente e correto para se manter a eficácia contraceptiva e a prevenção de DST/HIV (Tabela 10.4). Na adolescência o método contraceptivo ideal é a dupla proteção – o uso do preservativo associado a outro método de alta efetividade.

Tabela 10.4 – Índices de Pearl em usuárias de contraceptivos no uso típico e perfeito.

Método	Uso típico (%)	Uso perfeito (%)
Preservativo		
Feminino	21	5
Masculino	15	2

Fonte: Trussell J.[14-5].

▶ Contraceptivos hormonais combinados

Os contraceptivos hormonais estão entre os métodos mais seguros, desde que o uso seja correto como mostram as Tabelas 10.5 e 10.6. O mais conhecido e utilizado pelas adolescentes é o contraceptivo oral (pílula).

▼

Tabela 10.5 – Índices de Pearl em usuárias de contraceptivos no uso típico e perfeito.

Método	Uso típico (%)	Uso perfeito (%)
Pílula	8	0.3
Injetável mensal	3	0.05
Adesivo	8	0.3
Anel vaginal	8	0.3

Fonte: Trussell J.[14-5].

▼

Tabela 10.6 – Critérios de elegibilidade para uso de contraceptivos hormonais combinados contendo estrogênio associado a progestágeno.

Condição	Pílula	Injetável	Adesivo	Anel vaginal
Menarca a ≤ 40 anos	1	1	1	1

O critério 1 de elegibilidade médica para uso dos contraceptivos hormonais combinados significa que não há restrição da prescrição para adolescentes saudáveis desde a menarca. É importante avaliar a escolha contraceptiva no contexto das doenças crônicas, nas interações medicamentosas e nas situações de aumento das complicações relacionadas com o componente estrogênico. As principais contraindicações ao uso de contraceptivos combinados estão listadas a seguir.

▪ *Contraindicações ao uso de contraceptivos combinados*

Condições trombogênicas
- Portadoras de mutações do Fator V, Protrombina, Proteína S, Proteína C e deficiência de antiprotrombina.
- Antecedente pessoal de tromboembolismo venoso e ou pulmonar.
- Cirurgia com imobilização prolongada.
- Lúpus eritematoso sistêmico com anticorpos antifosfolípides positivos.

Risco de trombose arterial e acidente vascular cerebral
- Enxaqueca clássica com aura.
- Doença cardíaca valvular complicada.

Risco de piora da função hepática

- Hepatite viral aguda.
- Cirrose descompensada.
- Adenoma hepatocelular.
- Hepatoma.

Risco de redução da eficácia de contraceptivos orais

- Certos anticonvulsivantes – fenitoina, carbamazepina, barbitúricos, primidona, topiramato, oxcarbazepina.
- Antibióticos – rifampicina.
- Antiretrovirais – inibidores de proteases (ritonavir).
- Cirurgias bariátricas com intervenção disabsortiva.

Risco de agravo do prognóstico

- Câncer de mama.

Risco de infarto do miocárdio

- Diabéticas insulino-dependentes com vasculopatias.
- Hipertensas com PA $_{(sistólica)}$ ≥ 160mmHg e PA $_{(diastólica)}$ ≥ 100 mmHg.
- Portadora de doença cardíaca isquêmica.

Vale destacar que o tabagismo, associado a contraceptivo hormonal combinado, é fator de risco para infarto do miocárdio inaceitável para mulheres com mais de 35 anos, mas, em adolescentes, a probabilidade desse evento é menor e as vantagens da prescrição superam o risco.

▶ Contraceptivos com progestogênios isolados

Todos os contraceptivos com progestogênios isolados podem ser prescritos para adolescentes (Tabela 10.7). Mas, métodos que não requeiram o regime diário podem colaborar para reduzir as falhas contraceptivas (Tabela 10.8).

O Acetato de Medroxiprogesterona de Depósito (AMP-D) – esquema injetável trimestral – não sofre interação medicamentosa com os anticonvulsivantes e representa uma boa opção para pacientes epilépticas. O AMP-D para adolescentes menores de 18 anos pode ser indicado, porém, existem preocupações com a redução da densidade mineral óssea. Por isso, na prática clínica recomenda-se não estender a prescrição por mais de dois anos nesse grupo etário.

Tabela 10.7 – Critérios de elegibilidade para uso de contraceptivos hormonais combinados contendo estrogênio associado a progestágeno.

Condição	Pílula com progestogênio	AMP-D	Implante
Menarca a < 18 anos	1	2	1
≥ 18 anos	1	1	1

AMP-D = acetato de medroxiprogesterona de depósito.

Tabela 10.8 – Índices de Pearl em usuárias de contraceptivos no uso típico e perfeito.

Método	Uso típico (%)	Uso perfeito (%)
Pílula com progestogênio	8	0.3
AMP-D	3	0.3
Implantes	0.05	

Fonte: Trussell J.[14-5].

Com relação a essa questão com AMP-D, a *Society for Adolescent Health and Medicine* sugere que: a) a prescrição pode ser mantida para adolescentes que necessitem de contracepção, após esclarecimentos dos benefícios e riscos potenciais; b) a decisão de monitoramento da densidade mineral óssea deve ser individualizada; c) a duração do uso pode se estender por dois anos, quando forem adotadas condutas de suplementação de 1.300 mg de cálcio, 400 unidades internacionais de vitamina D e atividade física diária; d) considerar uso de estrogênio para meninas com osteopenia e sem contraindicação para estrogenioterapia.

O implante com etonorgestrel tem duração de três anos e é disponível no Brasil. É uma opção atrativa para adolescentes que desejam longa duração e contracepção continua. A proteção começa dentro de 24 horas e a fertilidade retorna rapidamente após a sua remoção. Estudos mostram que não interfere na densidade mineral óssea, porém, sangramentos inesperados e prolongados podem dificultar a continuidade do uso e causar solicitações de remoções precoces. Por isso, orientações antecipatórias nesse sentido são muito importantes antes da implantação.

Os contraceptivos com progestógenos isolados apresentam menor número de contraindicações quando comparados aos contraceptivos hormonais combinados.

■ *Contraindicações ao uso de progestógenos isolados*

Risco trombogênico aumentado
- Tromboembolismo atual.
- Lúpus eritematoso sistêmico com anticorpos antifosfolípides positivos.

Probabilidade de piora da função hepática
- Cirrose descompensada.
- Adenoma hepatocelular.
- Hepatoma.

Risco de redução da eficácia de contraceptivos orais e implantes
- Uso de anticonvulsivantes.

Risco de agravo do prognóstico
- Câncer de mama – neoplasia hormônio dependente.

▶ LARC – *Long acting reversible contraception*

Os implantes e dispositivos intrauterinos são os representantes desse grupo de contraceptivos, sendo seguros e apropriados para a maioria das mulheres e adolescentes (Tabela 10.9). *The American College of Obstetricians and Gynecologists* e *The American Academy of Pediatrics* recomendam esse grupo de contraceptivos como primeira opção para prevenção de gestações não planejadas em adolescentes.

Adolescentes com filhos podem ser melhores candidatas ao uso de dispositivos intrauterinos do que as nulíparas, em virtude de menores taxas de expulsão. Mas é importante destacar que essa opção contraceptiva para adolescentes nulíparas também possa ser considerada caso a caso (Tabela 10.10).

▼

Tabela 10.9 – Índices de Pearl em usuárias de contraceptivos no uso típico e perfeito.

Método	Uso típico (%)	Uso perfeito (%)
Dispositivos intrauterinos		
DIU — cobre	0,8	0,6
SIU — LNG	0,1	0,1

DIU = Dispositivo Intrauterino; SIU-LNG = Sistema Intrauterino de Levonorgestrel.
Fonte: Trussell J.[14-5].

▼

Tabela 10.10 – Critérios de elegibilidade para uso dispositivos intrauterinos.

Condição	DIU de cobre	SIU-LNG
Dispositivos intrauterinos		
Menarca a < 20 anos	2	2
Nulípara	2	2
Multípara	1	1

A Organização Mundial da Saúde sugere como riscos inaceitáveis para inserção de DIU: doença inflamatória pélvica ou cervicite purulenta atuais ou nos últimos três meses. As desvantagens da inserção do DIU superam as vantagens na presença de comportamento sexual de risco para DST, sendo a mulher com múltiplos parceiros ou o parceiro com múltiplas parceiras. Não há restrição da indicação em mulheres com história prévia de doença inflamatória pélvica e sem doença sexualmente transmissível atual.

É importante salientar que o DIU de cobre e o SIU-LNG podem apresentar diferentes critérios de elegibilidade perante uma mesma condição clínica (Tabela 10.11). Os critérios mais restritivos do SIU-LNG decorrem dos potenciais efeitos trombogênicos e agravos da função hepática relacionados ao uso dos hormônios esteroides, além do desconhecimento do real impacto das baixas concentrações séricas do levonorgestrel (SIU-LNG) sobre o prognóstico das mulheres com câncer de mama, motivo que justifica o critério de elegibilidade 4 nessa condição.

Ginecologia e Obstetrícia da Infância à Adolescência

A ausência de efeitos sistêmicos associados ao DIU de cobre o torna uma boa opção contraceptiva nas portadoras de câncer de mama (critério 1); por outro lado, seu uso em lúpicas com trombocitopenia grave não é recomendado pela possibilidade de maior sangramento genital (critério 3), enquanto a prescrição do SIU-LNG representa boa alternativa (critério 2).

Tabela 10.11 – Condições e diferentes critérios de elegibilidade para uso de dispositivos intrauterinos.

Condição	DIU de cobre	SIU-LNG
LES com anticorpos antifosfolípides positivos	1	3
LES e trombocitopenia	3	2
História de TVP/PE	1	2
TVP/EP atual	1	3
TVP/EP estável com terapia anticoagulante	1	2
Adenoma hepatocelular	1	3
Hepatoma	1	3
Cirrose descompensada	1	3
Câncer de mama	1	4

Fonte: WHO[15].
LES = Lúpus Eritematoso Sistêmico; TVP/EP = Trombose Venosa Profunda/Embolia Pulmonar.

▶ Puerpério

▪ *Lactantes*

A lactação exclusiva associada à amenorreieia (LAM) é considerada contracepção de alta eficácia durante os primeiros seis meses, alcançando no uso correto índice de Pearl de 0.5%.

Com exclusão dos contraceptivos hormonais combinados e dos métodos comportamentais, todos os outros representam opções convenientes para a lactante. Assim, podem ser prescritos os preservativos, o DIU de cobre a partir da 4ª semana, e as formulações com progestógenos isolados (minipílula, AMP-D, implante, SIU-LNG) a partir da 6ª semana após o parto; essa recomendação ocorre pelo desconhecimento dos efeitos hormonais sobre o fígado e sistema nervoso central do lactente.

▪ *Não lactantes*

Todos os métodos podem ser prescritos, inclusive os contraceptivos hormonais combinados, a partir da 3ª semana após o parto, quando os riscos tromboembólicos induzidos pela gravidez deixam de ser preocupantes.

▶ Pós-abortamento

Todos os métodos contraceptivos podem ser utilizados de imediato após o aborto (1° e 2° trimestres), com exceção dos dispositivos intrauterinos (DIU de cobre e SIU-LNG) nos casos de abortamentos sépticos.

▶ Anticoncepção de emergência

Para essa finalidade, a opção de escolha é a administração de progestógenos em altas doses por via oral (1.500 mcg de levonorgestrel), em dose única, até 72 horas da relação sexual desprotegida, ou em duas tomadas de 750 mcg a cada 12 horas. Esses esquemas apresentam maior eficácia do que o método Yuzpe – que consiste na administração oral de 1.000 a 1.200 mcg de levonorgestrel associado ao etinilestradiol 200 a 240 mcg, divididas em duas tomadas a cada 12 horas. Recomenda-se o uso de antiemético e a repetição da dose, caso ocorra vômitos antes de duas horas após a ingestão dos comprimidos.

▶ Conclusões

A contracepção é o pilar na redução das taxas de gravidez na adolescência e na prevenção das consequências negativas relacionadas a gestações não intencionais. A maioria das adolescentes estão aptas a utilizar todos os métodos contraceptivos reversíveis – incluindo implantes e dispositivos intrauterinos.

É importante ressaltar que a aderência, eficácia e segurança dos contraceptivos dependem, além da liberdade de escolha do casal, do seu uso correto e da aplicação pelos profissionais de saúde das melhores evidências da literatura na sua prescrição em situações clínicas especiais.

▶ Referências

1. Abma JC, Martinez GM, Copen CE. Teenagers in the United States: sexual activity, contraceptive use, and childbearing, National Survey of Family Growth 2006-2008. National Center for Health Statistics. Vital Health Stat. 2010;23.(30):1-47.

2. Aldrighi JM, Petta CA. Anticoncepção – Aspectos Contemporâneos. 1. ed. São Paulo: Atheneu; 2005.

3. Braverman PK, Adelman WP, Alderman EM, Breuner CC, Levine DA, Marcell AV, et. al. Contraception for adolescents. Committee on Adolescence. Pediatrics. 2014;134(4).

4. Campos MO, Nunes ML, Madeira FC, Santos MG, Bregmann SR, Malta DC,Giatti L, et al. Comportamento sexual em adolescentes brasileiros, Pesquisa Nacional de Saúde do Escolar (PeNSE 2012). Rev Bras Epidemol Suppl PeNSE. 2014;116-30.

5. Chernick LS, Schnall R, Higgins T, Stockwell M, Castaño P, Santelli J, et al. Barriers to and Enablers of Contraceptive Use among Adolescent Females and their Interest in an Emergency Departament-based Intervention. Contraception; 2014.

6. Committee on Adolescence. Contraception for adolescents. Pediatrics. 2014;134(4):1244-56.

7. Committee opinion no.539: adolescents and long-acting reversible contraception: implants and intrauterine devices. Committe on Adolescent Health Care Long Acting Reversible Contraception Working Group, The American College of Obstetricians and Gynecologists. Obstet Gynecol. 2012;120(4):938-8.

8. Correia L, Martins I, Oliveira N, Antunes I, Palma F, Alves MJ. Contraceptive choices pre and post pregnancy in adolescence. J Pediatr Adolesc Gynecol. 2015 Feb;28(1):24-8.

9. Organização Mundial da Saúde. Social determinants of health and well-being among young people. Health Behaviour in School-aged Children (HBSC) study: international report from de 2009/2010 survey Copenhagen: WHO Regional Office for Europe; 2012.

10. Schwenkhagen AA, Stodieck SRG. Which contraception for women with epilepsy? Seizure. 2008. p. 145-50.

11. Speroff L, Fritz MA. Intrauterine Contraception: The IUD. In: Clinical Gynecologic Endocrinology and Infertility, 7th ed. Philadelphia: Lippincott Williams & Wilkins; 2005. p. 975.

12. Trussell J. Methodological pitfalls in analysis of contraceptive failure. Stat Med. 1991; 201-20.

13. Trussell J. Contraceptive efficacy. In: Hatcher RA, Trussell J, Stewart F, Nelson A, Cates W, Guest F, et al. Contraceptive Technology. Eighteenth Revised Edition. New York NY: Ardent Media; 2004a.

14. Trussell J. Contraceptive failure in United States. Contraception. 2004b;89-96.

15. WHO – Medical Eligibility criteria for contraceptive use 2008 update. Disponível em: http://www.who.int/reproductive-health/publications/mec/index.htm. Acesso em: 28 mar. 2009.

16. WHO – Medical Eligibility criteria for contraceptive use 2004. Disponível em: http://www.who.int/reproductive-health/publications/mec/index.htm. Acesso em: 28 mar. 2009.

11 Abuso sexual na infância e adolescência

Nelson Gonçalves
James Kageyama Coelho
Imacolada Marino Tozo
José Mendes Aldrighi

A violência excerbada na contemporaneidade em nível mundial afeta as sociedades, grupos, famílias e o indivíduo de forma isolada. Ela revela formas de dominação e opressão desencadeadoras de conflitos. A violência se expressa por diferentes meios e métodos de coerção e dominação, usados com o propósito de conquistar, reter poder ou obter privilégios.

A violência, segundo a Organização Mundial da Saúde (OMS), consiste no "uso intencional da força ou poder físico, em forma de ameaça ou efetivamente, contra si mesmo, outra pessoa ou grupo ou comunidade que ocasiona ou tem grandes probabilidades de ocasionar lesões, dano psíquico, alterações do desenvolvimento, privações, morte".

Há várias formas de expressão, natureza e tipologia da violência. A OMS, em 2002, dividiu do seguinte modo os diferentes tipos de violência: a que pode ocorrer contra si próprio, a que ocorre entre duas pessoas, guerras, terrorismo, e crime organizado. Quanto ao tipo, os atos violentos podem ser classificados em violência física, psicológica ou sexual.

Uma das facetas do fenômeno violência é justamente a violência sexual, que atinge todas as faixas etárias, classes sociais e pessoas de ambos os sexos. Ela é universal, sendo estimado que produza cerca de 12 milhões de vítimas mulheres anualmente, atingindo de recém-natos a idosos.

Fatores como o medo, não credibilidade no sistema legal e o silêncio cúmplice, que envolve as vitimizações sexuais, distorce o número de pessoas atingidas — apesar de os dados começarem a ter maior visibilidade na saúde, pela notificação compulsória das situações de violência diagnosticadas a partir dos serviços de saúde. No entanto, no Brasil não há dados estatísticos fidedignos a respeito do fenômeno, estimando-se que menos de 10% dos casos chegam às delegacias.

Nas vitimizações sexuais, além das lesões físicas e genitais sofridas, as pessoas tornam-se mais vulneráveis a outros tipos de violência, aos distúrbios sexuais, ao uso de drogas, à prostituição, à depressão e mesmo ao suicídio. As vítimas correm ainda o risco de adquirir doenças sexualmente transmissíveis (DST), a AIDS, e o risco de uma gravidez indesejada decorrente do estupro. Diante dessa magnitude de eventos, a violência sexual adquiriu caráter endêmico, tornando-se problema de saúde pública.

A violência sexual doméstica ocorre no território físico e simbólico da estrutura familiar, sendo definida por Deslandes como todo ato ou jogo sexual, relação heterossexual ou homossexual, cujo agressor esteja em estágio de desenvolvimento psicossexual mais adiantado que a criança ou o adolescente, com o intuito de estimulá-lo sexualmente ou utilizá-lo para obter satisfação sexual. Agressores com laços consanguíneos ou de parentesco perpetram o tipo de violência sexual intrafamiliar.

O Estatuto da Criança e do Adolescente se constituiu em grande avanço no campo dos direitos humanos no Brasil, sendo instrumento que colabora na identificação dos mecanismos e exigibilidade dos direitos constitucionais da população infanto-juvenil. Prossegue-se nele um espaço para a denúncia e o ressarcimento de qualquer fato que viole os direitos das crianças e adolescentes. No caso das crianças, vale lembrar, elas podem chegar ao hospital muito confusas e assustadas, com sentimentos de vergonha, traição, culpa e dor.

Necessitam de atenção, devendo-se evitar o contato físico desnecessário, o qual pode ser interpretado como novo abuso, já que tendem a não confiar nos adultos. Assim, deve-se sempre explicar a elas o que será feito, respeitando seus limites e conquistando sua confiança. O seguimento ou acompanhamento psicológico é imprescindível, devendo ser oferecido sistematicamente a todas as pacientes, sejam crianças ou adolescentes.

A adoção de medidas específicas nos casos de violência sexual deve ocorrer preferencialmente nas primeiras 72 horas. Consistem, fundamentalmente, de procedimentos de profilaxia em DST, HIV-Aids e prevenção de gravidez indesejada. A seguir, será explicado com maiores detalhes como proceder no atendimento de uma criança e\ou adolescente vítima de abuso sexual.

▶ Aspectos éticos e legais

Para que seja instituído atendimento com medidas éticas e legais adequadas, alguns aspectos essenciais serão revisados:

- Lei n. 10.778, de 24 de novembro de 2003, estabelece a **notificação compulsória**, no território nacional, dos casos de violência contra a mulher atendida em serviços públicos e privados de saúde. O cumprimento da medida é fundamental para o dimensionamento do fenômeno da violência sexual e de suas consequências, contribuindo para a implatação de políticas públicas de intervenção e prevenção do problema.
- **Em crianças e adolescentes menores de 18 anos de idade, a suspeita ou confirmação de abuso sexual deve, obrigatoriamente, ser comunicada ao Conselho Tutelar ou à Vara da Infância e da Juventude**, sem prejuízo de outras medidas legais, conforme art. 13 do Estatuto da Criança e do Adolescente (ECA), Lei n. 8.069, de 13 de julho de 1990. Essa medida é de extremo valor para oferecer a necessária e apropriada proteção para crianças e adolescentes.

Segundo o art. 2 do ECA, considera-se criança a pessoa menor de 12 anos e adolescente aquela entre 12 e 18 anos de idade;

- Não há impedimento legal ou ético para que o (a) médico (a) preste a assistência que entender necessária, incluindo-se o exame ginecológico e a prescrição de medidas de profilaxia, tratamento e reabilitação. A gravidade da circunstância e os riscos que a violência sexual impõe para a criança/adolescente exigem o rigoroso cumprimento da atenção em saúde. A assistência à saúde da pessoa que sofre violência sexual é prioritária, e **a recusa infundada e injustificada de atendimento pode ser caracterizada, ética e legalmente, como omissão. Nesse caso, segundo o art. 13, § 2°, do Código Penal, o(a) médico(a) pode ser responsabilizado(a) civil e criminalmente pela morte da mulher ou pelos danos físicos e mentais que ela sofrer**. No atendimento imediato após a violência sexual, também **não cabe a alegação do(a) profissional de saúde de objeção de consciência, na medida em que a mulher pode sofrer danos ou agravos à saúde em razão da omissão do(a) profissional.**
- **Após o atendimento médico, se a criança/adolescente tiver condições, poderá ser encaminhada à delegacia para lavrar o boletim de ocorrência policial, prestar depoimento, ou submeter-se a exame pelos peritos do Instituto Médico Legal (IML)**. Se, por alguma razão, não for mais possível a realização dos exames periciais diretamente pelo IML, os peritos podem fazer o laudo de forma indireta, com base no prontuário médico. Assim, os dados sobre a violência sofrida e suas circunstâncias, bem como **os achados do exame físico e as medidas instituídas, devem ser cuidadosamente descritos e registrados em prontuário.**
- O boletim de ocorrência policial registra a violência para o conhecimento da autoridade policial. O laudo do IML é documento elaborado para fazer prova criminal. **A exigência de apresentação destes documentos para atendimento nos serviços de saúde é incorreta e ilegal.**
- **O atendimento de crianças e adolescentes em situação de violência sexual exige o cumprimento dos princípios de sigilo e segredo profissional**. A Constituição Federal, art. 5°, inciso X, garante que "são invioláveis a intimidade, a vida privada, a honra e a imagem das pessoas, assegurado o direito a indenização material ou moral decorrente de sua violação". O art. 154 do Código Penal caracteriza como crime "revelar alguém, sem justa causa, segredo, de que tem ciência em razão de função, ministério, ofício ou profissão, e cuja revelação possa produzir dano a outrem". Da mesma forma, o Código de Ética Médica, art. 103, estabelece que é vedado ao médico "revelar segredo profissional referente a paciente menor de idade, inclusive a seus pais ou responsáveis legais, desde que o menor tenha capacidade de avaliar seu problema e de conduzir-se por seus próprios meios para solucioná-lo, **salvo quando a não revelação possa acarretar danos ao paciente**" (destaque nosso); **nesse caso, a decisão do profissional de saúde deve estar justificada no prontuário da criança ou da adolescente.**
- **Estupro** é definido pelo art. 213 do Código Penal como "constranger alguém, mediante violência ou grave ameaça, a ter conjunção carnal ou a praticar ou permitir que com ele se pratique outro ato libidinoso". Entende-se por "violência" o emprego de força física, suficientemente capaz de sobrepujar a resistência da vítima. A "grave ameaça" configura- se como a promessa de efetuar

tamanho mal, capaz de impedir a resistência da vítima. A "conjunção carnal" corresponde ao coito vaginal, portanto, aplica-se a vítima do sexo feminino. A prática de "outro ato libidinoso" (que inclui situações diversas do coito vaginal, a exemplo das manobras digitais eróticas e a cópula anal ou oral) aplica-se a vítimas de ambos os sexos.

- O art. 213 do Código Penal é aplicável tão-somente a condutas contra maiores de 14 anos de idade. Se a vítima for menor de 14 anos ou alguém que, por enfermidade ou deficiência mental, não tem o necessário discernimento para a prático do ato, ou que, por qualquer outra causa, não pode oferecer resistência, aplica-se o art. 217-A, que prevê o crime de **estupro de vulnerável**, com pena mais grave. O crime de estupro só pode ser praticado mediante violência real (agressão física) ou grave ameaça.

▶ Atendimento à mulher vítima de abuso sexual

Relataremos, a seguir, como conduzir o atendimento da mulher violentada.

▪ *Anamnese e exame físico*

A relaxação de coleta de dados detalhadas na história da paciente é essencial, visto que, caso não seja possível a realização de perícia, os dados do primeiro atendimento podem ser utilizados para a montagem do relatório, assim deve constar detalhes na anamnese, como data e local da ocorrência, tipo de violência sexual sofrida e descrição do(s) agressor(es).

Na avaliação do exame físico, uma boa descrição deve ser elaborada das lesões genitais e extragenitais; caso seja possível, uma fotografia deve ser retirada e arquivada em prontuário, podendo-se utilizar esquemas e desenhos para facilitar o detalhamento. Caso sejam constatados cortes com sangramento em região genital, sutura com fio reabsorvível pode ser utilizada; em caso de hematomas, o uso de compressa gelada pode ser suficiente; entretanto, caso houver a instabilidade hemodinâmica, a abordagem cirúrgica deve ser indicada. Sempre que se achar necessário, equipe multidisciplinar deve ser requerida para o atendimento da paciente, de acordo com os agravos identificados.

Aspecto especial dessa etapa de atendimento seria a coleta de material, que deve ser realizada por meio de um *swab*, sendo acondicionado em papel filtro estéril e guardado no prontuário em ambiente climatizado. Qualquer manobra que possa danificar o DNA deve ser abolida, por exemplo, o uso de fixadores como formol e álcool e o uso de saco plástico para guardar o material, que propicia a proliferação de bactérias danificando a coleta.

O acompanhamento laboratorial deve ser realizado no momento do atendimento, então com a coleta de sorologia de HIV (com o consentimento da paciente), sífilis, hepatite B e C; estas devem ser repetidas nas semanas 6, 12 e 24. Já para as pacientes em uso de antirretrovirais, deve-se solicitar hemograma e transaminases no início da medicação e repetir na semana 2, 6, 12 e 24.

▪ *Contracepção de urgência*

A contracepção de urgência tem de ser oferecida a toda mulher que já apresentou a menarca; caso a vítima já esteja em uso de algum método contraceptivo eficaz, o uso

Abuso sexual na infância e adolescência **149**

de adicional não é necessário. Os esquemas preconizados pelo Ministério da Saúde são o uso de levonorgestrel 75 mg por comprimido (cp), sendo esquema de uso 2 cps por via oral dose única ou 1 cp a cada 12 h no total de 2 cps. Outro esquema útil seria o uso de pílula contendo etinilestradiol na dose de 30 mcg associado a 150 mcg de levonorgestrel com o uso de 8 cps dose única ou 4 cps a cada 12 horas no total de 8 cps. A primeira linha seria o uso de progestógeno isolado, devido a sua maior eficácia e baixa interação medicamentos com os antirretrovirais; caso a opção seja pelo método combinado, não esquecer de verificar se a paciente apresenta alguma contraindicação. Idealmente, ele deve ser utilizado até cinco dias da ocorrência.

O uso do dispositivo intrauterino não é recomendado, devido à alta taxa de infecção, com seu uso nessa situação.

- ### Profilaxia infecciosa

Apenas a infecção pelo HIV apresenta tempo-limite de prescrição de profilaxia (72 horas); para o restante, não há limite pré-determinado. Para pacientes **acima de 45 kg** deve ser prescrito para a profilaxia de sífilis 1.200.000 UI de penicilina cristalina intramuscular em cada nádega; para gonorreia, ofloxacina 400 mg via oral dose única; para clamídia e cancro mole, 1 g de azitromicina dose única deve ser prescrito e metronidazol 2 g via oral dose única na profilaxia da tricomoníase.

Caso a criança tenha **menos de 45 kg**, deve ser prescrito penicilina benzatina na dose de 50 ui\kg intramuscular (máximo de 2,4 milhões ui), ceftriaxone 250 mg intramuscular dose única, azitromicina 20 mg\kg (máximo 1 g) e o metronidazol 15 mg\kg\dia por sete dias (máximo 2 g dose total).

A profilaxia da **hepatite B** deve ser realizada impreterivelmente, independentemente da presença da sorologia desta moléstia. Mulheres sabidamente vacinadas com todas as doses, não necessitam de qualquer conduta; entretanto, as que apresentam *status* vacinal desconhecido ou incompleto devem receber a vacinação e completar o esquema vacinal. Conjuntamente com a primeira dose, é necessário realizar a imunoglobulina na dose de 0,06 ml\kg dose única; cabe relembrar que essa medicação não pode ser administrada no mesmo local da vacina, sendo o ideal a administração até 48 horas após a violência sexual. Algumas observações devem ser salientadas: no abuso crônico não está indicada a imunoprofilaxia; a mesma recomendação é feita quando a sorologia do agressor é sabidamente negativa.

A **profilaxia para HIV** é indicada quando há ocorrência de sexo vaginal e\ou anal e\ou oral – o início em 72 horas sempre deve ser obedecido para otimização, e o período de tratamento total é de quatro semanas. Como, sabidamente, a profilaxia traz inúmeros efeitos colaterais, sempre que possível o agressor deve ser submetido ao teste sorológico de HIV rápido; caso ele seja negativo, a profilaxia não está indicada. O esquema indicado é o uso de três drogas associadas para adolescentes: zidovudina 300 mg com a lamivudina 150 mg a cada 12 horas (café e jantar), associado a nelfinavir 750 mg a cada 8 horas (café, almoço e jantar) ou 1.275 mg a cada 12 horas (café e jantar). Eventualmente, o nelfinavir pode ser substituído pelo indinavir 800 mg a cada oito horas (café, almoço e jantar). No caso de crianças, a dose deve ser ajustada de acordo com a área corpórea e o seu peso; assim, está indicado o uso de zidovudina na dose ente 90-180\$m^2$ a cada oito horas (máximo 600 mg\dia), lamivudina 4 mg\kg a cada 12 horas e nelfinavir 30 mg\kg a cada oito horas; esta última pode ser substituída pelo ritonavir 350-400 mg\$m^2$ a cada 12 horas (dose máxima de 600 mg\dia).

Lembrar que a fórmula de cálculo da superfície corpórea é:

$$\frac{(peso \times 4) + 7}{peso + 90}$$

▪ *Gravidez*

No caso de a paciente evoluir uma gestação decorrente de ato de violência sexual, as condutas devem ser baseadas na lei e no código de ética a seguir:

De acordo com o art. 128, inciso II, do Código Penal, não se pune o aborto praticado por médico se a gravidez resulta de estupro (ou, por analogia, de outra forma de violência sexual) e o aborto é precedido de consentimento da gestante ou, quando incapaz, de seu representante legal. Constitui um direito da mulher, que tem garantido, pela Constituição Federal e pelas Normas e Tratados Internacionais de Direitos Humanos, o direito à integral assistência médica e à plena garantia de sua saúde sexual e reprodutiva.

O Código Penal, nesse caso, não exige qualquer documento para a prática do abortamento, a não ser o consentimento da mulher. Assim, a mulher que sofre violência sexual não tem o dever legal de noticiar o fato à polícia. Deve-se orientá-la a tomar as providências policiais e judiciais cabíveis, mas, caso ela não o faça, não lhe pode ser negado o abortamento. O Código Penal estabelece que a palavra da mulher que busca os serviços de saúde afirmando ter sofrido violência deve ter credibilidade ética e legal, devendo ser recebida como presunção de veracidade. O objetivo do serviço de saúde é garantir o exercício do direito à saúde. Seus procedimentos não devem ser confundidos com os procedimentos reservados à polícia ou à Justiça.

O(a) médico(a) e demais profissionais de saúde não devem temer possíveis consequências jurídicas, caso se revele posteriormente que a gravidez não foi resultado de violência sexual. Conforme estabelece o Código Penal, em seu art. 20, § 1°, "é isento de pena quem, por erro plenamente justificado pelas circunstâncias, supõe situação de fato que, se existisse, tornaria a ação legítima". Se todas as cautelas procedimentais foram cumpridas pelo serviço de saúde, no caso de verificar-se, posteriormente, a inverdade da alegação, somente a gestante, em tal caso, responderá criminalmente.

▶ Referências

1. Prefeitura Municipal de São Paulo. Secretaria da Saúde. Caderno de Violência Doméstica e Sexual contra a Mulher. São Paulo: SMS; 2007.

2. Andrade MC. In: Aldrighi JM, Oliveira VM, Oliveira AL, editores. Obstetricia: fundamentos e avanços na propedêutica, diagnóstico e tratamento. São Paulo: Atheneu; 2013.

3. Drezzet J, et al. Abortamento legal. Núcleo de Programas Especiais, Serviço de Violência Sexual e Abortamento Legal. Centro de Referência da Saúde da Mulher; 2014.

4. Brasil. Ministério da Saúde. Prevenção e tratamento dos agravos resultantes da violência sexual contra mulheres e adolescentes. Manuais técnicos do Ministério da saúde; 2005.

5. Ribeiro MA, Ferriani MG, Reis JN. Centro de Referência da Criança e Adolescente, Ribeirão Preto, Brasil. In: Violência sexual contra crianças e adolescentes: características relativas à vitimização nas relações familiares. Cad. Saude Pública. 2004 Mar/Apr;20(2).

12 Doenças sexualmente transmissíveis

Adrienne Pratti Lucarelli
Adriana Bittencourt Campaner
José Mendes Aldrighi

▶ Introdução

As doenças sexualmente transmissíveis (DST) são síndromes clínicas causadas por patógenos que podem ser adquiridos e transmitidos através da atividade sexual. Alguns patógenos podem ser sexualmente transmissíveis até quando a via não sexual é a porta principal. A efetividade no controle das doenças infecciosas se baseia em três pilares, o diagnóstico, a prevenção e o tratamento.

As DST estão entre os problemas de saúde pública mais comuns em todo o mundo. Na adolescência, as relações sexuais têm início mais precocemente e com um número maior de parceiros, o que contribui para aumentar a ocorrência das doenças sexualmente transmissíveis. Entre adolescentes brasileiros, o uso de preservativos é baixo, e apenas um terço deles ou menos utilizam esse método. Além disso, outros fatores contribuem para a elevada incidência de DST como iniciação sexual precoce, multiplicidade de parceiros e portadores assintomáticos. DST são comuns no mundo e podem ter consequências graves, como infertilidade feminina e masculina, aumento do risco de infecção pelo HIV e transmissão, na gestação, da mãe para o filho.

No Brasil, não há informações sobre a prevalência de DST entre adolescentes. As únicas DST de notificação compulsória são a sífilis e a AIDS e, além disso, cerca de 70% das pessoas com alguma DST buscam tratamento em farmácias, o que faz com que o número de casos notificados fique abaixo da estimativa. Nos Estados Unidos, cerca de nove milhões de doenças sexualmente transmissíveis são adquiridos a cada ano entre 15 e 24 anos, sendo estas mais comuns entre os jovens que usam álcool ou maconha, comparativamente com os não usuários. Adolescentes com menor escolaridade, e aqueles que têm famílias desestruturadas, também apresentam maior risco para contrair DST. Outros fatores podem aumentar essa vulnerabilidade, como, no caso das meninas, a maior exposição do epitélio cilíndrico do colo uterino, o que favorece a infecção por clamídias e gonococos. Em 25% dos casos, a etiologia não é identificada, e quando a causa é desconhecida ou testes para o diagnóstico não estiverem disponíveis, a Organização Mundial da Saúde (OMS) recomenda o uso de dados epidemiológicos para orientar o tratamento presuntivo para o micro-organismo mais prevalente na região geográfica.

Apesar da aparente vulnerabilidade, a adolescência constitui fase de grandes potencialidades, as quais tornam os jovens sensíveis a ações positivas de saúde. Rapazes e moças ainda não têm uma identidade cristalizada, sendo passíveis de mudança de comportamento. Trata-se, portanto, de momento propício para se criarem hábitos de vida saudáveis, o que inclui o uso de preservativo em todas as relações sexuais.

▶ Classificação

Os micro-organismos envolvidos nas doenças sexualmente transmissíveis podem apresentar vários subtipos que tornam as suas manifestações clínicas mais difíceis de serem detectadas, acometendo pessoas de todas as idades e de todas as classes sociais. As doenças sexualmente transmissíveis podem ser divididas em:

- Virais: infecção pelo vírus da imunodeficiência humana, herpes simples e pelo papilomavírus humano (HPV), veja capítulo específico.
- Bacterianas: sífilis, cancro mole, donovanose, gonococo, infecção por clamídia, micoplasmose.
- Fúngica: candidíase, veja capítulo específico.
- Protozoáricas: tricomoníase, veja capítulo específico.

▶ Infecções virais

▪ Infecção pelo vírus da imunodeficiência humana (HIV)

Estudos de vários países têm demonstrado a crescente ocorrência de HIV entre os adolescentes, sendo atualmente as taxas de novas infecções maiores entre a população jovem. Quase metade dos novos casos de AIDS ocorre entre os jovens com idade entre 15 e 24 anos. Considerando que a maioria dos doentes está na faixa dos 20 anos, conclui-se que a grande parte das infecções aconteceu no período da adolescência, uma vez que a doença pode ficar por longo tempo assintomática.

A AIDS é uma doença que representa um dos maiores problemas de saúde da atualidade, em função do seu caráter pandêmico e de sua gravidade. Os infectados pelo vírus da imunodeficiência humana (HIV) evoluem para uma grave disfunção do sistema imunológico à medida que vão sendo destruídos os linfócitos T CD4+, uma das principais células-alvo do vírus. O agente etiológico é o HIV-1 e HIV-2, retrovírus da família *Lentiviridae*. Ele apresenta envelope lipídico bilaminar originado da célula hospedeira que contém glicoproteínas (gp) próprias do vírus, denominadas gp120 e gp41, as quais emergem da superfície viral e são importantes no processo de infecção celular, ligando-se ao receptor CD4 e aos receptores secundários das células-alvo (CCR-5 e CXCR-4). Imediatamente abaixo do envelope está o nucleocapsídeo viral, onde estão as proteínas (p) p17 e p18. Dentro do nucleocapsídeo encontra-se o *core* viral, onde se isola a p24. No interior do *core* observam-se duas cadeias de RNA que constituem o material genético do HIV, as proteínas p7 e p9 e a transcriptase reversa.

Sabe-se que todas as proteínas estruturais do HIV 1 são codificadas por seus três genes: o *group antigen* (*gag*), *polymerase* (*pol*) e *envelope* (*env*). O gene *gag* codifica as proteínas da estrutura interna do vírus, o *pol* codifica a transcriptase reversa e o *env* é o responsável pela codificação das proteínas do envelope viral. No entanto, para que ocorra a expressão funcional do vírus são necessárias a presença e a ação de fatores reguladores (inibidores ou facilitadores), também codificados pelo genoma viral. Já foram descritos seis fatores reguladores (*tat, rev, nef, vif, vpu* e *vpr*) que coordenam a infectividade, mutação e replicação do HIV.

Mecanismo de infecção e replicação viral

O HIV apresenta tropismo seletivo pelos linfócitos T-auxiliares, nos quais existem receptores específicos para o vírus, denominados CD4. A fisiopatologia da síndrome se fundamenta na redução do número de linfócitos T-CD4, elementos básicos do sistema imunológico humano. A gp120 promove a interação do vírus com o receptor linfocitário CD4 e a gp41 apresenta importante influência na fusão do vírus com a membrana celular do hospedeiro, utilizando os receptores secundários do HIV, chamados *chemokine receptors* (principalmente o CCR-5 e o CXCR-4). Através dos receptores secundários completa-se o processo de entrada do material genômico do vírus no linfócito ou no macrófago, estabelecendo-se a infecção.

Após a penetração do vírus na célula, ocorre a liberação do RNA viral no citoplasma da célula hospedeira. Na sequência, a transcriptase reversa age sobre o molde do RNA viral originando o DNA pró-viral, capaz de incorporar-se ao DNA da célula infectada, criando condições de replicar seu próprio código genético. Ao serem liberadas por meio da membrana citoplasmática, as novas partículas virais adquirem os componentes para formar seu envelope.

O modo de transmissão pode ser via sexual (esperma e secreção vaginal); a exposição parenteral ou de mucosas a sangue/hemoderivados, instrumentos e tecidos contaminados pelo vírus; e o terceiro, representado pela transmissão vertical por via transplacentária, durante o parto ou pela amamentação. Desde o momento de aquisição da infecção, o portador do HIV é transmissor; entretanto, os indivíduos com infecção muito recente ("infecção aguda") ou imunossupressão avançada, têm maior concentração do HIV no sangue (carga viral) e nas secreções sexuais, transmitindo com maior facilidade o vírus. Alguns processos infecciosos e inflamatórios favorecem a transmissão do HIV, por exemplo doenças sexualmente transmissíveis (DST) como a sífilis, o herpes genital e o Cancro Mole. As DST não ulcerativas, tais como: gonorreia, infecção por clamídia, tricomoníase, ou outras infecções do trato genital inferior como, por exemplo, a vaginose bacteriana e candidíase, e processos inflamatórios, como vaginites químicas causadas por espermicidas e outras substancias.

As cervicites, além do processo inflamatório adjacente, cursam quase invariavelmente com a presença de ectopias, o que lhes confere solução de continuidade entre o ambiente vaginal e a circulação sanguínea, favorecendo a aquisição ou transmissão do HIV. As verrugas, igualmente, causam friabilidade da mucosa infectada, levando a formação de microfissuras e, portanto, maior risco de aquisição ou transmissão do HIV.

O período de incubação ocorre desde a infecção pelo HIV e o aparecimento de sinais e sintomas da fase aguda, podendo variar de cinco a 30 dias. E o período de latência pode variar entre cinco e 10 anos. O indivíduo infectado pelo HIV pode transmiti-lo em todas as fases da infecção, risco esse proporcional à viremia.

Diagnóstico

Considera-se adequado considerar o período médio de janela imunológica de 30 dias. O enzimaimunoensaio (ELISA) evoluiu da 1ª para a 3ª geração, melhorando tanto a sensibilidade quanto a especificidade, e é o mais utilizado para o diagnóstico inicial da infecção pelo HIV. Por se tratar de diagnóstico cujas implicações psicológicas e sociais são extremamente sérias, deve-se ter o cuidado de aferir a positividade dessa reação em duas amostras sanguíneas distintas. Para confirmação diagnóstica da infecção, utilizam-se técnicas de especificidade mais elevada, e o *Western-blot* constitui o exame sorológico confirmatório mais utilizado em todo o mundo. De modo geral, se a reação detecta anticorpos contra a gp41 e a p24, ela é considerada positiva. Os exames que detectam diretamente o HIV1 ou suas partículas ainda apresentam custo operacional elevado e complexidade técnica, sendo indicados apenas em algumas situações, entre elas diagnóstico precoce da infecção, *Western-blot* com resultado indeterminado e infecção perinatal. Pode-se utilizar a reação em cadeia da polimerase (PCR) que tem um custo mais elevado, porém com resultado muito mais rápido.

A disponibilidade do teste rápido nas maternidades significa expressivo avanço assistencial, possibilitando a administração de zidovudina (AZT) intravenosa à mãe e o início precoce dessa medicação ao neonato.

As manifestações clínicas são aquelas compreendidas nas seguintes fases:

- **Infecção aguda**: caracteriza-se por viremia elevada, resposta imune intensa e rápida queda na contagem de linfócitos CD4+ de caráter transitório. Os pacientes podem apresentar sintomas de infecção viral, como febre, adenopatia, faringite, mialgia, artralgia, *rash* cutâneo, maculopapular eritematoso; ulcerações muco-cutâneas, envolvendo mucosa oral, esôfago e genitália; hiporexia, adinamia, cefaleia, fotofobia, hepatoesplenomegalia, perda de peso, náuseas e vômitos. Alguns pacientes ainda, podem apresentar candidíase oral, neuropatia periférica, meningoencefalite asséptica e síndrome de Guillain-Barré. Os sintomas duram, em média, 14 dias, podendo o quadro clínico ser autolimitado.
- **Fase assintomática**: pode durar de alguns meses a alguns anos e os sintomas clínicos são mínimos ou inexistentes. Os exames sorológicos para o HIV são reagentes e a contagem de linfócitos T CD4+ pode estar estável ou em declínio. Alguns pacientes podem apresentar uma linfoadenopatia generalizada persistente, "flutuante" e indolor.
- **Fase sintomática inicial**: nesta fase, o portador da infecção pelo HIV pode apresentar sinais e sintomas inespecíficos de intensidade variável, além de processos oportunistas de menor gravidade, conhecidos como ARC – complexo relacionado a Aids. Um quadro de linfoadenopatia generalizada e persistente e a perda de peso caracterizam o início da fase sintomática da doença. Há uma elevação da carga viral e a contagem de linfócitos T CD4+ pode se encontrar abaixo de 500 cel/mm3.
- **AIDS/doenças oportunistas**: uma vez agravada a imunodepressão, o portador da infecção pelo HIV apresenta infecções oportunistas (IO). As doenças oportunistas associadas a Aids são várias, podendo ser causadas por vírus, bactérias, protozoários, fungos e certas neoplasias.

Doenças sexualmente transmissíveis 155

Tratamento

Critérios para início do tratamento antirretroviral

- **Pessoas assintomáticas com LT-CD4+ < 500 células/mm³**: Expansão da recomendação de início de tratamento, incluindo pessoas assintomáticas com contagem de linfócitos T-CD4+ abaixo de 500 células/mm³.
- **Pessoas assintomáticas com LT-CD4+ > 500 células/mm³**: Indicação da terapia antirretroviral (TARV) para pacientes com LT-CD4+ acima de 500 células/mm³ coinfectados pela hepatite B e com indicação de tratamento da hepatite. Além disso, deve-se considerar o início da TARV em pacientes com doença cardiovascular ou risco cardiovascular elevado, e neoplasias que necessitam de tratamento imunossupressor, mesmo para pacientes com LT-CD4+ superior a 500 células/mm³.
- **Sintomáticos, independentemente da contagem de LT-CD4+**: Maior ênfase a indicação de tratamento para todos sintomáticos ou na presença de manifestações associadas ao HIV, independentemente da contagem de LT-CD4+. Essa situação inclui tuberculose ativa, independente da forma clínica, alterações neurológicas, nefropatia e cardiomiopatia associadas ao HIV.
- **Genotipagem pré-tratamento**: realização de genotipagem para detecção de resistência genotípica para pessoas que tenham se infectado com parceiro em uso de medicamentos antirretrovirais, já que a possibilidade de transmissão de mutações de resistência é mais provável nessa situação. Também se recomenda a realização de genotipagem pré-tratamento para gestantes infectadas pelo HIV.
- **Pessoas que vivem com HIV em parceria soro discordante**: antecipação do início do tratamento para PVHA em parceria soro discordante, como medida de prevenção da transmissão do HIV. O tratamento deve ser oferecido, independentemente da contagem de LT-CD4+. A avaliação deve ser individualizada, e o tratamento iniciado desde que a PVHA esteja motivada e esclarecida sobre riscos e benefícios. Deve-se respeitar a autonomia da pessoa no processo decisório. Esta estratégia de prevenção complementa, sem substituir, aquelas já existentes.
- **Esquemas para início de tratamento**: Tenofovir (TDF) será opção de primeira escolha, assim como a zidovudina (AZT) na definição da dupla de inibidores nucleosídeos da transcriptase reversa (ITRN) para tratamento inicial, em associação com lamivudina. Além disso, será dada maior ênfase para utilização de inibidores não nucleosídeos da transcriptase reversa (ITRNN), sendo preferencial o efavirenz e alternativo a nevirapina. Em caso de impossibilidade de uso da classe de ITRNN, o lopinavir-r poderá ser indicado.
- **Gestação**: após a 14ª semana de gestação, é indicado o uso da zidovudina como droga profilática para reduzir a transmissão vertical do HIV, devendo ser instituída tão logo as provas laboratoriais de função hepática autorizem o seu início. Para gestantes assintomáticas e com carga viral abaixo de 10.000 cópias/mL, a Coordenação do Programa de DST/Aids do Ministério da Saúde do Brasil indica apenas profilaxia do HIV com AZT (600 mg/dia via oral, divididas em duas ou três ingestões). O objetivo do tratamento é melhorar a qualidade de vida, pela redução da carga viral e reconstituição do sistema imunológico.
- **Assistência ao parto**: a lavagem do canal vaginal é preconizada logo após firmar o diagnóstico de trabalho de parto na mulher contaminada pelo HIV, com o in-

156   *Ginecologia e Obstetrícia da Infância à Adolescência*

tuito de remover todas as secreções maternas desse local. A substância utilizada pode ser polivinilpirrolidona-iodo, clorexidina ou cloreto de benzalcônio. A zidovudina deve ser administrada por via intravenosa na dose de 2 mg/kg de peso, seguido de infusão contínua na dose de 1 mg/kg de peso de peso/hora até o parto. Para gestantes contaminadas pelo HIV na fase assintomática da infecção, a antibioticoprofilaxia é indicada em casos de cesárea, fórceps ou curetagem. Nas sintomáticas (Aids), orienta-se tal medida também em casos de parto normal. As drogas indicadas são as cefalosporinas de primeira geração, preferindo-se a cefazolina (2 g intravenoso, em dose única).

▪ *Herpes simples*

O vírus do herpes simples (HSV) pertence à família do *herpesviridae*, que é composta por mais de 120 tipos diferentes de vírus, dos quais apenas oito atingem o hospedeiro humano: herpes simples (Tipos 1 e 2), varicela zoster, citomegalovírus (CMV), vírus Epstein-Barr (EBV) e *Herpesvirus hominis* (HHV) tipos 6, 7 e 8. São DNA-vírus e dermoneurotrópicos os vírus pertencentes a esta família, e não sobrevivem no meio ambiente por períodos prolongados. Os herpesvírus não penetram na pele queratinizada. Embora os HSV 1 e 2 possam provocar lesões em qualquer parte do corpo, há predomínio do tipo 2 nas lesões genitais e do tipo 1 nas lesões periorais.

Nos Estados Unidos, visitas anuais ao médico nos primeiros episódios de herpes genital têm aumentado 14 vezes nos últimos 40 anos. Entre os indivíduos com idade de 12-25 anos, as taxas de soropositividade são de 30-70% para o HSV-1 e de 10-30% para o HSV-2. A soropositividade para HSV-1 aumenta de 44% em indivíduos com idades entre 12-19 anos, para 56% naqueles com idade entre 20-29 anos, e para 90% na faixa etária de 60-69 anos. Em contraste com as taxas de soropositividade para o HSV-1, a soropositividade entre as crianças pré-púberes no caso do HSV-2 é incomum até a adolescência. A prevalência de soropositividade HSV-2 aumenta rapidamente, de 6% entre os indivíduos com idade de 12-19 anos para 17% entre aqueles com idade entre 20-29 anos. Ao contrário do aumento continuado no HSV-1 com a idade, o HSV-2 atinge um patamar de 24% a 28% na idade de 30 anos.

É uma virose transmitida predominantemente pelo contato sexual (inclusive orogenital). A transmissão pode-se dar, também, pelo contato direto com lesões ou objetos contaminados. O vírus penetra por microtraumas em mucosas (oral, genital, anal, ocular), no trato respiratório e na corrente sanguínea. É necessário que haja solução de continuidade, pois não há penetração do vírus em pele ou mucosas íntegras. Muitas pessoas apresentam infecções leves ou não reconhecidas, mas eliminam o vírus de forma intermitente no trato genital. Como resultado, a maioria das infecções por herpes genital são transmitidos por pessoas que não sabem que têm a infecção, ou que são assintomáticos quando a transmissão ocorre.

Quadro clínico

O período de incubação varia de dois a 26 dias, com média de sete dias. As manifestações dependem, principalmente, das características do vírus, da imunidade do hospedeiro e da predisposição genética do paciente. A primoinfecção herpética é geralmente assintomática ou manifesta-se por meio de sintomatologia inespecífica. O primeiro episódio da infecção, denominado primoinfecção, é assintomático em 75% dos casos. Em algumas pacientes podem ocorrer algumas formas importantes de infecção: gengivoestomatite herpética, vulvovaginite herpética, ceratoconjutivite herpética e meningoencefalite herpética.

O quadro vulvovaginal primário habitualmente é causado pelo HSV-2, mas também pode ocorrer pelo HSV-1. Pode ou não produzir sintomatologia ou pródromos como aumento de sensibilidade, formigamento, mialgias, ardência ou prurido antecedendo o aparecimento das lesões. Estas infecções genitais primárias podem ser graves e durar cerca de três semanas. Na mulher, localiza-se mais frequentemente nos pequenos lábios, clitóris, grandes lábios, fúrcula e colo do útero. As lesões são inicialmente pápulas eritematosas de 2 a 3 mm, seguindo-se por vesículas agrupadas com conteúdo citrino, que se rompem dando origem a ulcerações (Figura 12.1). A adenopatia inguinal dolorosa bilateral pode estar presente em 50% dos casos. As lesões cervicais (cervicite herpética), frequentes na primoinfecção, podem estar associadas a corrimento genital aquoso. Podem ocorrer sintomas gerais, como febre e mal-estar.

Com ou sem sintomatologia, após a infecção primária, o HSV ascende pelos nervos periféricos sensoriais, penetra nos núcleos das células ganglionares e entra em latência. No HSV-1: latência nos gânglios do nervo trigêmeo; no HSV-2: latência nos gânglios sacrais, próximo à coluna.

Após a infecção genital primária por HSV 2 ou HSV 1, respectivamente, 90% e 60% dos pacientes desenvolvem novos episódios nos primeiros 12 meses, por reativação dos vírus. O quadro clínico das recorrências é menos intenso que o observado na primoinfecção, precedido de pródromos característicos: aumento de sensibilidade, prurido, "queimação", mialgias, e "fisgadas" nas pernas, quadris e região anogenital. A infecção recorrente tem a mesma história natural da infecção inicial, manifestando-se, quase sempre, na mesma topografia; tendem a ser unilaterais e em menor número. Inicia-se com o aparecimento de pequenas e múltiplas vesículas sobre áreas eritematosas, acompanhadas de ardor persistente. Após 24 a 48 horas as vesículas se rompem formando pequenas úlceras dolorosas que cicatrizam entre duas e três semanas, independente do tratamento (Figuras 12.2 e 12.3).

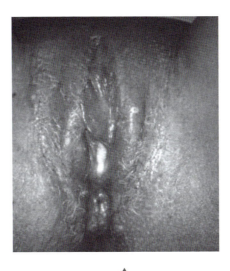

Figura 12.1 – Paciente com diversas lesões ulcerosas rasas em vulva, características de herpes primário.

A duração de todo o processo é, em média, de uma semana. A adenite regional restringe-se a 5% dos casos. O HSV 1, em 5% a 30% dos casos, infecta o trato genital inferior, sendo a via de transmissão geralmente por auto inoculação. Já, o HSV 2 é geralmente adquirido por adultos e adolescentes por via sexual, pelo contato com lesão ativa secretora (70% a 95% dos casos).

A prevalência do HSV 2 é altamente variável e depende de alguns fatores como região, grupo populacional, sexo, idade e número de parceiros. O HSV 2 é mais prevalente no sexo feminino e em indivíduos de comportamento de alto risco (HIV positivos, profissionais do sexo e indivíduos infectados por outras DST). Existe relação importante da prevalência do HSV 2 com a idade, observando-se níveis desprezíveis em crianças abaixo de 12 anos e atingindo platô ao redor dos 40 anos, onde a frequência é de até 80% em populações de alto risco em idade reprodutiva. No Brasil, a prevalência do HSV 1 em adultos com idade igual ou superior a 30 anos é de 95% e do HSV-2 é de 40,8% em homens e de 71,4% em mulheres com idade igual ou superior a 45 anos.

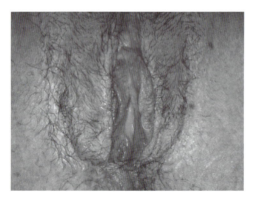

Figura 12.2 – Lesão de herpes recidivante em lábio maior direito. Base eritematosa com úlceras rasas.

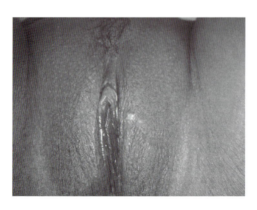

Figura 12.3 – Lesão de herpes recidivante em lábio maior esquerdo. Base eritematosa com vesículas.

Diagnóstico

O diagnóstico é realizado pelas características clínicas associadas à confirmação laboratoriais da infecção.

A **citologia de Papanicolau** mostra células gigantes multinucleadas, com inclusões virais chamadas em "vidro moído" (método de Tzanck – corados pelo giemsa); não deve ser o único método para diagnóstico.

O **isolamento do vírus em cultura** de tecido é a técnica mais específica para diagnóstico da infecção herpética, mas não é um método disponível na prática diária; sua sensibilidade é maior nas lesões vesiculosas e progressivamente menor nas fases de pústulas, úlceras e crostas. É seguida de tipagem viral com anticorpos monoclonais, de material obtido através das vesículas. Pode ser feito por microscopia eletrônica, imunofluorescência direta ou método imunoenzimático.

O **PCR** é altamente sensível, embora seja pouco acessível, disponível em alguns laboratórios de referência, para pesquisa.

A **sorologia** só tem seu papel na identificação da soroprevalência ou confirmação de soroconversão, porém não se aplica na rotina. Sorologia (IgM e IgG com titulação), especialmente contra antígenos de glicoproteína gG1 e gG2. Os testes sorológicos podem demorar entre 8 e 12 semanas após a infecção primária para tornarem-se positivos. Estes testes não devem ser utilizados para diagnosticar infecções agudas.

Tratamento

Não existe tratamento que proporcione a cura definitiva do herpes genital, mas os antivirais são eficientes em reduzir a duração do episódio e reduzir as recidivas, além de reduzir a transmissão vertical e horizontal. Um quadro de herpes genital primário recém-adquirido pode ocasionar doença clínica prolongada com graves ulcerações genitais e envolvimento neurológico. Mesmo pessoas com primeiro episódio de herpes, que têm inicialmente manifestações clínicas leves, podem desenvolver sintomas graves ou prolongados. Portanto, todos os pacientes com primeiro episódio de herpes genital devem receber terapêutica antiviral oral. Para o primeiro episódio de herpes genital, iniciar o tratamento o mais precocemente possível com:

- Aciclovir (Zovirax®) 200 mg via oral 4/4 h (5 ×/dia) por 7-10 dias.
- Aciclovir 400 mg via oral 8/8 horas por 7-10 dias.
- Famciclovir (Famvir®) 250 mg via oral 8/8 h por 7-10 dias.
- Valaciclovir (Valtrex®, Valavir®) 1 g via oral 12/12 h por 7-10 dias.

A terapia antiviral para o herpes genital recorrente pode ser administrada para se reduzir a frequência de recorrências ou melhorar ou encurtar a duração das lesões. Nas recorrências, para boa eficácia, o tratamento episódico deve ser iniciado de preferência ao aparecimento dos primeiros pródromos (aumento de sensibilidade, ardor, dor, prurido) ou dentro de um dia do início de lesão:

- Aciclovir 400 mg via oral 8/8 h por 5 dias.
- Aciclovir 800 mg via oral 12/12 h por 5 dias.
- Aciclovir 800 mg via oral 8/8 h por 3 três dias.
- Famciclovir 125 mg via oral 12/12 h por 5 dias.
- Famciclovir 1 g via oral 12/12 h por um dia.
- Famciclovir 500 mg via oral dose única seguida de 250 mg via oral 12/12 h por 2 dias.

- Valaciclovir 500 mg via oral 12/12 h por 3 dias
- Valaciclovir 1 g via oral dose única diária, 5 dias

A terapia supressiva reduz a frequência das recorrências do herpes em 70-80% em pacientes com recorrências frequentes; muitas pessoas que recebem tal tratamento relatam não terem mais experimentado surtos sintomáticos. Segurança e eficácia foram documentadas entre os pacientes recebendo terapia diária com aciclovir por seis meses e com Valaciclovir ou Famciclovir de um ano. Casos recidivantes (seis ou mais episódios/ano) podem se beneficiar com terapia supressiva:

- Aciclovir 400 mg via oral 12/12 h por até seis anos.
- Famciclovir 250 mg via oral 12/12 h por dia seis meses a um ano.
- Valaciclovir 500 mg via oral por dia seis meses a um ano.

As portadoras de HIV podem apresentar episódios da infecção mais prolongados e mais graves. A dosagem das drogas é similar, embora experiências isoladas sugiram benefício com doses maiores. O tratamento deve ser mantido até que haja resolução clínica do quadro. Em lesões extensas, o tratamento endovenoso sob internação é recomendado (Aciclovir 5 a 10 mg por Kg de peso EV de 8/8 horas, entre cinco e sete dias, ou até resolução clínica).

▶ Infecções bacterianas

▪ Sífilis

A sífilis é doença infecciosa sistêmica, de possível evolução crônica, causada pela bactéria *Treponema pallidum.* Trata-se de bactéria espiroqueta que não se cora pela técnica de Gram e nem cresce em meios de cultivo artificiais. É sensível ao calor, detergentes e antissépticos comuns, além de frágil para sobreviver em ambientes secos. Sua transmissão é sexual ou vertical, na maioria dos casos, podendo ocorrer também pela transfusão de sangue contaminado. Afeta unicamente o ser humano, e tem período de incubação de uma semana a três meses, após o primeiro contato.

Nos Estados Unidos entre 2003 e 2004, a sífilis latente diminuiu cerca de 5% a 7%; em relação à sífilis primária e secundária, as taxas não mudaram. Atualmente, os maiores índices de sífilis ocorrem em mulheres entre 20 e 24 anos e homens com idade entre 35 e 39 anos. Entre os indivíduos com idades entre 15 e 19, e 20 e 24 anos as taxas de sífilis são nos Estados Unidos de 1,7 e 5,0 por 100.000 habitantes, respectivamente.

Classificação

A. Sífilis adquirida: recente (menos de um ano de evolução): primária, secundária e latente recente; tardia (com mais de um ano de evolução): latente tardia e terciária.

B. Sífilis congênita: recente (casos diagnosticados até o 2° ano de vida); tardia (casos diagnosticados após o 2° ano de vida).

Quadro clínico

Sífilis primária: trata-se de lesão ulcerada (cancro duro), não dolorosa (ou pouco dolorosa), em geral única, com a base e bordas endurecidas, lisa, brilhante, com presença de secreção serosa (líquida, transparente) escassa. Na mulher, dificilmente é detectada nesta fase, e pela localização, pode passar despercebida; quando aparece, é mais comumente observada nos pequenos e grandes lábios, paredes vaginais e colo uterino. É acompanhada de adenopatia regional não supurativa, móvel, indolor e múltipla que, em geral, passa despercebida. São raras, porém ocorrem as lesões de inoculação em outras áreas que não a genital. A lesão aparece entre 10 e 90 dias (média de 21 dias) após o contato sexual, e é altamente infectante, sempre rica em treponemas que podem ser visualizados ao microscópio óptico com campo escuro. O cancro usualmente desaparece entre três e quatro semanas, sem deixar cicatrizes. Entre a 3ª e 6ª semanas do seu aparecimento, as reações sorológicas para sífilis tornam-se positivas.

Sífilis secundária: é caracterizada pela disseminação da bactéria pelo organismo, e ocorre de seis a oito semanas do aparecimento do cancro. As manifestações nesta fase são essencialmente dermatológicas, e podem ser acompanhadas de micropoliadenopatia generalizada e, ocasionalmente, de artralgias, febrícula, cefaleia e adinamia (Figura 12.4). Mais raramente observa-se comprometimento hepático e até ocular, como uveíte. Também são lesões ricas em treponemas, como o cancro duro, e as reações sorológicas estão francamente positivas em seus maiores títulos de anticorpos circulantes. A infectividade do paciente é muito alta nesta fase.

Sífilis latente: a sífilis latente (recente e tardia) é a forma da sífilis adquirida na qual não se observam sinais e sintomas clínicos da doença. Seu diagnóstico é realizado exclusivamente por meio de testes sorológicos, com títulos menores do que na fase secundária. Sua duração é variável, e seu curso poderá ser interrompido por sinais e sintomas da forma secundária ou terciária.

Sífilis terciária (tardia): a sífilis tardia pode ter sinais e sintomas após três e 12 anos de infecção, principalmente lesões cutaneomucosas (tubérculos ou gomas), neurológicas (tabes dorsalis, demência), cardiovasculares (aneurisma aórtico) e articulares (artropatia de Charcot). Na maioria das vezes, entretanto, são assintomáticas. Não se observam treponemas nas lesões e as reações sorológicas têm títulos baixos.

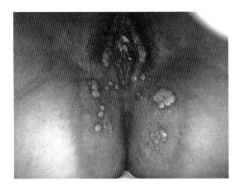

Figura 12.4 – Lesão de condiloma plano em região anogenital, característica de sífilis secundária.

Diagnóstico

Pesquisa direta através da microscopia em campo escuro: a pesquisa direta só se aplica a lesões das fases primária e secundária. Exige colher a linfa em lâmina, adicionar algumas gotas de soro fisiológico e observar por microscopia em campo escuro o movimento dos treponemas. Um único teste tem sensibilidade inferior a 50%. A indicação máxima do campo escuro reside na sífilis primária.

Testes sorológicos não treponêmicos: esse tipo de prova detecta a presença de anticorpos inespecíficos (cardiolipídicos ou reaginas) no soro e permitem testes qualitativos (reagente/não reagente) e quantitativos (titulações). São importantes para o diagnóstico e seguimento pós-terapêutico. Surgem habitualmente de três a cinco semanas após o aparecimento do protosifiloma. Instituído o tratamento correto, tendem a se negativar entre seis e 12 meses, podendo, no entanto, permanecer com títulos baixos (menores ou iguais a 1/16) por longos períodos de tempo ou até por toda a vida; é o que se denomina "memória" ou "cicatriz" sorológica.

São basicamente dois os tipos de provas: provas de floculação e reação de fixação de complemento. Das primeiras, a mais bem padronizada e mais largamente utilizada é a do VDRL (*Venereal Disease Research Laboratory*); e das últimas, a mais utilizada é a reação de Wassermann, além da RPR (*Rapid Plasma Reagin*). Os anticorpos detectados por essas técnicas são observáveis três semanas depois do aparecimento do cancro, aumentam seus títulos progressivamente até o máximo no período secundário, com praticamente 100% de positividade nessa fase. No período terciário a positividade é de aproximadamente 90%. Sendo reações não treponêmicas, não são específicas, podem apresentar reações sorológicas falso-positivas biológicas.

Sorologias treponêmicas (Figura 12.5): para estabelecer diagnóstico definitivo de sífilis, e devido às limitações que apresentam as provas não treponêmicas, faz-se necessária a confirmação mediante provas específicas com base na detecção de anticorpos contra o agente. Essas provas incluem o teste de imunofluorescência direta (FTA-abs); o teste de imobilização do treponema (TPI); as provas de hemoaglutinação (TPHA), e mais recentemente os métodos de enzimaimunoensaio (EIA).

São testes específicos e qualitativos, importantes para a confirmação da infecção, pois utilizam o *T. pallidum* como antígeno. São confirmatórios, úteis para exclusão de falsos positivos à sorologia não treponêmica. Em geral, tornam-se reativos a partir do 15° dia da infecção. O mais usado é o FTA-abs e, mais recentemente, o FTA-abs/IgM, que expressa a atividade da doença e positiva mais rapidamente. O resultado dessa prova é expresso como reagente ou não reagente, sem usar titulagem. Em geral, os testes treponêmicos permanecem reagentes por toda a vida, mesmo após a cura da infecção.

Tratamento

A penicilina G, administrada por via parenteral, é a droga preferida para o tratamento de todas as fases da sífilis. A preparação utilizada (benzatina, procaína aquosa ou aquosa cristalina), a dosagem e a duração do tratamento dependem do estágio e das manifestações clínicas da doença.

Sífilis recente primária:

- Penicilina benzatina 2,4 milhões de unidades IM em dose única (1,2 milhão U.I. em cada glúteo).

Alternativas:

- Eritromicina (estearato ou estolato), 500 mg via oral 6/6 horas por 15 dias.

- Tetraciclina 500 mg via oral 6/6 horas por 15 dias.
- Doxiciclina 100 mg via oral 12/12 horas por 15 dias.
- Ceftriaxone 1 g IM ou EV por dia por 10 dias (a dose e a duração não são bem definidas).
- Azitromicina 1 g VO dose única por semana por duas ou três semanas.

Sífilis secundária e recente latente:

- Penicilina benzatina 2,4 milhões UI IM, repetida após uma semana. Dose total de 4,8 milhões U.I.

Alternativas:
- Eritromicina (estearato ou estolato) 500 mg via oral 6/6 horas por 15 dias.
- Tetraciclina 500 mg via oral 6/6 horas por 15 dias.
- Doxiciclina 100 mg via oral 12/12 horas por 15 dias.
- Azitromicina 1 g VO dose única por semana por duas ou três semanas.

Sífilis tardia (latente e terciária):

- Penicilina benzatina 2,4 milhões de unidades IM em 3 doses, com uma semana de intervalo entre cada dose. Dose total de 7,2 milhões U.I.

Alternativas:

- Eritromicina (estearato ou estolato), 500 mg via oral 6/6 horas por 30 dias.
- Tetraciclina 500 mg via oral 6/6 horas por 30 dias.
- Doxiciclina 100 mg via oral 12/12 horas por 30 dias.

Após a dose terapêutica inicial na doença recente, poderá surgir a reação febril de Jarisch-Herxheimer, com exacerbação das lesões cutâneas e involução espontânea em 12 a 48 horas. Geralmente exige apenas cuidado sintomático e não se justifica a interrupção do esquema terapêutico. Essa reação não significa hipersensibilidade à droga; toda paciente com sífilis, submetida à terapêutica penicilínica, deve ser alertada quanto à possibilidade de desenvolver tal reação.

Seguimento

Após o tratamento da sífilis, recomenda-se o seguimento sorológico com VDRL quantitativo de três em três meses durante o primeiro ano e, se ainda houver reatividade em titulações decrescentes, deve-se manter o acompanhamento de seis em seis meses até dois anos do tratamento. Nos casos tratados de sífilis primária, o exame será não reativo de 6 a 12 meses, na sífilis secundária precoce de nove a 12 meses, e na sífilis tardia o VDRL torna-se não reativo somente em 40% dos casos. Se título baixo e estável em duas oportunidades, após um ano, pode ser dada alta. Se há elevação de duas diluições acima do último título do VDRL, considera-se falha a terapêutica e novo tratamento deve ser instituído, mesmo na ausência de sintomas.

Todas as pacientes com diagnóstico de sífilis devem ser submetidas à sorologia anti-HIV. Portadoras do HIV podem ter a história natural da sífilis modificada, desenvolvendo neurossífilis mais precoce e facilmente. Para essas pacientes é sempre indicada a punção lombar.

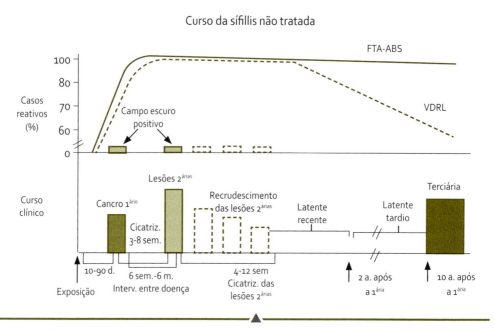

Figura 12.5 – Perfil sorológico e manifestações clínicas e laboratoriais da sífilis.

- **Cancro mole**

O cancro mole também é conhecido como cancroide, cancrela, cancro venéreo, cancro de Ducrey, úlcera mole e popularmente, cavalo. É ocasionado pelo agente *Haemophilus ducreyi* que é um pequeno cocobacilo gram-negativo imóvel, agrupado em cadeias (estreptobacilo), difícil de cultivar em meios artificiais. Esse micro-organismo pode ser encontrado em mucosas oral e genital normais. É transmitida exclusivamente pela relação sexual desprotegida com pessoa contaminada (vaginal, anal ou oral). O período de incubação é geralmente de três a cinco dias, podendo se estender por até duas semanas. O risco de infecção em intercurso sexual é de 80%.

A Organização Mundial da Saúde estima que haja 6 milhões de casos de cancro mole em todo o mundo, e que até metade de todos os casos de úlceras genitais na Ásia, na África e no Caribe são devido a cancro mole. No entanto, o teste diagnóstico para o H. ducreyi não está disponível em muitos países. Por esse motivo, não existem estatísticas para adolescentes portadores da doença, porém, nas duas últimas décadas, os casos de cancro mole estão decrescendo.

Quadro clínico

Depois do agente penetrar o organismo por solução de continuidade no epitélio, uma ou mais pápulas se desenvolvem após a exposição, e estas progridem rapidamente para uma ou mais lesões pustulares. Estas se rompem para formar úlceras rasas, com cerca de 3-50 milímetros, dolorosas, purulentas, com base granulomatosa

Doenças sexualmente transmissíveis

que facilmente sangra ao toque. Os seus bordos são irregulares, avermelhados, mas bem definidos contra a pele normal. A base apresenta material amarelado-esverdeado purulento. Estas feridas são muito contagiosas, auto inoculáveis e, portanto, frequentemente múltiplas. Na mulher, as localizações mais frequentes são na fúrcula e face interna dos pequenos e grandes lábios.

Em 30% a 50% dos pacientes, o bacilo atinge os linfonodos inguino-crurais (bubão), sendo unilaterais em 2/3 dos casos, observados quase exclusivamente no sexo masculino pelas características anatômicas da drenagem linfática. No início, ocorre tumefação sólida e dolorosa, evoluindo para liquefação e fistulização em 50% dos casos, tipicamente por orifício único.

Diagnóstico

Exame direto das lesões: a coloração pelo Gram ou Giemsa da secreção da lesão evidencia cocobacilos curtos, gram-negativos, com disposição em "cardume de peixe", em "impressão digital", em paliçada ou mesmo em cadeias isoladas. Coletar material das bordas, evitando-se o pus superficial. Pode também ser feito esfregaço de secreção obtida pela aspiração dos linfonodos comprometidos.

A **cultura** é de difícil execução, com sensibilidade menor que 80%. Semear imediatamente após coleta.

PCR multiplex (M-PCR): é o exame de maior sensibilidade e especificidade, porém não comercialmente disponível.

A **biópsia** não é recomendada, pois não confirma a doença.

A combinação de úlcera genital dolorosa e adenopatia inguinal supurativa sugerem o diagnóstico de cancro mole. Provável diagnóstico de cancro mole, tanto para fins clínicos e de vigilância, pode ser feito se todos os critérios a seguir forem acolhidos: presença de uma ou mais lesões ulceradas; sem evidência do *Treponema pallidum* pelo exame em campo escuro ou por teste sorológico para sífilis realizados pelo menos sete dias após o aparecimento de úlceras; aspecto de lesão ulcerada e presença de linfoadenopatia regional característicos do cancroide; teste negativo para herpes vírus na lesão ulcerada.

Tratamento

Opções terapêuticas:

- Azitromicina 1 g via oral dose única.
- Ciprofloxacina 500 mg via oral a cada 12 h por três dias.
- Eritromicina esterato 500 mg via oral a cada seis horas por sete dias.
- Doxiciclina 100 mg via oral de 12/12 h ou 200 mg uma vez ao dia por sete dias.
- Tianfenicol granulado 5 g (2 envelopes de 2,5 g) via oral dose única.
- Tianfenicol 500 mg via oral 8/8 h por sete dias.
- Ceftriaxone 250 mg IM dose única.

Nenhum tratamento especial é necessário. Lesões ulcerativas devem ser mantidas limpas (higiene local). A aspiração, com agulha de grosso calibre, dos gânglios linfáticos regionais comprometidos pode ser indicada para alívio de linfonodos tensos e com flutuação; são contraindicadas a incisão com drenagem ou excisão dos linfonodos acometidos. O tratamento dos parceiros sexuais até 10 dias antes do contato está recomendado mesmo que a doença clínica não seja demonstrada, pela possibilidade de existirem portadores assintomáticos, principalmente entre mulheres. Deve-se realizar teste para HIV e sífilis em todas as pacientes, repetindo-se três meses após nas negativas. As pacientes portadoras de HIV devem ser monitoradas rigorosamente, e pode ser necessária uma terapia mais prolongada. Na grávida emprega-se eritromicina esterato 500 mg, VO a cada oito horas por sete dias ou ceftriaxone 250 mg IM dose única. A ciprofloxacina é contraindicada e a eficácia da azitromicina em grávidas ou lactantes ainda não foi bem estabelecida.

▪ *Donovanose*

A donovanose é também conhecida como granuloma inguinal, granuloma venéreo, granuloma tropical, granuloma esclerosante, úlcera serpiginosa. O agente etiológico é a Klebsiella granulomatis (anteriormente conhecido como *Calymmatobacterium granulomatis – Donovania granulomatis*), um bacilo intracelular, gram-negativo, anaeróbio facultativo. Talvez seja um micro-organismo intestinal normal, que pode ser transformado em patógeno pela ação de bacteriófago.

A donovanose ocorre na sua grande maioria entre os indivíduos da faixa etária entre os 20 e 40 anos de idade, mas pode acometer indivíduos de qualquer faixa etária. Sua maior incidência é entre os indivíduos do sexo masculino com vida sexual ativa, que têm parceiros do sexo masculino e nos indivíduos de condições socioeconômicas mais baixa. A doença é endêmica em áreas tropicais e subtropicais, sendo descrita na maioria dos países sul-americanos. No Brasil a maior prevalência é encontrada no Nordeste.

Causa doença crônica progressiva que acomete preferencialmente pele e mucosas das regiões genitais, perianais e inguinais. É frequentemente associada à transmissão sexual, através do contato direto com feridas ou úlceras, embora os mecanismos de transmissão não sejam bem conhecidos, com contagiosidade baixa. O período de incubação é relatado variando de um a 360 dias, porém, lesões induzidas em voluntários sugerem período em torno de 50 dias.

Quadro clínico

A maioria das pessoas infectadas desenvolve a doença em até seis semanas após a exposição. Surgem lesões em regiões cutâneas e mucosas da genitália e nas regiões anal, perianal ou inguinal, iniciando como pequena pápula ou nódulo subcutâneo indolor, que pode evoluir, ulcerando e aumentando de tamanho. Os nódulos subcutâneos, que aumentam de tamanho e necrosam, levam ao aparecimento de úlceras caracteristicamente indolores, de bordas planas ou hipertróficas, bem delimitadas, com fundo granuloso, de aspecto vermelho vivo e de sangramento fácil. A ulceração evolui lenta e progressivamente, podendo se tornar vegetante ou úlcero-vegetante. Por autoinoculação, vão surgindo lesões satélites que se unem alcançando grandes áreas. As lesões podem ser múltiplas, sendo frequente a sua configuração em "espelho", em bordas cutâneas e/ou mucosas. Há predileção pelas regiões de dobras e região perianal.

Não há adenite na donovanose, embora raramente possam se formar pseudo-bubões (granulações subcutâneas) na região inguinal, quase sempre unilaterais. Na mulher, a forma elefantiásica é observada quando há predomínio de fenômenos obstrutivos linfáticos. A localização extragenital é rara e, quase sempre, ocorre a partir de lesões genitais ou perigenitais primárias. Cerca de 6% das lesões são extragenitais. Há relatos de localização nas gengivas, axilas, parede abdominal, couro cabeludo e outros.

Diagnóstico

Geralmente é considerado quando não há resposta ao tratamento a úlceras não vesiculares mais frequentes (sífilis e cancro mole), com lesões persistentes por mais de quatro semanas.

Citodiagnóstico: o material deve ser coletado, preferencialmente das áreas de granulação ativa e sem infecção secundária para a pesquisa dos corpúsculos de Donovan, que correspondem às bactérias no interior dos macrófagos (com a sua forma em alfinete de dama), podendo ser feita pelas colorações de Wright, Giemsa, Papanicolaou ou Leishman.

A **K. granulomatis** é de difícil isolamento em meios de cultura, e a mesma não está disponível rotineiramente. Além do exame anatomopatológico, a microscopia eletrônica de transmissão pode ser utilizada para avaliar as características ultraestruturais da K. granulomatis de espécimes diferentes. As técnicas de detecção gênica por reação em cadeia da polimerase (PCR), que permitiram a reclassificação do agente da donovanose, têm sua aplicação diagnóstica restrita a programas de erradicação da doença.

Tratamento

As opções terapêuticas são:

- Sulfametoxazol-trimetoprim 160/800 mg, um comprimido via oral, 12/12 horas por 21 dias (mínimo), ou até remissão das lesões.
- Doxiciclina 100 mg via oral 12/12 horas ou 200 mg uma vez ao dia por 21 dias (mínimo) ou até remissão completa das lesões.
- Ciprofloxacina 500 mg, via oral 12/12 h durante 21 dias ou até remissão completa das lesões.
- Eritromicina 500 mg, 6/6 h por 21 dias ou até remissão completa das lesões.
- Tianfenicol granulado 2,5 g via oral dose única no primeiro dia de tratamento; a partir do segundo dia 500 mg via oral 12/12 h até a cura clínica.
- Tetraciclina 500 mg, 6/6 h por 21 dias ou até remissão completa das lesões.
- Azitromicina 1 g via oral por semana por três semanas, ou até remissão completa das lesões.

Alguns autores recomendam o uso adicional de aminoglicosídeo quando não há evidência de melhora clínica (gentamicina 1 mg/Kg EV a cada oito horas). As sequelas da destruição tecidual ou obstrução linfática podem exigir correção cirúrgica. Pacientes HIV-positivos devem ser tratados seguindo os esquemas citados. O uso da terapia parenteral com a gentamicina neste grupo de pacientes deve ser considerado nos casos mais graves. Devem ser tratados os parceiros com os quais houve contato sexual nos 60 dias que antecederam o aparecimento dos sintomas.

Não foi relatada infecção congênita resultante de infecção fetal. Na gestante usa-se eritromicina estearato 500 mg, via oral a cada seis horas, até cura clínica (mais ou menos 21 dias). Pode ser considerada associação parenteral de um aminoglicosídeo, como a gentamicina. Os dados sobre o uso da azitromicina são insuficientes, mas parece ser uma boa opção; a doxiciclina e a ciprofloxacina são contraindicadas. As lesões muito exuberantes devem ser extirpadas por cirurgia.

Lesão genital com mais de 30 dias de evolução, principalmente aquelas que não cicatrizam com a terapia, impõem estudo histológico. O diagnóstico diferencial é feito com cancro duro (sífilis primária), herpes simples, linfogranuloma venéreo, donovanose, erosões traumáticas infectadas. Não é rara a ocorrência do Cancro Misto de Rollet (cancro mole e cancro duro da sífilis primária).

▪ Infecção por gonococos (*Neisseria gonorrhoeae*)

A gonorreia é doença infecciosa bacteriana do trato urogenital, transmitida quase exclusivamente por contato sexual ou perinatal. Acomete primariamente as membranas mucosas do trato genital inferior, e menos frequentemente aquelas do reto, orofaringe e conjuntiva. Trata-se de afecção de manifestações clínicas pleomórficas, variando desde a ausência total de sintomas até a ocorrência de salpingite aguda, uma das causas mais comuns de infertilidade feminina no mundo. Além disso, são consequências adicionais importantes as infecções bacteriêmicas, a conjuntivite neonatal e a epididimite aguda. A *Neisseria gonorrhoeae* é diplococo Gram-negativo, não tolera redução da umidade e as amostras devem ser inoculadas imediatamente em meio apropriado.

As taxas de gonorreia nos Estados Unidos nos indivíduos entre 15 e 19 anos estão em torno de 625 por 100.000 mulheres e 261 para 100.00 homens. Os custos médicos diretos da infecção gonocócica no ano de 2.000 em indivíduos com idade entre 15-24 anos foram estimados em 77 milhões de dólares. A elevada taxa de coinfecção com *N. gonorrhoeae* e *C. trachomatis* levou a recomendações para tratar empiricamente ambos os organismos, se entre os resultados dos testes pelo menos um for positivo e para o outro desconhecido ou não disponível.

Em estudo de 5.877 estudantes do ensino médio com idades entre 14 e 20 anos, que foram testados tanto para gonorreia como para clamídia, 43% daqueles com gonorreia também apresentavam infecção por clamídia e 11% com clamídia também apresentavam gonorreia. Fatores de risco para gonorreia incluem idade jovem, parceiros sexuais novos ou múltiplos, uso de substâncias ilícitas e episódio de gonorreia anterior. A probabilidade de transmissão após episódio de relação sexual é de 50-75% e pode aumentar para mais que 90% com a exposição repetida.

A *N. gonorroheae* infecta primariamente o epitélio colunar. A ligação ao epitélio mucoso, mediada em parte pelos *pilli* e pela proteína Opa, é seguida em 24-48 horas pela penetração do agente entre e através das células epiteliais para chegar ao tecido submucoso. Há resposta vigorosa de polimorfonucleares, com descamação do epitélio, desenvolvimento de micro abscessos submucosos e formação de exsudato.

Quadro clínico

Após contato sexual do parceiro fonte com o novo hospedeiro, e vencidas as barreiras naturais da mucosa, e em período de incubação relativamente curto (dois a cinco dias), a infecção evoluirá para doença. Dar-se-á processo localizado autolimitado em alguns casos sem maiores repercussões, enquanto em outros ocorrerão complicações no próprio aparelho urogenital ou à distância, provocando alterações sistêmicas.

Aqui o *locus* primário da infecção genital situa-se na endocérvice, porém a *N. gonorrhoeae* é também frequentemente recuperada da uretra ou reto, e ocasionalmente, das glândulas periuretrais de Skene e dos ductos das glândulas de Bartholin. A evolução natural da gonococcia na mulher continua menos compreendida que no homem, parcialmente pela frequência de coinfecção com outros patógenos, como *Chlamydia trachomatis* e *Trichomonas vaginalis*. A maior parte das pacientes infectadas, provavelmente desenvolverá sintomas, mas muitas permanecem assintomáticas

Os sintomas predominantes incluem a cervicite, às vezes uretrite, corrimento vaginal, disúria e sangramento intermenstrual (pela endometrite). Isso ocorre em qualquer combinação e varia em gravidade. Dor abdominal ou pélvica geralmente se associa à salpingite, mas às vezes ocorrem em mulheres cuja laparoscopia mostra trompas normais. O exame físico pode ou não revelar exsudato cervical purulento ou mucopurulento, e outros sinais de cervicite purulenta, como edema em zona de ectopia cervical ou sangramento endocervical. Dor presente à mobilização uterina e à palpação anexial geralmente associa-se à infecção ascendente. Alterações tubárias podem ocorrer como complicação da infecção pelo gonococo, levando aproximadamente a 10% dos casos de obstrução tubária e infertilidade. Nos casos em que não ocorre obstrução, há risco de gravidez ectópica.

A **peri-hepatite aguda** (síndrome de Fitz-Hugh e Curtis) ocorre primariamente por extensão direta da *Neisseria gonorrohoeae* da trompa de Falópio à cápsula hepática e ao peritônio adjacente. Alguns casos podem resultar de disseminação linfangítica ou bacteriêmica, explicando os raros casos de peri-hepatite em homens. A peri-hepatite resulta em dor abdominal, hipersensibilidade em topografia hepática, e sinais de peritonite em hipocôndrio direito. A maioria dos casos ocorre simultaneamente com doença inflamatória pélvica, mas muitas mulheres não relatam sintomatologia pélvica. A peri-hepatite deve ser considerada no diagnóstico diferencial de dor em quadrante superior direito do abdome em pacientes jovens sexualmente ativas.

A **infecção gonocócica disseminada** (IGD) resulta de bacteremia gonocócica e ocorre em 0,5% a 3% dos pacientes infectados. Artrite séptica e síndrome característica de poliartrite e dermatite constituem as manifestações predominantes, e a IGD representa a principal causa de artrite infecciosa em adultos jovens. As complicações raras incluem a endocardite, a meningite, a osteomielite, a sepse com síndrome de Waterhouse-Friderichsen e a síndrome da angústia respiratória do adulto. A conjuntivite gonocócica em adultos não é um quadro raro, e ocorre basicamente por autoinoculação.

Diagnóstico

A *Neisseria gonorrhoeae* pode ser identificada utilizando-se várias modalidades de diagnóstico, embora a sensibilidade e especificidade destas técnicas variem muito. O método ideal para o diagnóstico da cervicite gonocócica é a cultura do gonococo em meio seletivo (Thayer-Martin modificado), a partir de amostras endocervicais, visto que na mulher, diferentemente do homem, a coloração pelo método de Gram tem sensibilidade de apenas 30%, não sendo indicada.

Cultura (*Thayer-Martin*): as vantagens da cultura incluem a capacidade de: a) isolar a bactéria em qualquer sitio genital ou extragenital; b) avaliar a susceptibilidade a antibióticos. A sensibilidade da cultura varia de 72% a 95%.

Coloração Gram: a coloração de Gram demonstra a presença de leucócitos polimorfonucleares com bactérias Gram-negativas intracelulares.

O **PCR** para diagnóstico da cervicite por gonococo, é considerada juntamente com a cultura como padrão ouro.

A **captura híbrida** pode ser utilizada para diagnóstico de gonorreia e clamídia.

Tratamento

As opções terapêuticas são:

1ª opção:

- Ciprofloxacina 500 mg VO dose única.
- Ceftriaxona 250 mg IM, dose única.

2ª opção:

- Cefixima 400 mg via oral dose única.
- Ofloxacina 400 mg via oral dose única.
- Espectinomicina 2 g IM dose única.
- Azitromicina 1 g via oral dose única.
- Doxiciclina 100 mg via oral 12/12 h por sete dias.

Pacientes infectadas com *N. gonorrhoeae* são frequentemente coinfectadas com *C. trachomatis*; esta descoberta levou à recomendação das pacientes tratadas de infecção gonocócica também devem ser tratadas rotineiramente com um regime que também seja eficaz contra a infecção genital para *Chlamydia trachomatis*,

Os parceiros devem ser examinados e tratados com uma das drogas recomendadas, independente da presença de sintomas, sendo preferíveis os esquemas de dose única para maior adesão ao tratamento. Pacientes portadores de HIV devem ser tratadas com os mesmos esquemas acima referidos. Tal como acontece com outros pacientes, as mulheres grávidas infectadas com a *N. gonorrhoeae* devem ser tratadas. Azitromicina ou cefalosporinas são recomendadas para o tratamento de infecção ou diagnóstico presuntivo durante a gravidez.

Infecção por *Chlamydia trachomatis*

A *Chlamydia trachomatis* é bacilo gram-negativo intracelular obrigatório, anaeróbio, com tropismo por células epiteliais colunares/cilíndricas (conjuntiva, uretra, endocérvice, endométrio e trompa). O endocérvice (útero) é o principal alvo deste micro-organismo, embora outras áreas com este epitélio também possam ser infectadas. Há 17 sorotipos diferentes, sendo os tipos D, E, F, G, I, J e K relacionados às uretrites e cervicites e os tipos L1, L2 e L3 responsáveis pelo linfogranuloma venéreo. É o agente mais comum das DST entre homens e mulheres.

A prevalência estimada de clamídia no ano de 2.000, entre os adolescentes e jovens até 20 anos foram de 4% a 8% para o sexo masculino e 10-11% para o sexo feminino. A taxa de transmissão de homens assintomáticos para parceiros sexuais do sexo feminino é de aproximadamente 65%. Fatores de risco para aquisição de clamídia são semelhantes aos da gonorreia, sendo maior o risco para adolescentes.

Quadro clínico

Estima-se que até 70% das infecções pela *Chlamydia trachomatis* sejam assintomáticas, fazendo da mulher e do homem importantes fontes de infecção e transmissão da doença. A transmissão se faz pelo contato sexual (risco de 20% por ato), ou pelo contato da mucosa com outra área infectada, sendo o período de incubação de

14 a 30 dias. Estima-se que dois terços das parceiras estáveis de homens com uretrite hospedem a *C. trachomatis* no endocérvix.

No trato genital feminino, o local mais rotineiro da infecção pela Chlamydia é a endocérvice. Infelizmente não existem sintomas específicos associados a esta infecção, tornando-se clinicamente inaparente. A cervicite quando sintomática pode apresentar exsudato mucoide, eventualmente purulento e sangramento endocervical fácil (Figura 12.6). O colo fica edemaciado, hiperemiado e com seu volume aumentado. Estas características promovem ou acentuam a presença de ectrópio (mácula rubra). Alguns sintomas genitais leves, como corrimento vaginal, dispareunia ou disúria, podem ocorrer na presença de cervicite mucopurulenta. Pode também levar à uretrite com disúria, incontinência urinária, síndrome uretral ou secreção purulenta na uretra. Pode causar, ainda, endometrite, DIPA, proctite, síndrome óculo-genital (síndrome de Reiter: conjuntivite, uretrite e artrite). Pode também levar à peri-hepatite, associada à DIPA com aderências entre a cápsula hepática e o peritônio (síndrome de Fitz-Hugh-Curtis).

A infecção causada pela *Chlamydia* costuma ter evolução mais arrastada que aquelas causadas por outros micro-organismos. Apesar da sintomatologia mais branda e aparentemente com maior benignidade, a *Chlamydia* parece causar danos subclínicos graves, em especial às trompas.

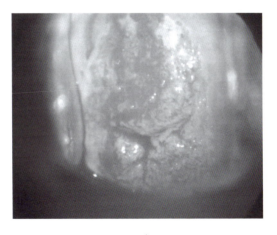

Figura 12.6 – Ectopia cervical friável e sangrante associada à infecção pela *Chlamydia trachomatis*.

Diagnóstico

Imunofluorescência direta.

Cultura em meio de McCoy: embora considerada "padrão ouro" para detecção do micro-organismo, é pouco usada pela dificuldade técnica inerente ao método.

PCR (secreção vaginal/cervical ou urina).

Captura híbrida (secreção vaginal/cervical ou urina).

Bacterioscopia vaginal (à fresco ou corada) não serve para fazer o diagnóstico da infecção. O exame de Papanicolau pode ajudar, mas tem baixa sensibilidade.

Nos Estados Unidos, pela alta prevalência desta bactéria, o rastreio é recomendado para todas as mulheres sexualmente ativas com até 25 anos, pelo menos uma vez ao ano. Após os 25 anos, o teste de rastreio anual é recomendado quando há fatores de risco identificáveis.

Tratamento

Tratamento de escolha para doença não complicada:

- Azitromicina 1 g via oral dose única.
- Doxiciclina 100 mg via oral 12/12 horas por sete dias ou 200 mg via oral ao dia por sete dias.

Alternativas:

- Eritromicina 500 mg via oral 6/6 horas por sete dias.
- Tetraciclina 500 mg via oral 6/6 horas por sete dias.
- Ofloxacina 400 mg via oral 12/12 horas por sete dias.
- Levofloxacina 500 mg/dia via oral por sete dias.

Em gestantes:

- Estearato de eritromicina 500 mg via oral 6/6 horas por sete dias ou de 12/12 horas por 14 dias (menor efeito colateral gastrointestinal).
- Amoxicilina 500 mg via oral 8/8 horas por sete dias.
- Azitromicina 1 g via oral dose única.

Tetraciclina, doxicilina e quinolonas são contraindicadas na gravidez, nutrizes e crianças. O parceiro deve sempre ser tratado, seguindo o esquema proposto anteriormente. Recomenda-se o tratamento do último contactante sexual e de todos os parceiros sexuais dos 60 dias que precederam o início dos sintomas. Pacientes portadoras de HIV devem ser tratadas da mesma forma que pacientes HIV negativas.

▪ Linfogranuloma venéreo

O linfogranuloma venéreo (LGV) é doença infecciosa de transmissão exclusivamente sexual, caracterizada pela presença de bubão inguinal, também conhecida como doença de Nicolas-Favre, doença de frei, linfadenopatia venérea, bulbão climático, dentre outros. Os sorotipos L1, L2 e L3 da Chlamydia trachomatis estão associados ao desenvolvimento da doença.

Quadro clínico

O LGV é eminentemente uma doença do tecido linfático que ocasiona processo de linfangite e eventual disseminação do processo inflamatório para o tecido adjacente. O período de incubação é de quatro a 30 dias, com média de sete dias. São identificados, no curso clínico do LGV, três estádios da doença: primário (fases iniciais e lesões precoces), secundário (acometimento dos linfonodos regionais, denominado síndrome inguinal) e terciário (formas tardias ou sequelas da doença, ou síndrome anogenital).

A lesão de inoculação é indolor, transitória e muitas vezes imperceptível. Quatro tipos são classicamente descritos: pápula, pústula, exulceração superficial ou ero-

Doenças sexualmente transmissíveis **173**

são, que desaparecem sem deixar sequelas. A primeira lesão clínica é geralmente uma pápula ou pústula anogenital, que evolui para uma úlcera de pequenas dimensões, que pode passar despercebida ao doente, cicatrizando espontaneamente. Neste estádio pode existir corrimento mucopurulento uretral ou cervical. Localiza-se, na mulher na parede vaginal posterior, colo uterino, fúrcula e outras partes da genitália externa. Segue-se a disseminação linfática regional. Lesões extragenitais são também descritas.

A manifestação clínica mais comum da LGV entre heterossexuais é a linfadenopatia femoral ou inguinal. Os linfonodos comprometidos aumentam de volume e abscessos necrotizantes se desenvolvem. Estes abscessos, por sua vez, agrupam-se, sofrem ruptura e formam fístulas que drenam secreção purulenta. O acometimento inguinal é 10 vezes mais frequente no homem em decorrência do padrão de drenagem linfática. Na mulher, a localização da adenopatia depende do local da lesão de inoculação. A drenagem linfática do 1/3 superior da vagina e cérvix se faz para linfonodos localizados entre as artérias ilíacas; o 1/3 médio drena para os linfonodos entre a artéria ilíaca interna e o reto; o 1/3 inferior drena para linfonodos pélvicos e inguinais e os da genitália externa para os inguinais.

Inicialmente, os gânglios acometidos são firmes, dolorosos e móveis; rapidamente aderem à pele, configurando o bulbão inguinal. A pele sobrejacente torna-se eritêmato-edematosa e descamativa, seguindo-se ruptura dos linfonodos em 1/3 dos casos, que geralmente se faz através de vários pontos de drenagem (linfonodos individualizados, parcialmente fundidos numa grande massa). Duas adenomegalias separadas pelo ligamento de Poupart são características dessa doença.

Exposição retal em mulheres pode resultar em proctocolite, incluindo secreção retal hemorrágica ou mucoide, dor anal, constipação, febre e/ou tenesmo. O LGV é infecção sistêmica, e se não for tratada precocemente, a proctocolite associada ao LGV pode levar a fístulas colorretais crônicas e estenoses. O contato orogenital pode causar glossite ulcerativa difusa, com linfadenopatia regional. Lesões genitais e colorretais também podem desenvolver infecção bacteriana secundária, ou podem ser coinfectadas com outros patógenos sexualmente ou não transmissíveis sexualmente.

Esta segunda fase da doença pode ser acompanhada de sintomas gerais inespecíficos: febre, mal-estar, anorexia, emagrecimento, cefaleia, vômitos, artralgia, sudorese noturna, hepatoesplenomegalia; meningoencefalite e meningismo já foram relatados. As sequelas ocorrem mais frequentemente nas mulheres e em homossexuais masculinos, devido ao acometimento do reto. A obstrução linfática crônica leva à elefantíase genital. Podem ocorrer fístulas retais, vaginais, vesicais e estenose retal.

Diagnóstico

O diagnóstico de LGV deve ser considerado em todos os casos de adenite inguinal, elefantíase genital, estenose uretral ou retal. Na maioria dos casos, o diagnóstico é feito em bases clínicas, não sendo rotineira a comprovação laboratorial. Atualmente o diagnóstico depende da sorologia ou da identificação da *Chlamydia trachomatis* em amostras clínicas apropriadas.

Amostras/*swabs* genitais e de aspirados de linfonodos podem ser testados para *C. trachomatis* por exame direto por coloração de Giemsa ou papanicolaou, cultura, imunofluorescência direta ou detecção de ácidos nucleicos (PCR).

Teste de Frei: inoculação intradérmica de micro-organismos mortos; a leitura é realizada com 48-72 h após, sendo considerada positiva com o surgimento de nodulação com halo eritematoso > 5 mm. Atualmente este teste tem apenas valor histórico.

Sorologia (fixação do complemento): é considerada gênero-específica e pode apoiar o diagnóstico de LGV no contexto clínico apropriado. O teste laboratorial identifica anticorpos contra todas as infecções por clamídia, havendo, portanto, reação cruzada com uretrite, cervicite, conjuntivite, tracoma e psitacose (no entanto, nestes casos os títulos geralmente são < 1/16). No LGV o teste torna-se positivo após duas ou quatro semanas de infecção. Um aumento de quatro vezes nos títulos de anticorpos tem valor diagnóstico e altos títulos (> 1:64) são sugestivos de infecção atual por LGV (realizar duas dosagens com intervalo de duas semanas, sendo positiva a reação com elevação dos títulos em mais de quatro vezes). O teste é positivo em 80% a 90% dos casos de LGV; quanto maior o tempo de duração da doença, maior a positividade, que pode permanecer pelo resto da vida.

O **teste de microimunofluorescência (MIF)** pode distinguir infecções com diferentes espécies de clamídias, porém não tem sido utilizado na rotina comercial, posto que requer microscópio de fluorescência e técnico habilidoso e treinado na técnica. Pode detectar anticorpos da classe IgM e IgG, espécie-específicos. MIF com título de IgG > 1:128 sugere fortemente o diagnóstico de LGV. Dessa forma, a maioria dos exames sorológicos não distingue a infecção causada pelos diferentes sorotipos da *Chlamydia trachomatis*.

A *Chlamydia trachomatis* pode ser isolada em **cultura tecidual**, usando-se a cepa de células HeLa-229 ou células de McCoy, técnica, porém, não amplamente disponível.

Podem ser utilizados exames de biologia molecular, como amplificação de ácido nucleico, como PCR.

Tratamento

As opções terapêuticas são:

- Doxiciclina 100 mg via oral 12/12 horas por 21 dias ou 200 mg via oral ao dia por 21 dias.

Alternativas:

- Tetraciclina 500 mg via oral 6/6 horas por 21 dias;
- Tianfenicol 500 mg via oral 8/8 horas por 21 dias;
- Eritromicina 500 mg via oral 6/6 horas por 21 dias;
- Azitromicina 1 g/sem via oral por três semanas;
- Sulfametoxazol 800 mg + trimetoprina 160 mg via oral 12/12 h por 21 dias.

Em gestantes

- Estearato de eritromicina 500 mg via oral 6/6 horas por 21 dias;
- Azitromicina 1 g/sem via oral por três semanas;
- Amoxicilina 500 mg via oral 8/8 horas por 21 dias.

Os bubões que se tornarem flutuantes podem ser aspirados com agulha calibrosa, não devendo ser incisados cirurgicamente. Os parceiros sexuais devem ser examinados e tratados, se tiver ocorrido contato sexual com o paciente nos 60 dias

Doenças sexualmente transmissíveis **175**

anteriores ao início dos sintomas. Pacientes com associação LGV e infecção pelo HIV devem receber o mesmo regime terapêutico como aqueles que são HIV negativos. Terapia prolongada pode ser necessária, e atraso na resolução dos sintomas pode ocorrer.

▪ Micoplasmose genital (*Mycoplasma* e *Ureaplasma*)

Micoplasmose genital é denominação genérica a processo inflamatório dos tratos urinário e genital inferiores, relacionada à agressão por família bacteriana *Mycoplasmataceae*, na qual se encontram os gêneros *Mycoplasma* e *Ureaplasma*. Em termos microbiológicos são identificados para ambos as espécies mais prevalentes na prática clínica: *M. hominis*, *M. genitalium*, *M. penetrans*, *M. fermentans*, *U. urealyticum* e *U. parvum*. São considerados os menores organismos de vida livre; trata-se de bactérias pequenas que não possuem parede celular, o que lhes confere algumas características: não são identificadas em procedimentos bacterioscópicos de coloração pelo método Gram; não são sensíveis a antibacterianos que atuam na parede celular das bactérias; maior contato da bactéria com a membrana citoplasmática da célula do hospedeiro, favorecendo a penetração celular; esse fato condiciona à bactéria maior defesa contra o sistema imune do hospedeiro, além de favorecer a sua propagação local, e tem forte dependência metabólica do hospedeiro.

Os *Mycoplasmas* são altamente prevalentes, podendo ser assintomáticos e estão presentes em até 80% das mulheres com vaginose bacteriana. Mulheres saudáveis também podem ser colonizadas por *U. urealyticum*, sendo essa taxa em torno de 10%. Têm sido demonstradas taxas de colonização vaginal de até 30% para o *M. hominis* e de até 70% para *U. urealyticum*, dependendo da idade, raça, atividade sexual e nível socioeconômico das mulheres. Quanto maior a promiscuidade, maior a chance de contaminação destes organismos; e devido ao aumento progressivo da promiscuidade sexual na população em geral, principalmente entre os mais jovens, sem a devida precaução, a incidência da doença está aumentando.

Os *Mycoplasmas*, sendo bactérias extracelulares, aderem à superfície das células epiteliais, conferindo as mesmas oportunidades de interferir no metabolismo de seus parasitas e lhes causar injúrias. Podem ativar monócitos e macrófagos acionando a secreção de várias citocinas pró-inflamatórias como fator de necrose tumoral, interleucina 8, 12 e 16. Os receptores denominados *toll-like receptors*, localizados nas células epiteliais, reconhecem as patogênicas e ativam o sistema imune inato, o receptor do mycoplasma é o TLR-2.

Os *Mycoplasma hominis* e o *Ureaplasma urealitycum* podem ser encontrados respectivamente em até 8% e 41% de mulheres assintomáticas sexualmente ativas. Estão claramente relacionados à atividade sexual e aos hormônios sexuais. A transmissão se dá através do contato sexual com parceiro contaminado; mesmo a pessoa assintomática pode transmiti-la. Período de incubação de 10 a 60 dias.

Ureaplasma: agente responsável por 20% a 30% dos casos de uretrite não gonocócica. Está associado com inflamação, parto prematuro, septicemia, meningite e pneumonia no recém-nascido. Em pacientes imunocomprometidos, o *U. urealyticum* está associado à artrite, osteomielite, pericardite e doença pulmonar progressiva.

Mycoplasma: o *Mycoplasma hominis* é um dos causadores da uretrite e cistite. O *M. hominis* está relacionado também com cervicites e abscessos tubo-ovarianos.

176 *Ginecologia e Obstetrícia da Infância à Adolescência*

Segundo algumas pesquisas, a vaginose bacteriana e os micoplasmas podem desempenhar papeis causais no aborto espontâneo e na perda precoce da gravidez.

Quadro clínico

Mycoplasmas e *Ureaplasmas* prevalecem no trato urinário inferior e trato genital inferior. Em ambos, promovem reação inflamatória imprevisível, desde mínimas manifestações locais com disúria, polaciúria, dispareunia e corrimento vaginal incaracterístico, até quadros mais graves de infecção urinária e genital. O exame clínico poderá evidenciar descarga uretral de material com características purulentas, enquanto o exame ginecológico poderá exibir graus variados de cervicite. A importância desses micro-organismos também está relacionada à infertilidade não apenas da mulher. A prevalência do *Ureaplasma urealyticum* parece ser expressiva também entre homens inférteis que apresentavam astenoteratozoospernia, e que demonstravam alguma queixa urogenital, chegando a 41% de infecção pela bactéria.

Micoplasmas e ureaplasmas se enquadram entre as DST (genital/genital e oro/genital), e ambos estão implicados no ciclo gravídico puerperal, favorecendo a corioamnionite e rotura das membranas ovulares. Embora com menor frequência, podem infectar o concepto, comprometendo seu desenvolvimento ou as condições neonatais. A contaminação pode ocorrer durante o nascimento, na passagem pelo canal de parto, mas na maioria das vezes desaparece espontaneamente. Assim, os micoplasmas genitais são raramente isolados na fase pré-puberal.

Diagnóstico

A investigação da micoplasmose envolve a queixa clínica, o achado da expressão uretral ou da cervicite, de forma independente e não obrigatoriamente coincidentes. Por vezes, o exame clínico não é esclarecedor e nesses casos a complementação exige o exame bacterioscópico citológico (método de Leishman); o mesmo irá evidenciar predomínio dos polimorfonucleares em relação às células epiteliais, permitindo a inferência para o diagnóstico de uretrite e cervicite não *Chlamydia* e não gonocócica, tornando a micoplasmose uma identidade a ser pensada e tratada: são valorizados 4 PMN/campo em esfregaço uretral e 30 PMN/campo em esfregaço cervical.

A identificação por cultura é bastante factível (apesar de trabalhosa). O material coletado deve ser colocado em meio de nutrientes específicos até a semeadura e incubados a 37ºC. Colônias com aspecto de "ovo frito" são sugestivas da presença do micoplasma. Métodos de biologia molecular, particularmente pelo PCR, é uma rotina de muitos laboratórios.

Tratamento

A resistência natural aos antibacterianos que atuam na parede celular limita as indicações. Recomenda-se: tetraciclinas, macrolídios e quinolonas. As opções terapêuticas são:

- Doxiciclina 100 mg via oral 12/12 horas por sete dias ou 200 mg via oral ao dia por sete dias.
- Azitromicina 1 g via oral dose única ou 500 mg/dia por cinco dias.
- Tetraciclina 500 mg via oral 6/6 horas por sete dias.

- Levofloxacina ou Ciprofloxacina 500 mg/dia via oral por sete dias.
- Eritromicina 500 mg via oral 6/6 horas por sete dias.

Em estudo, comparando-se as quinolonas, doxiciclinas e eritromicina *in vitro*, a melhor resposta foi com moxifloxacin. Já o grupo dos ureaplasmas parece responder melhor aos macrolídeos. Mais recentemente, um antibiótico do grupo *streptogramim*, *pristinamycin*, e outro do grupo macrolídeo, *josamycin*, parecem ter respostas adequadas e potentes para ambos.

Complicações: a infecção pelo *Mycoplasma* e *Ureaplasma* também pode levar a sequelas no sistema reprodutivo, principalmente na tuba uterina e na capacidade de migração dos espermatozoides. Em gestantes pode levar ao trabalho de parto prematuro, corioamnionite, RN com baixo peso, entre outros.

▶ Referências

1. Barrow RY, Berkel C, Brooks LC, Groseclose SL, Johnson DB, Valentine JA. Traditional Sexually Transmitted Disease Prevention and Control Strategies: Tailoring for African American Communities.Sex Transm Dis. 2008;35(12 Suppl):30-9.

2. Bauer ME, Fortney KR, Harrison A, Janowicz DM, Munson Jr RS, Spinola SM. Identification of Haemophilus ducreyi Genes Expressed during Human Infection. Microbiology. 2008;154(Pt 4):1152-60.

3. Belenko S, Dembo R, Rollie M, Childs K, Salvatore C. Detecting, preventing, and treating sexually transmitted diseases among adolescent arrestees: An unmet public health need. Am J Public Health. 2009;99(6):1032-41.

4. Bogani G, Cromi A, Serati M, Monti Z, Apolloni C, Nardelli F, et al. Impact of School-Based Educational Programs on Sexual Behaviors Among Adolescents in Northern Italy. J Sex Marital Ther. 2014;4:1-5.

5. Brasil. Ministério da Saúde. Secretaria de Vigilância em Saúde. Programa Nacional de DST e AIDS. Manual de Controle das Doenças Sexualmente Transmissíveis. 4.ed, Brasília-DF; 2006. p. 142.

6. Brotman RM. Vaginal microbiome and sexually transmitted infections: an epidemiologic perspective. J Clin Invest. 2011;121(12):4610-17.

7. Centers for Disease Control and Prevention. CDC vision for the 21st century. Available at URL:http://www.cdc.gov/about/organization/mission.htm. Cited: 14 Oct 2014.

8. Centers for Disease Control and Prevention (CDC). Sexually Transmitted Diseases Treatment Guidelines. MMWR 2010;59 (n. RR-12). 116 p. Disponível em: http://www.cdc.gov/std/treatment/2010/STD-Treatment-2010-RR5912.pdf.

9. Choudhry S, Ramachandran V G, Das S, Bhattacharya SN, Mogha NS. Pattern of sexually transmitted infections and performance of syndromic management against etiological diagnosis in patients attending the sexually transmitted infection clinic of a tertiary care hospital. Indian J Sex Transm Dis. 2010;31(2):104-8.

10. Cocchiaro JL, Valdivia RH. New insights into Chlamydia intracellular survival mechanisms. Cell Microbiol. 2009;11(11):1571-8.

11. Detels R, Green AM, Klausner JD, Katzenstein D, Gaydos C, Handsfield et al. The incidence and correlates of symptomatic and asymptomatic Chlamydia trachomatis and Neisseria gonorrhoeae infections in selected populations in five countries. Sex Transm Dis. 2011;38(6):503-9.

12. DiClemente RJ, Sales JMD, Danner F, Crosby RA. Association between sexually transmitted diseases and young adults' self-reported abstinence. Pediatrics. 2011;127(2):208-13.

13. Farrell NO. Donovanosis. Sex Transm Infect. 2002;78(6):452-7.

14. Federação Brasileira das Associações de Ginecologia e Obstetrícia. Manual de Orientação de Doenças Infectocontagiosas; 2010. p. 132.

15. Gaydos C, Maldeis NE, Hardick A, Hardick J, Quinn TC. Mycoplasma genitalium as a contributor to the multiple etiologies of cervicitis in women attending sexually transmitted disease clinics. Sex Transm Dis. 2009;36(10):598-606.

16. Haderxhanaj LT, Dittus PJ, Loosier PS, Rhodes SD, Bloom FR, Leichliter JS. Acculturation, sexual behaviors, and health care access among Hispanic and non-Hispanic white adolescentsand young adults in the United States, 2006-2010. J Adolesc Health. 2014;55(5): 716-9.

17. Hong Y, Fang X, Zhou Y, Zhao R, Li X. Factors Associated with Sexually Transmitted Infection Underreporting Among Female Sex Workers in China. J Womens Health (Larchmt). 2011;20(1):129-36.

18. Jakopanec I, Borgen K, Aavitsland P. The epidemiology of gonorrhea. In: Norway, 1993-2007: past victories, future challenges. BMC Infect Dis. 2009;9:33.

19. Katz AR; Lee MVC, Wasserman GM. Sexually Transmitted Disease (STD) Update: A review of the CDC 2010 STD treatment guidelines and epidemiologic trends of common STDs in Hawai'i. Hawaii J Med Public Health. 2012;71(3):68-73.

20. Khabbaz RF, Moseley RR, Steiner RJ, Levitt AM, Bell BP. Challenges of infectious diseases in the USA. Lancet. 2014;5;384(9937):53-63.

21. Lewis FM, Newman DR, Anschuetz GL, Mettey A, Asbel L, Salmon ME. Partner meeting place is significantly associated with gonorrhea and chlamydia in adolescents participating in a large high school sexually transmitted disease screening program. Sex Transm Dis. 2014;41(10):605-10.

22. Loza O,1 Strathdee SA, Martinez GA, Lozada R, Ojeda VD, Staines-Orozco H, et al. Risk factors associated with Chlamydia and gonorrhea infection among female sex workers in two Mexico-U.S. border cities. Int J STD AIDS. 2010;21(7):460-5.

23. Margolis DM, Hazuda DJ. Combined approaches for HIV cure Curr Opin HIV AIDS. 2013;8(3):230-5.

24. Martin IE, Gu W, Yang Y, Tsang RS.Macrolide resistance and molecular types of Treponema pallidum causing primary syphilis in Shanghai, China. Clin Infect Dis. 2009;15;49(4): 515-21.

25. Mayer KH, Venkatesh KK. Interactions of HIV, other Sexually transmitted diseases, and genital tract inflammation facilitating local pathogen transmission and acquisition. Am J Reprod Immunol. 2011;65(3):308-16.

26. Munjoma MW, Kurewa EN, Mapingure MP, Mashavave GV, Chirenje MZ, Rusakaniko S, et al. The prevalence, incidence and risk factors of herpes simplex virus type 2 infection among pregnant Zimbabwean women followed up nine months after childbirth. BMC Womens Health. 2010;10:2-6.

27. Passos MRL, Almeida Filho GL, Coelho ICB, Moreira LC. Atlas de DST e diagnostico diferencial. 2. ed. Rio de Janeiro: Revinter; 2011.

28. Peña KC, Adelson ME, Mordechai E, Blaho JA. Genital herpes Simplex virus type 1 in women: detection. In: Cervicovaginal Specimens from Gynecological Practices in the United States. Clin Microbiol. 2010;48(1):150-3.

29. Ronald A, Kuypers J, Lukehart SA, Peeling RW, Pope V. Excellence in sexually transmitted infection (STI) diagnostics: recognition of past successes and strategies for the future. Sex Transm Infect. 2006;82(Suppl V):47-52.

Doenças sexualmente transmissíveis   **179**

30. Samkange-Zeeb F N, Spallek L, Zeeb H. Awareness and knowledge of sexually transmitted diseases (STDs) among school-going adolescents in Europe: a systematic review of published literature. Published online: 25 Sept 2011.

31. Scott LL, Hollier LM, McIntire D, Sanchez PJ, Jackson GL, Wendel Jr GD. Acyclovir suppression to prevent recurrent genital herpes at delivery. Infect Dis Obstet Gynecol. 2002; 10:71-7.

32. Shebl FM, Dollard SC, Pfeiffer RM, Biryahwaho B, Amin MM, Munuo SS, et al. Human herpesvirus 8 seropositivity among sexually active adults in Uganda. PLoS One. 2011;6(6): e21286.

33. Shim BS. Current concepts in bacterial sexually transmitted diseases. Korean J Urol. 2011; 52(9):589-97.

34. Suntoke T R, Hardick A, Tobian AAR, Mpoza B, Laeyendecker O, Serwadda D, et al. Evaluation of multiplex real-time PCR for detection of Haemophilus ducreyi, Treponema pallidum, herpes simplex virus type 1 and 2 in the diagnosis of genital ulcer disease in the Rakai District, Uganda. Sex Transm Infect. 2009;85(2):97-101.

35. Tucker JD, Cohen MS. China's syphilis epidemic: epidemiology, proximate determinants of spread, and control responses. 2011;24(1):50-5.

36. Wetmore CM, Manhart LE, Lowens MS, Golden MR, Jensen NL, Astete SG, et al. Ureaplasma urealyticum is associated with nongonococcal urethritis among men with fewer lifetime sexual partners: a case-control study. J Infect Dis. 2011;204(8):1274-82.

37. Zhan W, Krasnoselskikh TV, Niccolai LM, Golovanov S, Kozlov AP, Abdala N. Concurrent Sexual Partnerships and Sexually Transmitted Diseases. In: Russia. Sex Transm Dis. 2011; 38(6):543-7.

13 Infecção pelo papilomavírus humano (HPV) na infância e adolescência

Adriana Bittencourt Campaner
José Mendes Aldrighi

▶ Infecção pelo papilomavírus humano na infância

O papilomavírus humano (HPV) é capaz de infectar epitélios mucosos e cutâneos de diversas localizações anatômicas, podendo acometer diversas partes do corpo humano e causar diversos tipos de doenças benignas ou malignas, em sua maioria exibindo caráter proliferativo. Já foram identificados mais de 200 tipos de HPV, cerca de 40 responsáveis por infecções no trato anogenital. Os vírus são divididos em baixo risco oncogênico, no qual os tipos 6 e o 11 são os responsáveis por 90% das verrugas anogenitais, e alto risco oncogênico, sendo os tipos 16 e o 18, responsáveis por 70% das neoplasias cervicais. A infecção por este tipo de vírus pode ocasionar grande variedade de lesões cutâneo-mucosas; o quadro clínico é variado, sendo mais comum o aparecimento de verrugas anogenitais. Estas últimas merecem destaque quando encontradas em crianças.

A frequência de crianças e pré-adolescentes infectadas pelos HPVs tem aumentado e parece estar relacionada ao aumento da incidência de condilomas em adultos. No entanto, os dados disponíveis na literatura relacionados à infecção deste vírus em jovens são escassos; também não há consenso quanto ao tipo de tratamento mais adequado em cada caso, mecanismos de transmissão, como proceder a investigação quando houver suspeita de abuso sexual, entre outros. A avaliação médica e o manejo da infecção pelo HPV em crianças são complicados pelo longo período de latência do vírus, diferentes modos de transmissão e ausência de um regime terapêutico único e eficaz.

▪ Mecanismos de transmissão

Embora na população adulta a infecção pelo HPV seja considerada quase sempre uma doença sexualmente transmissível, outros mecanismos de transmissão, ainda controversos, podem ocorrer nas crianças; no entanto as taxas e as rotas destes tipos de transmissão ainda não foram bem estabelecidas. As principais vias de aquisição do HPV em crianças incluiriam: transmissão vertical de mãe contendo lesões clínicas e/ou subclínicas, autoinoculação de verrugas presentes em outras partes do corpo, heteroinoculação de verrugas de "cuidadores", contaminação por fômites e o abuso sexual.

A transmissão vertical é aquela na qual ocorre a transmissão do vírus HPV da mãe para o feto e recém-nascido. Esse tipo de transmissão poderia ser dividido em três categorias de acordo com o tempo estimado da transmissão do HPV: transmissão periconcepcional (geralmente próximo à fertilização), pré-natal (durante a gestação) e perinatal (durante o parto e imediatamente a seguir).

Transmissão periconcepcional: teoricamente poderia ocorrer através da infecção prévia à concepção de ovócitos ou espermatozoides pelo HPV. Diversos estudos contribuem para estas hipóteses: o DNA do HPV já foi detectado em 8-64% de amostras de sêmen de homens assintomáticos; tanto o plasma seminal bem como os espermatozoides podem conter o DNA do HPV; consistente com estes fatos, também foi encontrado o DNA do HPV em biópsias de ductos deferentes. Também não se pode excluir que o HPV já estivesse presente no endométrio na fase da invasão do trofoblasto pelo embrião. O DNA viral também foi detectado no trato genital superior feminino, incluindo os ovários e endométrio, mas o significado dessas descobertas é incerta. Atualmente, não existem estudos sobre a presença do HPV em oócitos. Assim, teoricamente, a transmissão do vírus poderia ocorrer aos embriões, logo após a fertilização.

Transmissão pré-natal: evidências sobre este tipo de transmissão têm sido fornecidas por estudos da literatura que demonstraram o DNA do HPV no líquido amniótico, placenta e amostras de sangue do cordão umbilical. As taxas de detecção do DNA do HPV em amostras placentárias variaram de 0% a 42,5%. Estudos também já encontraram DNA do HPV no sangue do cordão umbilical, com prevalência variando de 0% a 13,5%, e no líquido amniótico, com taxas de detecção variando de 15% a 65%.

Durante a fase de viremia, os tecidos coriônicos e placentários poderiam ser infectados por transmissão direta de certos vírus às células amnióticas, que seriam posteriormente ingeridos pelo feto. No entanto, a fase de viremia não foi confirmada em casos de infecção pelo HPV, e a transmissão hematogênica do HPV para o feto permanece desconhecida. Existem também dados favorecendo a hipótese de transmissão intrauterina, visto que lesões induzidas pelo HPV estão ocasionalmente presentes ao nascimento.

Alguns estudos iniciais relataram a presença de DNA do HPV em células mononucleares do sangue periférico materno (PBMCs). DNA do HPV também tem sido detectado em células do sangue congelado de pacientes pediátricos com HIV e em células de sangue fresco de doadores saudáveis. Tseng *et al.* e Syrjanen S. observaram que o DNA do HPV no sangue do cordão umbilical estava intimamente relacionado com o status de DNA do HPV em amostras de sangue periférico e células cervicovaginais maternas.

Na série de Sarkola *et al.*, o DNA do HPV esteve presente em 3,5% das 311 amostras de sangue do cordão umbilical, sendo detectados os genótipos 6, 16 e 39. A positividade do HPV no sangue do cordão esteve significativamente associada com as anormalidades citológicas maternas no momento da admissão (OR = 5,0, 95% CI 1,39-18,18, p = 0,024). Quando o sangue do cordão umbilical era positivo para o DNA do HPV, o risco de o recém-nascido ser portador do DNA viral ao nascimento aumentou em 4,0 vezes para a região genital (p = 0,048, IC 95% 1,08-14,83) e de 4,4 vezes para a oral (p = 0,039, IC 95% 1,17-16,14). Em modelo de regressão multivariada, um histórico de verrugas genitais mostrou ser o único fator preditor independente de positividade viral no sangue do cordão (OR = 4,0, IC 95% 1,09-14,54, p = 0,036). As amostras de sangue periférico de todas as mães com placenta ou sangue de cordão umbilical HPV-positivas foram negativas para o DNA do HPV.

Outra possibilidade de transmissão do HPV via intrauterina estaria relacionada a uma infecção ascendente do HPV provindo do trato genital materno através de microfissuras nas membranas fetais ou com sangue através da placenta. Armbruster-Moraes *et al.* relataram correlação positiva entre o grau das lesões cervicais e presença de DNA do HPV no líquido amniótico e sugeriram infecção ascendente.

Células trofoblásticas têm se mostrado amplamente permissivas para o HPV. HPVs 11, 16, 18 e 31 são capazes de completar seu ciclo de vida em culturas de trofoblasto placentário. O HPV tem sido mostrado como causador de diminuição tanto do número de células trofoblásticas (em dose-dependente via apoptose) quanto da adesão de células do trofoblasto ao endométrio. Estudos *in vitro* suportam a hipótese de que parte dos abortos espontâneos poderia ser causada pela infecção do trofoblasto pelo HPV.

Em estudo realizado por Sarkola *et al.* encontrou-se o DNA HPV em 4,2% (n = 13) das amostras de placenta, sendo identificados os tipos de HPV 6, 16 e 83. Duas das amostras placenta HPV+ foram obtidos a partir de cesarianas e as 11 restantes de partos normais. O tempo médio de ruptura das membranas até o parto foi o mesmo para mães HPV+ e HPV–. Se a placenta era HPV+, o risco de o recém-nascido ser portador de HPV oral no parto aumentou em 8,6 vezes. Todas as placentas HPV+ se originaram de gestações normais. A idade gestacional, história de nascimentos prematuros ou abortos anteriores não diferiu entre as mães com placentas HPV+ e HPV–. Todas as placentas HPV+ mostraram-se normais ao exame clínico.

Transmissão perinatal: resultaria de um contato mais próximo do feto durante o parto com células cervicais e vaginais maternas infectadas pelo vírus. A confirmação da aquisição do vírus provindo da mãe foi obtida a partir de estudos que evidenciaram detecção de DNA do HPV de alto risco em amostras cervicais da mãe antes do parto e no aspirado nasofaríngeo e/ou *swab* genital do recém-nascido. No entanto, o debate continua em relação à taxa de detecção do HPV e se esta positividade para o vírus refletiria contaminação passiva ou verdadeira infecção da criança (46-48, 55, 62, 98, 134). De maneira geral o risco de transmissão vertical de genótipos do HPV é relativamente baixo e a persistência do HPV em crianças é um evento raro.

Uma importante revisão sistemática sobre a transmissão vertical do HPV incluiu 2.111 mulheres grávidas e seus respectivos 2.113 recém-nascidos. A transmissão vertical global do HPV foi de 6,5% e mostrou-se maior após o parto vaginal do que após a cesariana (18,3% *vs.* 8%) (RR = 1,8; 95% 1,3-2,4 IC). O risco relativo combinado de transmissão do HPV de mãe para filho foi de 7,3 (IC 95% 2,4-22,2). No entanto, houve grande heterogeneidade de dados como na maioria dos estudos de metanálise Há evidências de que mães que transmitiram a infecção aos seus filhos apresentavam significativamente maior carga viral em amostras cervicais do que aquelas que não o fizeram.

Alguns estudos indicam que DNA do HPV é detectável apenas por 2-4 dias após o parto, implicando apenas contaminação passiva. No entanto, alguns autores relatam que o DNA do HPV foi detectado até 6 semanas, 6 meses, 12 meses e até mesmo 3 anos após o parto.

Em recém-nascidos, deve-se levar em consideração o problema da possível transmissão do vírus com o posterior desenvolvimento de eventuais lesões, sendo a principal delas a papilomatose laríngea juvenil. Esta entidade designa crescimentos epiteliais benignos do trato respiratório em sítios bastante dispersos, sendo os sítios primários as cordas vocais. Na laringe, provoca a rouquidão e a obstrução das vias aéreas, que podem ser potencialmente fatais. A taxa de crescimento pode ser tão rápida que podem ser necessárias operações repetidas, frequentemente a intervalos semanais, para manter uma via aérea segura e adequada. Os tipos 6 e 11, agentes causais dos condilomas genitais, foram identificados como os agentes causais da papilomatose respiratória, sendo o HPV 11 o tipo relacionado a lesões clinicamente graves, com extensão para a traqueia e pulmões.

Além da papilomatose respiratória, outras formas de acometimento do neonato são as infecções conjuntivais e as lesões genitais. Pakarian *et al.* sugerem que a detecção de DNA-HPV em área genital, ao nascimento, deve-se à exposição/contaminação, e não necessariamente reflete uma infecção estabelecida. Geralmente nenhuma criança permanece positiva, o que pode ser explicado por diferenças no epitélio escamoso vaginal, que é altamente influenciado pelos estrogênios maternos ao nascimento, que decrescem progressivamente e em torno de 6 semanas de vida não mais favorecem o ambiente ao HPV.

Follow-up de estudos tem demonstrado que a taxa de detecção do HPV declina com o aumento da idade das crianças. Na idade de 6 semanas, a taxa de detecção do HPV varia de 0% a 33%, em 6 meses, a partir de 0% a 3% até 33%. Na maioria dos estudos, o DNA do HPV na mucosa genital infantil parece desaparecer dentro um ano após o parto. Na maioria destes estudos, a taxa de detecção do DNA do HPV varia entre 2,7% e 4,9%. Como ocorre em jovens crianças, os HPVs 6, 16, 18, 31 e 33 foram os tipos detectados.

O período de incubação das verrugas anogenitais em adultos é da ordem de meses até anos; em crianças, ainda não foram estabelecidos com exatidão os limites do período de incubação. Geralmente é aceito que as infecções perinatais são a maneira mais frequente de transmissão viral em crianças menores que 3 anos. Assim, a presença de lesões em crianças com menos de 3 anos de idade sugere este modo de transmissão, visto que o período de latência estimado por alguns autores pode variar de 1 a 3 anos. Não se pode, portanto, excluir as transmissões verticais, possíveis em qualquer criança; por outro lado, a infecção materna não comprova transmissão vertical.

Já em crianças com mais de 3 anos de idade, aquelas com verrugas anogenitais, outras formas de transmissão devem ser investigadas. Os vírus presentes em verrugas cutâneas podem ser disseminados para a região anogenital pelas próprias mãos da criança (autoinoculação), visto que os estudos demonstram infecções concomitantes em áreas genitais e não genitais como o mesmo tipo do vírus HPV. Na heteroinoculação, a transmissão ocorre pelo contato não sexual entre pais e cuidadores contaminados. Deve-se ter o cuidado de diferenciar este último tipo com o contato intencional. A transmissão por fômites tem sido sugerida quando encontrada a presença de vírus em toalhas de banho, banheiros públicos e roupa íntima.

Atualmente não há método confiável na determinação do mecanismo exato de transmissão do HPV na infância. Dessa maneira, o contato sexual deve ser excluído na investigação sempre que uma criança ou jovem se apresentar com verrugas anogenitais. Sabe-se que o risco de abuso sexual aumenta de acordo com a idade das crianças. As formas de abuso sexual incluem o contacto oral-genital, contato genital-genital, contato genital-anal, carícias e penetração digital na vagina ou ânus. A porcentagem de casos de abuso sexual nos diversos estudos publicados na literatura tem variado de 30% a 100%, refletindo diferenças na seleção de pacientes, nos métodos de avaliação para abuso sexual, e no curto período de seguimento entre a queixa e o aparecimento de lesões.

Crianças abusadas sexualmente muitas vezes podem apresentar outros sinais de abuso que incluem: lacerações do hímen, abertura do hímen > 1 cm, alterações da forma do hímem, ausência do hímem, roturas da fúrcula, cicatrizes da fúrcula, contusão genital, contusão anal, laceração anal, cicatrizes anais, espessamento da pele do ânus, presença de sêmen, dentre outras.

■ Tipos virais em crianças

As verrugas cutâneas (vulgares) são mais frequentemente causadas pelos tipos de HPV 1, 2, 3, 4, 27 e 57. Estes diferentes tipos virais estão associados a diferentes tipos histológicos de verrugas. Já os tipos virais encontrados nas lesões anogenitais de crianças são frequentemente os mesmos que infectam adultos, mas há relatos de HPV tipo 2 e 4 em verrugas anogenitais de crianças.

A detecção dos HPVs tipo 6, 11, 16 ou 18 tem muitas vezes sido interpretada como uma indicação de abuso sexual ou de transmissão vertical, enquanto a presença dos tipos de HPV de pele tem sido implicada em hetero ou autoinoculação. Como os HPVs tipo 6, 11 e 16 são comumente encontrados nas lesões orais, deve-se ter em mente que estes tipos também podem ser transmitidos por inoculação.

No trabalho de Obalek *et al.*, no qual se avaliaram crianças com idade entre 7 meses e 12 anos com verrugas anogenitais, foi constatado uma prevalência de 17,4% de HPV 2 e 74% de HPV 6. Este trabalho enfatiza que a autoinoculação por parte de crianças portadoras de verrugas em mãos ou heteroinoculação pode ser um modo de transmissão não sexual.

■ Manifestações clínicas

A maior parte das infecções desencadeada pelo HPV é assintomática ou inaparente, podendo não ser detectada devido ao seu caráter transitório em boa parte dos casos. A infecção por este vírus tem sido descrita em duas formas de apresentação: subclínica e clínica.

Em crianças e jovens a forma de manifestação clínica mais frequente é a presença de verrugas (Figuras 13.1A e 13.1B, 13.2A e 13.2B). No entanto, em sua maioria as verrugas são assintomáticas, sendo um achado casual durante troca de fraldas, banhos, ou evidenciado pelo pediatra durante o exame físico. Outras queixas incluem dor, prurido e sangramento. O local mais comum do aparecimento do condiloma acuminado em crianças é a região perianal, podendo se estender até o canal anal (em virtude de assaduras e diarreias frequentes em crianças, a região perianal sofre "imunossupressão" transitória, que pode ocasionar o aparecimento de lesões locais). Particularmente nas meninas, podem-se encontrar lesões periuretrais, himenais e em fúrcula vaginal se apresentando de forma irregular ou como múltiplas pequenas pápulas, estendendo-se até grandes e pequenos lábios.

Na forma subclínica, em vez de o HPV produzir um condiloma clássico evidente, a doença caracteriza-se por áreas difusas de hiperplasia epitelial não papilífera. A maior diferença histológica é que o condiloma é francamente papilar, enquanto a forma subclínica é plana ou micropapilar.

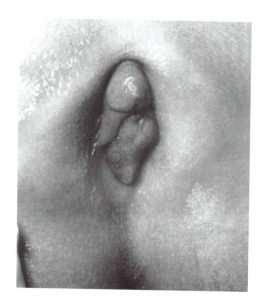

Figura 13.1A – Criança de 3 anos com lesão verrucosa em região vulvar característica de verruga genital (condiloma), sendo a infecção viral adquirida de sua mãe.

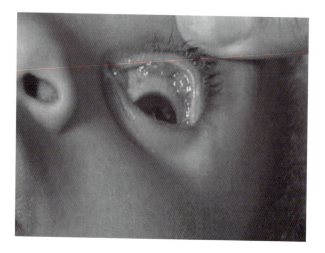

Figura 13.1B – Pela coçadura a criança transmitiu o vírus para mucosa ocular.

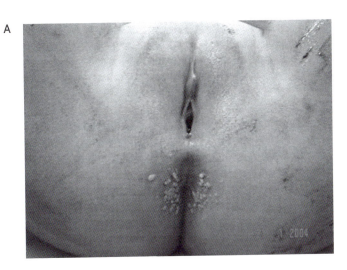
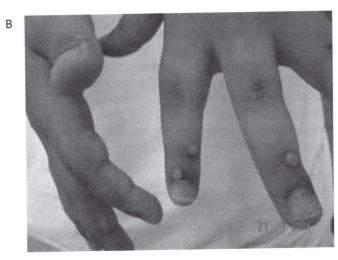

Figura 13.2 – A: criança de 6 anos com lesões verrucosas em região perianal características de verrugas genitais (condiloma); B: provindas do contato com suas próprias mãos.

Estas lesões são visíveis apenas por técnicas de magnificação (principalmente a com auxílio do colposcópio) e após aplicação de reagentes. Diferente das mulheres sexualmente ativas, que buscam avaliação ginecológica de rotina, as crianças e jovens não o fazem, e a procura ao médico somente ocorre na presença de quadro clínico. Dessa maneira, torna-se difícil a caracterização e a descrição epidemiológica deste tipo de infecção em crianças e jovens.

Em razão das limitações do exame ginecológico em meninas pré-puberes, o condiloma vaginal e cervical é raramente descrito na literatura. No entanto, nos trabalhos em que se examinaram crianças que sofreram abuso sexual e foram submetidas à coleta de material de lavado vaginal, tem sido descrito achado de DNA de HPV. Na forma latente de infecção, o DNA do HPV é diagnosticado no trato genital feminino por técnicas moleculares, não existindo evidências clínicas, citológicas, colposcópicas ou histológicas desta infecção. São raros os estudos que descrevem este tipo de infecção em crianças e jovens

Doerfler *et al.* coletaram amostras da região anogenital de 110 meninas de 4 a 15 anos que foram encaminhadas consecutivamente por diversos problemas ginecológicos. O DNA do HPV de baixo risco foi detectado em 4 meninas (3,6%) e o alto risco de DNA em 15 crianças (13,6%). Duas meninas com teste positivo para o DNA viral apresentavam verrugas aparentes. Após 1 ano, 2 crianças mantinham HPV persistente de alto risco e em um caso encontrou-se uma mudança de alto risco para baixo risco. Os autores concluem que as infecções genitais subclínicas de baixo e alto risco de HPV são comuns em meninas, sem qualquer histórico de abuso ou atividade sexual. A persistência da infecção genital por HPV em crianças poderia ser considerada um reservatório para as doenças associadas ao HPV mais tarde na vida.

Atualmente, muito pouco se sabe sobre o status sorológico relacionado ao HPV para o feto ou recém-nascido. Sabe-se que o feto pode gerar anticorpos IgM e IgG como resposta às infecções intrauterinas. No entanto, imunidade antígeno-específica é fornecida principalmente por anticorpos maternos tipo IgG. De fato, os anticorpos IgG atravessam a placenta após 16 semanas de gestação, pela placenta, através de mecanismo de transporte ativo e alcançam concentrações similares à da mãe com 26 semanas de gestação. IgM e IgA não atravessam a placenta.

▪ *Manejo das crianças com lesões anogenitais*

A abordagem multidisciplinar é recomendada para as crianças e suas famílias. Sugere-se:

- História detalhada da criança e da família com exame médico detalhado na busca de verrugas cutâneas e consideração de encaminhamento dos familiares para exame.
- Exame da criança, investigando-se sinais de abuso físico ou sexual. A maioria das crianças que foi abusada sexualmente não apresenta nenhuma lesão genital ou perineal ao exame. O tempo decorrido entre o exame e a natureza do abuso são fatores críticos.
- Exame das verrugas genitais. O diagnóstico é geralmente clínico, e as lesões devem ser diferenciadas de achados normais, como micropapilomatose labial, ou de outras lesões não condilomatosas A biópsia pode ser necessária para documentação (prova jurídica), casos atípicos ou lesões persistentes.
- Exame físico e avaliação laboratorial com o intuito de se excluir outras doenças sexualmente transmissíveis (DST) (prevalente em menos de 4% das crianças abusadas).
- Avaliação comportamental e social por profissionais qualificados.
- Casos suspeitos de abuso sexual devem ser comunicados às autoridades pertinentes.
- Apoio emocional e educação. Crianças com lesões relacionadas ao HPV podem apresentar angústia significativa, vergonha e medo. Noções de culpa devem ser dissipadas.

Infecção pelo papilomavírus humano na infância e adolescência **189**

- Acompanhamento: crianças com lesões devem ser tratadas e acompanhadas na busca de sinais de recidiva (que pode ocorrer em 20-30%).

Na maioria das crianças, as lesões desencadeadas pelo HPV podem sofrer regressão espontânea e assim o seguimento exclusivo poderia representar opção aceitável; 30% dos condilomas regrediriam em 6 meses, 2/3 em 2 anos e 3/4 quartos em 3 anos. Entretanto, as lesões podem persistir por longo tempo e ser transmitidas para outras partes do corpo, para outras pessoas, além do risco de infecção secundária, sangramento e prurido. Dessa maneira preconiza-se o tratamento de imediato.

O tratamento dos condilomas em crianças frequentemente representa dilema terapêutico. Aceita-se que o tratamento nesta população deva ser individualizado e geralmente existe necessidade do emprego de mais de uma modalidade terapêutica para se alcançar cura completa.

As opções de terapia atual da condilomatose genital incluem o emprego de métodos químicos, métodos físicos e imunomoduladores tópicos. Todos estes tipos de terapia apresentam vantagens e desvantagens. Os métodos físicos destroem as lesões de uma só vez (criocauterização, eletrocauterização, _laser_ ou alça diatérmica); entretanto são dolorosos, podendo resultar em cicatrizes, necessitando de anestesia geral para sua utilização em crianças. Os métodos químicos geralmente necessitam de repetidas aplicações. Alem do mais, qualquer tipo de terapia agressiva e dolorosa pode levar a alterações emocionais futuras nessas meninas.

Em nossa experiência, o tratamento de verrugas anogenitais, presentes em pequeno número em crianças, pode ser realizado inicialmente com aplicações semanais de podofilina a 25% em vaselina sólida, com resultados satisfatórios e com a vantagem de não ser dolorosa. Trata-se de terapia que em nosso serviço é aplicada pelo médico por sobre as lesões, com posterior lavagem após 3 horas de uso. Caso as lesões não desapareçam em 3 a 4 aplicações, prefere-se a mudança do tipo de terapêutica. As recidivas ocorreram com esta terapia naquelas meninas com lesões mais extensas, sendo tratadas então com a eletrocauterização sob sedação, em ambiente cirúrgico.

Em crianças menores ou naquelas pouco colaborativas até mesmo com o exame local, é preferível a sedação em centro cirúrgico para cauterização das lesões como terapia primária (Figuras 13.3A e 13.3B).

A utilização de imiquimode em crianças ainda não é preconizada pelo FDA, no entanto existem diversos estudos descritos na literatura relatando grande eficácia em diversos tipos de infecções virais nessa faixa etária (condilomas e molusco contagioso), sem a ocorrência de efeitos colaterais significativos, locais ou sistêmicos (Figuras 13.4A e 13.4B). Barba _et al._ descrevem segurança no uso de imiquimode em crianças em casos de molusco contagioso, demonstrando ausência de toxicidade sistêmica, sem leucopenia, cefaleia, mal-estar ou mialgia.

Essa droga pode ser considerada terapia primária ou quando da presença de grande número de lesões e/ou lesões extensas, visando à redução nas suas dimensões, seguida de destruição local. A aplicação em crianças é realizada como para as adultas: uso do conteúdo de ½ ou um sachê em cada aplicação, três vezes por semana (2ª, 4ª, 6ª feira), ao deitar, com limpeza local com água e sabonete pela manhã. As reações cutâneas locais são frequentes, porém, na maioria das vezes são leves ou moderadas. O eritema não é condição imprescindível para que desapareçam as verrugas, porém, quando ocorre, significa que houve resposta imunológica induzida pelo imiquimode.

O emprego da podofilotoxina (Wartec®) também é opção aceitável. A aplicação do ácido tricloroacético em crianças e jovens não deve ser considerada em virtude da necessidade de aplicações repetidas e principalmente da sensação dolorosa que acarreta, podendo ocasionar distúrbios psicológicos e sexuais futuros.

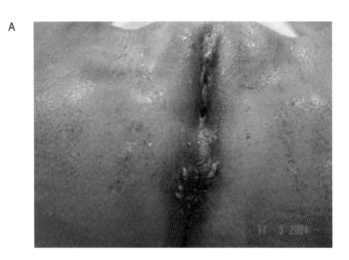

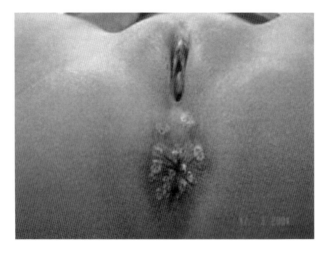

Figura 13.3 – A: criança de 3 anos com verrugas genitais (condiloma); B: tratada com eletrocauterização sob sedação.

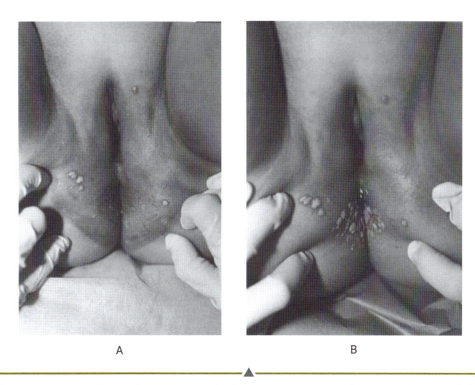

Figura 13.4 – A: criança de 9 anos com lesões verrucosas em região perianal características de verrugas genitais (condiloma). B: foi tratada com curso de 9 semanas de imiquimode com diminuição de cerca de 80% das lesões.

- **Diagnóstico diferencial**

O diagnóstico diferencial das lesões HPV induzidas em crianças inclui: condiloma plano da sífilis secundária, molusco contagioso, pênfigo benigno crônico, histiocitose X, neurofibromatose, rabdomiossarcoma (sarcoma botrioide).

- **Seguimento**

Handley *et al.* acompanharam 42 crianças pré-púberes com verrugas anogenitais (15 meninos e 27 meninas) por 15,9 meses. A maioria (73,8%) das crianças apresentava verrugas tipo condiloma perianal e 26,2% tinham verrugas não genitais simultâneas. Nenhuma delas apresentava qualquer outra infecção anogenital ou doenças sexualmente transmissíveis. Em 31 crianças, as verrugas foram tratadas com uma combinação de excisão com tesoura e eletrocautério. Durante o acompanhamento, 31,4% das verrugas retornaram, todas no prazo de 4 meses após o tratamento. Resolução espontânea das verrugas foi observada em 21,4% dos casos. Destas 42 crianças, 23,8% tinham pelo menos um membro adulto da família com verrugas anogenitais, 36,9% um membro adulto da família com outra infecção anogenital ou DST, 62,2% apresentavam mãe com NIC e 47,6% tinham uma membro da família com verrugas extragenitais.

Há uma chance de que os tipos de alto risco do HPV 16 e 18, em verrugas anogenitais, possam predispor a criança ao desenvolvimento de neoplasia genital no futuro, mas estudos de acompanhamento não estão disponíveis. Em decorrência de risco ainda não determinado de desenvolvimento de neoplasias do trato genital, bem como de suas lesões precursoras, recomenda-se longo seguimento destas crianças infectadas. Este tipo de cuidado também permitirá a detecção precoce de recidivas, bem como de casos de abuso sexuais não reconhecidos inicialmente.

▶ Infecção pelo HPV na adolescência

A adolescência compreende uma fase da vida entre a infância e vida adulta caracterizada por mudanças marcantes nas diversas esferas da vida. Sabe-se que as adolescentes de maneira geral apresentam fatores de vulnerabilidade em relação às mulheres adultas. Dentre esses fatores, podemos mencionar principalmente os biológicos, com imaturidade do sistema reprodutivo e imunológico, os comportamentais, os fatores cognitivos e os culturais.

Com o intuito de melhor entendimento da vulnerabilidade do trato genital em adolescentes, teceremos abaixo comentários em relação ao desenvolvimento do trato genital inferior, incluindo características peculiares às adolescentes.

▪ *Peculiaridades do trato genital inferior na adolescente*

Em sua origem embrionária, o colo uterino e a vagina são inicialmente recobertos pelo epitélio glandular derivado dos ductos de Müller. Posteriormente, o epitélio escamoso anogenital originado do seio urogenital começa a ascender através da vagina e a substituir o epitélio colunar original. Esta substituição em geral é incompleta, o que resulta em transição aguda denominada JEC original. Na maioria das vezes esta JEC se situa na ectocérvice. O efeito estrogênico materno que ocorre durante o restante da vida embrionária ocasiona o desenvolvimento de acidez vaginal, levando a início e prosseguimento do processo de metaplasia escamosa local, o qual resulta em uma nova JEC neonatal ao nascimento. Após o parto, o efeito estrogênico materno se mantém por aproximadamente 30 dias, bem como este processo metaplásico. Passado este período, inicia-se parada gradual do fenômeno de metaplasia, o que faz com que os epitélios escamoso e metaplásico se tornem indiferenciados e fiquem assim quiescentes até a puberdade.

Nessa fase de vida existem algumas modificações dos tecidos do trato genital que o tornam diferentes em relação à infância, as quais são ocasionadas principalmente pelo efeito estrogênico materno. As células de reserva se encontram em maior número em prematuras e no primeiro mês de vida, quando também sofrem grande proliferação como reserva para o crescimento do epitélio glandular; também ocorre aqui a redução progressiva destas, mas permanecendo ainda em elevado número. As células de reserva são inicialmente identificadas abaixo do epitélio mülleriano com cerca de 20 semanas de gestação, com aumento progressivo com o evoluir da gestação. Acredita-se que as células do epitélio mülleriano que recobrem inicialmente a mucosa vaginal e cervical sejam consideradas as células genitoras (*stem cells*), as quais dariam origem às células de reserva e às células colunares endocervicais. Estas primeiras teriam a capacidade de se transformar em ambas as células colunares e escamosas na endocérvice durante o desenvolvimento cervical inicial.

Infecção pelo papilomavírus humano na infância e adolescência **193**

A ocorrência de ectopia em prematuras e em bebês com menos de um mês de vida é achado muito comum em decorrência do efeito hormonal materno anteriormente comentado, estando presente em cerca de um terço das prematuras e em dois terços das meninas nascidas a termo. Embora as prematuras ao nascimento também tenham bom estimulo hormonal cervical, tal como as meninas nascidas a termo, graus variáveis de imaturidade tecidual podem diminuir a sensibilidade aos hormônios em nível local, com menor ocorrência de ectopia. No entanto a ectopia pode se manter em um terço das meninas durante a infância (quanto maior o colo uterino maior a ectopia). Dessa maneira durante a infância ainda permanecem grandes áreas de tecido colunar na ectocérvice.

A ocorrência de ectopia estaria relacionada a: origem embriológica, atividade epitélio glandular, mudanças no comprimento/diâmetro colo uterino e sensibilidade do colo uterino ao estímulo hormonal. As teorias existentes acreditam que existiria dilatação do orifício externo cervical acompanhado por aumento do diâmetro/comprimento do colo uterino e descida da junção endocervical/endometrial (para preservação de comprimento da mucosa cervical). A ectopia apareceria no período pré e pós-natal, em decorrência do estímulo hormonal (efeito materno); nestas fases existiria hiperatividade do epitélio glandular (evidenciado pela proliferação das células de reserva e produção de muco) e crescimento das porções supravaginal e vaginal cervicais. No entanto, o crescimento do colo é menor do que o da mucosa endocervical; como a JEC é fixa, o crescimento epitelial endocervical se exterioriza pelo orifício externo e invade a ectocérvice com formação da ectopia.

Ao final do primeiro mês de vida, a influência hormonal materna desapareceu e durante os próximos 11 meses, em média, a incidência de ectopia permanecerá inalterada. Ocorre diminuição progressiva do tamanho do colo em virtude da queda dos níveis hormonais, porém o comprimento da mucosa endocervical permanece mais ou menos constante, provavelmente em decorrência da diferenciação do grande estoque de células de reserva presente no final da gestação e primeiro mês de vida. A combinação entre encurtamento do colo e a manutenção do comprimento da mucosa endocervical concorre para a persistência de dois terços dos casos de ectopia neste período; assim a ectopia persiste, mas com menor diâmetro. Na verdade, nesta faixa etária colos uterinos com ectopia são mais curtos do que aqueles sem esta condição.

Aproximadamente ao redor de um ano de idade, a correção da ectopia se inicia, geralmente quando a atividade das células de reserva e a produção de muco estão em seu menor nível. Na evolução, existiria manutenção da diminuição do comprimento do colo, e a relação corpo/colo aumenta; este alongamento do útero "puxa" a mucosa da endocérvice (agora em estágio de repouso) para cima, corrigindo assim a ectopia em grande parte dos casos. Naquele um terço de casos nos quais a ectopia persiste, sabe-se que os colos são mais curtos, provavelmente por deficiência de sua porção supravaginal.

À medida que a puberdade se aproxima, a secreção do GnRH (hormônio liberador de gonadotrofinas) tende a aumentar, o que resulta na maturação sexual da menina. Com a elevação fisiológica dos níveis estrogênicos, ocorre espessamento do epitélio escamoso da vagina e colo uterino com acúmulo de glicogênio local e acidificação do meio vaginal. No início da puberdade ainda existem grandes áreas de epitélio colunar sobre a ectocérvice (Figura 13.5). As alterações do pH vaginal na puberdade reativam o processo de metaplasia escamosa que estava quiescente na infância, resultando na formação de zona de transformação. Nesta fase de vida, em decorrência do elevado número de ciclos anovulatórios, os níveis de progestógenos encontram-se baixos em relação às adultas. Este fato resulta em retardo na maturação do muco cervical com maior vulnerabilidade cervical e também retardo na maturação do epitélio escamoso.

A zona de transformação é uma área situada entre o epitélio colunar e o epitélio pavimentoso pluriestratificado original. Nesta área vão ocorrer os fenômenos de reepitelização, em que o epitélio colunar evertido é substituído por um epitélio escamoso recém-formado que se denomina epitélio metaplásico (metaplasia escamosa). Forma-se assim na adolescência extensa zona de transformação que é área de suscetibilidade aos agentes de carcinogênese, principalmente o papilomavírus humano (HPV). Esta nova área tem sido reconhecida como a região preferencial para o início das lesões pré-neoplásicas e neoplásicas do colo uterino. O processo de metaplasia apresenta maior atividade em adolescentes do que em adultas; este último grupo possui epitélio cervical com maturidade e consequente menor suscetibilidade local.

Todas as adolescentes sofrerão este processo de metaplasia escamosa, o qual pode levar meses ou anos, e o epitélio glandular exposto é parcial ou totalmente substituído pelo epitélio escamoso. Quanto menor a idade da paciente, maior a incidência das ectopias; dessa maneira, com o passar dos anos existiria maior ocorrência de fenômenos de metaplasia, com diminuição destas áreas de ectopia.

Os principais fatores determinantes das ectopias em adolescentes seriam aqueles associados ao retardo no fenômeno de reepitelização, tais como o uso de anticoncepcionais orais, a gravidez e alguns tipos de infecção do trato genital inferior. Singer observou que o colo uterino de jovens sexualmente ativas em geral era mais "maduro" (maior extensão de áreas de metaplasia) que o das sexualmente inativas de

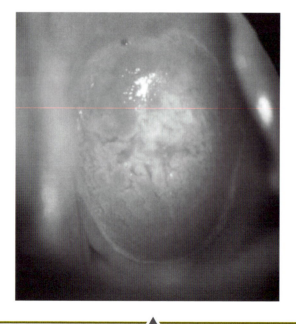

Figura 13.5 – Colo uterino de adolescente com ectopia extensa.

idade comparável. O autor sugere que os fatores passíveis de afetar/acelerar a taxa de metaplasia escamosa neste caso incluiriam o trauma peniano, exposição ao esperma e a ocorrência de doenças sexualmente transmissíveis. Moscicki *et al.* encontraram resultados semelhantes e afirmam que o HIV não é indutor de metaplasia cervical.

Critchlow *et al.* relatam que os contraceptivos hormonais parecem prolongar o período no qual a ectocérvice permanece recoberta por epitélio colunar; a associação entre ectopia e anticoncepcionais orais também estaria relacionada à duração de sua utilização, e as usuárias apresentavam grandes áreas de ectopia quando comparadas às não usuárias; no entanto não havia diferença entre os tipos de componentes dos contraceptivos e a ocorrência de ectopia. Tais autores postulam motivos para aumento da suscetibilidade a infecções em usuárias, visto que existiria aumento da ectopia: (I) o epitélio glandular pode ser mais vulnerável do que o escamoso ao estresse mecânico, o qual é produzido, por exemplo, pelo ato sexual, uso de tampões ou ducha vaginal; estas fissuras na mucosa poderiam facilitar a penetração dos agentes microbianos ao tecido subepitelial, também facilitando o acesso ao sistema linfático e sanguíneo; (II) As células do epitélio glandular da ectopia são mais suscetíveis a agentes sexualmente transmissíveis, entre os quais o HPV, o HIV, a clamídia e o gonococo, entre outras, em razão da maior acessibilidade das células cilíndricas, quando comparadas às células basais do epitélio estratificado escamoso; (III) infecções por patógenos que aumentam o fenômeno de metaplasia (como *C. trachomatis*) aumentam a suscetibilidade deste novo epitélio a modificações neoplásicas na presença de carcinógenos; (IV) caso os contraceptivos causem edema e eritema da zona de ectopia, estas alterações podem aumentar ainda mais a possibilidade de aquisição do HIV.

Por outro lado, alguns fatores que aumentam a proliferação celular cervical acelerariam a reepitelização cervical, podendo diminuir ou até mesmo acabar com as áreas de ectopia. Dentre eles, podemos citar principalmente o tabagismo e, com menor frequência, o uso de duchas vaginais.

Assim, deve-se reservar especial atenção às adolescentes, pois estas frequentemente apresentam extensas áreas de ectopia e metaplasia escamosa, e ao iniciarem sua vida sexual se tornam altamente expostas e suscetíveis aos agentes sexualmente transmissíveis. Além destes fatores já mencionados de suscetibilidade dos sistemas reprodutivo e imunológico, as adolescentes apresentam frequentemente características favoráveis e comuns à infecção pelo HPV: início precoce da vida sexual (média do início de atividade sexual no Brasil é aos 15 anos), múltiplos parceiros, tabagismo, outras doenças sexualmente transmissíveis, uso de contracepção hormonal, consumo de álcool, relações sexuais sem proteção.

▪ *Infecção pelo HPV na adolescente*

Informações sobre a infecção relacionada ao HPV são de fácil acesso a todos aqueles que desejam saber mais sobre o assunto. Apesar da grande disponibilidade de informações sobre este vírus, sua prevalência ainda é elevada, principalmente em jovens. A infecção pelo HPV é muito comum, sendo o vírus altamente contagioso. Ele pode ser transmitido pelo contato direto com a pele ou mucosa contaminada, mesmo quando essas não apresentem lesões visíveis. A principal via de transmissão do vírus é a sexual. No entanto, outros meios de transmissão também são descritos.

A maioria dos estudos de prevalência tem demonstrado uma diferença de 6-8 vezes na presença do HPV em mulheres mais jovens em relação às mais velhas. As taxas têm variado de 12% a 56% em mulheres menores de 21 anos em comparação com 2-7% em mulheres com mais de 35 anos de idade.

Sabe-se assim que uma relação inversa entre a idade e a prevalência do HPV tem sido relatada em muitos países desenvolvidos, mas informações sobre essa relação são escassas em muitas outras partes do mundo. Franceschi *et al.* compararam a prevalência do HPV em diferentes grupos etários, tendo incluído 18.498 mulheres de 15-74 anos. Padronizadas por idade, a prevalência do HPV variou mais de 10 vezes entre as populações, assim como a forma das curvas específicas por idade. A prevalência do HPV mostrou pico com idade inferior a 25 ou 35 anos, e diminuiu com a idade na Itália, nos Países Baixos, na Espanha, Argentina, Coreia e em Lampang, Tailândia e Ho Chi Minh, no Vietnã. Este não foi o caso de Songkla, Tailândia, Hanói, Vietnã, onde a prevalência do HPV foi baixa em todas as faixas etárias. No Chile, Colômbia e México, um segundo pico de prevalência do HPV foi detectado entre mulheres mais velhas. Nas áreas mais pobres de estudo na Ásia (Shanxi, na China e Dindigul, Índia), e na Nigéria, a prevalência do HPV foi elevada em todas as faixas etárias.

Em 2008, uma revisão sistemática incluiu 346.160 mulheres. Consistentemente em todos os estudos, a prevalência das infecções por HPV diminuiu com o aumento da idade, a partir de um pico de prevalência em mulheres mais jovens ($\leq$ 25 anos de idade). Em mulheres de meia-idade (35-50 anos), a prevalência máxima do HPV diferiu entre as diversas regiões geográficas: África (cerca de 20%), Ásia/Austrália (cerca de 15%), América Central e América do Sul (cerca de 20%), América do Norte (cerca de 20%), Sul da Europa/Oriente Médio (cerca de 15%) e Norte da Europa (cerca de 15%). Os autores concluem que a infecção genital pelo HPV em mulheres é adquirida predominantemente na adolescência, e o pico de prevalência em mulheres de meia-idade parece diferir entre as regiões geográficas. Variações na prevalência do HPV no mundo todo através da idade parecem em grande parte refletir diferenças no comportamento sexual em todas as regiões geográficas.

Em 2007, De Sanjosé *et al.* publicaram estudo de metanálise com o intuito de estimar a idade e a prevalência do genótipo específico do DNA do HPV cervical em mulheres com citologia cervical normal em todo o mundo. Observaram que a prevalência de HPV total em 157.879 mulheres com citologia cervical normal foi estimada em 10,4%. Estimativas correspondentes por região foram: África 22,1%, América Central e México 20,4%, América do Norte 11,3%, Europa 8,1%, e Ásia 8,0%. Em todas as regiões do mundo, a prevalência do HPV foi maior em mulheres com menos de 35 anos de idade, decrescendo em mulheres de idade mais avançada. Com base nestas estimativas, cerca de 291 milhões de mulheres no mundo são portadoras do DNA de HPV, dos quais 32% estão infectadas com o HPV 16 e HPV 18 ou ambos.

Um estudo de prevalência do HPV publicado nos EUA mostrou que a prevalência global do HPV foi de 26,8% no sexo feminino entre 14 e 59 anos (n = 1.921). A prevalência do HPV foi de 24,5% entre as mulheres com idades entre 14 e 19 anos, 44,8% entre mulheres com idade entre 20-24 anos, 27,4% entre mulheres com idade entre 25-29 anos, 27,5% entre mulheres com idade entre 30-39 anos, 25,2% entre as mulheres com idades entre 40-49 anos e 19,6% entre mulheres de 50-59 anos. Houve uma tendência estatisticamente significativa para o aumento da prevalência do HPV em cada ano de idade na faixa de 14-24 anos (p < 0,001), seguido por um declínio gradativo da prevalência até 59 anos (p = 0,06). Fatores de risco independentes para a detecção do HPV foram: idade, estado civil e número crescente de parceiros sexuais na vida e recentes.

Munoz *et al.* realizaram uma coorte de 1.610 mulheres – 15-85 anos, HPV negativo e com resultados citopatológicos normais na linha de base – que foi monitorado a cada 6 meses, com média de 4,1 anos. Informações sobre os fatores de risco e as amostras para o teste citológico do colo do útero e detecção e tipagem de DNA do HPV foram obtidas em cada visita. A incidência de tipos de alto risco foi maior que a dos tipos de baixo risco (5,0 × 2,0 casos/100 mulheres-ano). A curva de incidência idade-específica para tipos de alto risco foi bimodal, enquanto a incidência de tipos de baixo risco diminuiu gradualmente com a idade. As infecções com tipos de alto risco duraram mais do que as infecções com tipos de baixo risco (14,8 *vs.* 11,1 meses). A incidência do HPV foi maior em adolescentes de 15-19 anos de idade, com uma incidência acumulada de 17% em 1 ano e 35,7% em 3 anos. As taxas diminuíram com a idade: para as mulheres no grupo 20-24 anos, a taxa de incidência em 3 anos foi de 24,1%, e a das mulheres de 45 anos de idade caiu para 8,1%. Os autores concluem que neste grupo de mulheres com citologia normal, a incidência da infecção pelo HPV foi elevada, e o perfil epidemiológico de tipos de HPV de alto risco era diferente daquele dos tipos de baixo risco. Embora estes dados suportem a noção de que as adolescentes podem ser biologicamente vulneráveis, podem também sugerir que o parceiro sexual das mulheres mais velhas têm menos probabilidade de ser portadores do HPV, diminuindo a chance de infecção/transmissão. Em virtude da vulnerabilidade comportamental ou biológica, infecções repetidas nas adolescentes e mulheres jovens também são comuns.

Do exposto pode-se concluir que as adolescentes continuam sendo um dos grupos de maior risco para a infecção pelo HPV. Ressaltando a vulnerabilidade das mulheres jovens à infecção pelo HPV, estudos de mulheres jovens que recentemente iniciaram sua vida sexual mostram que metade irá adquirir o HPV dentro de 2-3 anos. Taxas de HPV em adolescentes, no entanto, variam; algumas populações apresentam índices tão baixos quanto 5% em adolescentes, com nenhum declínio ou aumento ao longo do tempo. As altas taxas de HPV relatadas na maioria das populações de adolescentes têm sido atribuídas a ambos: comportamento sexual e vulnerabilidade biológica. Ainda não está claro se os adolescentes são mais vulneráveis ao HPV em virtude de seus comportamentos de risco ou se existe uma vulnerabilidade biológica verdadeira. Provavelmente, ambos contribuam. Certamente, os riscos para a aquisição do HPV em adolescentes são semelhantes aos de mulheres adultas e incluem principalmente novos parceiros sexuais e a falta do uso do preservativo. A maioria dos estudos mostra que as adolescentes têm maior número de parceiros sexuais que as mulheres adultas e são pior usuárias de preservativos.

Em um estudo publicado em 2001, aproximadamente 55% das adolescentes e mulheres jovens adquiriram uma infecção pelo HPV no prazo de 36 meses após a sua entrada no estudo. Isto ocorreu aproximadamente dentro de 5-7 anos após o início das relações sexuais. O maior fator de risco para se ter uma infecção incidente foi relatar um novo parceiro sexual. O risco foi maior que 10 vezes para cada novo parceiro relatado por mês, desde a última visita, 4 meses antes.

As taxas de incidência relacionadas à idade, no entanto, não foram consistentes entre todos os tipos de HPV. Em um estudo realizado por Castle *et al.*, na Costa Rica, as mulheres com menos de 25 anos de idade foram mais propensas a apresentar infecção por certos tipos de HPV, mas não todos. Notou-se que os tipos de HPV alfa 9 (16 e relacionados aos tipos 16) foram 2-3 vezes mais frequentes em mulheres com menos de 25 anos do que mulheres com mais de 35 anos. No entanto, outros tipos, tais como os tipos 61 ou 71 aumentaram com o aumento da idade. Vale ressaltar que estes tipos de HPV (61 e 71) não são tipos de alto risco, sugerindo a sua presença é sem importância.

O primeiro contato com o HPV geralmente ocorre no início da vida sexual, o que está acontecendo em idades cada vez mais precoces. Estimativas indicam que mais de 30% das mulheres jovens e cerca de 47% dos homens brasileiros iniciam a vida sexual antes dos 14 anos de idade. O dado preocupante é que a maioria das mulheres se infecta com o HPV nos primeiros anos do início da atividade sexual, sendo comum a infecção repetida e por múltiplos tipos oncogênicos.

A facilidade de transmissão do HPV durante a atividade sexual tem sido demonstrada em numerosos estudos, conforme descrito previamente. Mas, além das elevadas taxas de incidência, os estudos mostraram que a idade da primeira relação sexual é um fator de risco para o desenvolvimento do câncer numa idade mais avançada, com um risco 3-4 vezes maior de desenvolver câncer invasivo se uma mulher iniciou o relacionamento em idade inferior a 18 anos em comparação com 20 anos ou mais.

Tem sido sugerida vulnerabilidade biológica relacionada ao colo de mulheres jovens. Certamente, o colo do útero da adolescente, em geral, é estruturalmente diferente do colo do útero da mulher adulta, conforme apresentado anteriormente, com extensas áreas "jovens". O tipo de epitélio predominante em adultas é o escamoso maduro. Uma vez que o processo de metaplasia escamosa parece ser mais ativo durante a adolescência, o epitélio pode representar uma vulnerabilidade para o estabelecimento de infecções pelo HPV. Ambos os epitélios colunar e escamoso metaplásico são mais vulneráveis ao HPV, provavelmente por uma variedade de razões, sendo a fina espessura do epitélio um possível fator (ou seja, fácil acesso a células basais epiteliais). O epitélio colunar é composto por uma única camada de células, por isso, as células basais, as quais são o alvo presumido para HPV, são bastante acessíveis. Um exemplo de fragilidade desta área é a presença frequente de sangue quando esfregaços citológicos são obtidos em adolescentes com grandes áreas de ectopia.

O processo de metaplasia em si pode apoiar a replicação viral. Metaplasia, por definição, é um processo de replicação e diferenciação celular e, portanto, ambiente perfeito para a replicação do HPV. Populações celulares de metaplasia escamosa que se proliferam rapidamente são presumidamente vulneráveis à infecção pelo HPV. A replicação do HPV e seus padrões de transcrição são altamente dependentes do programa de diferenciação dos queratinócitos no epitélio escamoso cervical. Portanto, é um tanto intuitivo que a metaplasia escamosa é particularmente favorável à sobrevivência do HPV. Assim, a exposição ao HPV em fases de metaplasia ativa apresenta maior probabilidade de resultar em uma infecção estabelecida e, possivelmente, à persistência. Assim, a barreira protetora refletida pelo epitélio escamoso maduro pode ser um fator importante do porque as mulheres adultas têm menores taxas de infecção.

As diferenças nas respostas imunes também podem explicar essa ocorrência. Infelizmente, pouco se sabe sobre a resposta imune da mucosa do colo do útero em relação ao HPV na adulta e muito menos na adolescente; assim dúvidas permanecem sobre se estas diferem ou não das adultas. Huang *et al.*, em 2008, encontraram que os níveis de IL-10 eram muito mais elevados em adolescentes com grandes áreas de ectopia comparados àquelas com cérvices madura. A IL-10 é considerada uma citocina tipo Th 2, a qual poderia favorecer a infecção pelo HPV e sua persistência. Diferenças hormonais podem também desempenhar importante papel nesta susceptibilidade.

Visto que as adolescentes apresentam frequentemente ciclos menstruais anovulatórios, estrogênios não antagonizados pelos progestógenos também poderiam ter efeitos sobre o sistema imunológico.

Outros fatores, tais como infecções por *C. trachomatis* podem desempenhar um importante papel no aumento da vulnerabilidade das adolescentes. A infecção pela *C. trachomatis*, que também é muito comum em adolescentes, tem sido apontada como relacionada ao aumento da persistência do HPV.

Altas taxas de citologias denotando lesão intraepitelial de baixo grau (LIEBG) são descritas em populações de adolescentes. As taxas de LIEBG oscilam entre 2-14%, em adolescentes, enquanto em mulheres mais velhas (> 30 anos), oscilam de 0,6-1%. É importante ressaltar, contudo, que a detecção do HPV em adolescentes é mais comumente associada com citologias normais. Mais de três quartos das adolescentes infectadas pelo HPV têm citologia normal; interroga-se assim, a ocorrência de anormalidades microscópicas que permanecem não detectadas neste grupo. Mas de qualquer forma, a ocorrência de LIEBG, principalmente em adolescentes, parece ser tão benigna quanto as infecções pelo HPV com citologia normal. A expressão de proteínas virais resulta em proliferação das células basais, alargamento nuclear e figuras mitóticas anormais; todas as características relacionadas à LIEBG.

Um estudo com avaliação de adolescentes mostrou que aquelas jovens que apresentavam grandes áreas de alterações metaplásicas cervicais visíveis à colposcopia eram mais prováveis de desenvolverem LIEBG quando infectadas pelo HPV do que as adolescentes com cérvices relativamente quiescentes.

Poucos estudos têm procurado analisar a vulnerabilidade biológica do colo à infecção pelo HPV. Castle *et al.* mostraram que os tipos alfa 9 foram detectados mais frequentemente entre as mulheres com maiores áreas de ectopia. No entanto, o oposto foi verdadeiro em relação aos tipos 3 α 15 α onde a prevalência aumentou com o aumento da maturidade. Estes autores sugeriram que o tipo epitelial cervical auxiliou a explicar seus achados.

Nos Estados Unidos, 50% das adolescentes e mulheres jovens adquirem HPV dentro de 3 anos após o início da relação sexual, resultando em taxas de prevalência relativamente altas. A maioria das infecções, no entanto, é transitória. Consequentemente, infecções pelo HPV detectadas em adolescentes são suscetíveis de refletir doença benigna, e infecções detectadas em mulheres mais velhas são suscetíveis de refletir infecções persistentes e um maior risco de lesão intraepitelial cervical avançado que pode levar a câncer cervical invasivo.

▪ História natural da infecção pelo HPV e das lesões intraepiteliais na adolescência

Na população de mulheres em geral, após período variável de incubação, podem surgir diversos tipos lesões clínicas relacionadas à infecção pelo HPV localizadas no trato anogenital, que variam desde lesões papulosas e vegetantes (verrugas/condilomas) visíveis a olho nu, até lesões detectáveis apenas através do exame colposcópico e citológico (manifestações subclínicas); dentre estas últimas mencionamos: neoplasia intraepitelial do colo do útero (NIC) até carcinoma invasor; neoplasia intraepitelial da vagina (NIVA) até carcinoma invasor; neoplasia intraepitelial vulvar (NIV) até carcinoma vulvar; tumor de Buschke-Lowenstein; neoplasias perianais (NIPA) e intraepiteliais anais (NIA), até carcinoma invasor do ânus.

Essas neoplasias intraepiteliais e os carcinomas invasores são muito pouco frequentes na adolescência, sendo a lesão de maior ocorrência a NIC.

Numerosos estudos têm documentado a natureza transitória da infecção pelo HPV em adolescentes e mulheres jovens, com 50% destas mostrando *clearance* de uma infecção inicialmente detectada dentro de 6 meses, e 90% com *clearance* no prazo de 24 meses. Parece que certos tipos de HPV, como o HPV 16, desaparecem mais lentamente do que outros tipos de alto ou de baixo risco. Certamente, novas infecções pelo mesmo tipo podem ocorrer, desfocando as verdadeiras taxas de regressão. Há evidências de que a presença de múltiplos tipos de HPV também atrasa o clareamento da infecção em adolescentes. Quer isso reflita um defeito global na resposta imune ou se vários tipos de HPV agem sinergicamente ainda não é claro.

Embora alguns autores insistam que todas as infecções por HPV resultem em LIEBG, as taxas de LIEBG são, em geral muito mais baixas que as encontradas em relação à detecção do DNA-HPV. Certamente, a LIEBG é a manifestação da replicação e expressão das proteínas do HPV. No entanto, sabe-se que fatores de risco para a LIEBG são diferentes daqueles para a aquisição do HPV. Um exemplo é o tabagismo, o qual é comumente associado com a LIEBG, mas não com a aquisição do HPV. Estes resultados podem ser explicados pelo fato de que o fator de risco está associado com a aceleração da lesão, fazendo com que esta se torne maior mais rapidamente. Certamente, as lesões maiores são mais fáceis de serem detectadas pela citologia do que lesões menores.

É certo que muitas das infecções por HPV podem resultar em LIEBG, como mencionado acima. No entanto, a natureza benigna da LIEBG é demonstrada por sua elevada taxa de regressão, com paralelismo à elevada taxa de regressão das infecções pelo HPV, com poucos casos progredindo para a lesão intraepitelial de alto grau (LIEAG). Um estudo realizado por Moscicki *et al.* com adolescentes e mulheres jovens mostrou que 92% das LIEBGs regrediram no prazo de 36 meses de observação. Só 3% das jovens adolescentes desenvolveram LIEAG.

Em contraste, uma revisão de prontuários de adolescentes < 19 anos de idade com LIEBG citológico, realizada por Wright *et al.*, relatou que 31% das pacientes evoluíram a LIEAG em 36 meses. Como este estudo envolveu revisão dos prontuários, não está claro se a LIEAG refletiu novas lesões ou progressão real de LIEBG. Além disso, apenas 1/3 da coorte original foi seguido por 36 meses. Essas diferenças entre os estudos pode ser uma questão de interpretação de citologias e histologias ou reflexo de características populacionais diferentes. Nenhum dos estudos encontrou casos de câncer invasivo.

Taxas de regressão do vírus HPV e das LIEBGs dentre as mulheres mais velhas parecem ser menos frequentes, daí a sugestão de que a detecção de HPV ou LIEBG em mulheres mais velhas (definidas como > 30 anos) provavelmente reflita uma infecção persistente e já um risco aumentado para LIEAG. Provavelmente, muitas das LIEBGs detectadas em adultas reflitam infecções persistentes com neoplasias intraepiteliais graus 2 e 3 (NIC 2 ou 3) subjacentes, ajudando a explicar estas diferenças.

A LIEAG é também um reflexo da infecção pelo HPV. No entanto, uma vez que representa lesões NIC 2 e 3, é provável que estas possam ocorrer ao longo da história natural do HPV. Por outro lado, estudos têm mostrado que a LIEAG surge tão rapidamente quanto a LIEBG, possivelmente ultrapassando o desenvolvimento desta última. Curiosamente, a taxa de LIEAG em adolescentes é semelhante àquela encontrada em mulheres mais velhas.

Não está claro se as lesões de baixo grau progridem através de um *continuum* para lesões de alto grau e câncer, ou se as lesões de alto grau se desenvolvem independentemente das lesões de baixo grau. Pode ser que as lesões NIC 3 se desenvolvam diretamente, como resultado de um evento específico clonal, em vez de um evento progressivo que ocorre dentro de uma lesão NIC 1. A ideia de progressão pode simplesmente refletir o fato de que a citologia não é sempre sensível e pode simplesmente ter perdido os casos de NIC 3 no início. Conforme as lesões aumentam, elas são mais fáceis de serem detectadas na citologia repetida.

O papel da persistência do HPV no desenvolvimento da LIEAG tem sido bem estabelecido. No entanto, o tempo de persistência necessária para o desenvolvimento da LIEAG permanece controverso. Um dos problemas na definição de tais riscos é que NIC 2 e 3 compõem a LIEAG e a história natural da NIC 2 e 3 são provavelmente diferentes. Assim, estudos com LIEAG têm encontrado diferentes taxas daqueles que utilizam NIC 2 ou 3. Diversos países que têm coletado taxas de NIC 3 mostram que estas apresentam pico de ocorrência em mulheres com idade entre 27-30 anos, isto é, 7-10 anos após o pico de infecções pelo HPV. Em comparação, o risco de desenvolver "LIEAG" citológica em adolescentes provavelmente é igual ao de mulheres com idade entre 20-30 anos de idade.

Em revisão de citologias realizada por Mount *et al.*, os autores encontraram que 0,7% das jovens de 15-19 anos de idade apresentavam LIEAG, em comparação com 0,8% das mulheres de 20-29 anos e 0,7% em 30-39 anos de idade. Alguns especulam que estes casos de LIEAG são apenas os casos "ruins" de HPV com maior número de alterações celulares do que aquelas vistas em LIEBG. Certamente, a reprodutibilidade das LIEAGs é inferior à desejável.

Em um programa de rastreio nacional do colo do útero organizado na Noruega, 0,2% dos 20 mil esfregaços de adolescentes com idades entre 15-19 anos foram notificados como tendo LIEAG. A razão para estas diferenças é que as taxas de NIC 2 provavelmente superam as taxas de NIC 3 em adolescentes, enquanto nas mulheres mais velhas a NIC 3 predomina. Então, esses estudos que detectam citologia LIEAG em adolescentes provavelmente refletem casos de NIC 2. Dadas essas limitações, parece que a NIC 1 e 2 se desenvolvem logo após a infecção em algumas mulheres, com outras mostrando até 1-3 anos antes da sua detecção.

Um estudo realizado por Case *et al.* constatou que apenas 50% das adolescentes encaminhadas para colposcopia por LIEAG tiveram NIC 2 ou 3 confirmados. Para aqueles que realizam colposcopia em adolescentes, a interpretação colposcópica pode ser um desafio, visto que a metaplasia escamosa atípica, um achado comum nessa faixa etária, tem características semelhantes às da NIC, podendo desorientar o colposcopista à biópsia do tecido metaplásico ao invés do neoplásico.

Embora a citologia e a colposcopia tenham suas limitações, ambas são as ferramentas atuais para a obtenção da histologia. A histologia continua sendo o padrão ouro para a terapêutica final. Sabe-se que a experiência e o número de áreas biopsiadas aumentam a chance de um diagnóstico NIC 2 ou 3. A reprodutibilidade de NIC 1, 2 e 3 também é problemática. Todos estes diagnósticos muitas vezes têm concordância inferior a 50% entre os patologistas. A maioria dos estudos concorda, porém, que mais de 80% dos diagnósticos NIC 1 provavelmente regridem em todas as idades. Já no caso das NIC 2, as taxas de regressão são mais controversas.

A NIC 2 não é um diagnóstico muito reprodutível pelos patologistas, e há debate considerável sobre se a NIC 2 se comporta mais como a NIC 1 ou mais como a NIC 3.

202 *Ginecologia e Obstetrícia da Infância à Adolescência*

A importância dessas diferenças para os adolescentes é que lesões NIC 2 constituem a maioria dos casos de LIEAG em jovens, enquanto a NIC 3 é menos comum.

Nas mulheres de todas as idades, a NIC 1 é considerada benigna, já que a maioria das lesões regride. Por outro lado, a NIC 3 é considerada verdadeiramente uma lesão pré-cancerosa, visto que 30-70% de lesões NIC 3 progridem para o câncer. No entanto, a determinação do prognóstico da NIC 2 é complicado por dois problemas: primeiro, é difícil para o patologista identificar com segurança quais as lesões são verdadeiramente NIC 2; em segundo lugar, há a possibilidade de que a história natural das lesões NIC 2 seja diferente em mulheres jovens e idosas. Devido à dificuldade no diagnóstico de NIC 2 e seu possível potencial para progressão, alguns patologistas agrupam NIC 2 e NIC 3 (ou seja, NIC 2/3), que é semelhante ao Sistema Bethesda de classificação de citologia.

Moscicki *et al.* estimaram o risco de NIC 3 entre meninas e mulheres jovens com idade entre 13 e 24 anos, que foram encaminhadas para colposcopia por apresentarem citologia anormal. Das 622 mulheres, 41 (6,6%) tinham NIC 3, 81 (13%) apresentavam NIC 2, 157 (25,2%) apresentaram NIC 1 e 343 (55,1%) foram consideradas benignas; nenhum caso de câncer foi detectado. A maioria dos casos de NIC 2 e 3 foi diagnosticado a partir de ASC-US ou LIEBG; diagnósticos de LIEAG foram raros. A presença dos HPV 16/18 esteve fortemente associada com o grau da NIC, com o percentual de mulheres com HPV 16/18 aumentando gradualmente em relação ao aumento da severidade da lesão. As mulheres com exames benignos tiveram a menor taxa de detecção HPV 16/18, e aquelas com NIC 3 apresentaram a maior. Taxas de HPV 16/18 foram significativamente maiores em mulheres com NIC 3 do que naquelas com um NIC 1 ou diagnósticos benignos, e ligeiramente mais elevadas do que naquelas com NIC 2. Os autores confirmam o tratamento conservador para adolescentes e mulheres jovens com citologia anormal, uma vez que o NIC 3 foi raro e o câncer cervical nunca foi encontrado. Os HPVs 16 e 18 estiveram fortemente associados a NIC 3, e testes para esses tipos virais poderiam se justificar para a triagem de citologia anormal neste grupo etário.

Moore *et al.* revisaram 511 prontuários (2001-2005) com o intuito de avaliar a prevalência de NIC graus 2 e 3 e suas taxas de progressão e regressão em adolescentes. Na biópsia, 324 pacientes (65%) apresentavam NIC 1 ou menos, e 177 pacientes (35%) apresentavam NIC 2+. Vinte e nove por cento das pacientes com NIC 2 optaram por tratamento conservador *vs.* excisão. Após 18 meses, a condição de 65% das pacientes regrediu; 20% das pacientes mantiveram-se estáveis e a condição de 5% evoluiu, porém sem diagnóstico de câncer. Das pacientes que se submeteram à excisão, 84% experimentaram regressão de sua condição, em 11% a condição foi persistente e 5% evoluíram, sem câncer. Os autores concluem que a maioria das jovens teve NIC 2 e a maior parte experimentou regressão da lesão. Suportam uma vigilância contínua na avaliação de adolescentes, mas sugerem que uma menor intervenção em casos de NIC 2 pode ser aceitável.

Estudo de coorte utilizou banco de dados colposcópicos de 2.996 mulheres com o intuito de avaliar as taxas de regressão de casos de NIC 2 entre adolescentes (com idade $\leq$ 21). As mesmas apresentavam duas opções que consistiam ou no tratamento imediato ou na repetição da colposcopia em 6 meses. Das 93 adolescentes incluídas, 53 (57%) optaram pelo tratamento imediato através de procedimento excisional e 40 delas (43%) escolheram *follow-up* com colposcopia. Das pacientes tratadas, NIC 2+ foi encontrada em 40 (75%). Das 36 mulheres jovens seguidas conservadoramente, re-

Infecção pelo papilomavírus humano na infância e adolescência   203

gressão da lesão foi documentada em 14 (39%) casos, após tempo médio de *follow-up* de 378 dias. Das 22 adolescentes que não cumpriram os critérios de regressão, apenas 3 tiveram evidência de NIC 2 ou pior durante o seguimento. As 19 restantes tiveram ou NIC 1 ou resultados citológicos com anormalidade menores. As pacientes mais jovens (≤ 16 anos) tendem a apresentar menor tempo para regressão. Conclui-se que em virtude de regressão significativa de casos de NIC 2 em mulheres adolescentes, o manejo primário nesta população deveria consistir em *follow-up* por exame citológico e colposcópico.

Em 2010, Moscicki *et al.* descreveram a história natural da NIC 2 em adolescentes e mulheres jovens com idade entre 13 e 24 anos. Regressão da lesão foi definida como a presença de 3 citologias e histologias negativas e consecutivas. Noventa e cinco pacientes com média etária de 20,4 anos foram incluídas ao estudo. Entre estas, em 38% a lesão regrediu em um ano, em 63% em 2 anos, e em 68% em 3 anos. Fatores associados à não regressão incluíram o uso de método contraceptivo hormonal combinado e a persistência do HPV de qualquer tipo. Quinze por cento das pacientes apresentaram progressão ao final do terceiro ano. A persistência dos HPVs 16/18 e status dos HPVs 16/18 na última visita estiveram associados com a progressão. Os autores concluem que a elevada taxa de regressão da NIC 2 em seu estudo oferece suporte à observação clínica deste tipo de lesão em adolescentes e mulheres jovens.

A elevada prevalência do HPV em mulheres jovens ressalta a vulnerabilidade das adolescentes para este vírus, mas a baixa prevalência de câncer cervical nessa faixa etária confirma a natureza benigna das infecções iniciais por HPV. Apesar da natureza transitória da infecção pelo HPV, da possibilidade de regressão espontânea das lesões intraepiteliais cervicais, mesmo de alto grau, em adolescentes, e da raridade do câncer nesta faixa etária, a infecção persistente poderia levar ao desenvolvimento de lesões precursoras do trato genital no futuro.

No entanto, estudos de prevalência em adolescentes dos EUA demonstraram consistentemente que os adolescentes raramente apresentam câncer invasivo. De acordo com as últimas estatísticas do SEER EUA (1995-1999), a incidência de câncer invasivo em mulheres abaixo dos 20 anos de idade é de 0-3 por milhão. Há pouca informação disponível sobre os raros casos de câncer invasivo tais como a presença de imunodeficiências. As baixas taxas de câncer invasivo sugerem que, mesmo naquelas jovens com diagnóstico com NIC 2 ou 3, a progressão para o câncer é rara. Por outro lado, a incidência de câncer invasivo vê a sua primeira ascensão aos 25 anos de idade, apoiando triagem a partir desta idade. Curiosamente, as taxas câncer nos EUA em adolescentes têm permanecido estável ao longo das últimas décadas, apesar da redução na idade de iniciação sexual.

▪ Condiloma genital na adolescência

Os condilomas são excrescências papilares do tecido epitelial, formando lesões com vasos capilares centrais, de coloração avermelhada, únicos ou múltiplos que se manifestam em geral na genitália externa (vulva). Podem ocorrer também no colo do útero e na vagina, porém isto é mais frequente em pacientes com imunossupressão. Aparecem principalmente em áreas onde ocorre trauma de coito, com inoculação do vírus na camada basal do epitélio. Os principais tipos de HPV relacionados aos condilomas, cerca de 90% dos casos, são o 6 e o 11.

Os condilomas, dependendo do tamanho e da localização anatômica, podem ser friáveis, pruriginosos, úmidos ou queratinizados. Quando presentes no colo do útero, vagina, uretra e ânus, também podem ser ou não sintomáticos. Ainda, podem ser únicos ou múltiplos, localizados ou difusos e de tamanho variável (Figura 13.6). Na mulher é mais frequentemente encontrado na vulva, períneo, região perianal e, algumas vezes na vagina e colo do útero. As lesões retais são predominantes em pacientes que tenham tido coito anal. Já as lesões perianais, podem ocorrer em pacientes sem história prévia de penetração anal. Raramente podem estar presentes em áreas extragenitais, como conjuntiva, mucosa nasal, oral e laríngea.

Existe uma forma especial de apresentação da infecção pelo HPV, que é o condiloma acuminado gigante (ou tumor) de Buschke-Loewenstein (Figuras 13.7A e 13.7B). Trata-se de variedade de carcinoma espinocelular, associado em geral com o HPV 6 e 11. São grandes massas verrucosas de crescimento lento (Figura 13.7C).

O diagnóstico do condiloma é clínico, podendo ser confirmado por exame histopatológico, embora isto raramente seja necessário. Este procedimento está indicado quando: existir dúvida diagnóstica ou suspeita de neoplasia intraepitelial ou invasiva (lesões pigmentadas, endurecidas, fixas ou ulceradas); as lesões não respondem ao tratamento convencional; as lesões aumentam de tamanho durante ou após o tratamento.

O objetivo principal do tratamento da infecção clínica pelo HPV é a remoção das verrugas, o que pode levar aos períodos livres de lesões em muitos pacientes. Nenhuma evidência indica que os tratamentos atualmente disponíveis erradicam ou afetam a história natural da infecção do HPV. A remoção da verruga pode ou não diminuir a infectividade. Se deixados sem tratamento, os condilomas podem desaparecer, permanecer inalterados ou aumentar em tamanho e/ou número.

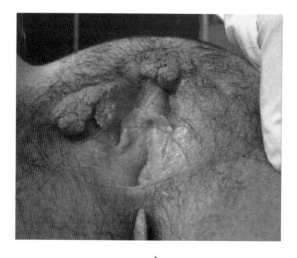

Figura 13.6 – Adolescente de 15 anos, com início da atividade sexual há alguns meses, com desenvolvimento de condilomas em vulva.

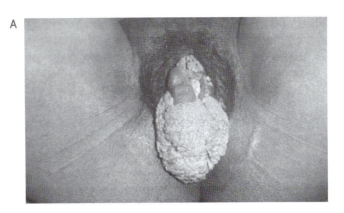
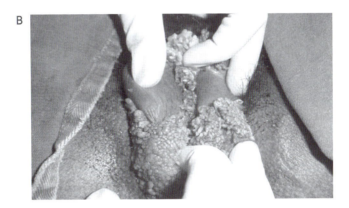
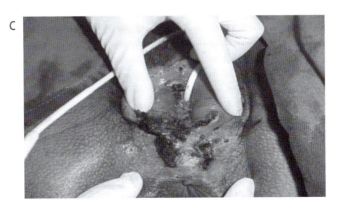

Figura 13.7 – A: adolescente de 17 anos, com início da atividade sexual há alguns meses.
A e B: gestante de 15 semanas desenvolveu condiloma acuminado gigante;
C: foi tratada com eletrocauterização sob raquianestesia.

Nenhum dos tratamentos disponíveis é superior aos outros; e nenhum tratamento será o ideal para todos os pacientes nem para todas as verrugas, ou seja, cada caso deverá ser analisado para que se tenha a conduta mais adequada. Os fatores que podem influenciar na escolha do tratamento são: o tamanho, número e local das lesões, além de sua morfologia e a ocorrência de gestação. A preferência da paciente, custos, disponibilidade de recursos, conveniência, efeitos adversos e a experiência do profissional de saúde também devem ser considerados.

Os métodos abaixo discriminados podem ser utilizados de maneira isolada ou em associação. Às vezes empregam-se os métodos químicos ou o imiquimode para diminuição das lesões e da área acometida, seguida de exérese cirúrgica.

O **ácido tricloroacético (ATA) a 70% a 90%** é um agente cáustico que promove destruição dos condilomas pela coagulação química de seu conteúdo proteico. As soluções são muito fluidas, comparáveis à água, e podem se espalhar rapidamente se aplicadas em excesso, causando queimadura nas áreas adjacentes às lesões. Deve ser aplicado cuidadosamente com auxílio de um cotonete em pequena quantidade somente sobre os condilomas, deixando secar. Após a aplicação, a lesão assumirá aspecto branco com posterior descamação local. A principal reação adversa observada é a irritação ou dor na pele. Logo após sua aplicação, sugere-se a colocação de gel de xilocaína a 2% com o intuito de se diminuir o processo doloroso. Caso seja aplicada em quantidade excessiva, pode-se remover o excesso polvilhando-se talco, bicarbonato de sódio ou lavando com sabão neutro.

Deve ser aplicado 1 vez por semana, por 4 a 6 semanas ou até o desaparecimento das lesões; se após algumas aplicações não houver mudança nos caracteres, das lesões deve-se mudar o método de tratamento. Quando a área afetada for muito extensa, este deverá ser substituído pela exérese cirúrgica ou outro método cabível. Também pode ser usado nas lesões da mucosa vaginal ou cervical. Na mulher grávida, tem grande indicação, pois não tem efeitos adversos para o feto, independentemente da idade gestacional.

A **podofilina 10% a 25% em vaselina sólida** contém uma série de substâncias com ação antimitótica e induz a necrose das verrugas. Nunca deve ser usado durante a gravidez, já que foram relatados casos de abortamentos, partos prematuros, morte fetal e ação mutagênica. É importante ressaltar que a concentração dessa substância pode variar consideravelmente entre os preparados.

O produto deve ser aplicado em pequena quantidade sobre cada verruga. Não utilizar em lesões abertas ou feridas. Para evitar a possibilidade de complicações associadas com sua absorção sistêmica e toxicidade, recomenda-se o uso de até 0,5 mL em cada aplicação ou que se limite a área tratada em até 10 cm^2 por sessão. Medicação apenas para uso em vulva. Para reduzir a irritação no local, sugere-se que a área tratada seja lavada com água morna e sabão neutro 4 a 6 horas após a aplicação da medicação. Sua absorção em grandes quantidades pode ser tóxica para o coração, rins e sistema nervoso.

A **podofilotoxina 0,15% creme** (Wartec®) é um medicamento tópico de auto-aplicação, com mecanismo de ação semelhante ao da podofilina. O efeito máximo é alcançado entre 3 e 5 dias após a aplicação. Aplica-se 2 vezes ao dia por 3 dias consecutivos, lavando-se após 6 horas, seguidos de 4 dias de pausa. Este ciclo pode ser repetido, se necessário, por até 4 vezes. O volume do medicamento não deve ultrapassar 0,5 mL por dia. Medicação apenas para uso em vulva. Está contraindicado

Infecção pelo papilomavírus humano na infância e adolescência

em mulheres grávidas. Irritação no local da aplicação poderá ocorrer, porém é de leve intensidade na maioria dos casos, tendendo a minimizar em intensidade com a repetição do uso. Lavar a área das lesões antes da aplicação, assim como a pele sã em caso de contato acidental, com água e sabão.

O **imiquimode 5% creme** (Ixium®) é também de autoaplicação e representa droga imunomoduladora, a qual induz a resposta imune inata e a adquirida. Aumenta a produção local de interleucina, interferons e fator de necrose tumoral. O sachê contém 250 mg de creme e 50 mg do princípio ativo. Em casos de condilomas vulvares, deve ser feita aplicação tópica à noite, ao deitar, 3 vezes por semana, por 4 a 16 semanas. A área de tratamento deve ser lavada com sabão neutro e água 6 a 10 horas depois da aplicação. Em sua bula não está indicado para terapia de lesões vaginais de qualquer natureza. No entanto, diversos estudos na literatura têm sido publicados demonstrando sua eficácia e segurança em casos de condilomas refratários ao tratamento habitual.

Após o uso, reações inflamatórias locais (imunes) são comuns, porém variam de leves a moderadas: eritema local, edema, ulceração, formação de crosta, ocasionalmente alteração da pigmentação da pele e sintomas sistêmicos que simulam gripe (*flue like syndrome*). Isto decorre de liberação de citocinas pró-inflamatórias. Nestes casos, deve-se suspender a terapêutica por 1-2 semanas até melhora dos sintomas, para reintroduzi-la posteriormente. A segurança de imiquimode durante gravidez não foi estabelecida e por isso não se recomenda o seu uso na gravidez.

O **5-fluoruouracil (5-FU)** (Efurix®) é um análogo da pirimidina que compete com esta pela timidilato-sintetase e, assim, bloqueia a síntese de DNA e a divisão celular. Também pode bloquear a síntese de RNA. Pelo seu mecanismo de ação, foi proposto para uso em viroses, incluindo a infecção pelo HPV. Portanto sua eficácia está na inibição da progressão viral, contribuindo assim para o desaparecimento das verrugas e um consequente não desenvolvimento de células neoplásicas.

Geralmente essa droga é aplicada pelo médico na forma de creme a 5%. Deve-se passar na lesão uma quantidade mínima, com lavagem local após 4 a 5 horas. Recomenda-se usar 1-2 vezes por semana, dependendo da extensão das lesões. A aplicação tópica do creme é uma terapia eficaz para lesões associadas, incluindo os condilomas e as neoplasias intraepiteliais. Sua aplicação contínua resulta em vesiculação e erosões da epiderme por dermatite química. Superfícies mucosas tendem a reagir mais precocemente, causando corrimento vaginal e erosões de difícil tratamento. Os efeitos adversos agudos da terapia com 5-FU são bem reconhecidos, e o tratamento pode induzir o aparecimento de úlceras crônicas no epitélio vulvar e na mucosa vaginal, que persistem apesar das medidas conservadoras do tratamento.

A **eletrocauterização, o laser e a crioterapia** utilizam aparelhos específicos para remover ou destruir/fulgurar lesões isoladas. Exigem anestesia local em vulva. A aplicação nas lesões vaginais, cervicais e anais deve ser cuidadosa. Pode-se também empregar para tal tratamento a alça diatérmica ou LEEP, método este que utiliza uma corrente alternada de alta frequência. As lesões podem ser retiradas através de eletrodo ativo em forma de "alça" ou cauterizadas com eletrodo em forma de "bola". Todos esses procedimentos podem ser realizados em nível ambulatorial quando da presença de pequeno número de lesões. Quando extensas ou em maior número o tratamento deverá ser realizado em centro cirúrgico sob anestesia.

▪ *Screening* citológico

Uma das estratégias para se evitar o tratamento excessivo e maior número de encaminhamentos de adolescentes à colposcopia é evitar a coleta de exames de Papanicolau que acionam intervenções desnecessariamente. O racional para mudanças na gestão das alterações citológicas em adolescentes foi baseado principalmente nos seguintes aspectos: (I) como o HPV é geralmente adquirido logo após o início das relações sexuais, as adolescentes apresentam elevadas taxas de HPV e seus associados LIEBG; (II) a maioria destas infecções e suas correspondentes regride espontaneamente; (III) as adolescentes frequentemente têm múltiplos parceiros ou monogamia seriada, resultando em novas infecções frequentes; (IV) a NIC 3, que raramente ocorre neste período, é improvável de progredir para o câncer. Por conseguinte, com as idas e vindas do HPV durante a adolescência, a observação continua nosso melhor modo de vigilância. Outra racionalidade para o tratamento conservador é o risco do procedimento contra o benefício esperado.

As elevadas taxas de regressão das infecções pelo HPV e de LIEBG em adolescentes têm estimulado movimentos nos EUA para se retardar o início da triagem citológica. Orientações mais antigas incluíam todas as adolescentes, uma vez sexualmente ativas. Outras orientações foram calculadas levando-se em conta fatores comportamentais (por exemplo, início da atividade sexual) e uma estrutura de tempo.

Embora o rastreio do câncer do colo do útero em adolescentes possa trazer poucos benefícios, o limite de idade para se iniciar a triagem continua controverso. O limite mínimo de idade de 21 anos utilizado pelo *American Cancer Society* foi principalmente com base no parecer de *experts*. Estas recomendações foram baseadas na noção de que o HPV é geralmente adquirido após o início das relações sexuais, a maioria dessas infecções tende a ser transitórias e desenvolvimento câncer durante este curto período de tempo quase nunca ocorre. Em países com rastreios organizados, tais como o Reino Unido, novas recomendações iniciam o rastreamento aos 25 anos.

Em 2011, o Ministério da Saúde, por meio do Instituto Nacional de Câncer (INCA) recomendou que o início da coleta citológica deva ocorrer aos 25 anos de idade para as mulheres que já tiveram atividade sexual, independente da idade de início da atividade e do número de parceiros sexuais. No entanto devemos salientar que as jovens sexualmente ativas com < 25 anos devem ser examinadas clinicamente quando de uma consulta ginecológica, que deve ser anual; caso encontradas alterações macroscópicas, prosseguir a investigação. Não há indicação para rastreamento do câncer do colo do útero e seus precursores em adolescentes virgens. O teste de detecçãao para o DNA do HPV para qualquer razão não é recomendado em adolescentes ou mulheres abaixo de 30 anos.

▪ *Conduta nas lesões HPV induzidas subclínicas*

Em relação à gestão da citologia anormal em adolescentes (mulheres de 20 anos ou mais jovens), estas devem ser consideradas separadamente das mulheres de 21 e mais velhas em orientações relativas. O mesmo achado em relação a um exame citológico indica um risco muito diferente para o câncer invasivo em adultas do que adolescentes. Dessa maneira, a conduta a ser considerada varia sobremaneira.

A lógica por trás do tratamento conservador em mulheres jovens baseia-se no risco de câncer cervical, que é extremamente baixo em mulheres jovens (menos de 25 anos de idade), em relação ao benefício da preservação da fertilidade se o tratamento for

Infecção pelo papilomavírus humano na infância e adolescência

adiado. O termo "jovem" também pode se referir à experiência sexual. Uma jovem de 24 anos que tenha sido sexualmente ativa por 2 anos provavelmente reflete um fator de risco muito diferente do que uma de 24 anos, que é sexualmente ativa há 10 anos.

Atipia escamosa citológica de significado indeterminado (ASC-US) e lesão intraepitelial de baixo grau (LIEBG)

As adolescentes que tiverem sido submetidas à citologia e apresentarem ASCUS e LIEBG deverão ser mantidas em acompanhamento citopatológico anual até a regressão das alterações por um período de até 2 anos. Pode-se considerar regressão quando ocorrerem 2 citologias consecutivas negativas. Em caso de persistência após este período ou de citologia com alterações mais relevantes, a mulher até 20 anos deverá ser encaminhada à colposcopia, segundo as recomendações para as demais mulheres nessa situação. A utilização de teste de HPV nessa população é considerada inaceitável.

Atipia escamosa citológica – não pode excluir lesão de alto grau (ASC-H), lesão intraepitelial de alto grau (LIEAG) e atipias glandulares (AGC)

Adolescentes não estão incluídas na faixa etária alvo do rastreamento do câncer de colo do útero, mas é importante orientar os profissionais quanto às condutas adequadas nesta situação para reduzir a probabilidade de malefícios decorrentes de procedimentos diagnósticos e terapêuticos desnecessários, principalmente relacionados à função reprodutiva.

Não houve mudanças nas recomendações para ASC-H, LIEAG e AGC, e estas continuam semelhantes às das adultas. Imediata triagem para colposcopia com biópsia quando necessária é indicada nestes casos em adolescentes. A principal diferença é que o tratamento excisional imediato, ver e tratar, é uma opção apenas para mulheres adultas, mas não se justifica em adolescentes. Dois anos consecutivos de citologias negativas e ausência de anomalias de alto grau visíveis na colposcopia são critérios para o retorno ao exame de rotina.

Neoplasia intraepitelial grau 1 (NIC1)

Depois que as mulheres com resultados citológicos anormais tenham sido direcionadas para colposcopia e for encontrada NIC na histologia, os consensos, que recomendam o tratamento adequado, devem ser seguidos. Em virtude das diferenças na prevalência e história natural da NIC em adolescentes e adultas mais velhas, as recomendações são diferentes para estes dois grupos.

A NIC 1 é considerada benigna em adolescentes, bem como em mulheres adultas. O tratamento da NIC 1 entre adolescentes é considerado injustificado. Frente ao diagnóstico histológico de NIC 1 em mulheres de até 20 anos, o Ministério da Saúde, bem como diversas entidades internacionais recomendam que o tratamento deve ser evitado e mantido o seguimento citológico/colposcópico anual até que as jovens completem os 21 anos. Neste momento, as jovens devem ser abordadas como as demais mulheres. Métodos excisionais não estão indicados antes dos 21 anos. LIEAG ou ASC-H na citologia de repetição em 1 ano garante encaminhamento à colposcopia. Se LIEBG, ASC-US, ASC-H ou LIEAG forem detectados em 24 meses, encaminhamento para colposcopia é recomendado.

Neoplasia intraepitelial graus 2 e 3 (NIC2 e 3)

A recomendação para o tratamento das mulheres adultas com NIC 2 e 3 é o procedimento excisional. No entanto, apesar de ser considerada lesão de alto grau, a NIC 2 em adolescentes comporta-se como uma doença transitória, com elevadas taxas de regressão em pacientes com menos de 20 a 24 anos e com mínimo potencial oncogênico. Estudos mostram que a história natural da NIC 2 nesta população está muito próxima daquela da NIC 1.

A regressão de NIC 3 também tem sido observada em adolescentes ou mulheres jovens, e tem motivado recomendações mais conservadoras. Entre elas, tem sido sugerida a possibilidade de tratamentos destrutivos; estes últimos têm mostrado a mesma eficácia que os excisionais, desde que seja atingida a base de glândulas. Os métodos destrutivos incluem a eletrocauterização, a crioterapia e a destruição a *laser*. No entanto, eles têm a desvantagem de não fornecer informação quanto ao tratamento da totalidade da lesão ou existência de microinvasão ou invasão não suspeitada ou diagnosticada por biópsia, o que é muito raro nessa faixa etária.

Assim, diferentes diretrizes foram estabelecidas para minimizar os potenciais efeitos deletérios que o tratamento das lesões pré-invasivas (NIC 2 ou 3) possa ocasionar sobre o futuro reprodutivo das mulheres adolescentes. Portanto, em adolescentes, se a biópsia do colo uterino revelar NIC 2, deve-se dar preferência à conduta expectante por 24 meses; porém o tratamento também é aceitável caso não possa ser assegurado o seguimento. O seguimento deverá ser realizado com exame citopatológico e colposcopia semestrais nos primeiros 2 anos. Após esse período, se houver persistência da lesão, opta-se pelo tratamento que poderá ser de forma excisional ou destrutivo. O tratamento destrutivo somente poderá ser realizado, nesses casos, se a lesão é restrita à ectocérvice, e a junção escamocolunar (JEC) e a zona de transformação são totalmente visíveis (ZT tipo 1).

Se houver regressão da lesão, a mulher deverá ser mantida em seguimento citológico com intervalo de 12 meses até que apresente 2 exames consecutivos negativos, e a seguir, seguimento trienal. Se durante o seguimento, o exame citopatológico se mostrar alterado, a conduta deverá ser definida segundo o novo resultado.

▶ Referências

1. Alberico S, Pinzano R, Comar M, Toffoletti F, Maso G, Ricci G, Guaschino S. Maternal-fetal transmission of human papillomavirus. Minerva Ginecol. 1996;48(5):199-204.
2. Armbruster-Moraes E, Ioshimoto LM, Leão E, Zugaib M. Presence of human papillomavirus DNA in amniotic fluids of pregnant women with cervical lesions. Gynecol Oncol. 1994;54:152-8.
3. Barba AR, Kapoor S, Berman B. An open label safety study of topical imiquimod 5% cream in the treatment of Molluscum contagiosum in children. Dermatol Online J. 2001;7:20.
4. Barberini F, Makabe S, Motta PM. A three-dimensional study of human fetal endocervix with special reference to its epithelium. Histol Histopathol. 1998;13(3):635-45.
5. Brandt HR, Fernandes JD, Patriota RC, Criado PR, Belda Junior W. Treatment of human papillomavirus in childhood with imiquimod 5% cream. An Bras Dermatol. 2010;85(4):549-53.
6. Bjørge T, Gunbjørud AB, Langmark F, Skare GB, Thoresen SO. Cervical mass screening in Norway–510,000 smears a year. Cancer Detect Prev. 1994;18(6):463-70.

Infecção pelo papilomavírus humano na infância e adolescência   **211**

7. Camargo, MJ. Destructive methods of treatment for cervical intraepithelial neoplasia. In: Prendiville W, Ritter J, Tatti S, Twiggs L. Colposcopy – Management Options. London: Saunders; 2003.

8. Campaner AB, Santos RE, Galvão MA, Beznos GW, Aoki T. Effectiveness of imiquimod 5% cream for treatment of extensive anogenital warts in a seven-year-old child. Pediatr Infect Dis J. 2007;26(3):265-6.

9. Case AS, Rocconi RP, Straughn JM Jr, et al. Cervical intraepithelial neoplasia in adolescent women: incidence and treatment outcomes. Obstet Gynecol. 2006;108:1369.

10. Castellsagué X, Drudis T, Cañadas MP, Goncé A, Ros R, Pérez JM, et al. Human Papillomavirus (HPV) infection in pregnant women and mother-to-child transmission of genital HPV genotypes: a prospective study in Spain. BMC Infect Dis. 2009;9:74.

11. Castle PE, Rodriguez AC, Bowman FP, Herrero R, Schiffman M, Bratti MC, et al. Comparison of ophthalmic sponges for measurements of immune markers from cervical secretions. Clin Diagn Lab Immunol. 2004;11(2):399-405.

12. Castle PE, Jeronimo J, Schiffman M, Herrero R, Rodríguez AC, Bratti MC, et al. Age-related changes of the cervix influence human papillomavirus type distribution. Cancer Res. 2006;66(2):1218-24.

13. Chan PG, Sung HY, Sawaya GF. Changes in cervical cancer incidence after three decades of screening US women less than 30 years old. Obstet Gynecol. 2003;102:765.

14. Critchlow CW, WGlner-Hanssen PI, Eschenbach DA, Kiviat NB, Koutsky LA, Stevens CE, et al. Determinants of cervical ectopia and of cervicitis: Age, oral contraception, specific cervical infection, smoking, and douching. Am J Obstet Gynecol. 1995;73:534-43.

15. de Sanjosé S, Diaz M, Castellsagué X, Clifford G, Bruni L, Muñoz N, et al. Worldwide prevalence and genotype distribution of cervical human papillomavirus DNA in women with normal cytology: a meta-analysis. Lancet Infect Dis. 2007;7(7):453-9.

16. Doerfler D, Bernhaus A, Kottmel A, Sam C, Koelle D, Joura EA. Human papilloma virus infection prior to coitarche. Am J Obstet Gynecol. 2009;200(5):487.e1-5.

17. Dunne EF, Unger ER, Sternberg M, McQuillan G, Swan DC, Patel SS, Markowitz LE. Prevalence of HPV infection among females in the United States. JAMA. 2007;297(8):813-9.

18. Ferraz EA, Souza CT, Silva CRF, Costa N. Iniciação sexual de jovens: análise e variáveis a partir do gênero. 2006. Disponível em: http://www.abep.nepo.unicamp.br/encontro2006/docspdf/ABEP2006_561.pdf. Acesso em: 15 set. 2010.

19. Franceschi S, Herrero R, Clifford GM, Snijders PJ, Arslan A, Anh PT, et al. Variations in the age-specific curves of human papillomavirus prevalence in women worldwide. Int J Cancer. 2006;119(11):2677-84.

20. Fuchs K, Weitzen S, Wu L, Phipps MG, Boardman LA. Management of cervical intraepithelial neoplasia 2 in adolescent and young women. J Pediatr Adolesc Gynecol. 2007;20(5):269-74.

21. Green J, Monteiro E, Bolton VN, Sanders P, Gibson PE. Detection of human papillomavirus DNA by PCR in semen from patients with and without penile warts. Genitourin Med. 1991;67:207-10.

22. Grussendorf-Conen EI, Jacobs S. Efficacy of imiquimod 5% cream in the treatment of recalcitrant warts in children. Pediatr Dermatol. 2002;19(3):263-6.

23. Gutman LT, St Claire KK, Herman-Giddens ME, Johnston WW, Phelps WC. Evaluation of sexually abused and nonabused young girls for intravaginal human papillomavirus infection. Am J Dis Child. 1992;146:694-9.

24. Handley J, Dinsmore W, Maw R, Corbett R, Burrows D, Bharucha H, et al. Anogenital warts in prepubertal children; sexual abuse or not? Int J STD AIDS. 1993;4:271.

25. Hwang LY, Ma Y, Moscicki AB. Factors that influence the rate of epithelial maturation in the cervix of healthy young women. J Adolesc Health. 2008;42:2.

26. Instituto Nacional de Câncer (Brasil). Ministério da Saúde. Brasil. Diretrizes brasileiras para o rastreamento do câncer do colo do útero. Rio de Janeiro: INCA; 2011. p. 104.

27. Jayasinghe Y, Garland SM. Genital warts in children: what do they mean? Arch Dis Child. 2006;91(8):696-700.

28. Kashima HK, Mounts P, Shah K. Papilomatose respiratória recorrente. In: Lorincz AT & Reid R. HPV. Rio de Janeiro: Interlivros; 1996. p. 113-9.

29. Lai CH, Hsueh S, Lin CY, Huang MY, You GB, Chang HC, et al. Human papillomavirus in benign and malignant ovarian and endometrial tissues. Int J Gynecol Pathol. 1992;11:210-5.

30. Linhartová A. Extent of columnar epithelium on the ectocervix between the ages of 1 and 13 years. Obstet Gynecol. 1978;52(4):451-6.

31. Machado Junior LC, Damaso ASW, Carvalho HB. Evidências de benefícios no tratamento de ectopia do colo do útero: revisão de literatura. Sao Paulo Med J. 2008;126(2):132-9.

32. Madile BM. The Cervical Epithelium From Fetal Age to Adolescence. Obstet Gynecol. 1976; 47(5):536-9.

33. Majewski S, Pniewski T, Malejczyk M, Jablonska S. Imiquimod is highly effective for extensive, hyperproliferative condyloma in children. Pediatr Dermatol. 2003;20(5):440-2.

34. Martens JE, Smedts F, van Muyden RC, Schoots C, Helmerhorst TJ, Hopman A, et al. Reserve cells in human uterine cervical epithelium are derived from müllerian epithelium at midgestational age. Int J Gynecol Pathol. 2007;26(4):463-8.

35. Mataix DJ, Betlloch MI, Pastor TN, Bañuls RJ, Martínez MT. Anogenital warts: a clinical, pathological and virological study. An Pediatr (Barc). 2008;69(6):572-6.

36. Medeiros LR, Ethur AB, Hilgert JB, Zanini RR, Berwanger O, Bozzetti MC, et al. Vertical transmission of the human papillomavirus: a systematic quantitative review. Cad Saúde Pública [serial on the Internet]. 2005;21:1006-15.

37. Moore K, Cofer A, Elliot L, Lanneau G, Walker J, Gold MA. Adolescent cervical dysplasia: histologic evaluation, treatment, and outcomes. Am J Obstet Gynecol. 2007;197(2):141.

38. Moresi JM, Herbert CR, Cohen BA. Treatment of anogenital warts in children with topical 0.05% podofilox gel and 5% imiquimod cream. Pediatr Dermatol. 2001;18:448-50.

39. Moscicki AB, Ma Y, Holland C, Vermund SH. Cervical ectopy in adolescent girls with and without human Immunodeficiency virus infection. JID. 2001;183:865-70.

40. Moscicki AB. HPV infections in adolescents. Dis Markers. 2007;23(4):229-34.

41. Moscicki AB. Management of adolescents who have abnormal cytology and histology. Obstet Gynecol Clin North Am. 2008;35(4):633-43.

42. Moscicki AB, Hills N, Shiboski S, Powell K, Jay N, Hanson E, et al. Risks for incident human papillomavirus infection and low-grade squamous intraepithelial lesion development in young females. JAMA. 2001;285(23):2995-3002.

43. Moscicki AB, Burt VG, Kanowitz S, et al. The significance of squamous metaplasia in the development of low grade squamous intraepithelial lesions in young women. Cancer 1999; 85:1139.

44. Moscicki AB, Shiboski S, Hills NK, Powell KJ, Jay N, Hanson EN, et al. Regression of low-grade squamous intra-epithelial lesions in young women. Lancet. 2004;364(9446):1678-83.

45. Moscicki AB, Ma Y, Wibbelsman C, Powers A, Darragh TM, Farhat S, et al. Risks for cervical intraepithelial neoplasia 3 among adolescents and young women with abnormal cytology. Obstet Gynecol. 2008;112(6):1335-42.

46. Moscicki AB, Ma Y, Wibbelsman C, Darragh TM, Powers A, Farhat S, Shiboski S. Rate of and risks for regression of cervical intraepithelial neoplasia 2 in adolescents and young women. Obstet Gynecol. 2010;116(6):1373-80.

47. Moscicki A-B, Cox T. 2010. Practice Improvement in Cervical Screening and Management (PICSM): Symposium on management of cervical abnormalities in adolescents and young women. Journal of Lower Genital Tract Disease. 2010;14(1):73-80.

48. Mount SL, Papillo JL. A Study of 10,296 Pediatric and Adolescent Papanicolaou Smear Diagnoses in Northern New England. Pediatrics. 1999;103:539.

49. Muñoz N, Méndez F, Posso H, Molano M, van den Brule AJ, Ronderos M, et al. Instituto Nacional de Cancerologia HPV Study Group. Incidence, duration, and determinants of cervical human papillomavirus infection in a cohort of Colombian women with normal cytological results. J Infect Dis. 2004;190(12):2077-87.

50. Nuovo J, Melnikow J, Willan AR, Chan BKS. Treatment outcomes for squamous intraepithelial lesions. Int J Gynecol Obstet. 2000;68(1):25-33.

51. Obalek S, Misiewicz J, Jablonska S, Favre M, Orth G. Childhood condyloma acuminatum: association with genital and cutaneous human papillomaviruses. Pediatr Dermatol. 1993; 10:101-6.

52. Ostrow RS, Sachow KR, Niimura M, Okagaki T, Müller S, Bender M, et al. Detection of papillomavirus DNA in human semen. Science. 1986;31:731-3.

53. Pakarian F, Kaye J, Cason J, Kell B, Jewers R, Derias NW, Raju KS, et al. Cancer associated human papillomaviruses: perinatal transmission and persistence. Br J Obstet Gynaecol. 1994;101(6):514-7.

54. Padel AF, Venning VA, Evans MF, Quantrill AM, Fleming KA. Human papillomaviruses in anogenital warts in children: typing by in situ hybridisation. BMJ. 1990;300(6738):1491-4.

55. Rintala M, Pollanen P, Nikkanen V, Grenman S, Syrjanen S. Human papillomavirus DNA is found in vas deferens. J Infect Dis. 2002;185(11):1664-7.

56. Rintala MA, Grenman SE, Pollanen PP, Suominen JJ, Syrjanen SM. Detection of high-risk HPV DNA in semen and its association with the quality of semen. Int J STD AIDS. 2004;15:740-3.

57. Rombaldi RL, Serafini EP, Mandelli J, Zimmermann E, Losquiavo KP. Perinatal transmission of human papillomavirus DNA. Virol J. 2009;6:83.

58. Samoff E, Koumans EH, Markowitz LE, et al. Association of Chlamydia trachomatis with persistence of high-risk types of human papillomavirus in a cohort of female adolescents. Am J Epidemiol. 2005;162:668.

59. Sarkola ME, Grenman SE, Rintala MA, Syrjanen KJ, Syrjanen SM. Human papillomavirus in the placenta and umbilical cord blood. Acta Obstet Gynecol Scand. 2008;87:1181-8.

60. Sinclair KA, Woods CR, Kirse DJ, Sinal SH. Anogenital and respiratory tract human papillomavirus infections among children: age, gender, and potential transmission through sexual abuse. Pediatrics. 2005;116(4):815-25.

61. Singer A. The uterine cervix from adolescence to the menopause. Br J Obstet Gynaecol. 1975;82(2):81-99.

62. Skowron C, Raoulx M, Skowron F. Topical imiquimod for the treatment of anogenital warts in an infant. Ann Dermatol Venereol. 2010;137(10):622-5.

63. Smith JS, Melendy A, Rana RK, Pimenta JM. Age-specific prevalence of infection with human papillomavirus in females: a global review. J Adolesc Health. 2008;43(4 Suppl):S5-25, S25.e1-41.

64. Syrjänen S. Current concepts on human papillomavirus infections in children. APMIS. 2010;118(6-7):494-509.

65. Tseng CJ, Lin CY, Wang RL, Chen LJ, Chan YJ, Hsien TT, et al. Possible transplacental transmission of human papillomaviruses. Am J Obstet Gynecol 1992;166:35-40.

66. Trottier H, Burchell AN. Epidemiology of mucosal human papillomavirus infection and associated diseases. Public Health Genomics. 2009;12(5-6):291-307.

67. Velicer C, Zhu X, Vuocolo S, Liaw KL, Saah A. Prevalence and incidence of HPV genital infection in women. Sex Transm Dis. 2009;36(11):696-703.

68. Wang X, Zhu Q, Rao H. Maternal–fetal transmission of human papillomavirus. Chin Med J. 1998;111:726-7.

69. Widdice LE, Moscicki AB. Updated guidelines for papanicolaou tests, colposcopy, and human papillomavirus testing in adolescents. J Adolesc Health. 2008;43(4 Suppl):S41-51.

70. Wright JD, Davila RM, Pinto KR, Merritt DF, Gibb RK, Rader JS, et al. Cervical dysplasia in adolescents. Obstet Gynecol. 2005;106(1):115-20.

71. Wright TC Jr, Massad LS, Dunton CJ, Spitzer M, Wilkinson EJ, Solomon D. American Society for Colposcopy and Cervical Pathology-sponsored Consensus Conference. 2006 consensus guidelines for the management of women with abnormal cervical cancer screening tests. Am J Obstet Gynecol. 2007;197(4):346-55.

72. Wright TC Jr, Massad LS, Dunton CJ, Spitzer M, Wilkinson EJ, Solomon D. American Society for Colposcopy and Cervical Pathology-sponsored Consensus Conference. 2006 consensus guidelines for the management of women with cervical intraepithelial neoplasia or adenocarcinoma in situ. Am J Obstet Gynecol. 2007;197(4):340-5.

14 Corrimentos genitais na adolescência

Adriana Bittencourt Campaner
Adrienne Pratti Lucarelli
José Mendes Aldrighi

▶ Introdução

As infecções vulvovaginais são extremamente comuns na prática clínica, descrita desde os tempos de Hipócrates. A infecção tem sua importância por determinar quadro clínico desconfortável e/ou por ser transmitida sexualmente e/ou facilitar a infecção pelo vírus HIV.

Considera-se como vulvovaginite toda manifestação inflamatória e/ou infecciosa do trato genital feminino inferior, ou seja, vulva, vagina e epitélio escamoso do colo uterino (ectocérvice).

Muitas adolescentes têm secreção vaginal normal, fisiológica, branca, inodora, de pequeno a moderado volume e caracterizada por células epiteliais abundantes, muco cervical, transudação vaginal e secreção das glândulas vestibulares. A descarga pode começar 1 a 2 anos antes da menarca e pode continuar durante toda a vida reprodutiva. Em contraste, coceira vulvovaginal, queimação, dor ou vermelhidão são sinais e sintomas anormais.

As causas de infecções vaginais podem ser divididas em:

- Infecciosas: vaginose bacteriana, candidíase e tricomoníase;
- Inflamatórias: vaginite atrófica, corpo estranho, vaginite inflamatória descamativa, alérgica e traumática;
- Químicas: uso de absorventes internos e externos e lubrificantes;
- Orgânicas: imunodepressão, que pode ser secundária a doença sistêmica;
- Anatômicas.

▶ Candidíase vulvovaginal (CVV)

Entre as infecções específicas é considerada a mais comum, em virtude do pH inadequado e preferência por vagina estrogênica, sendo frequente em meninas puberais. A prevalência de colonização em mulheres assintomáticas é menor que 5% antes da menarca, e 20% até o final da adolescência. A cândida é detectada por cultura em 29-75% de mulheres com corrimento vaginal.

▪ *O agente*

Estima-se que 75% das mulheres terão pelo menos um episódio de infecção sintomática do trato genital inferior por espécies de *Candida* sp., Cerca de 40% a 50% destas, desenvolverão um segundo episódio e 5% apresentarão recorrências (definidas como 4 ou mais episódios confirmados clínica e laboratorialmente no período de 12 meses).

A *Candida albicans* está presente em aproximadamente 80-90% dos casos, *Candida glabrata* em 5-10%, *Candida tropicalis* em 5%. Espécies como *C. krusei, C. parapsilosis, C. guilliermondii e C. saccharomyces cerevisae* têm sido raramente identificadas. A predominância da *Candida albicans* provavelmente se deve à sua capacidade dimórfica, ou seja, capacidade de variar da forma de esporos para hifas (mais invasivas), o que não ocorre com as outras espécies. É frequente no menacme e algumas mulheres apresentam alergia aos componentes da *Candida albicans* manifestando resposta de hipersensibilidade mesmo frente a pequenas concentrações do microrganismo.

▪ Fatores predisponentes

- Gravidez.
- Diabetes *mellitus* (descompensado).
- Obesidade.
- Uso de contraceptivos hormonais.
- Uso de antibióticos, corticoides ou imunossupressores.
- Hábitos de higiene e vestuário inadequados.
- Contato com substâncias alérgenas e/ou irritantes.
- Alterações na resposta imunológica, inclusive a infecção pelo HIV.

Estudos têm sugerido que mulheres que apresentam episódios de candidíase recorrente apresentam deficiência na formação ou atividade de elementos de defesa que regulam a proliferação do microrganismo na vagina.

▪ Classificação

- CVV descomplicada:
  - CVV esporádica ou não frequente;
  - CVV leve a moderada;
  - infecção por *C. albicans*;
  - mulheres não imunocomprometidas.

- CVV complicada:
  - CVV recorrente;
  - CVV grave;
  - candidíase não *albicans*;
  - mulheres com diabetes não controlada, debilitação ou imunossupressão.

- **Quadro clínico**

O principal sintoma é o prurido genital, que geralmente acentua-se no período pré-menstrual. O corrimento pode ou não estar presente, apresentando-se branco, grumoso, inodoro e com aspecto caseoso ("leite coalhado"). Podemos encontrar disúria e/ou dispareunia, hiperemia, edema vulvar, fissuras e maceração da vulva. Ao exame físico, a vagina e colo apresentam-se recobertos por placas brancas ou brancas acinzentadas, aderidas à mucosa (Figuras 14.1 e 14.2).

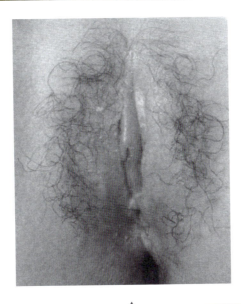

Figura 14.1 – Jovem em fase de puberdade apresentando vulvite por fungos.

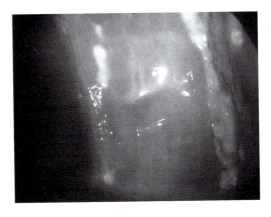

Figura 14.2 – Exame especular no qual se evidencia corrimento branco e espesso, característico de infecção por fungos.

Diagnóstico

- Exame a fresco do conteúdo vaginal – adicionando-se KOH a 10% revela-se a presença de micélios (hifas) e/ou de esporos (pequenas formações arredondadas) birrefringentes. Lembrar que o exame a fresco pode ser negativo em aproximadamente 50% das pacientes com culturas positivas.
- A medida do pH vaginal, em geral encontra-se abaixo de 4,5.

Assim, se existirem sintomas e o exame a fresco for negativo, deve-se prosseguir a investigação diagnóstica. Os exames padrão ouro são:

- Bacterioscopia com coloração pelo método de Gram: permite melhor definição das hifas e esporos. Estudos têm demonstrado que a positividade na bacterioscopia correlaciona-se com a concentração de fungos na vagina.
- Cultura só tem valor quando realizada em meios específicos (Saboraud); deve ser restrita aos casos nos quais a sintomatologia é muito sugestiva e os exames anteriores forem negativos, ou nos casos recorrentes, para identificar a espécie de cândida responsável.

O simples achado de cândida na citologia oncológica em uma paciente assintomática, não justifica o tratamento, pois 10% a 20% dos casos mostrará positividade e apresentará resposta imunológica inata.

Tratamento

CVV descomplicada

O tratamento deve ser realizado por administração oral ou vaginal (Tabelas 14.1 e 14.2). O tratamento sistêmico é mais indicado para os casos recorrentes, de difícil controle ou quando a paciente refere desconforto ao uso de cremes vaginais. Diversos medicamentos podem ser utilizados, preferencialmente por via vaginal, inclusive formulações tópicas de curta duração. Tratamento com azóis resultam em alívio dos sintomas e culturas negativas em 80-90% das pacientes que completam a terapia. Os cremes e supositórios são à base de óleo e podem enfraquecer os preservativos de látex e diafragmas.

CVV não é geralmente adquirida através de relações sexuais, não se orientando o tratamento de parceiros sexuais. Tratar o parceiro apenas quando este apresentar balanite, que é caracterizada por áreas eritematosas na glande do pênis em conjunto com prurido ou irritação.

CVV complicada (doença severa ou devida a outras espécies de cândida que não albicans ou alterações da resposta do hospedeiro)

Não tratar com dose única ou esquemas de curta duração. Sugere-se 7 a 14 dias de azólicos tópicos ou 150 mg de fluconazol em 3 doses sequenciais a cada dose 72 horas. A terapia com azóis é um fracasso quando se trata de *C. glabrata*, o tratamento ideal das espécies não *albicans* permanece desconhecido. As opções de terapia de primeira linha incluem a longa duração da terapia tópica ou oral com uma droga não fluconazol (7-14 dias). Na recorrência, 600 mg de ácido bórico em cápsulas gelatinosas é a dose recomendada, administrada por via vaginal ao deitar, durante 2 semanas. Este regime tem taxas de erradicação clínica e micológica de aproximadamente 70%.

Tabela 14.1 – Tratamento via vaginal para candidíase.

Droga	Apresentação	Duração
Miconazol 2%	Creme	7 dias
Clotrimazol 1%	Creme	6 a 12 dias
Clotrimazol 100 mg	Óvulo	7 dias
Tioconazol 6,5%	Creme	Única
Tioconazol 300 mg	Óvulo	Única
Terconazol 0,8	Creme	5 dias
Isoconazol (nitrato) 1%	Creme	7 dias
Fenticonazol 2%	Creme	7 noites
Fenticonal 2%	Óvulo	Única
Nistatina 100.000UI	Creme	14 dias

Tabela 14.2 – Tratamento oral para candidíase.

Droga	Dosagem	Duração
Fluconazol	150 mg	Dose única
Itraconazol	200 mg	12/12 horas por 1 dia
Cetoconazol	200 mg	2 cp./dia por 5 dias

Candidíase vulvovaginal recorrente (CVVR)

CVVR, geralmente definida como 4 ou mais episódios de CVV sintomática em 1 ano, afeta uma pequena porcentagem de mulheres (< 5%). A imensa maioria é causada por *Candida albicans*, portanto, responde bem à terapia de curta duração com azólicos orais ou tópicos. No entanto, para manter o controle clínico e micológico, alguns especialistas recomendam uma maior duração da terapia inicial (por exemplo, 7-14 dias de terapia tópica ou 100 mg, 150 mg ou 200 mg de fluconazol oral a cada 3 dias num total de 3 doses [dias 1, 4 e 7]) para se tentar remissão micológica antes de se iniciar um regime de manutenção antifúngico.

Após a identificação e tratamento ou remoção dos fatores predisponentes, deve-se avaliar a necessidade de indução e manutenção de terapia supressora com azólicos e dar apoio psicológico à paciente, procurando identificar quais os fatores que, eventualmente, possam estar associados às recorrências. Nesses casos, devem-se oferecer sorologia anti-HIV e investigar causas sistêmicas predisponentes.

Regimes de manutenção

A terapia de supressão é uma alternativa para o controle dos episódios de recorrência. Pode ser realizada utilizando-se 150 mg de fluconazol (1 comprimido), 1 vez por semana, por um período de até 6 meses. Se este regime não é viável, tratamentos tópicos utilizados de forma intermitente podem ser considerados. Terapia supressiva antifúngica é eficaz na redução dos episódios de CVVR. No entanto, 30-50% das mulheres terão doença recorrente após interrupção da terapia de manutenção.

CVV na gestação

Durante a gestação preconiza-se o uso de medicamentos por via vaginal, preferencialmente os que requerem período mais prolongado, como a nistatina por 14 dias ou clotrimazol por 7 dias. A embrocação vaginal com violeta de genciana a 2% por alguns dias tem se mostrado eficaz.

▶ Tricomoníase

A prevalência de *Trichomonas vaginalis* em adolescentes é ao redor de 5-17%, sendo maior em afro-americanas que em mulheres caucasianas. Está presente em 12% a 30% de mulheres com sintomas vaginais, sendo associada a comportamentos sexuais de risco, como múltiplos parceiros e falta de uso do preservativo; ser jovem não é um fator de risco importante para a doença.

▪ O agente

O *Trichomonas vaginalis* foi identificado por Donné em 1936. É um protozoário flagelado, oval e fusiforme, medindo de 10-24 µm de comprimento e 5-10 µm de espessura. Seu hábitat natural é a vagina, mas pode ser encontrada na uretra, bexiga, ureteres, canal cervical, cavidade uterina, glândulas de Skene e Bartholin. O ser humano é seu único hospedeiro natural, e trata-se de parasita extracelular que produz dióxido de carbono e hidrogênio, que reage com oxigênio disponível, produzindo um ambiente anaeróbico, propício a sua reprodução, crescendo melhor em pH acima de 5,0.

▪ Transmissão

A principal via de transmissão é a sexual, atingindo ambos os sexos. Existe também a transmissão não sexual, pois o organismo pode sobreviver algumas horas em toalhas úmidas ou roupas íntimas infectadas. Porém o protozoário pode ser morto facilmente pela dessecação e exposição prolongada à luz solar.

▪ Etiopatogenia

Os mecanismos pelos quais os *T. vaginalis* exerce sua patogenicidade ainda são desconhecidos. Acredita-se que o aumento do pH vaginal, durante ou após a menstruação, favoreça o aparecimento da infecção. O parasita ataca o epitélio escamoso, inicialmente com aumento da vascularização, seguido por papilite, edema, erosão das camadas superficiais e necrose. O colo com aspecto de "morango" corresponde à acentuada distensão dos vasos superficiais e focos de hemorragia (Figura 14.3). Esse tipo de resposta resulta em atipias citológicas, com alterações citoplasmáticas e nucleares. Admite-se que após a inoculação do agente no meio vaginal, a sintomatologia ocorra em 1-2 semanas.

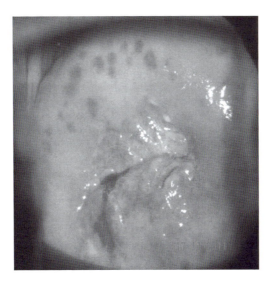

Figura 14.3 – Exame especular onde se evidencia colo com aspecto de "morango" característico de infecção por *Trichomonas*.

- *Quadro clínico*

O quadro clínico é variável, e muitas pacientes podem ser assintomáticas ou oligossintomáticas (50%). Aproximadamente 1/3 terço das pacientes assintomáticas torna-se sintomática em 6 meses.

Os sintomas e sinais incluem:

- Descarga vaginal abundante, amarelada, esverdeada ou branco-acinzentada, bolhosa, espumosa e eventualmente com odor fétido, prurido ou irritação vulvar.
- Sinusorragia e dispareunia.
- Sintomas urinários (disúria e polaciúria) e dor pélvica, podendo acometer o trato genital superior produzindo um quadro de doença inflamatória pélvica.
- Ao exame clínico observamos uma colpite difusa (colo em morango/framboesa; teste Schiller tigroide);
- A maioria dos homens é assintomática, e este agente está presente em 5-10% das uretrites não gonocócicas.

- *Diagnóstico*
  - Exame a fresco (é o mais viável e utilizável): com uma gota do conteúdo vaginal e soro fisiológico é possível visualizar o protozoário movendo-se ativamente entre as células epiteliais e leucócitos ao microscópio.
  - Bacterioscopia pelo Gram e citologia oncológica podem evidenciar o parasita. O achado de *Trichomonas vaginalis* em uma citologia oncológica de rotina impõe o tratamento da mulher e também do seu parceiro sexual.

- O teste do pH vaginal frequentemente mostra valores acima de 4,5.
- Teste aminas (KOH 10%) é geralmente positivo (associação com outros germes anaeróbios).
- Cultura em meios de Diamond, Trichosel e InPouch TV – mais demorada (usualmente demora de 3 a 5 dias), mas tem 95% de sensibilidade. Deve ser recomendada em casos de difícil diagnóstico.
- Outros testes em mulheres incluem:
  — OSOM *Trichomonas Rapid Test* (Genzyme Diagnostics, Cambrige, Massachusetts) – tecnologia de imunocromatografia capilar;
  — APTIMA – teste de amplificação de ácidos nucleicos especificamente liberado para testar *Trichomonas vaginalis.*

▪ Tratamento

A dose única é mais efetiva do que múltiplas doses, e a aderência ao tratamento é maior. A administração via oral é mais resolutiva do que a vaginal (Tabela 14.3).

Mulheres vivendo com HIV/AIDS devem ser tratadas com os mesmos esquemas recomendados acima. Tricomoníase no homem é, habitualmente, assintomática e tem resolução espontânea dentro de 10 dias, porém o parceiro deve ser tratado obrigatoriamente. O casal não deve ter relações sexuais até o tratamento terminar.

▼

Tabela 14.3 – Tratamento oral para tricomoníase.

Droga	Dosagem	Duração
Metronidazol	2 g	Dose única
	400 mg	12/12 horas por 7 dias
	500 mg	12/12 horas por 7 dias
	250 mg	8/8 horas por 7 dias
Tinidazol	2 g	Dose única
	500 mg	12/12 horas por 5 dias
Secnidazol	2 g	Dose única

Antimicrobianos aplicados topicamente não alcançam níveis terapêuticos na uretra ou glândulas perivaginais, portanto o tratamento tópico é indicado: nas infecções refratárias em associação ao por via oral; em casos de intolerância aos medicamentos via oral; na alcoolatria. O antimicrobiano tópico mais eficaz é o metronidazol gel e deve-se manter o tratamento se a paciente menstruar. Adolescentes assintomáticas com tricomoníase devem ser tratadas com o mesmo esquema das mulheres sintomáticas. No tratamento oral, os pacientes devem ser advertidos para não consumir álcool enquanto estiverem sob o tratamento e até 24 horas depois de tomar a última dose.

Tratamento na recidiva

Asas recidivas ocorrem por falta de tratamento do parceiro, tratamento primário incompleto ou reinfecção.

Deve-se empregar metronidazol ou tinidazol 2 g/dia por 5 dias ou metronidazol 400 mg ou 500 mg via oral 12/12 h por 7 dias. A tricomoníase vaginal pode alterar a classe da citologia oncológica. Por isso, nos casos em que houver alterações morfológicas celulares e tricomoníase, deve-se realizar o tratamento e repetir a citologia posteriormente, para avaliar se as alterações persistem.

Tratamento na gestação

A tricomoníase na gestação está associada a trabalho de parto prematuro, rotura prematura de membranas e baixo peso do bebê ao nascer, dessa maneira, deve ser tratada. Não é recomendável seu uso no 1º trimestre da gestação por cruzar a placenta e apresentar risco potencial para teratogenicidade. Metronidazol é a droga de escolha para o tratamento: metronidazol 400-500 mg via oral, 12/12 h por 7 dias ou metronidazol 250 mg via oral, 8/8 h por 7 dias.

▶ Vaginose bacteriana (VB)

A prevalência da VB é de 12% a 18% em adolescentes assintomáticas que não tiveram relações sexuais, e 28-32% naquelas que tiveram relação sexual. As taxas são semelhantes em adolescentes e adultos do sexo feminino e são mais elevadas em afro-americanas que em mulheres da raça branca.

■ Os agentes

A vaginose bacteriana (VB) ou vaginite inespecífica ocorre pela presença de *Gardnerella vaginalis* em associação com outros agentes, tais como *Mobiluncus* sp., *Mycoplasma hominis*, anaeróbios Gram- (bacteroides, *Prevotella*) e *Peptostreptococcus* sp.

■ Etiopatogenia

A VB é uma síndrome clínica resultante de um desequilíbrio da microbiota vaginal caracterizada pela diminuição dos lactobacilos de Döderlein com consequente diminuição da concentração de peróxido de hidrogênio, seguida de proliferação exagerada dos anaeróbios vaginais. O metabolismo das bactérias resulta na produção de ácidos orgânicos e em diversas aminas, que na presença de elevação do pH vaginal, se volatilizam produzindo odores amoniacais. As principais aminas são putrescina, cadaverina e trimetilamina.

A VB está associada com múltiplos parceiros sexuais homens ou mulheres, aquisição de um novo parceiro sexual, duchas vaginais, não uso de preservativos, espermicidas e falta de lactobacilos vaginais. As mulheres que nunca foram sexualmente ativas também podem ser afetadas. Na maioria dos casos, a contaminação ocorre pelo contato de fezes com a vagina, seja pela má higiene ou pelo contato do órgão sexual masculino com o ânus e depois com a vagina. Esse desequilíbrio deixa a vagina "desprotegida", gerando ambiente propício para a entrada do vírus HIV, e outras doenças sexualmente transmissíveis.

■ Quadro clínico

- Assintomático em 50% casos.

224 Ginecologia e Obstetrícia da Infância à Adolescência

- Corrimento vaginal homogêneo, fluido, coloração branco-acinzentado ou amarelado, com microbolhas e não aderente à parede vaginal.
- Presença de odor fétido, semelhante a "peixe podre", que exacerba após o coito ou menstruação.
- Não se observa processo inflamatório significativo e, portanto, não costuma apresentar sintomas de dor, disúria, dispareunia e irritação vulvar.

▪ Diagnóstico

- Corrimento vaginal branco-acinzentado homogêneo fluido.
- Presença de células guia (células-alvo, células-chave ou *clue cells* – células vaginais epiteliais recobertas por *Gardnerella vaginalis*, dando aspecto de "rendilhado"), e *comma cells* (*Mobiluncus* sp. recobrindo as células epiteliais). São identificadas por exame bacterioscópico fresco/solução salina ou bacterioscopia pelo Gram. Podemos também na citologia oncológica evidenciar as células guia, ausência ou diminuição exacerbada dos lactobacilos, poucos leucócitos e numerosos cocobacilos ou bacilos Gram-.
- pH da secreção vaginal em papel indicador colocado em contato com a parede vaginal, durante 1 minuto, sem tocar o colo é sempre maior que 4,5.
- Teste de aminas: ocorre a liberação de aminas (putrescina e cadaverina) produzidas por germes anaeróbios exalando odor fétido, quando o conteúdo vaginal é misturado com 1 ou 2 gotas de KOH a 10%.

O diagnóstico da vaginose bacteriana se confirma quando estiverem presentes três desses quatro critérios, conhecidos como Critérios de Amsel. Entretanto, a coloração pelo Gram do fluido vaginal é o método mais utilizado para diagnóstico de VB. Dessa forma, fundamenta-se principalmente na presença ou não dos lactobacilos e de bacilos curvos, resultando em um escore que determina se há infecção. O mais utilizado são os Critérios de Nugent: Escore: normal: 0 a 3; flora indefinida: 4 a 6; vaginose bacteriana: 7 a 10 (Tabela 14.4).

Na prática diária, o diagnóstico presuntivo tem-se mostrado satisfatório na grande maioria das situações. A associação com outros patógenos também não pode ser esquecida. Muito frequentemente na vaginose pode ser encontrado o *Mobiluncus*, que implicaria um tratamento diferenciado, além de outros agentes causadores de processos inflamatórios, que podem vir associados aos quadros de VB.

Tabela 14.4 – Critério de Nugent.

Escore	Lactobacilos	*Gardenerella*, bacteroides, etc.	Bacilos curvos
0	4+	0	0
1	3+	1+	1+ ou 2+
2	2+	2+	3+ ou 4+
3	1+	3+	
4	0	4+	

Neg = 0; + = < 1/campo; ++ = 1-4/campo; +++ = 5-30/campo; ++++ = 30 ou mais.

Tratamento

A recomendação atual é só tratar as mulheres sintomáticas. As opções terapêuticas podem ser visualizadas nas Tabelas 14.5 e 14.6.

Tabela 14.5 – Tratamento oral da VB.

Droga	Dosagem	Duração
Metronidazol	2 g	Dose única
	400 mg	12/12 horas por 7 dias
	500 mg	12/12 horas por 7 dias
Tinidazol	2 g	Dose única
Secnidazol	2 g	Dose única
Clindamicina	300 mg	12/12 horas por 7 dias

Tabela 14.6 – Tratamento tópico via vaginal da VB.

Droga	Dosagem (%)	Duração
Metronidazol gel	0,75	7 noites
Clindamicina creme	2	7 noites

Tratamento em casos especiais (pacientes imunodeprimidas, VB recorrente e/ou associada à *Mobiluncus*)

Casos recorrentes de VB- considerar o uso de acidificantes vaginais por tempos prolongados como adjuvantes ao tratamento clássico (Tabela 14.7).

Adolescentes vivendo com HIV/AIDS devem ser tratadas com os mesmos esquemas recomendados acima. Conceitualmente o tratamento do parceiro da mulher portadora de VB não se justifica, pois não se trata de uma doença sexualmente transmissível. Porém, mulheres com VB estão sob maior risco para a aquisição de algumas doenças sexualmente transmissíveis, maior risco de complicações após cirurgias ginecológicas e recorrência de BV. Mulheres com vaginose bacteriana em programação para cirurgia do trato genital devem receber tratamento com metronidazol.

Tabela 14.7 – Tratamento em casos especiais da VB.

Droga	Dosagem	Duração
Clindamicina via oral	300 mg	12/12 horas por 7 dias
Clindamicina vaginal	2%	7 noites
Tianfenicol via oral	2,5 g (pó granulado)	Dose única. Repetir em uma semana

O tratamento é recomendado para todas as adolescentes grávidas com sintomas. Embora a VB esteja associada a resultados adversos da gravidez, incluindo a ruptura prematura de membranas, parto prematuro, nascimento prematuro, infecção intra-amniótica, endometrite pós-parto, o único benefício estabelecido de terapia para a VB em mulheres grávidas é a redução dos sintomas e sinais de infecção vaginal. Adicionais benefícios do tratamento neste grupo incluem a redução do risco de complicações infecciosas associadas à VB durante a gravidez e a redução do risco de outras infecções. A terapia oral é preferida devido à possibilidade de infecção subclínica do trato genital superior. O tratamento deve ser evitado no primeiro trimestre. Tratamento na gestação é metronidazol 400-500 mg via oral, 12/12 h por 7 dias, ou metronidazol 250 mg via oral, 8/8 h por 7 dias, ou clindamicina 300 mg via oral, 12/12 h por 7 dias.

Salientando-se o fato de que o metronidazol vaginal também é absorvido no epitélio vaginal e alcança a circulação materna, a clindamicina na forma de gel vaginal a 2% também é uma opção terapêutica.

▶ *Streptococcus* beta-hemolítico do grupo A

Estreptococos são um gênero de bactérias com forma de coco Gram-positivos que podem causar doenças no ser humano. No grupo A, temos o *Streptococcus pyogenes*, que é o mais importante beta-hemolítico e pode causar a faringite estreptocócica, a mais comum forma de faringite.

Em relação ao *Streptococcus* beta-hemolítico do grupo A, várias hipóteses foram formuladas na literatura para sua transmissão ao períneo; entretanto, nenhuma foi comprovada de forma efetiva. No entanto, a distribuição sazonal da infecção vulvovaginal e perineal relacionada à infecção de faringe, sugerindo infecção com o trato respiratório, parece confirmar a hipótese de autoinoculação a partir das vias aéreas. Outra hipótese de contágio é a transmissão dos germes que são deglutidos através do trato gastrointestinal até a região perineal.

O corrimento por este agente tem início abrupto, provoca secreção vaginal moderada com importante eritema vulvar, às vezes sanguinolenta. Pode estar associada à infecção respiratória recente. O diagnóstico é realizado através da cultura em ágar sangue. Em relação ao tratamento, dá-se preferência pela amoxicilina 500 mg de 8/8 h por 7 dias.

▶ Vulvovaginites inespecíficas

As vulvovaginites inespecíficas, isto é, aquelas nas quais não se identifica um agente etiológico responsável pela infecção, mas apenas microrganismos integrantes da flora saprófita habitualmente encontrada na vagina, correspondem a 70% dos casos. Geralmente é secundária à precária higiene genital e perineal. A sintomatologia é representada por corrimento tipicamente esverdeado, castanho ou amarelado, como odor fétido e pH vaginal de 4,7 a 6,5. Prurido, disúria, sensação de ardor ou queimação, edema e eritema vulvar podem acompanhar o quadro. As bactérias coliformes secundárias à contaminação fecal, estão associadas a 68% dos casos relatos. A *E. coli* é a mais encontrada.

Neste tipo de vulvovaginite, o tratamento incluiria a melhora da higiene local, o uso de roupas íntimas de algodão branco, evitar o uso de roupas apertadas e sintéticas, fazer banhos de assento com benzidamida, chá de camomila ou permanganato de potássio (substâncias anti-inflamatórias) e afastar agentes irritantes. Caso a secreção permaneça, realizar exame bacterioscópico e culturas da secreção vaginal e tratar conforme o antibiograma. As recidivas podem ser frequentes.

▶ Corrimentos genitais – abordagem sindrômica

Realizar anamnese incluindo os critérios de risco para identificação das mulheres com maior possibilidade de infecção cervical por gonococo e/ou clamídia. A presença de qualquer critério é suficiente para indicar tratamento. Nestes casos, mesmo na ausência dos sinais clínicos para cervicite ao exame ginecológico, a paciente será considerada portadora assintomática e deve receber o tratamento.

Critérios de risco para infecção cervical:

- Parceiro com sintomas.
- Paciente com múltiplos parceiros, sem proteção.
- Paciente acredita ter se exposto a DST.
- Paciente proveniente de áreas de alta prevalência de gonococo e clamídia.

O exame ginecológico é parte essencial do fluxograma de conduta e deve ser realizado segundo os passos abaixo:

- Examinar a genitália externa e região anal.
- Visualizar o introito vaginal.
- Introduzir o espéculo para examinar a vagina, suas paredes, fundo de saco e colo uterino.
- Fazer o teste de pH vaginal.
- Colher material para realização da bacterioscopia quando disponível e para o teste de *Whiff* (teste das aminas ou do "cheiro" = lâmina com uma gota de KOH 10% sobre uma gota de conteúdo vaginal, considerando o resultado positivo se o cheiro for de peixe podre).
- Fazer teste do cotonete do conteúdo cervical (colher *swab* endocervical com cotonete e observar se muco purulento contrapondo em papel branco).
- Havendo possibilidade de realização no local ou em referência, coletar material para cultura de gonococos, pesquisa de clamídia.

Se houver muco-pus endocervical (teste do cotonete positivo) ou colo friável ou dor à mobilização do colo ou presença de algum critério de risco, recomenda-se o tratamento como cervicite (gonorreia e clamídia).

▶ Referências

1. Akhtar S, Masood S, Tabassum S, Rizvi DA. Efficacy of itraconazole versus fluconazole in vaginal candidiasis. J Pak Med Assoc. 2012;62(10):1049-52.
2. Bumbulienė Ž, Venclaviūtė K, Ramašauskaite D, Arlauskiene A, Bumbul E, DrG. Microbiological findings of vulvovaginitis in prepubertal girls. Postgrad Med J. 2014;90(1059):8-12.
3. Casari E, Ferrario A, Morenghi E, Montanelli A. Gardnerella, Trichomonas vaginalis, Candida, Chlamydia trachomatis, Mycoplasma hominis and Ureaplasma urealyticum in the genital discharge of symptomatic fertile and asymptomatic infertile women. New Microbiol. 2010;33(1):69-76.

4. Centers for Disease Control and Prevention (CDC). Sexually Transmitted Diseases Treatment Guidelines. MMWR 2010;59 (n. RR-12). 116 p. Disponível em: http://www.cdc.gov/std/treatment/2010/STD-Treatment-2010-RR5912.pdf. Acesso em: 20 out. 2014.

5. Chinawa J, Obu H, Uwaezuoke S. Foreign body in vagina: an uncommon cause of vaginitis in children. Ann Med Health Sci Res. 2013;3(1):102-4.

6. Donders G Diagnosis and management of bacterial vaginosis and other types of abnormal vaginal bacterial flora: a review. Obstet Gynecol Surv. 2010;65(7):462-73.

7. Ekpenyong CE, Inyang-etoh EC, Ettebong EO, Akpan UP, Ibu JO, Daniel NE. Recurrent vulvovaginal candidosis among young women in south eastern Nigeria: the role of lifestyle and health-care practices. Int J STD AIDS. 2012;23(10):704-9.

8. Federação Brasileira das Associações de Ginecologia e Obstetrícia. Manual de Orientação de Doenças Infectocontagiosas; 2010.

9. Federação Brasileira das Associações de Ginecologia e obstetrícia. Manual de Teratogênese em Humanos; 2011.

10. Hong E, Dixit S, Fidel PL, Bradford J,Fischer G. Vulvovaginal candidiasis as a chronic disease: diagnostic criteria and definition. J Low Genit Tract Dis. 2014;18(1):31-8.

11. Jacyntho C and Say J. Vaginitis: Howdifficult to manage. Clinical Obstet Gynecol. 2005;48(4): 753-68.

12. Lazenby GB, Soper DE, Nolte FS. Correlation of leukorrhea and Trichomonas vaginalis infection. J Clin Microbiol. 2013;51(7):2323-7.

13. McGreal S, Wood P. Recurrent vaginal discharge in children. J Pediatr Adolesc Gynecol. 2013;26(4):205-8.

14. Pappas PG, Kauffman C.A. Sobel, JD et al. Clinical Practice guidelines for the Management of candidiasis: 2009 UPDATE by the Infectious Diseases Society of America. Clinical Infectious Diseases. 2009:48:503-35.

15. Passos MRL, Almeida Filho GL, Coelho ICB, Moreira LC. Atlas de DST e diagnostico diferencial. 2. ed. Rio de Janeiro: Revinter; 2011.

16. Ranđelović G, Mladenović V, Ristić L, Otašević S, Branković S, Mladenović-Antić S, et al. Microbiological aspects of vulvovaginitis in prepubertal girls. Eur J Pediatr. 2012;171(8): 1203-8.

17. Rome ES. Vulvovaginitis and other common vulvar disorders in children. Endocr Dev. 2012;22:72-83.

18. Sobel JD. Vulvovaginal Candidosis. Lancet. 2007;369 (9577):1961-71.

19. Tartaglia E, Giugliano B, Ucciferri C, Giannattasio A, Giuliano P, Iannaccone VL, et al. Vulvo-vaginitis in prepubertal girls: new ways of administering old drugs. J Pediatr Adolesc Gynecol. 2013;26(5):277-80.

20. Verstraelen H, Verhelst R, Vaneechoutte M, Temmerman M. The epidemiology of bacterial vaginosis in relation to sexual behaviour. BMC Infect Dis. 2010;10:81.

15 Distúrbios menstruais na adolescência

Adriana Bittencourt Campaner
Adrienne Pratti Lucarelli
Geni Worcman Beznos
José Mendes Aldrighi

▶ Introdução

O ciclo menstrual inclui o período de tempo decorrido entre o início de um fluxo menstrual e o início do fluxo subsequente, sendo resultado da interação dinâmica entre o eixo hipotálamo-hipófise-ovários (HHO) e o trato genital. O ciclo menstrual normal é dividido em três fases: folicular, ovulatória e lútea. De modo simplificado, sabe-se que no início do ciclo, o hipotálamo secreta o hormônio liberador de gonadotrofinas (GnRH), o qual estimula a produção e secreção do hormônio folículo-estimulante (FSH) e do hormônio luteinizante (LH) pela hipófise anterior, com subsequente estímulo à atividade ovariana. Ocorrem crescimento e maturação folicular, com produção estrogênica crescente, seguida de estimulação e proliferação endometrial. No meio do ciclo ocorre pico de LH, desencadeando a ovulação. Após a liberação ovular, o corpo lúteo se desenvolve no sítio do folículo roto, e a progesterona é secretada, cuja ação antiestrogênica e antimitótica bloqueia e estabiliza o crescimento do endométrio. Quatorze dias após a ovulação, caso não ocorra gravidez, haverá a menstruação, que resulta da descamação do endométrio, em decorrência da queda dos níveis de estrogênios e de progestógenos. Embora a fase pós-ovulatória seja em média de 14 dias, a maior variabilidade da fase proliferativa faz com que o ciclo menstrual apresente um intervalo de 21 a 36 dias com duração de 4 a 6 dias, e uma quantidade de sangue entre 30 mL e 80 mL.

O termo "menarca" designa a primeira menstruação e constitui importante evento na sequência de amadurecimento do eixo HHO, não havendo duração determinada do fluxo, nem quantidade especificada de sangramento para sua caracterização. Na maioria das adolescentes, o intervalo médio entre a telarca e a menarca é de aproximadamente 2,5 anos; em mais de 60% das adolescentes, ocorre no estágio 4 de Tanner, em cerca de 25% no estágio 3 e o restante nos demais estágios de maturidade sexual. No Brasil, a média etária de ocorrência da menarca é de 12,2 anos, com variação entre 9 e 16 anos. A idade da menarca está associada a diversos fatores, dentre os quais citamos: raça, estado nutricional, gordura corporal, doenças intercorrentes, fatores genéticos, entre outros.

Com o advento da menarca, os ciclos menstruais durante os 2 ou 3 primeiros anos são frequentemente irregulares e anovulatórios (50-80%) devido à imaturidade do eixo HHO. O sistema neuroendócrino menstrual já inicia seu desenvolvimento na vida intrauterina, mas seu amadurecimento ocorre na puberdade. A maturação é processo lento e calcula-se ser necessário de 1 a 5 anos para que ocorra. Sabe-se que, na adolescência, os ciclos menstruais são anovulatórios em 55-82% dos casos nos 2 primeiros anos após a menarca, em 30-50% dos casos de 2 a 4 anos após a menarca e até em 20% de 4 a 5 anos após a menarca.

Os ciclos menstruais irregulares ocorrem na adolescência, de acordo com estudo multicêntrico internacional e da Organização Mundial da Saúde, realizado com 3.073 meninas (a duração média do primeiro ciclo após a menarca é 34 dias, com 38% das adolescentes com ciclos superiores a 40 dias). Menarca precoce está associada com início precoce de ciclos ovulatórios. Quando a idade da menarca acontece antes dos 12 anos, 50% dos ciclos são ovulatórios no primeiro ano após a menarca. Por outro lado, pode levar 8 a 12 anos, em meninas que tiveram menarca tardia, para que elas tenham um ciclo ovulatório. A presença de ciclos longos ocorre mais frequentemente nos primeiros 3 anos após a menarca. No terceiro ano após a menarca, 60-80% dos ciclos menstruais têm entre 21 e 34 dias de duração, como é comum em mulheres adultas. Porém, o ciclo normal é estabelecido em torno do sexto ano após o primeiro ciclo menstrual, em uma idade cronológica de 19 ou 20 anos.

Com relação à duração dos dias menstruais em adolescentes, evidenciou-se que o sangramento acontece por aproximadamente 4,7 dias, e após 2 anos os dias de sangramento duram aproximadamente 4,9 dias.

Nesses anos iniciais após a menarca, em virtude dos ciclos anovulatórios, a ausência de progesterona subsequente à ovulação leva a um predomínio da ação do estrogênio, que, agindo sobre o endométrio, causa dilatação das artérias espiraladas com crescimento endometrial anormal. Por ausência de um suporte estrutural adequado, ocorre um desprendimento superficial espontâneo, acarretando um sangramento uterino irregular. Devido à ausência de progesterona, o endométrio descama apenas mediante a queda de estrogênios abaixo do nível crítico. Esse sangramento não constitui evento universal no tecido endometrial, e sim afeta porções ao acaso do endométrio em momentos variáveis e em sequências assincrônicas. O fluxo é prolongado e excessivo não apenas pela grande quantidade de tecido disponível para sangramento, bem como pela ruptura desordenada e abrupta com consequente abertura de múltiplos canais vasculares. É frequente encontrarem-se, nesse período, ciclos menstruais muito curtos ou com intervalos longos, a cada 3 meses ou mais, seguidos de menstruações volumosas e duradouras, bem como com duração e intensidade reduzidas, o que não significa doença.

Em etapas subsequentes à puberdade, instalam-se fatores fisiológicos responsáveis pelos ciclos ovulatórios, e as adolescentes passam a apresentar ciclos menstruais bifásicos. Nessa fase, os ciclos menstruais normais têm duração habitual de 2 a 6 dias, com intervalo entre os fluxos de 21 a 35 dias, com perda sanguínea média de 30 mL a 80 mL (correspondendo à troca de 4 a 6 absorventes com capacidade de absorção máxima ao dia).

Apesar de a irregularidade menstrual poder representar evento fisiológico durante os primeiros anos após a menarca, existem diversas condições patológicas (congênitas, endócrinas, hematológicas, psicossociais, entre outras) que podem se apresentar inicialmente como distúrbios menstruais durante a adolescência. Transtornos do ciclo menstrual são alterações que podem ocorrer em qualquer época da vida reprodutiva da mulher, no entanto são mais frequentemente observados após a menarca ou no período da perimenopausa.

Os distúrbios menstruais vêm aumentando em ocorrência nas últimas décadas, principalmente devido às mudanças no estilo de vida das jovens em nossa sociedade. Diversos fatores estão associados com estas alterações: fator nutricional, tipos de exercícios físicos, situações de estresse e distúrbios emocionais, mudanças de ambiente, uso de medicamentos, doenças sistêmicas intercorrentes, entre outros.

Os distúrbios menstruais podem ser classificados de diversas maneiras, como detalhado a seguir. Podem ocorrer isoladamente ou em associações, bem como em sequências diversas:

- Referente ao intervalo – polimenorreia: ciclos com intervalos menores de 21 dias; oligomenorreia: ciclos com intervalos maiores de 35 dias; espaniomenorreia: ciclos com intervalos maiores de 45 dias.
- Referente à quantidade – hipermenorreia: aumento da duração do fluxo (acima de 8 dias); menorragia: aumento do volume menstrual (maior que 80 mL). Pode existir associação entre menorragia e hipermenorreia (hipermenorragia); metrorragia: sangramento uterino em intervalos irregulares, sem caráter rítmico e com duração e volume variáveis; hipomenorreia: diminuição da duração do fluxo (menor que 3 dias).
- Referente à ausência (amenorreia) – amenorreia primária: ausência da menarca numa adolescente de 16 anos com caracteres sexuais secundários ou numa adolescente de 14 anos que ainda não iniciou o desenvolvimento puberal (atraso puberal) ou numa adolescente há mais de 2 anos após a maturação sexual completa; amenorreia secundária: ausência de menstruações há 3 ciclos em pacientes com estabilização das menstruações ou 18 meses após a menarca.
- Referente a sintomas subjetivos – dismenorreia; tensão pré-menstrual.
- Pseudodistúrbios menstruais – dor ovulatória ("dor do meio"): dor pélvica no meio do ciclo, correspondente à ruptura folicular. É dor de caráter agudo, variando de alguns minutos até 1 ou 2 dias; sangramentos do meio do ciclo: decorrentes da queda dos níveis estrogênicos antes da ovulação. Na maioria das vezes, o sangramento é autolimitado, não necessitando de terapêutica.

Os problemas menstruais perfazem aproximadamente 50% das queixas ginecológicas da adolescente. Dentre essas anormalidades do ciclo menstrual descritas previamente, quatro grupos ocorrem mais frequentemente nas adolescentes: o sangramento uterino disfuncional, as amenorreias primária e secundária e a "diminuição" menstrual (oligomenorreia ou espaniomenorreia). Em 90% a 95% das vezes o sangramento uterino disfuncional é o grande responsável pelos sintomas.

▶ Sangramento uterino anormal

Entende-se por sangramento uterino anormal (SUA) qualquer alteração na quantidade, duração e periodicidade do sangramento durante o ciclo menstrual. O termo sangramento uterino anormal é abrangente e multietiológico. Pode ser classificado em orgânico e disfuncional.

Sangramento uterino disfuncional (SUD) ou endócrino refere-se a um sangramento uterino anormal (alteração e/ou da duração, e/ou da frequência e/ou da quantidade), cuja origem se deve, exclusivamente, a um estímulo hormonal inadequado sobre o endométrio (estrogênio e/ou progesterona). Assim, há necessidade de que se afastem todas as outras causas que levam ao sangramento; constitui, pois diagnóstico de exclusão. O termo correto seria sangramento disfuncional do endométrio.

O SUD em adolescentes resulta principalmente de ciclos anovulatórios em cerca de 90% dos casos, cujo mecanismo subjacente é a imaturidade do eixo HHO; ocorre comumente nos 2 primeiros anos pós-menarca.

Fatores bioquímicos locais também podem contribuir para o sangramento uterino disfuncional. Algumas prostaglandinas como a E2 atuam como potente vasodilatador, e são encontradas em grandes concentrações no endométrio de mulheres com SUD. Outros fatores locais como plaquetas, tromboxanos, leucotrienos, bradicinina, histamina, angiotensina e certa variedade de fatores de crescimento também estão envolvidas no controle do fluxo menstrual. Um balanço impróprio desses fatores locais pode ser a explicação para a SUD em mulheres com ciclos ovulatórios.

▪ Fisiopatogenia

Variedade anovulatória

Na forma anovulatória, a tônica é a ação persistente dos estrógenos. Caracteriza-se por ciclos de intervalos prolongados e hipermenorrágicos, ou então por menometrorragia (perda da periodicidade e sangramentos profusos). Adolescentes com SUD parecem ter comprometimento do sistema de *feedback* negativo normal, ou seja, os níveis crescentes de estrogênio não reduzem a secreção de hormônio foliculoestimulante (FSH) que, em seguida, suprimiria a secreção desse hormônio. Alguns folículos são estimulados, nenhum se torna dominante e não há aumento das concentrações de progesterona. Sob a influência continuada de estrogênio, o endométrio torna-se excessivamente espesso e, com a ação insuficiente da progesterona, torna-se instável. No momento em que ocorre a involução do folículo, a deprivação estrogênica propicia desprendimento descoordenado do endométrio, ocasionando sangramento maciço.

Variedade ovulatória

A forma ovulatória pode ser subdividida em dois tipos: sem disfunção lútea e com disfunção lútea. A forma sem disfunção lútea admite três subtipos: (I) fase folicular curta, a qual pode levar à polimenorreia; (II) fase folicular alongada; (III) hemorragia do meio do ciclo atribuída à queda excessiva das concentrações de estrogênios ou ao retardo na produção de progesterona.

A forma com disfunção lútea admite dois subtipos: (I) fase lútea persistente associada à hipermenorreia ou hipermenorragia ou, ainda, à espaniomenorreia, com o amadurecimento irregular do endométrio; (II) fase lútea insuficiente (curta ou inadequada): a fase lútea é encurtada quando a duração for inferior a 10 dias. O sangramento pré-menstrual com perda pequena de sangue, geralmente escuro, do tipo borra de café, antecedendo em alguns dias o sangramento menstrual (manchas pré-menstruais), frequentemente está associado à deficiência na produção de progesterona.

Manifestações clínicas

A manifestação mais comum é a de sangramento uterino anormal, caracterizando-se clinicamente por ciclos hipermenorrágicos, polimenorreia, metrorragia, "manchas" pré-menstruais e sangramento periovulatório. A presença de coágulos sanguíneos sugere que o sangramento é intenso e sinais objetivos físicos de anemia, quer aguda ou crônica, combinados com achados laboratoriais, confirmam a história da paciente.

Avaliação diagnóstica

O diagnóstico dos distúrbios menstruais é realizado pelo conjunto da história, do exame físico e dos exames complementares. O diagnóstico provisório, sem a realização completa dos exames complementares, poderá ser utilizado nos casos de urgência do SUD para efetuar a parada do sangramento uterino.

A história detalhada deve ser obtida de preferência sem a presença dos pais, com o intuito de se pesquisar a vida sexual, muitas vezes mantida em segredo pela maioria das adolescentes, para se afastar a possibilidade de complicações de gravidez e doenças sexualmente transmissíveis.

Dados referentes à idade da menarca e ciclos subsequentes, bem como a quantidade de sangue perdida são relevantes. A quantidade de sangue perdida deve ser avaliada por parâmetros relacionados à frequência de troca dos absorventes e quantidade de fluxo em cada troca. Os hábitos de vida devem ser inquiridos, incluindo dietas de emagrecimento e prática de esportes. A história deve incluir sintomas de hipovolemia, atividade sexual, traumatismo genital, doenças sistêmicas, uso de algum método contraceptivo, uso atual ou pregresso de quaisquer fármacos que podem contribuir com aumento de fluxo menstrual (como anticoagulantes, anticonvulsivantes, antidepressivos tricíclicos e digitálicos) ou ocorrência ou não de gravidez anterior. Além disso, o médico deve inquirir sobre fatores de estresse social e alterações recentes de peso.

No exame físico geral, devem constar os sinais vitais ortostáticos que podem indicar perda significativa de sangue. Pacientes que se apresentam hipotensas ou com hipotensão ortostática requerem uma conduta imediata e efetiva. Medidas de peso e estatura iniciais podem ajudar a determinar eventos puberais e anormalidades de dieta. O exame clínico ainda pode revelar sinais de coagulopatias, como petéquias e equimoses, endocrinopatias (hirsutismo, alterações de cabelo, virilização, bócio) que podem nos fazer suspeitar de hipo ou hipertireoidismo, hiperplasia de suprarrenal, doença de Cushing, diabete *mellitus* e síndrome dos ovários policísticos, entre outros.

O exame pélvico é recomendável a todas as pacientes, especialmente para as sexualmente ativas, com o intuito de se detectar outras causas de sangramento como cervicites, tumores genitais, doenças sexualmente transmissíveis, traumatismo vaginal, presença de corpo estranho, doença inflamatória pélvica, pólipo cervical ou endometrial, DIU, leiomiomas, bem como complicações da gravidez. Permite também a coleta de amostras laboratoriais, para pesquisa de infecções por *Chlamydia* e *N. gonorrhoeae* e esfregaço de Papanicolau.

O SUD é diagnóstico de exclusão (é necessário realizar o exame clínico e os exames complementares para se excluir patologia orgânica). Dentre os exames laboratoriais, podem-se incluir:

- Teste de gravidez.
- Hemograma completo – a fim de estabelecer a intensidade da anemia.
- Exame bacteriológico da secreção cervicovaginal
- Provas funcionais da tireoide: seus distúrbios influem no ciclo menstrual. Em geral, o hipotireoidismo primário pode provocar irregularidade menstrual e anovulação.
- Provas funcionais do fígado: insuficiência hepática, em geral, pode determinar hiperestrogenismo. Se o estradiol não for metabolizado, passará a exercer ação continuada sobre o endométrio, causando hiperplasia endometrial. A menorragia pode ser agravada pela hipoprotrombinemia.
- Prolactina, FSH e LH: o aumento da prolactina está relacionado com irregularidade menstrual e anovulação. Se o LH estiver aumentado, o FSH normal e a relação LH/FSH for superior ou igual a 2 ou 3, suspeitar da síndrome dos ovários policísticos (SOP), importante causa de anovulação.
- Perfil androgênico: é importante para o diagnóstico de SOP, que pode estar alterado mesmo sem outras manifestações clínicas, além do sangramento disfuncional.
- Tempo de sangramento, de coagulação e contagem de plaquetas: se houver história familiar de distúrbios hemorrágicos, perda significativa de sangue na menarca ou ciclos menstruais copiosos, triagem para distúrbios hemorrágicos torna-se oportuna.
- Ultrassonografia pélvica: pode ser realizada pelas vias transabdominal ou transvaginal (nas sexualmente ativas). Fornece informações importantes sobre a medida do volume uterino e ovariano, bem como da avaliação endometrial. É procedimento factível e não agressivo.

Quando necessário, para estudo endometrial, podemos lançar mão da histeroscopia ou de curetagem uterina, associadas a exame anatomopatológico do endométrio; no entanto, raramente são indicados nas adolescentes.

Diagnóstico diferencial

Os diagnósticos diferenciais em casos de SUD podem ser verificados no Quadro 15.1.

Tratamento

A necessidade e o tipo de tratamento dependem da gravidade do sangramento. Na SUD leve, as menstruações são mais prolongadas do que o normal. O intervalo entre as menstruações pode estar encurtado. Os valores da hemoglobina e do hematócrito são normais. Neste caso, as jovens podem ser orientadas de forma expectante, uma vez que tendem a se resolverem espontaneamente após 1 ou 2 anos da menarca, época na qual, geralmente, os ciclos passam a ser anovulatórios em virtude da maturação do eixo HHO. Recomenda-se que a paciente realize calendário menstrual e seja reavaliada a cada 2 ou 3 meses.

A administração de inibidores de prostaglandinas (anti-inflamatórios) irá ajudar na diminuição do sangramento e aliviar a dismenorreia, se prescritos logo no início do fluxo de privação ou no dia anterior, e mantidos por 24 a 48 horas, nas doses habituais. Podemos administrar: piroxicam 20 mg (Feldene®), 1 vez ao dia, por via oral, ou ácido mefenâmico 500 mg (Ponstan®), 3 vezes ao dia, ou qualquer outro anti-inflamatório não hormonal. A droga poderá ser utilizada até 7 dias consecutivos. O tratamento mais prolongado somente está justificado se houver diminuição acentuada do sangramento nos primeiros 2 dias.

Na SUD moderada as menstruações são moderadamente prolongadas ou ciclos curtos com menstruações frequentes (cada 1 a 3 semanas). O fluxo é de moderado a intenso. Os valores da hemoglobina mostram anemia leve (10 g/dL a 12 g/dL). Fadiga e lassidão são queixas comuns. A conduta inclui suplementação de ferro (3-7 mg/kg/dia até máximo de 300 mg) e ácido fólico (1 mg/dia).

Quando a adolescente apresentar sangramento intenso, está indicada a interrupção do sangramento, preferentemente com terapêutica combinada de estrogênio com progestógenos: associação de etinilestradiol 0,01 mg + acetato de noretisterona 2 mg. Exemplo: Primosiston®, 1 comprimido, VO, 3 vezes ao dia, por 10 a 15 dias ou esquema com anticoncepcional oral de média dosagem (30 microgramas de etinilestradiol). Exemplos: Nordette®, Microvlar®, Ciclo 21®, Levogen®, Gynera®, Minulet®; ministrar 1 comprimido, VO, 2 a 3 vezes ao dia, por 15 dias. Mesmo que o fluxo cesse em 12 a 24 horas, a terapêutica deve ser mantida por 15 dias e a paciente deverá ser avisada para esperar novamente um fluxo de privação, muitas vezes acompanhado de dismenorreia 2 a 4 dias após. Após a parada do sangramento e retorno da menstruação, utilizar tratamento de manutenção.

O tratamento de manutenção pode ser realizado com progesterona na segunda fase do ciclo que visa a corrigir a deficiência da progesterona, bastante comum no SUD. Podemos utilizar o acetato de medroxiprogesterona na dose de 10 mg/dia. Exemplo: Provera®, Cycrin®, Farlutal®, 1 comprimido por dia, VO, por 12 dias (do 14º ao 26º dias) ou acetato de noretisterona 10 mg. Exemplo: Primolut-Nor®, 1 comprimido por dia, VO, por 12 dias (do 14º ao 26º dias).

Pode-se também utilizar associação de valerato de estradiol 2 mg com levonorgestrel 0,25 mg. Exemplos: Cicloprimogyna®, 1 comprimido por dia, VO, do 5º ao 26º dias do ciclo.

A manutenção do tratamento deverá ser realizada por período de 2 a 6 ciclos consecutivos e o acompanhamento deverá ser semanal, depois mensal.

Quadro 15.1 – Diagnósticos diferenciais em casos de SUD.

- Causas uterinas: complicações gestacionais, endometrite por *Chlamydia*, pólipos endometriais, leiomiomas, malformações arteriovenosas, lesões cervicais
- Causas vaginais: traumatismo, corpo estranho, vaginite, neoplasia vaginal
- Medicamentos: anticoagulantes, inibidores plaquetários, hormônios, varfarina, ácido valproico, carbamazepina
- Anormalidades endócrinas: síndrome do ovário policístico, hipotireoidismo, hipertireoidismo, hiperprolactinemia, doença de Cushing, doença de Addison, insuficiência ovariana prematura, tumor ovariano
- Coagulopatias: doença de Von Willebrand, deficiências de fatores da coagulação, púrpura trombocitopênica idiopática
- Doenças sistêmicas crônicas: doença hepática, insuficiência renal, leucemia, anemia aplásica, anemia por deficiência de ferro
- Dispositivo intrauterino

Quando houver necessidade de contracepção, pode-se empregar anticoncepcional oral combinado de média dosagem. Não há necessidade de suspender a pílula após 4 a 6 meses caso haja necessidade de se continuar com a contracepção.

Na SUD grave, o sangramento menstrual é prolongado, com desorganização do ciclo menstrual normal e fluxo muito intenso. As concentrações séricas de hemoglobina estão abaixo de 9 g/dL. Sinais clínicos de hipovolemia (dispneia, taquicardia, taquiesfigmia) podem estar presentes. A conduta preconizada é a internação hospitalar; caso haja sinais clínicos de hipovolemia e a hemoglobina for menor que 7 g/dL. Deverá ser realizada transfusão sanguínea, quando o sangramento não puder ser interrompido rapidamente ou as concentrações séricas de hemoglobina estiverem muito baixas. A pesquisa dos fatores de coagulação deve ser realizada.

Poderá ser utilizado esquema de urgência para cessar o sangramento. O estrogênio conjugado anteriormente era administrado endovenoso na dose 20 mg, 4/4 h ou 6/6 h (máximo 12 h). No entanto, este não está mais disponível no mercado e o estrogênio por via endovenosa não é mais eficiente do que por via oral, o qual deve ser empregado na dose de 1,25 mg, 4/4 h ou 6/6 h (máximo 24 h). Após interrupção do sangramento, a paciente deverá receber esquema com anticoncepcional oral de média dosagem (30 microgramas de etinilestradiol), mantido ciclicamente por pelo menos 3-6 meses (como o sangramento neste caso é intenso, não é interessante manter com anticoncepcional oral de baixa dose ou estroprogestativo visto que a paciente voltará a sangrar). A conduta inclui também suplementação de ferro (3-7 mg/kg/dia até máximo de 300 mg) e ácido fólico (1 mg/dia).

Se a perda sanguínea não diminuir ao final de 48 horas a partir do início dos estrogênios conjugados, e não cessar ao final de 5 dias, deve-se suspeitar de causa de origem orgânica e pensar em recorrer à curetagem uterina ou histeroscopia. Estas raramente são necessárias em adolescentes, sendo reservadas para pacientes que não respondem ao tratamento clínico.

O ácido tranexâmico (Transamin® ou Hemoblock®) e o seu análogo ácido épsilon aminocaproico (Ipsilon®) são ambos derivados do aminoácido lisina, e ambos parecem atuar através de mecanismos de ação idênticos. São agentes antifibrinolíticos que possuem forte atração pelo sítio de ligação da lisina no plasminogênio e na plasmina, impedindo que as enzimas fibrinolíticas liguem-se aos resíduos de lisina existentes na molécula do fibrinogênio inibindo por competição tanto a ativação quanto a ação da plasmina. Sua ação, portanto, se faz na fase posterior à formação do coágulo ou, mais precisamente, alargando o tempo de dissolução da rede de fibrina. O medicamento não ativa a cascata da coagulação. Sua ação preserva o coágulo, tornando o mecanismo hemostático mais eficiente, reduzindo a intensidade e os riscos de sangramento. É bastante utilizado no tratamento dos episódios hemorrágicos em geral, podendo também ser utilizado em casos de SUD. Em geral, a dose utilizada é de 2 a 3 comprimidos, 3 a 4 vezes ao dia, por 3 a 4 dias. A terapia deve ser iniciada após sangramento intenso, e seu uso deve ficar restrito a não mais que 3 ciclos menstruais. Como sua excreção é renal, a dose deve ser reduzida em caso de insuficiência renal; o uso do ácido tranexâmico em pacientes com hipertensão arterial, idade avançada, diabetes *mellitus*, insuficiência hepática e coronariopatia deve ser realizado com cautela.

Em raras situações em que a terapia hormonal está contraindicada ou a hemorragia é excessiva e incontrolável, o uso de análogos podem ser indicado como terapêutica a curto prazo, pois sua administração suprime a secreção de gonadotrofinas e a subsequente secreção de estradiol, levando à amenorreia. Esta também pode ser uma opção para pacientes com: insuficiência renal, discrasia sanguínea, irregularidade menstrual pós-transplante de órgãos (em que a toxicidade das drogas imunossupressoras torna o uso de esteroides menos favorável).

▶ Amenorreias

Quanto à definição, amenorreia primária significa ausência da menarca em adolescente de 16 anos com desenvolvimento puberal normal ou em adolescente de 14 anos que ainda não iniciou o desenvolvimento puberal (atraso puberal) ou em adolescente há mais de 2 anos após a maturação sexual completa; amenorreia secundária significa ausência de menstruações há 3 ciclos em pacientes com estabilização das menstruações ou 18 meses após a menarca.

O leitor encontrará detalhes sobre este distúrbio menstrual no Capítulo 19, intitulado *Racionalização da pesquisa das amenorreias*.

▶ Referências

1. ACOG Committee on Adolescent Health Care.American Academy of Pediatrics Committee on Adolescence. Menstruation in Girls and Adolescents: Using the Menstrual Cycle as a Vital Sign. 2006;108:1323-8.

2. Ahrendt HJ, Makalová D, Parke S, Mellinger U, Mansour D. Bleeding pattern and cycle control with an estradiol-based oral contraceptive: a seven-cycle, randomized comparative trial of estradiol valerate/dienogest and ethinyl estradiol/levonorgestrel. Contraception. 2009;80(5):436-44.

3. Amu EO, Bamidele JO. Prevalence of menstrual disorders among adolescent girls in Osogbo, South Western Nigeria. Int J Adolesc Med Health. 2014;26(1):101-6.

4. Azurah AG, Zainuddin AA, Jayasinghe Y. Diagnostic pitfalls in the evaluation and management of amenorrhea in adolescents. J Reprod Med. 2013;58(7-8):324-36.

5. Baker VL. Primary ovarian insufficiency in the adolescent. Curr Opin Obstet Gynecol. 2013;25(5):375-81.

6. Barcelos RS, Zanini RV, Santos IS. Menstrual disorders among women 15 to 54 years of age in Pelotas, Rio Grande do Sul State, Brazil: a population-based study. Cad Saude Publica. 2013;29(11):2333-4.

7. Başaran HO, Akgül S, Kanbur NO, Gümrük F, Cetin M, Derman O. Dysfunctional uterine bleeding in adolescent girls and evaluation of their response to treatment. Turk J Pediatr. 2013;55(2):186-9.

8. Bata MS. Age at menarche, menstrual patterns, and menstrual characteristics in Jordanian adolescent girls. Int J Gynaecol Obstet. 2012;119(3):281-3.

9. Batrinos ML. Extensive personal experience. Validation of prolactin levels in menstrual disorders and in prolactinomas. Hormones. 2009;8(4):258-66.

10. Bennett AR, Gray SH. What to do when she's bleeding through: the recognition, evaluation, and management of abnormal uterine bleeding in adolescents. Curr Opin Pediatr. 2014;26(4):413-9.

11. Beznos GW, Campaner AB. Sangramento Uterino Disfuncional. In: Coates, V, Beznos GW, Françoso LA. Medicina do adolescente. 2. ed. São Paulo: Sarvier; 2003. p. 304-10.

12. Bouzas I, Braga C, Leão L. Ciclo menstrual na adolescência. Adolesc Saude. 2010:7(3):59-63.

13. Carvalho WRG, Farias ES, Guerra-Júnior G. A idade da menarca está diminuindo? Rev Paul Pediatria. 2007;25(1):76-81.

14. Castilho SD, Pinheiro CD, Bento CA, Barros-Filho AA, Cocetti M. Tendência secular da idade da menarca avaliada em relação ao índice de massa corporal. Arq Bras Endocrinol Metab. 2012;56(3):195-200.

15. Chamberlain G. Comparing treatments for menorrhagia. Nurs Times. 1992;88(11):46.

16. Chandran L. Menstruation Disorders Treatment & Managemen 2014. Disponível em: http://www.emedicine.medscape.com/article/953945-treatment. Acesso em: 28 jul. 2014.

17. Check JH, Cohen R. Secondary amenorrhea despite normal endometrial development with secretory changes and absence of uterine synechiae – a second case of the endometrial compaction-apoptosis syndrome. Clin Exp Obstet Gynecol. 2013;40(4):473-4.

18. Cırık DA, Dilbaz B. What do we know about metabolic syndrome in adolescents with PCOS? J Turk Ger Gynecol Assoc. 2014;15(1):49-55.

19. Dars S, Sayed K, Yousufzai Z. Relationship of menstrual irregularities to BMI and nutritional status in adolescent girls. Pak J Med Sci. 2014;30(1):141-4.

20. Deligeoroglou E, Karountzos V, Creatsas G. Abnormal uterine bleeding and dysfunctional uterine bleeding in pediatric and adolescent gynecology. Gynecol Endocrinol. 2013; 29(1):74-8.

21. Dorsey KA. Menorrhagia, active component service women, U.S. Armed Forces, 1998-2012. MSMR. 2013;20(9):20-4.

22. Freitas F, Menke CH, Rivoire WA, Passos EP. Amenorreias. Rotinas em Ginecologia. 5. ed. São Paulo: Artmed; 2006. p. 504-9.

23. Hickey M, Balen A. Menstrual disorders in adolescence: investigation and management. Hum Reprod Update. 2003;9:493-504.

24. Hoaglin DC, Filonenko A, Glickman ME, Wasiak R, Gidwani R. Use of mixed-treatment-comparison methods in estimating efficacy of treatments for heavy menstrual bleeding. Eur J Med Res. 2013;18:17.

25. Klein DA, Poth MA. Amenorrhea: an approach to diagnosis and management. Am Fam Physician. 2013;1;87(11):781-8.

26. Laroche E, Bricaire L, Christin-Maitre S. Diagnosis and management of amenorrhea in adolescent girls. Arch Pediatr. 2013;20(7):817-22.

27. Lethaby A, Duckitt K, Farquhar C. Non-steroidal anti-inflammatory drugs for heavy menstrual bleeding. Cochrane Database Syst Rev. 2013;1:CD000400.

28. Marván ML, Alcalá-Herrera V. Age at menarche, reactions to menarche and attitudes towards menstruation among Mexican adolescent girls. J Pediatr Adolesc Gynecol. 2014; 27(2):61-6.

29. Master-Hunter T, Heiman DL. Amenorrhea: evaluation and treatment. Am Fam Physician 2006;73:1374-82.

30. Matsumoto J, Hata T. Re-evaluation of secondary amenorrheic patients one year after initial diagnosis: a prospective study. J Nippon Med Sch. 2004;71(1):63-8.

31. Palomba S, Materazzo C, Falbo A, Orio F, La Sala GB, Sultan C. Metformin, oral contraceptives or both to manage oligo-amenorrhea in adolescents with polycystic ovary syndrome? A clinical review. Gynecol Endocrinol. 2014; 30(5):335-40.

32. Peacock A, Alvi NS, Mushtaq T. Period problems: disorders of menstruation in adolescents. Arch Dis Child. 2012;97(6):554-60.

33. Rehme MFB, Fadel AC, Lebiedziejewski C. Amenorreia na adolescência: quando e como investigar. Sinopse Ginecol Obstet. 1995;1:60-4.

34. Rigon F, De Sanctis V, Bernasconi S, Bianchin L, Bona G, Bozzola M, et al. Menstrual pattern and menstrual disorders among adolescents: an update of the Italian data. Ital J Pediatr. 2012;38:38.

35. Rosenfield RL. Clinical review: Adolescent anovulation: maturational mechanisms and implications. J Clin Endocrinol Metab. 2013;98(9):3572-83.

36. Roth E. Secondary Amenorrhea. 2012. Disponível em: www. Healthline/health/secondary--amenorrhea#overview1. Acesso em: 1 ago. 2014.

37. Seravalli V, Linari S, Peruzzi E, Dei M, Paladino E, Bruni V. Prevalence of hemostatic disorders in adolescents with abnormal uterine bleeding. J Pediatr Adolesc Gynecol. 2013;26(5):285-9.

38. Shen SY, Huang SY, Hsieh CH, Hsu MI, Cheng CY, Hsu CS. Clinical and biochemical characteristics of women with menstrual disturbance. Taiwan J Obstet Gynecol. 2014;53(2): 178-82.

39. Talib HJ, Coupey SM. Excessive uterine bleeding. Adolesc Med State Art Rev. 2012;23(1): 53-72.

40. Thubert T, Demoulin G, Lamazou F, Rivain AL, Trichot C, Faivre E, et al. Menometrorrhagia. Rev Prat. 2014;64(4):531-9.

41. Vitek W, Hoeger KM. Treatment of polycystic ovary syndrome in adolescence. Semin Reprod Med. 2014;32(3):214-21.

42. Warner PE, Critchley HO, Lumsden MA, Campbell-Brown M, Douglas A, Murray GD. Menorrhagia I: measured blood loss, clinical features, and outcome in women with heavy periods: a survey with follow-up data. Am J Obstet Gynecol 2004;190:1216-23.

43. Wellington K, Wagstaff AJ. Tranexamic acid: a review of its use in the management of menorrhagia. Drugs. 2003;63(13):1417-33.

44. Wiksten-Almströmer M, Hirschberg AL, Hagenfeldt K. Menstrual disorders and associated factors among adolescent girls visiting a youth clinic. Acta Obstet Gynecol Scand. 2007;86(1):65-72.

45. World Health Organization multicenter study on menstrual and ovulatory patterns in adolescent girls. II. Longitudinal study of menstrual patterns in the early postmenarcheal period, duration of bleeding episodes and menstrual cycles. World Health Organization Task Force on Adolescent Reproductive Health. J Adolesc Health Care. 1986;7:236-44.

46. Zuckermann C. Symptoms and syndromes in relation to the menstrual cycle. Ginecol Obstet Mex. 2014;82(6):420-40.

16 Lesões mamárias na infância e adolescência

Adrienne Pratti Lucarelli
Maria Marta Martins
José Mendes Aldrighi

▶ Introdução

Nos ambulatórios de ginecologia com atendimento a adolescentes, observamos a grande preocupação das meninas, na infância e principalmente no início da puberdade, em relação ao aparecimento da mama, seu desenvolvimento durante essa fase e alguns transtornos. Motivo de grande apreensão dos adolescentes masculinos é o crescimento da mama, quadro chamado de ginecomastia, que hoje constitui uma das principais queixas dos rapazes na consulta. Sob esse ponto de vista, nosso objetivo é elucidar e contribuir na orientação e condução adequada das lesões mamárias na infância e adolescência, pois além de raras, são diagnosticadas de maneiras diferentes do adulto. Para entendermos as alterações mamárias precisamos lembrar-nos da fisiologia normal da mama.

▶ O desenvolvimento mamário normal

O desenvolvimento mamário inicia-se na vida embrionária. Durante a fase de embriogênese, na sexta semana de vida intrauterina há migração das células epidermais em direção ao mesênquima, formando as cristas mamárias. Ao redor da vigésima semana fetal há involução das cristas mamárias e apenas a crista do quarto espaço intercostal irá se desenvolver em mama Qualquer alteração nesse processo pode levar a anormalidades das mamas. O desenvolvimento pós-natal começa ao redor dos 9 aos 13 anos e estende-se por um período de 2 a 4 anos após a telarca.

Do nascimento à vida adulta as mamas se desenvolvem, segundo Marshall e Tanner, passando pelos seguintes estágios:

- Estágio 1: mamas infantis, com elevação somente da papila, do nascimento até a puberdade.

- Estágio 2: presença de broto mamário; forma-se pequena saliência pela elevação da mama e da papila; aumenta o diâmetro areolar.
- Estágio 3: inicia-se o desenho da mama adulta; maior aumento da mama e aréola, sem separação dos seus contornos.
- Estágio 4: projeção da aréola e da papila, formando uma segunda saliência acima do nível da mama.
- Estágio 5: mamas com aspecto adulto.

O primeiro evento da puberdade feminina, a telarca, aparece com a mama no estágio 2, em média aos 10 anos. As mamas atingem a formação completa aos 15 anos. As outras modificações dependerão do ciclo gravídico-puerperal.

▶ Exames de imagem

A avaliação deve ser realizada com anamnese cuidadosa e exame físico. A ultrassonografia é o melhor exame para mamas jovens com tecido denso fibroglandular. A mamografia é usada somente para adolescentes mais velhas com massas suspeitas. A ressonância nuclear magnética serve para visualizar estruturas profundas, com malformação vascular ou lesão na parede do tórax.

Classificação das lesões mamárias na infância e adolescência:

- Anormalidades do desenvolvimento.
- Perturbações transitórias da glândula.
- Lesões papilíferas.
- Lesões inflamatórias.
- Lesões traumáticas.
- Lesões tumorais benignas.
- Lesões tumorais malignas.

▶ Anormalidades do desenvolvimento

As anormalidades podem ser: fisiológicas, congênitas, associadas a doenças e iatrogênicas. A anormalidade fisiológica aparece quando há discrepância de tamanho das mamas, o que pode ser um problema estético constrangedor, com impacto adverso na qualidade de vida. Pode causar imagem corporal perturbada, além de ocasionar falta de autoestima e autoconfiança. Em alguns casos, uma das mamas se desenvolve mais rapidamente que outra, levando a assimetria, com diferença na forma, tamanho, ou posição da mama ou complexo areolopapilar. A assimetria atenua-se com o tempo e eventualmente desaparece. A maioria dos casos durante a puberdade é de causa fisiológica, poucos são acompanhados de uma doença associada e são diferentes do que ocorre no adulto. Em casos suspeitos, devem-se descartar lesões inflamatórias, lesões tumorais e doenças autoimunes.

Nas anormalidades de causa congênita, várias formas de expressão são encontradas. Quando ocorre o desenvolvimento de mais de duas mamas completas temos a polimastia e a poliareolotelia na presença de dois ou mais complexos areolopapilares. Além disso, temos a politelia, onde encontramos mais de duas papilas, a amastia, que é a ausência total de mama e a atelia quando há mama, mas ausência de papila e aréola.

A anormalidade mamária mais frequentemente encontrada em ambos os sexos é o tecido mamário ectópico e atinge 1% a 6% da população. O tecido ectópico do mamilo pode ser confundido com nevus. Pode ocorrer na linha do leite desde a axila até a virilha. No caso da mama acessória, esta raramente se desenvolve; quando aparece, está localizada preferencialmente na região axilar. Há relatos de mama acessória nas costas, ombros, coxas, pés, abdômen, nádegas e vulva.

A politelia e polimastia podem estar relacionadas a alterações do trato urinário, anormalidades do sistema cardiovascular, gastrointestinal e sistema nervoso central, além de algumas síndromes genéticas. A maioria das pacientes é assintomática, e muitas somente percebem essa alteração quando ganham peso; no entanto, um terço das pacientes que são sintomáticas relatam desconforto, particularmente durante a menstruação ou mostram-se preocupadas com a aparência estética. Como o tecido da mama normal, mamas acessórias têm potencial para sofrer alterações tanto benignas como malignas, portanto, elas exigem os mesmos cuidados das mamas habitualmente posicionadas.

Como acontece com qualquer lesão mamária, avaliação de forma minuciosa com exame clínico, radiológico por ultrassonografia ou mamografia e histológico ou citológico ajuda na determinação da natureza das lesões. A mamografia tem demonstrado semelhanças entre o tecido axilar e o tecido da mama normal, que se encontra apenas separado da maior parte do parênquima glandular. Embora as incidências das visualizações habituais mamográficas não demonstrem exatamente a presença do tecido acessório, uma projeção craniocaudal acentuada, que inclui mais tecido axilar, é útil, assim como as incidências oblíquas. Condições benignas da mama, tais como a doença fibrocística, fibroadenoma, mastite e hiperplasia ductal podem estar presentes. Carcinoma mamário resultante no tecido da mama ectópico é raro, respondendo por 0,3% de todos os cânceres de mama. A maioria ocorre em região axilar e vulvar, e o tipo histológico mais frequente é o carcinoma ductal, mas outros tipos, tais como medular, papilar, carcinoma lobular também foram relatados. (Figura 16.1).

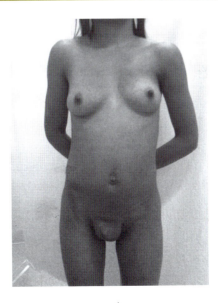

Figura 16.1 – Menina de 19 anos com mama acessória em região vulvar.

No caso da amastia, a agenesia bilateral ovariana pode estar associada. Quando unilateral, pode estar associada à síndrome de Poland, uma anomalia congênita rara e não genética. A síndrome de Poland foi descrita em 1841, como ausência do músculo peitoral maior. Atinge uma em cada 36 mil a 50 mil mulheres, sendo caracterizada por amastia ou hipoplasia da mama e mamilo, escassez de tecido subcutâneo, ausência de parte do músculo grande peitoral, falta do músculo peitoral menor, aplasia ou deformidade da cartilagem costal ou das costelas, alopecia da região axilar e mamária e braquissindactilia unilateral. A tomografia computadorizada e/ou ultrassonografia é necessária para confirmar ausência do músculo peitoral maior. O risco de recorrência na mesma família é baixo.

De acordo com a teoria dominante, a síndrome é consequência de uma interrupção do fornecimento de sangue embrionário no final da sexta semana de gestação, quando a parte superior do broto mamário adjacente à parede torácica esta em fase de desenvolvimento, levando à hipoplasia da artéria subclávia ipsilateral ou um dos seus ramos. Suporte para esta suposição foi fornecido pelas conclusões de uma diminuição do diâmetro da artéria subclávia e velocidade de fluxo baixa em pacientes afetados. O local e o grau de deficiência de fluxo aparentemente estão relacionados com a extensão e a gravidade da anomalia. Hipoplasia da artéria torácica interna poderia causar a ausência da porção esternocostal do músculo peitoral maior, e a hipoplasia da artéria braquial pode causar anormalidades da mão.

Podemos também incluir nas anormalidades de causa congênita, a hipertrofia juvenil, também conhecida como gigantomastia ou macromastia; trata-se de doença rara do tecido conjuntivo, caracterizada como alargamento da mama superior a 600 gramas, causando desconforto e estiramento da pele sobrejacente, podendo levar a ulcerações. As pacientes apresentam mamas de grande volume unilateral ou bilateral, que geralmente se desenvolve em período que leva semanas a meses, logo após a menarca. O aspecto da hipertrofia juvenil é que não há nenhuma massa discreta, e a superfície de corte da mama aparece homogênea de cor bronze acinzentada a amarela. Junto com o tamanho excessivo da mama, outros sintomas incluem prurido e coçadura, levando a escurecimento da pele e dores mamárias. A avaliação histológica revela distribuição irregular dos ductos, com vários graus de dilatação cística e hiperplasia intraductal dentro de um estroma denso hipocelular. Os pacientes são sintomáticos e há possibilidade de correção cirúrgica, porém, deve-se aguardar até 18 anos, quando se completa o desenvolvimento da mama. Estas pacientes eventualmente podem ser tratadas com agentes antiestrogênicos como o tamoxifeno, que tem efeitos colaterais individuais. Depois que o crescimento se estabilizou, a melhor opção cirúrgica é a mamoplastia de redução.

Outra alteração de causa congênita é a mama tuberosa (Figura 16.2), caracterizada pela presença de um anel na base da mama evitando sua expansão nos eixos horizontal e vertical. Há a presença de uma herniação do tecido mamário em direção ao complexo areolopapilar devido à grande pressão dos tecidos em crescimento. Este volume de mama pequeno com desenvolvimento e protuberância muito grande da aréola, unilateral ou bilateral pode conferir a pele da aréola uma aparência transparente. O tratamento é cirúrgico.

Podemos encontrar as anormalidades causadas por doenças autoimunes, sendo o caso mais comum a esclerodermia. Esclerodermia localizada é uma doença rara que causa fibrose da pele e dos tecidos subjacentes. Não é uma doença fatal, mas a qualidade de vida do paciente é muitas vezes prejudicada por causa do aspecto da pele.

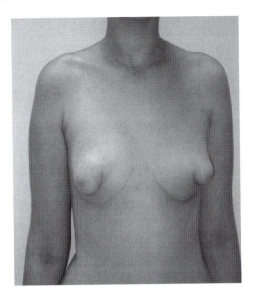

Figura 16.2 – Paciente de 18 anos com mamas tuberosas.

A mama pode ser comumente afetada, muitas vezes a doença pode apresentar-se mimetizando tumores benignos ou malignos da mama, justificando o benefício da biópsia mamária. Geralmente tem um bom prognóstico, porém podem ocorrer deformidades. O diagnóstico precoce pode eventualmente levar a uma intervenção terapêutica com um resultado estético mamário satisfatório.

A causa mais comum de assimetria ou mesmo amazia de origem iatrogênica são originadas por cirurgias, traumas ou queimaduras sobre o botão mamário. Existem casos em que o cirurgião erroneamente interpreta o botão mamário como um nódulo de mama e consequentemente realiza sua incisão. Porém há outros, em que ocorre uma lesão traumática sobre broto mamário enquanto o corpo estava submetido a situação de grande estresse físico, como por exemplos atletas olímpicos que iniciam sua carreira muito cedo. No caso das queimaduras, dependendo da sua gravidade e extensão a paciente pode vir a apresentar um maior comprometimento da mama. A reconstrução pode ser indicada com uso de expansores de tecido ou enxertos.

▶ Anormalidades transitórias da glândula

▪ *Telarca prematura*

É condição transitória de desenvolvimento isolado da mama, antes dos 8 anos de idade em crianças do sexo feminino, na qual os genitais não mostram nenhuma evidência da estimulação estrogênica. Ao redor de 60% dos casos são identificados entre 6 e 24 meses de idade. Frequentemente aparece nos 3 primeiros anos, podendo ser unilateral ou bilateral; entretanto o desenvolvimento da mama é raramente progressivo, e a menarca ocorre na idade esperada. A telarca prematura é atribuída à ação hormonal, embora não se detecte endocrinopatia e as dosagens hormonais apresentem níveis normais. Recentemente, tem havido cada vez mais relatos de puberdade e telarca aos 6 ou 7 anos de idade, relacionadas a um índice de massa corporal elevado. Neste cenário, os clínicos devem ter em mente que um broto mamário palpado como uma pequena massa pode ser o primeiro sinal da puberdade, e a remoção desnecessária de tecido em crianças ou pré-adolescentes, para avaliação do tumor suspeito, pode causar distorção da mama e prejudicar seu desenvolvimento, por conseguinte, deve ser considerada com extrema cautela.

O exame de ultrassonografia indicará mamas com desenvolvimento normal. Na presença de telarca associada a outras formas de desenvolvimento sexual, deve-se pesquisar puberdade precoce, sendo importante afastar causas tumorais, idiopática ou uso de hormônios. O quadro geralmente pode regredir depois de alguns meses ou persistir com poucas mudanças no crescimento, portanto a observação é o tratamento de escolha. Cerca de 10% das meninas que têm telarca idiopática benigna típica desenvolvem puberdade precoce verdadeira central e necessitam de tratamento.

Ectasia mamária ductal

Ectasia ductal mamária é a causa mais comum de fluxo papilar hemorrágico em crianças. Essa deve ser acompanhada, evitando-se abordagem invasiva precoce. No exame ultrassonográfico, a ectasia ductal é vista como áreas hipoecoicas tubulares, sem evidência de aumento da vascularização. A biópsia para diagnóstico histológico deverá ser realizada em casos de secreção sanguinolenta persistente ou massa palpável não associada a processo inflamatório, caso a ecografia revele processo inflamatório; o tratamento com antibiótico e/ou drenagem será necessário.

Galactocele

São formações císticas contendo leite que ocorrem por obstrução de um ou mais ductos. Galactoceles geralmente aparecem como massas indolores, podendo ser uni ou bilaterais, atingindo ambos os sexos, principalmente em crianças mais velhas, na ausência de endocrinopatia. Sua etiologia é desconhecida. Na ultrassonografia, o aparecimento de galactocele depende das proporções relativas de gordura e do conteúdo líquido. A água é hipoecoide, enquanto a gordura é hiperecoide, portanto a imagem resultante pode ser semelhante a um cisto complexo, dependendo da quantidade de água e gordura. A biópsia aspirativa com agulha fina deve ser realizada tanto para diagnóstico como terapêutica.

Cistos retroareolares (glândulas de Montgomery)

Em adolescentes, os cistos retroareolares ou glândulas de Montgomery, são glândulas tipo sebáceas, que se projetam na aréol,a onde são chamadas tubérculos de Morgagni. Estas podem evoluir com quadro de obstrução; assim, cerca de dois terços dos pacientes apresentam sintomas clínicos de inflamação local e um terço com massa indolor, podendo ser unilateral ou bilateral. O diagnóstico geralmente é clínico, porém a ultrassonografia pode confirmá-lo, mostrando cisto retroareolar, único ou múltiplo, de parede fina com alguns detritos ecogênicos em seu interior. A maioria dos cistos retroareolares se resolve completamente ou parcialmente com tratamento conservador.

Ginecomastia

Ginecomastia é a denominação utilizada para o aumento da glândula mamária, palpável ou visível, uni ou bilateral, presente em adolescentes do sexo masculino, que pode ser fisiológica na puberdade ou causada por doenças, uso de medicamentos, genética ou idiopática. Qualquer que seja a origem da ginecomastia, esta acarreta grande preocupação e ansiedade nos adolescentes masculinos e em seus familiares, sendo motivo de consulta frequente na faixa etária dos 13 aos 15 anos de idade. Caracteriza-se pela palpação de disco de tecido firme, glandular e móvel, não aderente à pele ou ao tecido subjacente, de localização subareolar e tamanho variável. A prevalência na população adulta varia de 32% a 65% enquanto na puberal oscila ao redor de 50%. Em cerca de 70% dos casos ocorre regressão em menos de 36 meses.

A ginecomastia fisiológica pode aparecer no período neonatal, puberal e senil. No início da puberdade, quando o estímulo hipofisário determina produção de testosterona testicular e transformação mais acentuada de andrógenos suprarrenais em estrógenos, esse fator pode ser determinante na ginecomastia, pelo desequilíbrio da relação andrógenos/estrógenos. Outra possível causa de ginecomastia é a maior sensibilidade dos tecidos periféricos a esta transformação. A ginecomastia patológica tem baixa prevalência e depende da presença de doenças crônicas, neoplasias e uso de medicamentos. A lipomastia está presente na obesidade como tecido gorduroso subcutâneo de consistência amolecida. Nos obesos, costuma regredir após perda de peso.

Para o estabelecimento do diagnóstico diferencial, história clínica bem detalhada sobre a data do início da ginecomastia (antes ou durante a puberdade), a presença de obesidade, doenças crônicas, uso de medicamentos e casos semelhantes na família são dados importantes a serem coletados. Ao exame físico, deve-se estar atento aos sinais puberais, aspectos das mamas e sinais de virilização. Na palpação, observar consistência e dimensões da glândula e a presença de massas palpáveis no abdômen (Figura 16.3). Nas dosagens laboratoriais, dosagens hormonais de rotina: testosterona, estradiol, sulfato de deidroepiandrosterona (DHEA-S), LH, FSH; relação testosterona/estrógeno. Outras dosagens: T3, T4, TSH (hiper ou hipotireoidismo); gonadotrofina coriônica (HCG) na suspeita de neoplasia; provas de função hepática e função renal. No diagnóstico, a utilização de métodos de imagens pode ser útil: ultrassonografia abdominal e retroperitoneal para visualizar fígado, suprarrenal e rins; tomografia computadorizada e ressonância magnética do tórax, cérebro e abdômen (caso a suspeita seja neoplasia).

O tratamento depende da causa subjacente do aumento da mama. No caso da ginecomastia puberal, é geralmente transitória, porém se após 3 anos não houver melhora do quadro, ou o tamanho das mamas é maior que 5 cm ou há desejo do paciente, pode-se optar pelo tratamento cirúrgico. O tamoxifeno é uma droga que atua como um antiestrogênio e tem sido usado na ginecomastia induzida pela puberdade na dose de 10 mg por 3 meses, em virtude de seus efeitos colaterais.

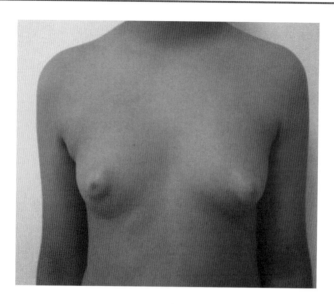

Figura 16.3 – Paciente do sexo masculino de 13 anos com ginecomastia puberal.

▶ Lesões papilíferas

▪ *Papiloma intraductal*

Papiloma intraductal é uma proliferação epitelial para o lúmen de um ducto mamário. Surge nos grandes ductos subareolares e geralmente se manifesta com descarga papilar serosa ou serossanguinolenta. É raro em crianças e muitas vezes difícil de palpar, sendo bilateral em 25% dos casos. No exame físico, a palpação da lesão pode produzir secreção mamilar. O exame de ultrassom pode mostrar um ducto dilatado preenchido com fluido anecoico. Estudos em adultos mostram risco aumentado de câncer de mama em papilomas; no entanto, os papilomas na população pediátrica provaram ser benignos em todos os casos. O tratamento de papilomas intraductais em todas as idades é excisão cirúrgica local.

▪ *Papilomatose juvenil*

Papilomatose juvenil é uma doença localizada, do tipo proliferativa, que acomete mulheres jovens e adolescentes. A média etária de diagnóstico da paciente é aos 19 anos. As pessoas acometidas apresentam massa móvel, bem definida, na periferia da mama e sem secreção papilar. Ao exame macroscópico, a área aparece bem circunscrita e com múltiplos pequenos cistos (menor que 2 cm) dentro de um estroma fibroso denso, que deu origem ao termo doença do queijo suíço. Os tumores diferem em tamanho, variando de 1 cm a 8 cm. O aspecto de imagem da papilomatose juvenil é característica embora não específica. Na ultrassonografia, a papilomatose juvenil aparece como uma massa indefinida com microcistos, especialmente periféricos.

Apesar de a papilomatose juvenil ser condição benigna, é considerada marcador para câncer de mama familiar. O tratamento é geralmente a excisão cirúrgica completa com margens negativas para prevenir a recorrência.

▶ Lesões inflamatórias

▪ *Abscesso e mastite*

As infecções em mamas de adolescentes se assemelham às de mulheres adultas e são conduzidas de forma similar. As pacientes apresentam dor e eritema mamário, com ou sem sintomas sistêmicos de infecção, como febre, calafrios e mialgia. Os fatores de risco para infecção na faixa etária de adolescentes são lactação, obstrução dos ductos mamários, trauma e imunossupressão, sendo o *Staphylococcus aureus* a bactéria mais comum nesta afecção.

A ultrassonografia é recomendada para diferenciar celulite de abscesso, pois a drenagem é obrigatória quando o abscesso é identificado. A drenagem percutânea pode ser realizada, guiada por ecografia. Porém, em abscessos maiores que 3 cm, a drenagem cirúrgica é recomendada por apresentar maior taxa de sucesso terapêutico.

Infecções associadas com alterações anatômicas do mamilo, tal como inversões, podem ser atribuídas a outros organismos, tais como *Streptococcus* β-hemolítico do grupo B e *Actinomyces*, tornando a cultura e a sensibilidade do organismo causador de particular importância nesta população. Abscessos espontâneos estão associados ao tabagismo e diabetes, condições que também afetam os adolescentes. Em adição ao tratamento primário da infecção da mama, o controle de fatores predisponentes pode reduzir o risco de abscessos de repetição.

A infecção e inflamação pode desempenhar um papel em certos casos de fluxo mamilar sanguinolento onde foram obtidas culturas bacterianas positivas (*Staphylococcus aureus* ou *Staphylococcus epidermidis*), com resolução clínica, após terapia com antibióticos. Quando as infecções são devido ao uso de *piercing* no mamilo, deve-se suspeitar de outros organismos. Por esta razão, recomenda-se cultura antes de iniciar o tratamento da secreção mamilar sanguinolenta nesta fase de vida. Se a cultura for positiva, o tratamento inicial consiste em antibioticoterapia adequada. Se a cultura for negativa, então o exame de ultrassom é realizado.

Aconselha-se cuidado para prosseguir com a intervenção cirúrgica, especialmente em pré-púberes e adolescentes, porque a excisão ou danos no botão mamário pode resultar em ausência de desenvolvimento da mama ou deformidades.

▶ Lesões traumáticas

As lesões traumáticas da mama que ocorrem na infância e adolescência são associadas principalmente ao esporte ou dano físico direto. Resultam em hematoma (precoce) e necrose de gordura (tardio). O diagnóstico é feito por anamnese e exame físico, podendo ser complementado por exame ecográfico. As coleções podem ser identificadas como cistos complexos. O tratamento conservador é o objetivo do manejo nesta fase da vida, a não ser quando a lesão for associada com infecção, necrose significativa do tecido subjacente, ou expansão grave de hematoma mamário. Existem alguns casos em que a necrose gordurosa pode complicar-se, requerendo debridamento cirúrgico. O crescimento mamário assimétrico pode ocorrer se as lesões traumáticas danificarem o desenvolvimento do broto mamário.

▶ Lesões tumorais benignas

▪ *Fibroadenoma*

O fibroadenoma mamário é uma neoplasia mamária mista que consiste de tecido conjuntivo e epitelial. Acomete principalmente mulheres entre os 20 e 30 anos, podendo apresentar-se em idade mais jovem, geralmente a partir dos 15 anos. É responsável por 75% das biópsias antes dos 20 anos, sendo considerada a afecção mamária benigna mais comum em mulheres com menos de 35 anos. Fatores parácrinos entre o epitélio e o estroma parecem ser importantes no controle de seu crescimento, além do fator hormonal. Em geral, são nódulos pequenos, entre 2 cm e 3 cm. Lesões maiores que 5 cm indicam variantes tais como fibroadenomas gigantes e juvenis.

O fibroadenoma é assintomático em 25% dos casos e 13% a 20% se apresentam com múltiplas lesões. O diagnóstico é essencialmente clínico. A sua consistência é fibroelástica, móvel, bem delimitado, não fixo ao tecido adjacente, lobulado, de crescimento lento, com maior ocorrência no quadrante superolateral. A ultrassonografia é o exame de imagem eleito para as mulheres jovens com suspeita de fibroadenoma. A punção aspirativa por agulha fina (PAAF) é método fácil, seguro, barato e bem tolerado pelas pacientes e pode ser realizada com ou sem o uso da ultrassonografia, com sensibilidade variável de 65% a 98%. Quando associada aos exames clínicos e de imagem, o tríplice diagnóstico tem sensibilidade de até 99,6%.

Além da forma clássica, existe ainda o fibroadenoma complexo, comum em pacientes mais velhas. Não existem características mamográficas ou ultrassonográficas que o diferenciem do fibroadenoma comum. O risco de desenvolvimento de câncer nas pacientes com fibroadenoma complexo é superior ao do fibroadenoma clássico. O tratamento é cirúrgico quando há o desejo da adolescente e consiste na exérese simples, com incisões estéticas que respeitem as linhas de força da mama.

▪ *Fibroadenoma juvenil ou hipercelular*

Fibroadenoma hipercelular é uma variante histológica incomum de fibroadenoma que tem crescimento marcadamente rápido. O pico de incidência ocorre no final da adolescência, mas pode ocorrer entre 8 e 18 anos, sendo mais frequente nas adolescentes afro-americanas, constituindo cerca de 7% a 8% de todos os subtipos de fibroadenoma. Quando um fibroadenoma tem mais de 5 cm de diâmetro, é chamado de fibroadenoma gigante. Embora a maioria dos fibroadenomas gigantes seja do subtipo hipercelular, nem todos os fibroadenomas hipercelulares são gigantes. Aproximadamente 10% a 25% desses fibroadenomas juvenis são múltiplos ou bilaterais. A etiologia exata é desconhecida, acredita-se que há influência hormonal, pois a produção endógena excessiva de estrógeno ou estimulação exógena de estrógeno pode causar hipersensibilidade da glândula mamária aos hormônios locais. Além disso, a deficiência relativa de antagonistas de estrógeno, tais como progesterona, pode estar implicada nessa doença. As pacientes apresentam crescimento do nódulo, o qual pode comprimir o tecido adjacente, distorcer a arquitetura lobular e criar *peau d'orange*, inversão do mamilo, ulceração da pele ou proeminentes veias superficiais dilatadas.

No estudo diagnóstico, após o exame físico, a ultrassonografia pode mostrar lesão multilobulada ou bocelada com algumas depressões e pequenos cistos. A punção aspirativa com agulha fina pode ser usada para distinguir malignidade de benignidade. Fibroadenomas gigantes são histologicamente distinguidos por uma proliferação do estroma hipercelular associada aos padrões pericanalicular ou intracanaliculares. O componente estromal domina e é composto por células fusiformes. O componente epitelial pode apresentar redes alongadas ramificando fendas, forrada com epitélio hiperplásico. O tratamento é cirúrgico.

- ### Adenoma

Adenomas são lesões da mama bem circunscritas compostas de elementos epiteliais benignos, com pouco estroma, o que os diferencia dos fibroadenomas. São únicos e definidos. Podem ser divididos em tubulares e lactíferos. Os tubulares são nódulos bem definidos, bastante móveis, que se assemelham clinicamente aos fibroadenomas. Os lactíferos aparecem durante a gravidez ou no período de amamentação. Na ultrassonografia, adenomas lactantes têm características benignas, como margem bem definida, lobulações, ecotextura homogênea e reforço acústico, com seu longo eixo paralelo à parede torácica. O tratamento é acompanhamento ou exérese simples do nódulo.

▶ Lesões tumorais malignas

■ Tumores filoides (*phyllodes*) da mama

São tumores fibroepiteliais similares aos fibroadenomas, mas com um predomínio do tecido conjuntivo estromal. São nódulos raros com incidência de 0,3% a 0,9% de todas as neoplasias mamárias. Apresentam crescimento rápido, tendência à recidiva e possibilidade de evolução para malignidade. Ocorrem principalmente na faixa etária de 35-55 anos, alguns anos após o pico de incidência dos fibroadenomas, podendo aparecer também em uma idade mais jovem. Em 1981, foram classificados em três categorias pela OMS: benignos, *borderline* e malignos, de acordo com suas características histológicas: pleomorfismo, índice mitótico, celularidade do estroma e características das margens tumorais.

Geralmente se apresentam como nódulos palpáveis, de grandes dimensões, indolores, móveis, principalmente nos quadrantes superolaterais, sendo rara a bilateralidade. Apesar de não apresentarem disseminação linfática, 20% deles apresentam linfonodos axilares palpáveis, de origem inflamatória. Embora tumores mais volumosos, endurecidos e com ulcerações sugiram formas malignas, os parâmetros clínicos não são suficientes para diferenciar as variantes benignas das malignas. À mamografia, se mostram como lesões hiperdensas em relação ao tecido mamário, e à ultrassonografia se apresentam como nódulos heterogêneos, arredondados, muitas vezes lobulados e de contornos regulares, com reforço acústico posterior. A biópsia por agulha grossa pode diferenciar o tumor filoide do carcinoma, mas, com frequência não discrimina a variante benigna da maligna, sendo necessária a avaliação histológica.

O tratamento é cirúrgico com exérese da lesão. A recomendação é que o tumor seja retirado com 1 cm de margem a fim de reduzir as taxas de recorrência. Em tumores volumosos, que comprometem toda a glândula mamária, pratica-se a mastectomia total ou a adenomastectomia com reconstrução imediata (Figura 16.4). Como a proporção de metástases axilares nas variantes malignas é da ordem de 10%, a linfadenectomia não é recomendada de rotina. O tratamento adjuvante com quimioterapia e radioterapia é reservado para as variantes malignas com ou sem metástases a distância, mas nesses casos o prognóstico é sombrio.

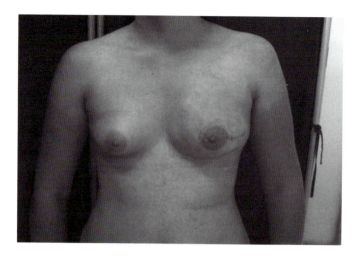

Figura 16.4 – Paciente de 16 anos com tumor filoide submetida à adenectomia de mama direita.

- **Carcinomas**

Tumores malignos em crianças e adolescentes são raros. Nos Estados Unidos, respondem por 1% do total de casos de câncer. Clinicamente, apresentam-se como massas indolores, endurecidas, de crescimento rápido, podendo chegar a grandes volumes. Os tipos de câncer que aparecem em crianças e adolescentes são diferentes dos que acometem os adultos. Embora existam exceções, os cânceres infantis respondem bem à quimioterapia, que costuma ser bem tolerada nesta fase da vida. Mas como a quimioterapia tem efeitos a longo prazo, crianças que passam pelo tratamento precisam ter acompanhamento pelo resto da vida.

A maioria dos cânceres pode ocorrer como doença metastática secundária a rabdomiossarcoma, leucemia, linfoma, neuroblastoma, sendo sua aparência inespecífica. O tipo de câncer infantojuvenil mais comum na maioria das populações é a leucemia (cerca de 30% a 35%). Os linfomas são o terceiro tipo de câncer mais comum em países desenvolvidos. Já nos países em desenvolvimento, são o segundo, ficando atrás apenas das leucemias.

O câncer de mama que acomete adolescente possui baixa frequência, cerca de menos de 1%, geralmente relacionado às mutações nos genes BRCA1 e BRCA2 ou outras alterações cromossômicas. Quando existem mutações genéticas ou antecedente familiar da doença em uma jovem, recomenda-se autoexame, exame médico, além de ultrassonografia, na suspeita de anormalidades. A mamografia pouco ajuda já que as mamas são muito densas nesta fase do desenvolvimento. Porém, se ao palpar as mamas for localizado um nódulo, a mamografia está indicada.

O carcinoma secretório é o tipo mais comum de câncer de mama em crianças e foi relatado pela primeira vez como "carcinoma mamário juvenil", em 1966. Estudos posteriores mostraram que também os adultos podem ser afetados por esta doença e o termo original foi substituído por "câncer de mama secretor". Corresponde a menos de 0,15% de todos os cânceres de mama infiltrativos, afetando os sexos masculino e feminino. Apresenta morfologia característica e há controvérsia sobre a escolha do tratamento. Esse subtipo raro de câncer tem geralmente um prognóstico favorável, apesar de serem descritos em adultos com maior agressividade e risco de metástases.

A queixa é de nódulo indolor na mama, e a cirurgia é considerada o tratamento mais adequado. Pode-se complementar com tratamento quimioterápico, radioterápico e hormonioterápico, de acordo com a individualização do caso. Outros subtipos menos frequentes são medular, ductal e lobular invasivo.

- ## *Sarcoma*

Os sarcomas mamários são tumores malignos raros e histologicamente heterogêneos, sendo o angiossarcoma primário da mama o mais comum. Representam 0,2% a 1% de todas as neoplasias da mama, e menos do que 5% de todos os sarcomas de tecidos moles.

O sarcoma de partes moles é um tipo de câncer que pode afetar osso, cartilagem, gordura, músculo, vasos sanguíneos e tecido conjuntivo. O termo tem origem grega e significa "crescimento carnoso". O sarcoma de mama costuma não apresentar metástases, mas frequentemente acaba recidivando localmente. Dessa maneira, o bom prognóstico de um sarcoma em uma adolescente vai depender da conduta cirúrgica respeitando uma margem de segurança.

▶ Referências

1. Agbenorku P, Agbenorku M, Iddi A, Amevor E, Kofitse M, Klutsey E. Awareness of breast developmental anomalies: a study in Jamasi, Ghana. Aesthetic Plast Surg. 2011;35(5):745-9.
2. Arowolo OA, Akinkuolie AA, Adisa AO, Obonna GC, Olasode BJ. Giant fibroadenoma presenting like fungating breast cancer in a Nigerian teenager. Afr Health Sci. 2013;13(1):162-5.
3. Arvind A, Khan MA, Srinivasan K, Roberts J. Gynaecomastia correction: A review of our experience. A review of our experience. Indian J Plast Surg. 2014;47(1):56-60.
4. Benyi E, Kieler H, Linder M, Ritzén M, Carlstedt-Duke J, Tuvemo T, Westphal O, et al. Risks of Malignant and Non-Malignant Tumours in Tall Women Treated with High-Dose Oestrogen during Adolescence. Horm Res Paediatr. 2014;82(2):89-96.
5. Blech H, Friebe K, Krause W. Inflammation of Montgomery glands. Acta Derm Venereol. 2004;84(1):93-4.
6. Cerrato F, Labow BI. Diagnosis and management of fibroadenomas in the adolescent breast. Semin Plast Surg. 2013.Feb;27(1):23-5.
7. Chung EM, Cube R, Hall GJ, González C, Stocker JT, Glassman LM. From the archives of the AFIP: breast masses in children and adolescents: radiologic-pathologic correlation. Radiographics. 2009; 29(3):907-31.
8. Cuhaci N, Polat SB, Evranos B, Ersoy R, Cakir B. Gynecomastia: Clinical evaluation and management. Indian J Endocrinol Metab. 2014;18(2):150.
9. Cummings MC, da Silva L, Papadimos DJ, Lakhani SR. Fibroadenoma and intraduct papilloma--a common pathogenesis? Virchows Arch. 2009;455(3):271-5.
10. Curfman AL, Reljanovic SM, McNelis KM, Dong TT, Lewis SA, Jackson LW, Cromer BA. Premature thelarche in infants and toddlers: prevalence, natural history and environmental determinants. Pediatr Adolesc Gynecol. 2011;24(6):338-41.
11. DeFilippis EM, Arleo EK. The ABCs of accessory breast tissue: basic information every radiologist should know. AJR Am J Roentgenol. 2014;202(5):1157-62.

12. Dolas SC, Poovamma CU, Prema M, Khandelwal R, Pais AV, Kaul A. Poland's syndrome: a case report with review of literature regarding management. Breast Dis. 2014;34(3):121-5.

13. Eidlitz-Markus T, Mukamel M, Haimi-Cohen Y, Amir J, Zeharia A. Breast asymmetry during adolescence: physiologic and non-physiologic causes. IMAJ. 2010;12:203-6.

14. Ezer SS, Oguzkurt P, Ince E, Temiz A, Bolat FA, Hicsonmez A. Surgical treatment of the solid breast masses in female adolescents. J Pediatr Adolesc Gynecol. 2013;26(1):31-5.

15. Fatimi SH, Khawaja RD, Majid Z. Giant osteosarcoma of chest wall requiring resection and pneumonectomy. Asian Cardiovasc Thorac Ann. 2014;22(7):875-7.

16. Goulart R Jr, Detanico D, Vasconcellos RP, Schütz GR, Dos Santos SG. Reduction mammoplasty improves body posture and decreases the perception of pain.Can J Plast Surg. 2013;21(1):29-32.

17. Greydanus DE, Omar H, Pratt HD. The adolescent female athlete: current concepts and conundrums. Pediatr Clin North Am. 2010;57(3):697-718.

18. Grishkevich VM. Restoration of the shape, location and skin of the severe burn-damaged breast. Burns. 2009;35(7):1026-35.

19. Kennedy RD, Boughey JC. Management of pediatric and adolescent breast masses. Semin Plast Surg. 2013;27(1):19-22.

20. Kogut M, Bidier M, Enk A, Hassel JCJ Dtsch Dermatol Ges. Axillary accessory breast tissue--case report and review of literature. 2014;12(6):499-500.

21. Küçük Ü, Pala EE, Bayol Ü, Erdoğan IG. The important morphological parameters used to differentiate benign/malignant phyllodes tumors of the breast. Turk Patoloji Derg. 2012;28(3):245-50.

22. Imahiyerobo TA, Ascherman JA. Discussion: tuberous breast: revised classification and a new hypothesis for its development. Aesthetic Plast Surg. 2013;37(5):904-5.

23. Lad S, Seely J, Elmaadawi M, Peddle S, Perkins G, Robertson S, et al. Juvenile papillomatosis: a case report and literature review. Clin Breast Cancer. 2014;14(5):e103-5.

24. Ladizinski B, Lee KC, Nutan FN, Higgins HW 2nd, Federman DG. Gynecomastia: etiologies, clinical presentations, diagnosis, and management. South Med J. 2014;107(1):44-9.

25. Lantzsch T, Lampe D, Kantelhardt EJ. Correction of Poland's Syndrome: Case Report and Review of the Current Literature. Breast Care (Basel). 2013;8(2):139-42.

26. Leconte I, Abraham C, Galant C, Sy M, Berlière M, Fellah L. Fibroadenoma: can fine needle aspiration biopsy avoid short term follow-up?Diagn Interv Imaging. 2012;93(10):750-6.

27. Macias H, Hinck L Mammary gland development.Wiley Interdiscip Rev Dev Biol. 2012; 1(4):533-57.

28. Mandrekas AD, Zambacos GJ. Aesthetic reconstruction of the tuberous breast deformity: a 10-year experience. Aesthet Surg J. 2010 Sep;30(5):680-92.

29. Martínez-Medel J, Cabistany-Esqué AC, Sanz-Asin O, del Martínez-Rubio MP, Echavarren -Plaza V, Arroyo-Lemarroy T. Mammary ductal ectasia child. Diagnostic and therapeutic approach. Ginecol Obstet Mex. 2014;82(1):50-3.

30. Massa AA, Baptista AM, Couceiro AM, Ferreira EM. Circumscribed morphea and breast asymmetry in an adolescent. Case Rep Dermatol Med. 2014;418257.

31. McMaster J, Dua A, Dowdy SC. Primary breast adenocarcinoma in ectopic breast tissue in the vulva.Case Rep Obstet Gynecol. 2013;721696.

32. Mishra SP, Tiwary SK, Mishra M, Khanna AK. Phyllodes tumor of breast: a review article. ISRN Surg. 2013;361469.

33. Nazario ACP, Rego MF, Oliveira VM. Benign breast masses: a review on diagnosis and management. Rev Bras Ginecol Obstet. 2007;29(4):211-9.

34. Nwachokor F, Igbe AP, Forae GD. Histopathological review of breast tumours in children and adolescents in Delta State Nigeria. Afr J Paediatr Surg. 2013;10(2):65-7.

35. Patel PP, Ibrahim AM, Zhang J, Nguyen JT, Lin SJ, Lee BT. Accessory breast tissue. Eplasty. 2012;12:ic5.

36. Ribeiro PCP. Alterações mamárias - diagnóstico clínico e diferencial. Adolescência e Saúde. 2010;7(3).

37. Sandoval LF, Ober KP, Davis SA, Feldman SR. Commentary on "gynecomastia: etiologies, clinical presentations, diagnosis, and management". South Med J. 2014;107(1):50-1.

38. Sanguinetti A, Fioriti L, Brugia M, Roila F, Farabi R, Sidoni A, et al. Juvenile papillomatosis of the breast in young male: a case report. G Chir. 2011;32(8-9):374-5.

39. Sawalhi S, Al-Shatti M. Phyllodes tumor of the breast: a retrospective study of the impact of histopathological factors in local recurrence and distant metastasis. Ann Saudi Med. 2013;33(2):162-8.

40. Song BS, Kim EK, Seol H, Seo JH, Lee JA, Kim DH, et al. Giant juvenile fibroadenoma of the breast: a case report and brief literature review. Ann Pediatr Endocrinol Metab. 2014; 19(1):45-8.

41. Sosin M, Feldman E. Giant juvenile fibroadenoma: a case and review of novel modalities in treatment. Breast Dis. 2012;34(1):35-8.

42. Tanner JM. Growth at adolescence. 2. ed. Oxford: Blackwell; 1962.

43. Thuruthiyath N, Das PC, Avabratha KS, Mascarenhas V, Marla N. Giant fibroadenoma of breast in an adolescent girl. Oman Med J. 2012;27(4):314-5.

44. Vlahovic A, Djuricic S, Todorovic S, Djukic M, Milanovic D, Vujanic GM. Galactocele in male infants: report of two cases and review of the literature.Eur J Pediatr Surg. 2012; 22(3):246-50.

45. Wang YQ, Wang Y, Zhang JH, Li YF, Li HM, Wang L, et al. Secretory breast carcinoma in a 12-year-old girl: A case report. Oncol Lett. 2014;8(4):1635-7.

46. Warren R, Degnim AC. Uncommon benign breast abnormalities in adolescents. Semin Plast Surg. 2013;27(1):26-8.

47. White PA, Singh R, Rais T, Coffey DB. Premature thelarche in an 8-year-old girl following prolonged use of risperidone. J Child Adolesc Psychopharmacol. 2014;24(4):228-30.

48. Xue AS, Wolfswinkel EM, Weathers WM, Chike-Obi C, Heller L. Breast reduction in adolescents: indication, timing, and a review of the literature. J Pediatr Adolesc Gynecol. 2013;26(4):228-33.

49. Youn I, Choi SH, Moon HJ, Kim MJ, Kim EK. Phyllodes tumors of the breast: ultrasonographic findings and diagnostic performance of ultrasound-guided core needle biopsy. Ultrasound Med Biol. 2013;39(6):987-92.

17 Dor pélvica aguda e crônica na infância e adolescência

Helizabet Salomão Abdala-Ribeiro
Paulo Ayroza Ribeiro

▶ Dor pélvica aguda

A dor pélvica aguda é queixa comum nas mulheres. O diagnóstico diferencial inclui causas ginecológicas, urológicas, musculoesqueléticas, gastrointestinais, vasculares e metabólicas. O diagnóstico diferencial entre as causas ginecológicas e não ginecológicas exige a participação de ginecologista afeito ao atendimento das emergências ginecológicas. Para ampliar a eficácia diagnóstica deve-se efetuar anamnese cuidadosa e exame físico minucioso com especial atenção aos órgãos genitais. Especial atenção deve ser dedicada à busca de afecções que possam colocar a vida da paciente em riscos, tais como hemorragias graves decorrentes de gravidez ectópica rota ou apendicite perfurada.

Também no atendimento das emergências na infância e adolescência, a dor pélvica aguda é queixa frequente. As principais causas são habitualmente autolimitadas, tais como constipação, gastroenterite ou causas virais. Por outro lado, existem situações clínicas potencialmente danosas à saúde destas meninas, crianças ou adolescentes, que precisam ser rastreadas e afastadas com segurança máxima, como apendicite e obstrução intestinal. A linfadenite mesentérica é outra causa de dor abdominal aguda que pode confundir o diagnóstico, em especial pela característica da dor que, localizada na fossa ilíaca direita, pode ser confundida com apendicite, em muitos casos.

▪ Etiologia

Causa ginecológica

Gravidez ectópica: a gravidez ectópica deve ser considerada um diagnóstico diferencial nas meninas após a menarca. Dor pélvica, amenorreia e sangramento vaginal são sintomas sugestivos de gravidez ectópica, mesmo em mulheres tão jovens.

Doença inflamatória pélvica aguda (DIPA): a DIPA é outra possível causa de dor aguda nas adolescentes com vida sexual ativa. A dor normalmente começa durante ou pouco após a menstruação, podendo ou não ser acompanhada de corrimento genital.

Cisto de ovário roto: a ruptura de cistos ovarianos, funcionais ou não, pode causar dor pélvica intensa, que por vezes apresenta quadro clínico que pode ser confundido com apendicite ou peritonite.

Torção ovariana: a torção ovariana é outra causa ginecológica de dor pélvica aguda que pode ocorrer em meninas na infância ou adolescência, independente da ocorrência da menarca, estando frequentemente associada a massas ovarianas, mas podendo ocorrer isoladamente em ovários normais. O quadro de dor pélvica, aguda ou intermitente, pode acompanhar-se de outros sintomas como náuseas e vômito.

Causas não ginecológicas

As causas mais comuns de dor pélvica aguda de origem não ginecológica são:

- Apendicite aguda.
- Cistite aguda.
- Diverticulite.
- Cálculos urinários.
- Trauma abdominal.

Patogênese

A dor pélvica aguda pode ser de origem somática ou visceral. A dor de **origem visceral** tem origem nos estímulos dos receptores localizados na serosa ou na parede das vísceras acometidas pelo processo inflamatório, entre a muscular da mucosa e a submucosa, como pode-se observar na vagina, uretra, bexiga, útero e intestinos. Exemplos claros de dor de origem visceral incluem a distensão de vísceras ou sua cápsula, hemorragia e inflamação ou infecção destes órgãos.

Devido a características específicas da inervação pélvica e a intersecção e sobreposição de diversas vias nervosas na região pélvica, pode-se ter alguma dificuldade na identificação precisa do órgão comprometido em determinadas enfermidades.

A dor pélvica de **origem somática** pode originar-se nos músculos abdominais e pélvicos, nas fáscias da região pélvica, no peritônio e no sistema osteomuscular. A dor pode surgir por estímulo miofascial em "pontos gatilho", lesão muscular, hematoma, hérnia, inflamação ou trauma. A peritonite é uma das principais causas de dor pélvica aguda de origem somática. O estímulo de movimentação do peritônio, seja por palpação ou deambulação, é uma das causas de agravamento do quadro doloroso, e por esta razão o repouso e restrição da movimentação é feito instintivamente pela paciente.

▪ Anamnese e exame físico

A anamnese deve evidenciar dados claros sobre a história da dor, guiando-nos para a elucidação diagnóstica e buscando evidenciar sinais e sintomas que possam ajudar-nos na elaboração dos diagnósticos diferenciais. Localização, início, características da dor e sua duração são critérios utilizados com frequência na investigação da dor pélvica aguda.

O médico responsável pela paciente deve buscar estabelecer uma correlação clara entre os sintomas e os possíveis órgãos comprometidos. Assim, corrimento vaginal, sangramento genital, dismenorreia/dispareunia são sintomas sugestivos de afecções ginecológicas. Por outro lado, diarreia, náuseas e irritação peritoneal podem sugerir uma afecção de origem gastrointestinal.

Para complementar este complexo quadro clínico, devem-se incluir os dados relacionados aos hábitos da paciente e sua história social, que pode denotar comportamentos de risco ou história familiar de violência.

O exame físico geral e ginecológico são etapas complementares desta avaliação. No exame físico geral, toda a atenção está voltada ao comportamento e posicionamento da paciente, bem como aos aspectos relacionados aos sistemas urinário e gastrointestinal. Assim, a deambulação e a ausculta e palpação abdominal podem esclarecer muitas vezes o diagnóstico, identificando sinais de peritonite, hemoperitônio, distensão abdominal ou alterações musculares.

O exame ginecológico envolve o exame pélvico completo sempre que possível. Exame especular e toque vaginal devem ser empregados com cuidado redobrado para evitar traumas desnecessários. Nas meninas sem atividade sexual, pode-se substituir o toque vaginal pelo exame retal quando necessário e sempre após a autorização por escrito dos pais. Ao dia de hoje, e contando com os recursos de imagem que a maioria dos centros de nosso país dispõe, muitas vezes o toque retal pode ser substituído por exames de imagem, como tomografia ou ressonância magnética.

- ### *Exames laboratoriais e de imagem*

A investigação complementar das crianças e adolescentes com dor pélvica aguda é similar à descrita a seguir para investigação da dor pélvica crônica. Investigação laboratorial básica com hemograma, PRC, beta-HCG e exames de urina são os passos inicias recomendados.

No que se refere aos exames de imagem, nota-se, nas situações de emergência ginecológica, o uso crescente de exames como tomografia computadorizada e ressonância magnética em complemento aos exames historicamente utilizados na triagem destas pacientes (ultrassonografia abdominal e pélvica – transvaginal se paciente sexualmente ativa).

Nos casos de dúvida, a laparoscopia pode ser utilizada como forma de elucidação diagnóstica ou ainda como forma de terapia cirúrgica, em especial na DIPA, cisto torcido ou cisto roto.

▶ Dor pélvica crônica

A dor pélvica crônica é comum em crianças e adolescentes. A avaliação de adolescentes com dor pélvica crônica (DPC) requer o entendimento da patogênese e das causas mais comuns de dor pélvica crônica em crianças e adolescentes e suas formas de apresentação.

Em relação à terminologia, a dor pélvica crônica é descrita como dor pélvica constante ou intermitente (de causa funcional ou orgânica) que persiste por mais de 2 meses – diferente do conceito de dor pélvica crônica em adulto que envolve a persistência da dor por até 6 meses. Entretanto, na prática clínica, a distinção entre aguda e crônica raramente é feita.

O termo "dor pélvica crônica" engloba a dor pélvica recorrente, classicamente definida por quatro critérios:

- Três ou mais episódios de dor pélvica.
- Dor suficientemente severa que afeta a realização das atividades.
- Episódios que ocorrem por um período maior ou igual a 3 meses.
- Não conhecimento de causa orgânica.

Avaliando uma série de casos de dor pélvica na infância, alguns autores atribuíram à dor pélvica recorrente o "status" de diagnóstico. Entretanto, a avaliação clínica e laboratorial sugere que a dor pélvica recorrente não é uma entidade única, mas um sintoma complexo com etiologia orgânica e funcional.

Epidemiologia

Queixa de dor pélvica crônica ocorre em 10% a 19% das crianças. A prevalência é maior em criança entre 4-6 anos e em pré-adolescentes.

Patogênese

Receptores de dor no abdômen respondem ao estímulo mecânico e químico. Alongamento é o principal estímulo mecânico envolvendo a dor visceral; outros estímulos incluem distensão, tração, compressão e torção. Às vezes a dor proveniente nas vísceras é percebida originando-se em um sítio distante (dor referida).

Causas

Dentro das causas mais comuns de dor pélvica crônica podemos listar:

- Dor musculoesquelética.
- Dismenorreia.
- Doença inflamatória pélvica aguda.
- Endometriose.
- Gravidez.
- Gravidez ectópica.
- Malformações ginecológicas.
- Doença inflamatória do trato gastrointestinal.
- Doenças do trato geniturinário.

Anamnese e exame físico

Esses procedimentos podem fornecer pistas da causa da dor pélvica crônica, que pode ser orgânica, biológica ou desencadeada por fatores psicossociais. Solicitar à paciente que anote como é a dor diária por uma semana pode ajudar a esclarecer os detalhes da história da dor e as possíveis áreas de intervenção.

A paciente, com a ajuda da família, se necessário, deve ser instruída a anotar as seguintes informações ao final de cada dia:

- O período do dia em que a dor ocorre.
- Localizar a dor e a severidade utilizando uma escala de 0 (ausência de dor) a 5 (dor forte) ou outra escala visual analógica (EVA) e incluir ainda se a dor impede as atividades.
- Possíveis fatores desencadeantes (alimentos, atividades, estresse, psicológicos).
- Duração da dor.
- Medicamentos ou intervenções tentados e se tiveram ou não sucesso.

A história psicossocial é uma importante parte na avaliação de crianças e adolescentes com dor pélvica crônica. Em alguns casos, a dor pélvica crônica pode ser reforçada por uma atenção dos pais. A dor pélvica crônica também pode ser uma resposta psicológica a eventos traumáticos, como abuso físico ou sexual. Esta interação entre estresse e dor pode ser mediada por anormalidades no sistema nervoso autônomo.

Exame físico: a avaliação inicial de crianças e adolescentes com dor pélvica crônica geralmente inclui a história, o exame físico focando as regiões abdominal, retal, pélvica, e geniturinária.

A pesquisa de sangue oculto nas fezes determina um "alarme" no diagnóstico. Os "alarmes" ajudam a distinguir se a dor pélvica é de origem orgânica ou funcional e a direcionar a necessidade de avaliação adicional.

Em relação aos aspectos importantes no exame físico salienta-se:

- Aparência geral e o nível de conforto e desconforto.
- Parâmetros de crescimento incluindo peso, altura e velocidade de crescimento.
- Pressão sanguínea (hipertensão pode indicar doença orgânica).
- Exame abdominal:
  - posição assumida pela paciente durante a dor;
  - palpação realizada gentilmente e enquanto a paciente está distraída para acessar os órgãos ou massas;
  - maturidade sexual;
  - exame ginecológico, atenção especial a: hematocolpo, hematometra, doença inflamatória pélvica, massas anexiais;
  - exame perianal e toque retal.

▪ Avaliação laboratorial

Pesquisa de sangue oculto nas fezes, hemograma, PCR, perfil metabólico (eletrólitos, glicose, ureia, creatinina, cálcio, proteína total e frações, fosfatase alcalina, TGO e TGP), urina I e urocultura, exame de fezes, teste de gravidez e outros exames eventuais de acordo com a suspeita diagnóstica.

▪ Exame de imagem

Ultrassom de abdômen, ultrassom pélvico, ressonância magnética de abdômen e pelve e tomografia de abdômen com contraste podem ser garantidos para avaliar abscesso retroperitoneal ou intra-abdominal.

A tomografia é frequentemente reservada para a avaliação na urgência (massas e abscessos) dada as preocupações à exposição à radiação.

Devemos encaminhar sempre a criança ou adolescente ao especialista de acordo com os dados clínicos apresentados. O encaminhamento ao ginecologista deve ser garantido para adolescentes com suspeita de desordens de causas ginecológicas (dismenorreia, endometriose).

Ao gastroenterologista devem-se encaminhar as pacientes com suspeita de cálculos biliares ou outros distúrbios gastrointestinais que afetem a qualidade de vida e até mesmo na possibilidade de realização de uma laparoscopia. Não esquecendo os aspectos psicológicos, o encaminhamento ao especialista de saúde mental deve ser garantido nos sintomas severos de ansiedade ou depressão e/ou quando se tem uma relação temporal entre dor abdominal e estresse emocional.

Devemos lembrar que encaminhamentos para outras especialidades dependem das condições identificadas ou suspeitadas, como válvula de uretra posterior, angioedema, etc.

No caso de pacientes sem achados alarmantes, com exame físico normal, devemos pensar em dor pélvica de caráter funcional, como dispepsia funcional, síndrome do intestino irritável, dor abdominal migratória, constipação funcional, entre outras. Os componentes e a urgência da avaliação dependem das possibilidades diagnósticas sugeridas na avaliação inicial.

▶ Referências

1. Alfvén G. One hundred cases of recurrent abdominal pain in children: diagnostic procedures and criteria for a psychosomatic diagnosis. Acta Paediatr. 2003;92:43.

2. American Academy of Pediatrics Subcommittee on Chronic Abdominal Pain, North American Society for Pediatric Gastroenterology Hepatology, and Nutrition. Chronic abdominal pain in children. Pediatrics. 2005;115:e370.

3. Apley J. The Child with Abdominal Pains. 2nd ed. Oxford: Blackwell; 1975.

4. Apley J, Naish N. Recurrent abdominal pains: a field survey of 1,000 school children. Arch Dis Child. 1958;33:165.

5. Boyle JT, Hamel-Lambert J. Biopsychosocial issues in functional abdominal pain. Pediatr Ann. 2001;30:32.

6. Boyle JT. Abdominal pain. In: Walker WA, Goulet O. Pediatric Gastrointestinal Disease: Pathophysiology, Diagnosis, Management. 4th ed. Toronto: University of Toronto; 2004.

7. Carnett, JB. Intercostal neuralgia as a cause of abdominal pain and tenderness. Surg Gynecol Obstet. 1926;12:625.

8. Cervero F, Laird JM. Visceral pain. Lancet. 1999;353:2145.

9. Fauconnier A, Dallongeville E, Huchon C, et al. Measurement of acute pelvic pain intensity in gynecology: a comparison of five methods. Obstet Gynecol. 2009;113:260.

10. Hyams JS, Burke G, Davis PM, et al. Abdominal pain and irritable bowel syndrome in adolescents: a community-based study. J Pediatr. 1996;129:220.

11. Kleinman RE, et al. Pediatric gastrointestinal disease: pathophysiology, diagnosis, management. Hamilton ON: BC Decker Inc; 2004. p. 232. 12. Lamvu G, Steege JF. The anatomy and neurophysiology of pelvic pain. J Minim Invasive Gynecol. 2006;13:516.

12. Quan M. Diagnosis of acute pelvic pain. J Fam Pract. 1992;35:422.

13. Ramchandani PG, Hotopf M, Sandhu B, et al. The epidemiology of recurrent abdominal pain from 2 to 6 years of age: results of a large, population-based study. Pediatrics. 2005; 116:46.

14. Rasquin A, Di Lorenzo C, Forbes D, et al. Childhood functional gastrointestinal disorders: child/adolescent. Gastroenterology. 2006;130:1527.

Dor pélvica aguda e crônica na infância e adolescência   263

15. Robinson DP, Greene JW, Walker LS. Functional somatic complaints in adolescents: relationship to negative life events, self-concept, and family characteristics. J Pediatr. 1988; 113:588.

16. Saps M, Seshadri R, Sztainberg M, et al. A prospective school-based study of abdominal pain and other common somatic complaints in children. J Pediatr. 2009;154:322.

17. Singh AK, Desai H, Novelline RA. Emergency MRI of acute pelvic pain: MR protocol with no oral contrast. Emerg Radiol. 2009;16:133.

18. Walker LS. Pathways between recurrent abdominal pain and adult functional gastrointestinal disorders. J Dev Behav Pediatr. 1999;20:320.

19. Zeiter DK, Hyams JS. Recurrent abdominal pain in children. Pediatr Clin North Am. 2002; 49:53.

18 Endometriose na adolescência

Luiz Flávio Cordeiro Fernandes
José Mendes Aldrighi

▶ Introdução

A endometriose representa uma das afecções ginecológicas benignas mais prevalentes, pois acomete 10% a 15% das mulheres em idade reprodutiva. Caracteriza-se pela presença de tecido semelhante ao endométrio tópico (estroma e/ou glândulas) em localizações extrauterinas, como peritônio, ovário, região retrocervical, retossigmoide, bexiga, ureter e, raramente, em estruturas extrapélvicas, como intestino delgado, ceco, apêndice, diafragma, entre outras.

De comportamento incerto, a endometriose pode se responsabilizar por manifestações clínicas que afetam negativamente a qualidade de vida de suas portadoras, como dismenorreia, dispareunia de profundidade, dor pélvica acíclica, alterações urinárias e/ou intestinais cíclicas.

▶ Etiopatogenia

Muitas teorias tentam explicar a etiopatogenia da doença. A mais considerada delas é a da menstruação retrógrada e, se fundamenta no refluxo de células endometriais para a cavidade pélvica, via tubas uterinas, durante a menstruação. Na cavidade pélvica, essas células escapam da vigilância do sistema imunológico e se perpetuam no local, em função da adesão, invasão, proliferação e neovascularização.

Brosens *et al.* admitem que a partir do quarto mês da vida intrauterina, o endométrio fetal mimetiza o ciclo menstrual, tornando-se responsivo aos esteroides; de fato, logo no início do quarto mês, exibe aspecto de uma fase estrogênica/proliferativa, e no final da gestação, aspecto de fase progestagênica/secretória. Entretanto, apesar da abrupta privação hormonal no momento do parto, raramente se encontram alterações deciduais ou menstruais, sugerindo que a falta de responsividade

266 *Ginecologia e Obstetrícia da Infância à Adolescência*

à progesterona depende da imaturidade endometrial, que na maioria das meninas persiste até a menarca. Aventa-se que, qualquer sangramento com padrão catamenial em neonatos, decorrente da maturidade endometrial precoce pode explicar o refluxo tubário e o implante ectópico de células endometriais progenitoras, justificando dessa forma, o aparecimento da endometriose em algumas mulheres, até mesmo antes da menarca ou apenas alguns meses após sua ocorrência.

Outra teoria proposta por Meyer (1919) e denominada metaplasia celômica, sugere que a endometriose possa se desenvolver a partir da metaplasia de tecidos embrionários indiferenciados do epitélio celomático. Entretanto, nenhuma dessas teorias isoladamente explica todas as manifestações clínicas da doença, sugerindo a presença de um caráter multifatorial, envolvendo outros fatores, como história familiar, estilo de vida e exposição ambiental.

▶ Classificação

Existem inúmeras propostas de classificação para a doença, contudo, para o propósito deste capítulo, vale a pena ressaltar a dicotomização entre endometriose superficial e profunda, de acordo com a espessura de penetração do tecido endometrioide na parede peritoneal. Assim, a doença é denominada superficial quando a espessura é menor que 5 mm, e profunda quando maior ou igual a 5 mm; ademais, para Cornillie (1990), há uma nítida correlação entre endometriose profunda e gravidade de sintomas, que se tornam mais exuberantes.

Donnez *et al.*, por sua vez, dividiram a endometriose em três entidades distintas, com diferentes mecanismos etiopatogênicos e manifestações clínicas: a peritoneal, a ovariana e os nódulos adenomióticos do septo retovaginal, sendo, estes últimos, hoje denominados endometriose profunda.

▶ Diagnóstico

■ *História clínica*

Dismenorreia é o sintoma mais prevalente (80,9%) nas adolescentes com endometriose, seguido pela dor pélvica crônica (66,6%). Deve-se sempre pensar na doença quando há referência de dismenorreia severa resistente ao controle clínico, o que justifica a alta taxa de absenteísmo escolar em suas portadoras. Portanto, este conhecimento deve ser levado aos pediatras, muitas vezes responsáveis pela atenção primária da saúde nesta população, fazendo com que, na suspeita, já iniciem a medicação adequada e, se necessário, encaminhem para um centro especializado. Recomenda-se instruir a menina/adolescente a fazer um diário da dor, descrevendo características, frequência, relação com o ciclo menstrual, fatores atenuadores e agravantes, resposta à medicação e repercussões sociais.

Apesar da importância do exame físico, geralmente este não é muito ilustrativo na adolescente com endometriose. Deve ser realizado para exclusão de outras doenças álgicas com caráter crônico, como a fibromialgia.

Um dos desafios na abordagem da endometriose é o retardo entre o tempo de início dos sintomas e o diagnóstico da doença, estimado em 3 anos; entretanto, com a divulgação e universalização do conhecimento nota-se que esse tempo vem se reduzindo. Shadbolt *et al.*, ao utilizarem a mídia eletrônica e os anúncios em escolas afim de averiguar o conhecimento da doença pelas jovens, observaram que 52% já haviam ouvido falar em endometriose, e 89% acreditavam que adolescentes deveriam receber informação a respeito dos sintomas, fatores de risco, repercussões e tratamentos. Relataram ainda que, apesar de as informações sobre a doença serem escassas e imprecisas, as adolescentes estavam ávidas por maiores esclarecimentos sobre o agravo.

- ### *Exames laboratoriais*

Não há marcador sérico que permita o diagnóstico de endometriose. Apesar de o Ca-125 se correlacionar com a presença de endometriose severa, quando colhido nos 3 primeiros dias do ciclo menstrual, sua sensibilidade e especificidade são baixas, o que reduz seu uso para o diagnóstico.

Outros exames laboratoriais são listados para o diagnóstico diferencial, como hemograma completo e velocidade de hemossedimentação, para a exclusão de quadros infecciosos agudos ou crônicos; exame de urina (urina tipo 1 e urocultura) na suspeita de afecções urinárias; e, se indicado, exames diagnósticos para doenças sexualmente transmissíveis.

- ### *Exames de imagem*

O padrão ouro no diagnóstico da endometriose é a videolaparoscopia, pois identifica focos de tecido endometrioide. Entretanto, recentemente, o diagnóstico por imagem vem assumindo importante papel frente à evidente evolução tecnológica.

Nesse sentido, a primeira escolha é a ultrassonografia especializada, à qual se associa um preparo intestinal para redução da aerocolia, potencializando a caracterização das lesões. Compõe-se de ultrassonografia pélvica transvaginal e transabdominal, limitando seu uso para pacientes que não iniciaram sua vida sexual. Trata-se de exame de baixo custo, pouco invasivo, mas é dependente da capacidade do examinador.

A segunda escolha é a ressonância magnética, e nas adolescentes este exame adquire maior relevância por toda a limitação do uso da ultrassonografia e início da vida sexual.

Pode-se ainda utilizar a ecoendoscopia baixa, mas trata-se de exame mais invasivo, caro e requer sedação para sua realização.

▶ Planejamento terapêutico

A Sociedade Europeia de Reprodução Humana e Embriologia (ESHRE) recomenda o tratamento empírico dos sintomas álgicos supostamente creditados à endometriose, mesmo sem o diagnóstico definitivo, uma vez que não se trata de doença maligna. Este controle clínico pode ser efetuado com anti-inflamatórios não esteroidais, progestógenos isolados ou contraceptivos hormonais combinados.

Há grande preocupação com o futuro reprodutivo e qualidade de vida destas adolescentes. Assim, como se admite que a endometriose é uma doença progressiva, questiona-se a adoção de estratégias mais invasivas inicialmente, visando a preservar a fertilidade destas meninas. Nesse sentido, o estudo de Hans Evers realizado em 140 mulheres não tratadas e submetidas a dois procedimentos videolaparoscópicos diagnósticos, mostrou que apenas 29% apresentaram progressão da doença, ou seja, em 71% dos casos a doença não progrediu.

Desta forma, a videolaparoscopia deve ser considerada em casos de pacientes resistentes às medicações, uma vez que se descreve prevalência de 75% em meninas com dor crônica não responsiva a controle clínico, e de 70% naquelas com dismenorreia resistentes à abordagem medicamentosa.

Em uma série de casos do Setor de Endometriose do Hospital das Clínicas da Universidade de São Paulo, de 394 pacientes operadas, 21 eram adolescentes. Nestas, a principal forma de acometimento foi a peritoneal (47,6%), seguida pela ovariana (38%) e retrocervical (23,8%).

As lesões sugestivas de endometriose devem ser, preferencialmente, ressecadas utilizando-se tesoura ou energia monopolar. Deve-se evitar a eletrocoagulação das lesões, uma vez que pode levar à sua persistência. Para tal, a cirurgia deve ser realizada por profissional capacitado e treinado em videolaparoscopia, evitando-se a realização de procedimentos diagnósticos e posterior encaminhamento para o especialista, o que expõe as adolescentes a riscos cirúrgicos sucessivos.

▶ Manejo pós-operatório

À adolescente operada de endometriose deve-se recomendar a medicação hormonal adjuvante, a fim de se reduzir o risco de recorrência da doença. O tipo e forma de administração destas medicações devem ser individualizados de acordo com a aceitabilidade e intensidade de sintomas. Podem ser utilizadas medicações hormonais combinadas (estrógeno e progesterona) de forma cíclica ou contínua, em suas variáveis formas de administração, bem como progestógenos isolados.

▶ Conclusões

O diagnóstico de endometriose em adolescentes deve sempre ser lembrado nos casos de dismenorreia e dor pélvica acíclica resistentes ao tratamento clínico. A adequada orientação de pediatras e ginecologistas é fundamental para que se reduza o intervalo entre o início dos sintomas e o diagnóstico da doença, permitindo uma abordagem mais precoce, o que resultará em atenuação de repercussões clínicas deletérias no futuro.

Na suspeita da doença, devem-se realizar exames de imagem, ultrassonografia especializada e/ou ressonância magnética e, se necessário instituir, de forma empírica, medicações para controle dos sintomas (anti-inflamatórios não esteroidais, anticoncepcionais combinados ou progestógenos isolados).

O insucesso desta estratégia deve ser discutido com a paciente e seus responsáveis, orientando que outras intervenções podem ser úteis, como a videolaparoscopia e que sempre deve ser realizada por profissional capacitado a diagnosticar e tratar a doença em um mesmo momento.

É, portanto, fundamental que sempre se mantenha um diálogo informativo com as portadoras de endometriose, tanto no tocante aos aspectos clínicos e repercussões da doença, bem como das intervenções terapêuticas, ressaltando os riscos, benefícios e efeitos colaterais de cada uma. Por fim, às adolescentes submetidas ao tratamento cirúrgico, deve-se considerar a medicação hormonal adjuvante, a fim de se prevenir a recidiva da doença.

▶ Referências

1. Abrao MS, Podgaec S, Filho BM, Ramos LO, Pinotti JA, de Oliveira RM. The use of biochemical markers in the diagnosis of pelvic endometriosis. Hum Reprod. 1997;12(11):2523-7.

2. Abrao MS, Goncalves MO, Dias JA Jr, Podgaec S, Chamie LP, Blasbalg R. Comparison between clinical examination, transvaginal sonography and magnetic resonance imaging for the diagnosis of deep endometriosis. Hum Reprod. 2007;22(12):3092-7.

3. Abrao MS, Neme RM, Averbach M, Petta CA, Aldrighi JM. Rectal endoscopic ultrasound with a radial probe in the assessment of rectovaginal endometriosis. J Am Assoc Gynecol Laparosc. 2004;11(1):50-4.

4. Andres Mde P, Podgaec S, Carreiro KB, Baracat EC. Endometriosis is an important cause of pelvic pain in adolescence. Rev Assoc Med Bras. 2014;60(6):560-4.

5. Brosens I, Curcic A, Vejnovic T, Gargett CE, Brosens JJ, Benagiano G. The perinatal origins of major reproductive disorders in the adolescent: research avenues. Placenta. 2015.

6. Bulun SE. Endometriosis. N Engl J Med. 2009;360(3):268-79.

7. Chamie LP, Blasbalg R, Goncalves MO, Carvalho FM, Abrao MS, de Oliveira IS. Accuracy of magnetic resonance imaging for diagnosis and preoperative assessment of deeply infiltrating endometriosis. Int J Gynaecol Obstet. 2009;106(3):198-201.

8. Cornillie FJ, Oosterlynck D, Lauweryns JM, Koninckx PR. Deeply infiltrating pelvic endometriosis: histology and clinical significance. Fertil Steril. 1990;53(6):978-83.

9. Doyle JO, Missmer SA, Laufer MR. The effect of combined surgical-medical intervention on the progression of endometriosis in an adolescent and young adult population. J Pediatr Adolesc Gynecol. 2009;22(4):257-63.

10. Goncalves MO, Podgaec S, Dias JA Jr, Gonzalez M, Abrao MS. Transvaginal ultrasonography with bowel preparation is able to predict the number of lesions and rectosigmoid layers affected in cases of deep endometriosis, defining surgical strategy. Hum Reprod. 2010;25(3):665-71.

11. Guideline for the Diagnosis and Treatment of Endometriosis: ESHRE – European Society of Human Reproduction and Embryology; 2007 [cited 2007].

12. Gupta S, Goldberg JM, Aziz N, Goldberg E, Krajcir N, Agarwal A. Pathogenic mechanisms in endometriosis-associated infertility. Fertil Esteril. 2008;90(2):247-57.

13. Hans Evers JL. Is adolescent endometriosis a progressive disease that needs to be diagnosed and treated? Hum Reprod. 2013;28(8):2023.

14. Janssen EB, Rijkers AC, Hoppenbrouwers K, Meuleman C, D'Hooghe TM. Prevalence of endometriosis diagnosed by laparoscopy in adolescents with dysmenorrhea or chronic pelvic pain: a systematic review. Hum Reprod Update. 2013;19(5):570-82.

15. Laufer MR, Sanfilippo J, Rose G. Adolescent endometriosis: diagnosis and treatment approaches. J Pediatr Adolesc Gynecol. 2003;16(3 Suppl):S3-11.

16. Meyer R. Uber den staude der frage der adenomyosites adenomyoma in allgemeinen und adenomyonetitis sarcomatosa. Zentralbl Gynakol. 1919;36:745-59.

17. Nisolle M, Donnez J. Peritoneal endometriosis, ovarian endometriosis, and adenomyotic nodules of the rectovaginal septum are three different entities. Fertil Steril. 1997;68(4):585-96.

18. Podgaec S, Abrao MS, Dias JA Jr, Rizzo LV, de Oliveira RM, Baracat EC. Endometriosis: an inflammatory disease with a Th2 immune response component. Hum Reprod. 2007;22(5):1373-9.

19. Sampson JA. Metastatic or Embolic Endometriosis, due to the Menstrual Dissemination of Endometrial Tissue into the Venous Circulation. Am J Pathol. 1927;3(2):93-110.

20. Shadbolt NA, Parker MA, Orthia LA. Communicating endometriosis with young women to decrease diagnosis time. Health Promot J Austr. 2013;24(2):151-4.

21. Yamamoto K, Mitsuhashi Y, Takaike T, Takase K, Hoshiai H, Noda K. Tubal endometriosis diagnosed within one month after menarche: a case report. Tohoku J Exp Med. 1997; 181(3):385-7.

22. Youngster M, Laufer MR, Divasta AD. Endometriosis for the primary care physician. Curr Opin Pediatr. 2013;25(4):454-62.

23. Zannoni L, Giorgi M, Spagnolo E, Montanari G, Villa G, Seracchioli R. Dysmenorrhea, absenteeism from school, and symptoms suspicious for endometriosis in adolescents. J Pediatr Adolesc Gynecol. 2014;27(5):258-65.

19 Racionalização da pesquisa das amenorreias

Sônia Maria Rolim Rosa Lima

▶ Conceito, classificação e etiologia

Amenorreia não é um diagnóstico, mas um sintoma que, quando patológico, indica anormalidade endócrina, genética ou anatômica. Entende-se por amenorreia a ausência ou cessação anormal da menstruação de forma temporária, intermitente ou definitiva durante o período reprodutivo. Classifica-se em primária e secundária.

- Amenorreia primária:
  - Ausência de menstruação até os 16 anos na presença de crescimento normal das características sexuais secundárias. Atualmente, devido à tendência secular de início mais precoce da menarca, recomenda-se iniciar a pesquisa aos 15 anos caso a menstruação ainda não tiver ocorrido.
  - Aos 13 anos, caso a menstruação e as características sexuais secundárias (telarca) estiverem ausentes, recomenda-se iniciar a investigação.
  - Aos 12 ou 13 anos, na presença de dor pélvica cíclica e caracteres sexuais secundários presentes, deve-se investigar a possibilidade de malformações müllerianas.
- Amenorreia secundária:
  - Ausência de menstruação por período igual ou superior a 3 ciclos consecutivos ou 6 meses em mulheres com fluxo menstrual prévio. Período de tempo inferior a esse prazo denomina-se atraso menstrual.

As amenorreias também podem ser classificadas segundo:

- Fluxo menstrual – primárias ou secundárias;
- Natureza – fisiológica: decorrentes do ciclo gravídico puerperal; ou patológica: todas as outras causas que deverão ser investigadas.
- Sede da lesão – hipotalâmicas, hipofisárias, gonadais, caniculares, e outras, tais como a síndrome dos ovários policísticos e outras disfunções glandulares excluindo as do eixo hipotálamo-hipófise-ovariano.

- Falsa ou verdadeira – no primeiro caso, as menstruações ocorrem, porém não se exteriorizam por obstrução canalicular causada por agenesia da porção mülleriana vaginal ou defeito do seio urogenital, ficando o material menstrual retido à montante do ponto de obstrução. Exemplo: hímen imperfurado.

A incidência de **amenorreia primária** é praticamente de 2,5% do total das amenorreias. A da amenorreia secundária é muito variável, oscilando entre 3% da população geral até 100% das mulheres submetidas a condições extremas de estresse físico ou emocional (exemplo: prisioneiras à espera de execução). Podem estar associadas a infertilidade, osteoporose, atrofia genital, problemas sociais e disfunções psicossexuais. Os efeitos não contrabalançados dos estrogênios, que ocorrem em algumas mulheres com amenorreia, podem levar ao desenvolvimento de hiperplasia e carcinoma do endométrio.

A amenorreia primária é usualmente resultado de anormalidades genéticas ou anatômicas; entretanto, todas as causas de amenorreia secundária podem também apresentar-se como amenorreia primária. As causas mais comuns de amenorreia primária são:

- Anormalidades cromossômicas – disgenesia gonadal (insuficiência ovariana devido à depleção prematura de todos os oócitos e folículos): síndrome de Turner (45,X0 e mosaicismos), disgenesia gonadal (46,XX) e mais raramente a disgenesia gonadal (46,XY). Ocorre em 50% dos casos.
- Hipogonadismo hipotalâmico, incluindo amenorreia hipotalâmica funcional. Ocorre em 20% dos casos.
- Ausência do útero, colo do útero e/ou na vagina (síndrome de Mayer- Rokitansky-Küster-Hauser. Ocorre em 15% dos casos.
- Septo vaginal transversal ou hímen imperfurado. Ocorre em 5% dos casos.
- Doença hipofisária. Ocorre em 5% dos casos.
- Insensibilidade aos androgênios (mutação receptor), hiperplasia adrenal congênita não clássica e síndrome dos ovários policísticos. Ocorre em 5% dos casos.

A causa mais comum de **amenorreia secundária** é a gestação. Depois de excluída, seguem as ovarianas (40%), as disfunções hipotalâmicas (35%), as doenças hipofisárias (19%), as causas uterinas (5%) e outras (1%). Vale salientar que a síndrome dos ovários policísticos, apesar de não serem os ovários a origem da lesão, está incluída, erroneamente, entre as causas ovarianas.

Para que ocorra a menstruação, é necessária a integridade do mecanismo neuroendócrino que rege o ciclo menstrual e da anatomia do sistema canalicular, que a origina e a exterioriza. Qualquer disfunção nos diversos sistemas compartimentais (sistema nervoso central, hipotálamo, hipófise, ovários, sistema canalicular) pode levar à amenorreia, assim como as alterações de outras glândulas podem também ocasioná-la. Além disso, anormalidades nos receptores e deficiências enzimáticas que atuam na esteroidogênese tanto ovariana quanto suprarrenal também podem ser causa de amenorreias primárias.

Como exposto, são muitas as causas que podem resultar em amenorreia e diferentes classificações etiológicas têm sido sugeridas. A FEBRASGO publicou em seu manual uma classificação simplificada na qual não são incluídos indivíduos com ambiguidade genital (Quadro 19.1). Neste capítulo, estudaremos as amenorreias associadas ao cariótipo XX, as anomalias anatômicas, os distúrbios do eixo hipotálamo-hipófise-gonadal e as de causas multifatoriais.

Quadro 19.1 – Classificação das amenorreias de acordo com a etiologia*.

- Defeitos anatômicos do trajeto
  Agenesia mülleriana[†]; feminização testicular[†] (forma completa); outros
- Hipogonadismo primário
  Disgenesia gonadal[†]; agenesia gonadal; deficiência enzimáticas; falência ovariana prematura[‡]
- causas hipotalâmicas (I)
  Disfuncional: estresse[‡]; exercício físico[‡]; relativa ao estado nutricional[‡]; pseudociese
- Causas hipotalâmicas (II)
  Outros distúrbios: deficiência isolada de gonadotrofinas[†]; infecção; doenças crônicas debilitantes; tumores
- Causas hipofisárias
  Tumores (prolactinoma[‡]); outros tumores; mutações nos receptores FSH/RLH; doenças autoimunes
- Outras doenças de glândulas endócrinas (I)
  Adrenal: hiperplasia adrenal congênita adulto; síndrome de Cushing
  Tireoide: hipotireoidismo; hipetireoidismo
- Outras doenças de glândulas endócrinas (II)
  Ovários: tumores funcionantes de ovários
- Lesões de hipófise e sela túrcica
  Sela vazia; aneurisma compressivo; síndrome Sheehan; pan-hipopituitarismo; processos inflamatórios; mutações de gonadotrofinas
- Causas multifatoriais
  Síndrome dos ovários policísticos[‡]

Fonte: FEBRASGO – Federação Brasileira das Associações de Ginecologia e Obstetrícia[(4)].
* Não inclui casos de ambiguidade sexual. [†] Frequente causa de amenorreia primária. [‡] Frequente causa de amenorreia secundária.

▶ Fluxograma diagnóstico

A propedêutica deverá ser iniciada sempre pela anamnese e exame físico, sempre os mais completos possíveis. O diagnóstico das amenorreias é realizado pelo conjunto da história, do exame físico e dos exames complementares (laboratoriais e de imagem), com a finalidade de determinarmos a sede da lesão.

▪ *Anamnese*

A gravidez é a causa mais comum de amenorreia e deve ser excluída em todas as mulheres antes de prosseguirmos a investigação. Nas adolescentes, a história detalhada deve ser obtida de preferência sem a presença dos pais, com o intuito de se pesquisar a vida sexual, muitas vezes mantida em segredo, assim como afastar as complicações de gravidez e doenças sexualmente transmissíveis.

Inquirir sobre o início do crescimento e desenvolvimento de pelos axilares e pubianos (pubarca) indicativos de atividade adrenal (adrenarca) que precedem cerca de

2 anos o estirão de crescimento. Paralelamente à adrenarca, ocorre a liberação pulsátil das gonadotrofinas hipofisárias, inicialmente noturna e quando ocorre a resposta ovariana com a produção de estrogênios, torna-se permanente, levando ao desenvolvimento do broto mamário (telarca). A telarca e a pubarca, associadas ao estirão de crescimento, caracterizam o processo puberal. Entre a telarca e a primeira menstruação (menarca) decorrem cerca de 2 a 4 anos. A ausência do desenvolvimento das características sexuais secundárias nos indicam provável falência ovariana, hipotálamo-hipofisária ou anomalias cromossômicas (hipogonadismo). A história familiar de atraso ou ausência de desenvolvimento puberal nos sugere herança genética. A altura inferior a outros membros da família podem nos levar à hipótese de síndrome de Turner e suas variações ou doença hipotálamo-hipofisária.

A idade da menarca e ciclos subsequentes assim como os hábitos de vida devem ser inquiridos, incluindo dietas de emagrecimento, a prática de exercícios físicos intensos, a atividade sexual, o uso de medicações (anticoncepcionais orais, antipsicóticos, antidepressivos, anti-hipertensivos, opioides, entre outros), o uso de drogas ilícitas (maconha, cocaína, *crack, ecstasy*, LSD, inalantes, heroína, barbitúricos, morfina, chá de cogumelo, anfetaminas, clorofórmio, ópio e outras) que interferem na liberação hipotalâmica das gonadotrofinas entre outras séries de agravos.

As alterações de peso devem ser investigadas tanto com relação a ganho como à perda. Assim, quando houver história de perda de peso exagerada, devemos lembrar-nos da anorexia nervosa, que faz parte de um conjunto de situações que estão intimamente associadas ao estresse emocional e à desnutrição, levando à amenorreia de origem central ou psicogênica.

Inquirir também sobre doenças prévias, antecedentes de manipulação uterina, história de radiação pélvica, história de quimioterapia ou irradiação do sistema nervoso central (SNC), fatores estressores, galactorreia, sintomas vasomotores, distúrbios visuais e cefaleia. Vale lembrar que, na interrupção do uso de anticoncepcional hormonal, muitas vezes por tempo prolongado, pode não haver o retorno imediato da função hipotalâmica, devido ao bloqueio do eixo hipotálamo-hipófisário. Nestes casos, pode a amenorreia durar até 6 meses após o último comprimido ou 12 meses após a última administração da injeção de acetato de medroxiprogesterona.

Questionar sobre dor pélvica cíclica ou queixas urinárias, que podem ser indicativas de malformações müllerianas. De fato, devido a malformações das vias canaliculares (septos vaginais, agenesia da cérvix uterina, hímen imperfurado) não há exteriorização do fluxo menstrual, configurando-se um quadro de criptomenorreia ou falsa amenorreia. Inquirir também sobre curetagem uterina ou cirurgia endocavitária prévias que nos levam a pensar na possibilidade de sinéquias uterinas (síndrome de Asherman).

História de alterações menstruais tipo oligo/amenorreia, sangramento uterino anormal; infertilidade acompanhada de sinais clínicos de hiperandrogenemia – acne, seborreia, alopecia, hirsutismo, virilização (hipertrofia do clitóris, aumento da massa muscular, modificação do tom de voz) – nos levam à possibilidade da síndrome dos ovários policísticos (SOP) ou de quadros de hiperplasia adrenal congênita não clássica (HCSR não clássica). Interrogar sobre o tempo e duração dos sintomas que geralmente tem início no período peripuberal e progridem com o tempo nas portadoras da SOP e HCSR não clássica. Os tumores ovarianos secretores de androgênios (ovários ou suprarrenais) são relativamente raros, mas devem ser sempre lembrados como causa de hiperandrogenismo, com início recente e progressão rápida com virilização.

Mulheres com hiperprolactinemia ou falência ovariana prematura (FOP) relatam período de irregularidades menstruais prévios à instalação da amenorreia podendo ser acompanhada por galactorreia, na primeira hipótese, e ondas de calor na FOP. Causa importante e frequente de hiperprolactinemia são os adenomas hipofisários secretores de prolactina (prolactinomas), que correspondem a 50% dos adenomas.

A queixa de amenorreia acompanhada de sintomas neurovegetativos (ondas de calor, irritabilidade, insônia) e sintomas de atrofia vaginal sugere quadro de hipo-estrogenismo podendo ser decorrente de falência ovariana prematura, devendo ser investigadas suas múltiplas causas.

▪ Exame físico geral

A aferição do peso e estatura e o cálculo do índice de massa corpórea (IMC = peso/altura^2) nos ajudam a determinar anormalidades de dieta. Tanto o sobrepeso, a obesidade, quanto o baixo peso estão associados aos distúrbios menstruais podendo levar a quadros de amenorreia. Os primeiros por anovulação crônica e o último por disfunção hipotálamo-hipofisária.

O exame físico deve incluir: exame da pele em busca de sinais de hiperandrogenismo (hirsutismo, acne, aumento da pilificação, virilização) que nos faz suspeitar de síndromes hiperandrogênicas. Cerca de 60% a 70% das portadoras de SOP apresentam sinais de hiperandrogenismo associados à obesidade. Pesquisar manchas escuras e aveludadas na pele das regiões inguinais, axilas e pescoço, características da acantose nigricans presente nos casos de hiperinsulinemia e resistência à insulina. A pele fina, pálida e atrófica do trato urogenital são sinais de deficiência estrogênica. No exame da tireoide, verificar a presença de aumento ou nódulos que nos levam à suspeita de disfunções.

Pesquisar sinais da síndrome de Turner (disgenesia gonadal) uma das doenças genéticas mais comuns, ocorrendo cerca de 1:2.500 das recém-nascidas. Representa a forma mais frequente de hipogonadismo hipergonadotrófico, cujos estigmas são: baixa estatura, amenorreia primária, atraso no desenvolvimento dos caracteres sexuais secundários, pescoço curto e/ou alado, tórax em escudo ou funil, *cubitus valgus*, micrognatia, aumento da distância intermamilar com mamilos hipoplásicos, baixa implantação dos cabelos na nuca, orelhas proeminentes e de implantação baixa, unhas hiperconvexas, estrabismo, múltiplos nevos pigmentados, ptose palpebral, prega epicântica, entre outros. Na suspeita, aconselha-se também a aferição da pressão arterial em ambos os braços, devido à incidência nos portadores da síndrome de coarctação da aorta. Doenças autoimunes são comuns nas portadoras da síndrome e incluem: tireoidite, diabetes tipo 1, hepatite autoimune, trombocitopenia e doença celíaca. A perda de audição também pode ocorrer. Assim é aconselhável o acompanhamento médico periódico.

▪ *Exame físico ginecológico*

O exame ginecológico engloba o exame das mamas, da genitália externa, da genitália interna. O exame das mamas é indicador da produção de estrogênios ou exposição a estrogênios exógenos, assim mamas desenvolvidas indicam indiretamente ação dos estrogênios. Utilizamos a escala de Tanner para o estadiamento do desenvolvimento mamário. Mamas que não sofreram ação dos estrogênios apresentam-se hipodesenvolvidas, nos levando ao diagnóstico de disgenesia gonadal ou outras causas que levaram à não formação ou a destruição dos folículos ovarianos. Procedemos também à pesquisa da presença de galactorreia que pode estar ou não presente nos quadros de hiperprolactinemia.

Para avaliação da pilificação utilizamos a escala de Ferriman-Gallwey (Tabela 19.1). Assim mulheres hirsutas nos levam a pensar em síndromes hiperandrogênicas (aumento produção de testosterona e androstenediona), destacando-se a SOP e HCSR não clássicas. Vale recordar que a história do crescimento rápido dos pelos no levam ao diagnóstico de tumores produtores de androgênios, já mencionados anteriormente. Hirsutismo, acne, clitoromegalia e virilização refletem progressivamente o aumento dos androgênios endógenos.

Vale lembrar que o exame da genitália deve ser feito por ocasião do nascimento. As anomalias genitais ocorrem em 1 a cada 4.500 nascimentos, sendo fundamental para a sua detecção precoce o cuidadoso exame dos genitais de todo recém-nascido. Assim, o diagnóstico precoce já nas primeiras semanas de vida se impõe, principalmente naqueles casos em que há risco à vida, como os decorrentes das alterações enzimáticas da suprarrenal em sua forma perdedora de sal. Além do mais, o diagnóstico precoce, antes do estabelecimento da identidade sexual, social e psicológica, minorará os problemas psicológicos e sociais do indivíduo e da família. "Menino ou menina?": quando não se pode responder a essa pergunta sem pensar duas vezes, trata-se de uma emergência médica. O exame da genitália do recém-nascido é imperioso para evitar sérias consequências futuras.

O exame da genitália externa deve ser cuidadoso com boa luminosidade. As adolescentes podem ou não ser acompanhadas pela mãe. Inicialmente verificamos se a genitália é isossexual, heterossexual ou ambígua, avaliação fundamental para o diagnóstico dos estados interssexuais. Verificar a presença de hipotrofia ou atrofia, indicativa dos estados de hipoestrogenismo que podem estar presentes tanto nas amenorreias primárias quanto secundárias (Quadro 19.1). Na região inguinal verificar a presença hérnias ou tumores que nos indicam a realização de exames para afastar o diagnóstico de síndrome de Morris (feminização testicular).

O passo seguinte é a pesquisa de malformações genitais, causa frequente de amenorreia primária, sendo exemplo a síndrome de Rokitansky-Mayer-Küster-Hauser (agenesias uterovaginais). Verificar a permeabilidade da vagina, a presença de hímem imperfurado, sendo muitas vezes necessário o estudo das vias canaliculares por imagem, quando se suspeita de agenesia uterovaginal, septo vaginal transverso ou alterações da permeabilidade do colo uterino nas amenorreias primárias ou nos casos de amenorreias secundárias devidas a sinéquias uterinas.

Outra informação importante é a observação do trofismo dos órgãos genitais, assim a hipotrofia nos faz pensar nos quadros de hipoestrogenismo, que pode ter origem gonadal, hipofisária ou hipotalâmica. A presença de pelos pubianos reflete a produção ou exposição androgênica. O grau de pilificação aferido pela escala de Ferriman-Gallwey (Tabela 19.1), quando alterado, também nos leva a pesquisar a fonte dos androgênios, que pode ser por aumento da produção endógena pelos ovários ou suprarrenais; aumento da sensibilidade periférica; alteração do metabolismo, do transporte ou da excreção dos androgênios; ou da ingestão de drogas, como fenotiazinas, danazol, cicloporina, entre outras.

Tabela 19.1 – Estimativa semiquantitativa do hirsutismo[5].

Localização	Nota	Definição
Lábio superior	1	Alguns pelos nas comissuras
	2	Pequeno bigode nas comissuras
	3	Bigode até a metade dos lábios
	4	Bigode completo
Mento	1	Alguns pelos disseminados
	2	Pelos concentrados em alguns zonas
	3-4	Barba ligeira ou importante
Parte superior das espáduas	1	Pelos disseminados
	2	Disseminados em maior quantidade
	3-4	Véu ligeiro e espesso
Parte inferior do dorso	1	Espessamento de pelos no sacro
	2	Extensão lateral
	3	Cobertura de ¾ partes
	4	Cobertura completa
Parte superior do abdômen	1	Alguns pelos na linha média
	2	Maior densidade em toda a linha média
	3-4	Véu médio ou completo
Parte inferior do abdômen	1	Alguns pelos na linha média
	2	Fila de pelos na linha média
	3	Franja de pelos
	4	Triângulo invertido
Braços	1	Disseminado em ¼ da superfície
	2	Mais importante, mas incompleta
	3-4	Cobertura completa, ligeira ou densa
Antebraços	1-2	Cobertura completa ligeira dorsal
	3-4	Cobertura completa densa dorsal
Coxas	1-2	Como antebraços
	3-4	Como antebraços
Pernas	1-2	Como antebraços
	3-4	Como antebraços

Considera-se hirsutismo quando a soma das notas conferidas aos dez setores for superior a 8.

▪ Exames laboratoriais e de imagem

O teste de gravidez (β–hCG) é o primeiro passo na avaliação laboratorial da paciente com amenorreia. Para chegarmos ao diagnóstico da sede da lesão, depois de descartada a gestação, solicita-se a dosagem de prolactina e TSH e T4 livre plasmáticas. De posse destas dosagens, iremos proceder ao teste do progestógeno, conhecido como teste da progesterona, ou quando possível, aferimos a medida do eco endometrial pela ultrassonografia transvaginal. As propostas de rastreamento das disfunções tireoidianas encontram-se descritas na Figura 19.1.

A dosagem da prolactina pode estar normal ou aumentada. A origem da hiperprolactinemia pode ser:

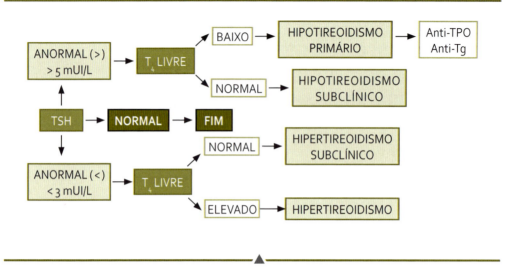

Fonte: Scalissi NM; Cury AN[18].

Figura 19.1 – Rastreamento das disfunções tireoidianas.

- Fisiológica (gravidez e amamentação).
- Farmacológica (antidepressivos e ansiolíticos → alprazolam, buspirona, inibidores da MAO, IRS, antidepressivos tricíclicos; anti-hipertensivos → atenolol, alfametildopa, reserpina, verapamil; antipsicóticos; bloqueadores dos receptores H2 da histamina; hormônios → estrógenos, progestógenos, terapia hormonal; outras Drogas → clorpromazina, anfetaminas, anestésicos, arginina, cisaprida, metoclopramida, ácido valproico, opiáceos, domperidona, isoniazida).
- Patológica (tumores, hiper ou hipotireoidismo).
- Idiopática (resistência à dopamina).

O aumento da prolactina pode estar transitoriamente elevado pelo estresse ou pela alimentação. Por esta razão, recomenda-se que a dosagem seja repetida antes da solicitação do exame de imagem do sistema nervoso central, principalmente naquelas pacientes com elevação discreta (< 50 ng/mL). Valores acima de 100 ng/mL sugerem a presença de prolactinoma. A magnitude da elevação das concentrações séricas de prolactina induzida por medicações é variável e retornam ao normal dentro de alguns dias após a cessação da terapia. Além disso, devem ser descartadas doença tireoidiana (hipotireoidismo) e insuficiência renal, causas conhecidas de hiperprolactinemia. Na Figura 19.2 apresentamos sumário do diagnóstico e tratamento das hiperprolactinemias.

O exame ultrassonográfico nos dá informações sobre a presença de gônadas, do desenvolvimento folicular durante o ciclo menstrual, sendo método direto e sensível da medida do volume ovariano, do acompanhamento do desenvolvimento do folículo ovariano, do corpo lúteo (cisto, pequeno irregular, ecogênico e ecos múltiplos sugerem a presença de sangue coagulado), além das informações de alterações de espessura e textura do endométrio.

O teste do progestógeno, conhecido como teste da progesterona ou desafio progestacional, poderá ser realizado por período de 5 a 10 dias. Drogas: progesterona

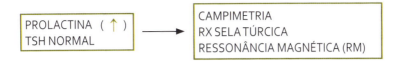

- Normal: 20-27 ng/mL (20 a 27 mcg/L)
- > Estresse, sono, relações sexuais, estimulação mamária
- Duas aferições prolactina antes solicitar imagem caso (< 50 ng/mL [< 50 mcg/L])

Figura 19.2 – Hiperprolactinemia – diagnóstico e tratamento.

micronizada 100 mg ou 200 mg, VO ou vaginal, ao dia; didrogesterona 10 mg ao dia; acetato de medroxiprogesterona 10 mg, VO, ao dia; acetato de nomegestrol 2,5 – 5 mg, VO, ao dia; norestiterona 0,7 mg, VO, ao dia; acetato de norestiterona 1 mg, VO, ao dia. Poderá ser negativo ou positivo. A positividade do teste nos indica ação estrogênica no endométrio, visto que somente respondem ao teste aquelas que possuem o endométrio previamente estimulado por estrogênios. O teste positivo nos informa que a unidade hipotálamo-hipófise-gonadal está funcionando, e as vias canaliculares encontram-se pérvias. Vale ressaltar que a positividade do teste não implica a quantidade de sangue eliminado, assim pequeno sangramento vaginal é considerado positivo. Considera-se teste da progesterona negativo quando não houver sangramento após 14 dias do término do último comprimido do progestógeno.

Quando o teste do progestógeno for positivo, estamos frente a mulheres anovuladoras crônicas cujos principais diagnósticos são as portadoras de diferentes causas de disfunção hipotálamo-hipofisária; de síndrome dos ovários policísticos; de hipotireoidismo; as portadoras de hiperplasia adrenal congênita de forma não clássica; as mulheres com hiperprolactinemia que ainda não possuem o GnRh totalmente bloqueado; as portadoras de tumores produtores de androgênios, lesões hipotálamo-hipofisárias, disfunções tireoidianas (quando intensa). Na Figura 19.3 apresentamos a avaliação inicial diagnóstica das amenorreias.

Nas mulheres com manifetações de hiperandrogenismo, consideramos para diagnóstico da síndrome dos ovários policísticos os critérios de Rotterdam de 2003 [oligo e/ou anovulação, hiperandrogenemia – sinais clínicos (hirsutismo, acne ou alopecia androgênica) e/ou bioquímicos, ovários policísticos ao USG], com exclusão de outras patologias, das quais citamos a hiperplasia adrenal congênita não clássica, a síndrome de Cushing e tumores produtores de androgênios (dosar FSH, LH, testosterona total, DHEAS, 17-OP) (Quadro 19.2).

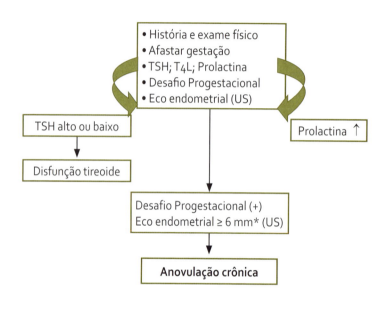

Fonte: adaptada de Fritz MA, Speroff L.[6]; Nakamura S, Douchi T, Oki T, Ijuin H, Yamamoto S, Nagata Y[15].

Figura 19.3 – Avaliação diagnóstica das amenorreias: passo 1.

Quando o desafio progestacional for negativo, prosseguimos então nossa investigação com o teste do estroprogestativo (E+P) – isto é, com a associação de estrógenos 1,25 mg a 2,5 mg de estrogênios conjugados por 21 dias associados ao progestógeno nos últimos 10 a 14 dias. Damos preferência ao uso de estrogênios conjugados 1,25 mg por 60 dias, associados nos últimos 10 dias aos progestógenos nas doses padronizadas, visto haver muita intolerância quando se administra a dose de 2,5 mg. Os progestógenos empregados poderão ser os mesmos utilizados no desafio progestacional. Muitas vezes, há necessidade de se repetir o teste, principalmente nos quadros de hipoestrogenismo intenso (disgenesia gonádica, após tratamento com radio ou quimioterapia, menopausa prematura, neoplasias, abscessos com destruição total de tecido ovariano, irradiação, ovário resistência).

Caso não ocorra o sangramento (teste E+P negativo), a causa da amenorreia é uterina. Uma das causas mais conhecidas é a síndrome de Asherman (sinéquias intrauterinas) usualmente provenientes de curetagem ou infecção endometrial. Para avaliação das sinéquias intrauterinas estão indicados procedimentos de imagem, como histerossalpingografia ou histeroscopia. Vale lembrar que a dosagem do FSH, TSH e prolactina estão normais (Figura 19.4).

Quando o teste E+P for positivo e houver presença de virilização, faz-se necessária a pesquisa de tumores produtores de androgênios de origem ovariana ou de suprarrenais.

Quadro 19.2 – Síndrome dos ovários policísticos: exclusão.

- Androngênios exógenos
- Acromegalia
- Defeitos genéticos na ação da insulina (síndrome de Donohue; síndrome de Rabson-Menderhall; lipodistrofia)
- Síndrome HAIR-AN (hiperandrogenismo, resistência a insulina e *Acanthosis nigricans*)
- Disfunção da tireoide
- Hiperprolactinemia

Fonte: Whitehead S; Miell J.[19].

Quando não há virilização, frente ao teste E+P positivo, estamos frente a lesão ou disfunções hipotálamo-hipofisárias. Entre as amenorreias hipotalâmicas temos a anorexia nervosa, que inicialmente pode responder ao desafio progestacional, porém, com o passar do tempo, o bloqueio da liberação do GnRH será cada vez mais intenso, associando-se ao quadro a perda de peso levando a grau de intenso hipoestrogenismo, somente respondendo ao estímulo conjunto de estrogênios associados a progestógenos. Os distúrbios de alimentação (bulimia), o excesso do exercício físico, a mudança de ambiente e a amenorreia pós-anticoncepcional também respondem ao teste E+P. O ganho de peso rápido e o estresse também devem fazer parte do diagnóstico diferencial. Nesses quadros, o FSH está inicialmente normal ou baixo. A amenorreia funcional hipotalâmica é causa comum de amenorreia que responde ao teste E+P; com menos frequência encontramos os tumores e as lesões infiltrativas do hipotálamo ou da hipófise que, nesse caso, podem cursar com hiperprolactinemia.

A dosagem sérica do FSH, quando aumentada (acima de 12-20 mUI/mL), indica baixa reserva folicular ovariana, e, quando acima de 40 mUI/mL, sugere falência ovariana. Quando isso ocorre, estamos frente a casos de disgenesia gonadal, falência ovariana, menopausa precoce (abaixo dos 40 anos), síndrome dos ovários resistentes, alterações dos receptores ovarianos para FSH, e todas as causas que resultam em destruição do parênquima ovariano, tais como: irradiações, quimioterapia, distúrbios autoimunes que geralmente estão associados a alterações de outras glândulas, como a tireoide. Na dependência do grau de destruição do tecido endometrial, podemos ter mulheres que respondem ou não ao desafio E+P.

Na investigação das causas de amenorreia hipotalâmica, destacam-se, embora raras, as deficiências congênitas da produção do GnRH que podem ser idiopáticas (hipogonadismo hipogonadotrófico idiopático) ou associadas a anosmia (síndrome de Kallmann). Essas mulheres apresentam concentrações séricas de gonadotrofinas baixas devido à ausência hipotalâmica do GnRH (hereditária, autossômica dominante ou recessiva, ou ligada ao cromossomo X); entretanto, dois terços dos casos são esporádicos. Outras causas de amenorreia hipotalâmica são os tumores infiltrativos do hipotálamo e hipófise, que também causam diminuição do GnRH ou destruição dos gonadotropos levando à amenorreia. Citam-se os craniofaringiomas, germinomas e tumor de células de Langerhans (histiocitose).

A ressonância nuclear magnética é método de escolha para diagnóstico diferencial dessas lesões, principalmente quando houver hipogonadismo hipogonadotrófico, alterações no campo visual, dores de cabeça, e outras evidências de disfunção hipotálamo-hipofisária, ou outras doenças sugestivas (como sarcoidose). Estudos do metabolismo do ferro devem ser realizados para descartarmos a hipótese de hemocromatose, principalmente quando existe história familiar ou presença de outras manifestações sugestivas, tais como a pele bronzeada, diabetes *mellitus*, doença cardíaca ou hepática inexplicável.

O índice de maturação celular do epitélio escamoso ou de Frost tem sua indicação na suspeita de casos de hipoestrogenismo, pois permite analisar o percentual de cada tipo de células do esfregaço vaginal, e parece ser o mais informativo de todos para esta avaliação. Consiste na determinação de células profundas, intermediárias e superficiais (P/I/S), expressas em porcentagem. O índice de maturação sofre desvio à esquerda em quadros de hipoestrogenismo, com predomínio de células basais e parabasais, indicando epitélio atrófico, situação que pode ser mudada com a administração de estrogênios tanto oral quanto tópica. Nas Figuras 19.4 e 19.5 apresentamos sugestões para a avaliação diagnóstica das amenorreias.

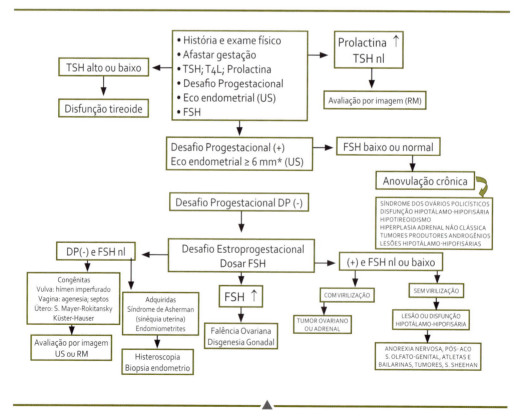

Fonte: adaptada de Fritz MA, Speroff L.[6]; Nakamura S, Douchi T, Oki T, Ijuin H, Yamamoto S, Nagata Y[15].

Figura 19.4 – Avaliação diagnóstica das amenorreias.

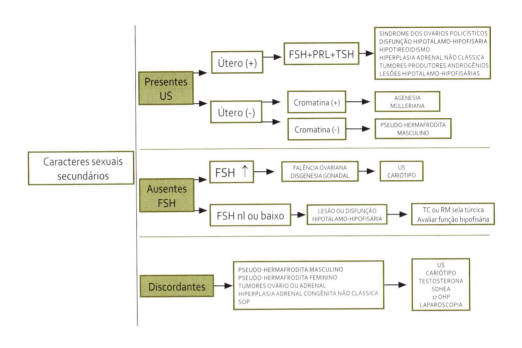

Fonte: adaptada de FEBRASGO – Federação Brasileira das Associações de Ginecologia e Obstetrícia[4].

Figura 19.5 – Avaliação diagnóstica das amenorreias primárias.

▶ Sugestões de dosagens hormonais

A seguir apresentamos nossas sugestões de dosagens hormonais auxiliares no diagnóstico das amenorreias primárias e secundárias.

- *Avaliação de reserva ovariana: FSH*
  - Diminuído: DHH.
  - Elevado: FOP e disgenesias gonadais.
  - Solicitar: dosagem hormônio antimülleriano.
  - Ultrassonografia via transvaginal com contagem de folículos antrais.
  - Pedir cariótipo (amenorreias primárias).

- *Avaliação da função ovulatória*
  - Progesterona: pico de 6 a 8 dias após ovulação (> 5 ng/mL).
  - Dosar 22-23 dias do ciclo (ciclos de 28-30 dias).
  - Ultrassonografia seriada.

Avaliação dos ciclos anovulatórios

- Dosar na 1ª fase do ciclo: FSH, LH, prolactina, TSH, T4 livre.
- Insulina e glicemia de jejum.
- Realizar teste da progesterona caso (+): anovulação crônica.
- Anovulação crônica hipotalâmica.
  - FSH e LH: diminuídos ou normais.
  - FSH ou LH diminuídos: tumores, síndrome de Sheehan, anorexia nervosa, deficiência isolada de gonadotrofinas etc.
- Galactorreia: dosar prolactina, TSH e T4 livre.

Ciclos anovulatórios + hiperandrogenismo

- FSH, LH (relação FSH/LH > 2,0 = não obrigatória).
- Insulina e glicemia de jejum.
- Teste de progesterona positivo.
- Testosterona (5-20% ovários, 50% tecidos periféricos, 0-30% adrenais).
- Dosar testosterona total e fração livre (ou só total).
- Testosterona aumentada: origem periférica (obesas) e/ou ovariana.
- DHEA (adrenais > 90%).
- SDHEA- forma sulfatada da DHEA+estável.
- SDHEA aumentado: origem suprarrenal.
- Dosar 17 OH-progesterona: bloqueio 21 hidroxilase (hiperplasia congênita de suprarrenal – HAC).

Resumo: dosar FSH, testosterona total e livre (em mulheres com sinais de hiperandrogenismo, sem elevação da T total e SDHEA, justifica-se a medida de testosterona livre), SDHEA, 17OHP.

Outras dosagens hormonais

- Dosar TSH e T4 livre (anovuladoras crônicas e/ou infertilidade e climatério).
- TSH e prolactina aumentados: hipotireoidismo primário.

▶ Conclusões

Todas as causas de amenorreia secundária podem causar amenorreia primária.
- Gravidez é causa comum de amenorreia e sempre deve ser excluída.
- Verificar a presença ou a ausência do desenvolvimento mamário (indicador da presença de estrogênios).
- Observar se há sinas de anormalidades anatômicas pelo exame físico e se são necessários exames de imagem (ultrassonografia ou ressonância nuclear magnética) buscando anormalidades na vagina, colo e corpo uterino.
- Amenorreia hipotalâmica associa-se a excesso de exercícios, desordens alimentares, uso de drogas, fadiga, poliúria ou polidipsia, doenças sistêmicas ou estresse (maioria).
- Amenorreia hipofisária: prolactinomas, drogas ou hipotireoidismo (maioria).
- Solicitar prolactina e TSH quando FSH estiver baixo ou normal com galactorreia presente.

- Na presença de estigmas indicadores da síndrome de Turner ou ausência de desenvolvimento dos caracteres sexuais secundários, solicitar cariótipo.
- Nos casos de cariótipo 46 XY, indica-se a remoção das gônadas.
- Altas concentrações de FSH são indicativas de falência ovariana.
- Amenorreia canalicular: síndrome de Ashermann ou sinéquias uterinas (maioria).
- Na presença de sinais de hiperandrogenismo fazer diagnóstico diferencial: SOP, HCSR não clássica, ingestão de drogas, entre outras.
- A síndrome dos ovários policísticos (SOP) é causa comum de amenorreia.
- As concentrações séricas de testosterona total e SDHEA são métodos efetivos e de baixo custo de rastreamento dos tumores produtores de androgênios. Levar sempre em consideração que esses tumores apresentam baixa frequência e a história clínica – sinais de hiperandrogenismo de início rápido e progressivo são na grande maioria das vezes o suficiente para suspeita diagnóstica.
- Tratamento dependerá da causa do problema e do objetivo de cada mulher.

▶ Referências

1. Caronia LM, Martin C, Welt CK, et al. A genetic basis for functional hypothalamic amenorrhea. N Engl J Med. 2011;364:215.

2. Corrine K Welt, Robert L Barbieri. Etiology, diagnosis, and treatment of secondary amenorrhea [cited 2014]. Available from: www.uptodate.com.

3. Damiani D, Guerra-Júnior G. As novas definições e classificações dos estados intersexuais: o que o Consenso de Chicago contribui para o estado da arte? Arq Bras Endocrinol Metab. 2007;51-6.

4. FEBRASGO. Manual de Orientação em Ginecologia Endócrina. Federação Brasileira das Associações de Ginecologia e Obstetrícia; 2010. Disponível em: www.febrasgo.org.br.

5. Ferriman DG, Gallwey,JD. Clinical assessment of body hair growth in women. J Clin Endocrinol Metabol. 1961;21:1440-1448.

6. Fritz MA, Speroff L. Amenorrhea. In: Clinical Gynecologic Endocrinology and Infertility. 8th ed. NewYork: Lippincott Williams & Wilkins; 2011. p. 435-93.

7. Goodarzi MO, Azziz R. Diagnosis, epidemiology, and genetics of the polycystic ovary syndrome Best Pract Res Clin Endocrinol Metab. 2006;Jun;20(2):193-205.

8. Ianetta R, Lima SMRR, Aldrighi JM;Aoki T. Estudo descritivo da massa óssea e fatores de risco cardiovascular em mulheres com síndrome de Turner. Femina (Federação Brasileira das Sociedades de Ginecologia e Obstétrícia). 2008;(36):363-6.

9. Laughlin D; Thorneycroft IH. Amenorreia In. DeCherney AH; Nathan L. Current Obstetric & Ginecologic Diagnosis &Treatment. 9th. New York: MacGraw-Hill; 2005. p. 847-3.

10. Legro RS, Arslanian SA, Ehrmann DA, et al. Diagnosis and treatment of polycystic ovary syndrome: an Endocrine Society clinical practice guideline. J Clin Endocrinol Metab. 2013; 98:4565.

11. Lima SMRR, Piato S. Síndrome do ovário policístico. In: Sebastião Piato (Org.). Tratado de Ginecologia, v. 1. São Paulo: Artes Médicas; 2002. p. 620-5.

12. Lima SMRR. Gônadas. Ciclo menstrual normal. In: Monte O, Longui CA, Calliari LEP. Endocrinologia para o pediatra. 2. ed. São Paulo: Atheneu; 1998. p. 177-83.

13. Lima SMRR, Yamada SS, Reis BF, Postigo S, Silva MALG, Aoki T. Effective treatment of vaginal atrophy with isoflavone vaginal gel. Maturitas. 2013;74:252-8.

14. Marshall WA; Tanner JM. Variations in Pattern of Pubertal Changes in Girls. Arch. Dis. Childh. 1969;44,291.

15. Nakamura S, Douchi T, Oki T, Ijuin H, Yamamoto S, Nagata Y. Relationship between sonographic endometrial thickness and progestin-induced withdrawal bleeding. Obstet Gynecol. 1996;May;87(5 Pt 1):722-5.

16. Practice Committee of the American Society for Reproductive Medicine. Current evaluation of amenorrhea. Fertil Steril. 2006;86:S148.

17. Rotterdam ESHRE/ASRM Sponsored PCOS Consensus Workshop Group 2004 Revised 2003 consensus on diagnostic criteria and long-term health risks related to polycystic ovary syndrome. Fertil Steril. 2004;81:19-25.

18. Scalissi NM, Cury NC. Disfunções da Tireoide In: Lima SMRR, Botogoski SR, Reis BF. Menopausa, o que você precisa saber: abordagem prática e atual do período do climatério. 2. ed. São Paulo: Atheneu; 2014. p. 311-22.

19. Whitehead S, Miell J. Ovarian function and its control. In: Clinical Endocrinology. Banbury: Scion Publishing; 2013. p. 371-88.

20 Hirsutismo, acne, queda de cabelos e estrias: causas e tratamento

James Kageyama Coelho
José Mendes Aldrighi

▶ Introdução

O período de desenvolvimento da mulher na faixa etária envolvendo a infância até a adolescência é a fase em que ela passa a cultivar e consolidar laços de interação social, e diversos fatores podem colaborar para a inibição da paciente; dentre esse fatores, o hiperandrogenismo e seu impacto na estética feminina pode ser devastador.

Na infância, o desenvolvimento de caracteres relacionados ao hiperandrogenismo, como a acne, o hirsutismo e a queda de cabelo é raro, e quando ocorre, a investigação de doenças secundárias deve ser instaurada; porém na puberdade, com o despertar da esteroidogênese ovariana, essas queixas podem tornar-se frequentes e a prescrição de tratamento para confortar as meninas deve ser prontamente realizado.

As estrias também impactam na qualidade de vida das meninas adolescentes, ainda mais no mundo em que vemos a obesidade e o sobrepeso pandêmicos; felizmente possuímos medidas com evidências clínicas para a melhora e prevenção dessa enfermidade.

A seguir iremos discorrer neste texto sobre as principais evidências no manejo do hirsutismo, acne, alopecia e estrias na infância e adolescência.

▶ Hirsutismo

O hirsutismo é uma queixa frequente de mulheres na idade reprodutiva, chegando à prevalência de 5-10%; entretanto, essa situação é incomum nas crianças. Dessa forma, quando evidenciarmos essa queixa em uma paciente nessa faixa etária, uma investigação referente a doenças endócrinas e tumores de origem adrenal e ovariana deve ser instaurada.

Na literatura encontramos diversos estudos mostrando o impacto na qualidade de vida das mulheres hirsutas ao relacionar essa situação ao aumento de quadros depressivos, distúrbios do sono, alterações da percepção corpórea da mulher, alterações na sexualidade e distúrbios de comportamento. Quando detectado comprometimento da saúde mental da paciente, esta deve ser referenciada para um profissional desta área.

Por definição, as pacientes que apresentam hirsutismo são aquelas com pontuação na escala de Ferriman-Gallwey acima de 8; entretanto, cerca de 40% das mulheres irão queixar-se de pelos indesejados no rosto durante a vida. A Figura 20.1 apresenta esta escala. As principais causas de hirsutismo estão listadas no Quadro 20.1.

Com o intuito de investigar todas as causas de hirsutismo, recomenda-se a solicitação do perfil androgênico com: testosterona total e livre, androstenediona, 17-OH-progesterona, sulfato de dehidroepiandrosterona, prolactina e função tireoidiana. Na suspeita da síndrome dos ovários policísticos, uma ultrassonografia. de preferência transvaginal,

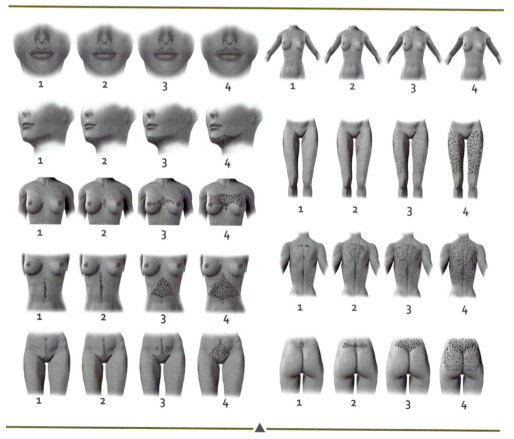

Fonte: Adaptada de Franks S[25].

Figura 20.1 – Escala de Ferriman-Gallwey.
Valores menores que 8 são considerados normais, entre 8 e 15, hirsutismo leve, e acima de 15 hirsutismo moderado/grave.

quando possível, deve ser solicitada, e na suspeita da síndrome de Cushing, um cortisol urinário de 24 horas é necessário na investigação.

Quadro 20.1 – Causas de hirsutismo.

- Síndrome dos ovários policísticos
- Hirsutismo idiopático
- Hiperandrogenismo idiopático
- Hiperplasia adrenal congênita
- Tumores secretores de androgênios
- Hirsutismo iatrogênico
- Tireoidopatias
- Acromegalia
- Síndrome de Cushing

Fonte: adaptado de Azziz R, Sanchez LA, Knochenhauer ES, et al.[10].

O objetivo da terapêutica do hirsutismo seria o controle desse sintoma, se possível com uso de uma monoterapia. Além disso, o médico sempre deve informar que o resultado dos tratamentos medicamentosos é mais lento, em média demorando 6 meses para que se verifique uma boa melhora. Dessa maneira, deve-se sempre associar um método de depilação à terapia medicamentosa com o intuito de otimização do tratamento.

No caso de a paciente já ter apresentado a menarca, a primeira linha de tratamento seria a utilização de pílula contraceptiva combinada com progestógenos que apresentem características antiandrogênicas, seja por ação direta na esteroidogênese ovariana, seja por aumento da *sex hormone binding globulin* ou por competição pelos receptores de androgênios. A Figura 20.2 demonstra a potência antiandrogênica dos progestógenos em ordem decrescente.

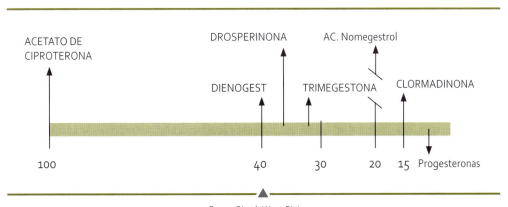

Fonte: Sitruk-Ware R[55].

Figura 20.2 – Esquema das potências antiandrogênicas dos progestógenos em ordem decrescente.

Baseando-se na Figura 20.2, verifica-se que a droga padrão ouro para o tratamento do hirsutismo seria o uso de pílula contraceptiva contendo 35 mcg de etinilestradiol com 2 mg de acetato de ciproterona, seguido da pílula quadrifásica contendo valerato de estradiol e dienogest, seguida da pílula contendo 3 mg de drosperinona, seja no regime de 21 pílulas com 30 mcg de etilnilestradiol ou no regime de 24 pílulas com 20 mcg de etinilestradiol. Sempre lembrando que os critérios de elegibilidade devem ser considerados na hora de prescrever essas medicações.

Em caso de falha terapêutica, uma opção seria associar 50 mg de acetato de ciproterona com a pílula combinada; respeitando sua pausa, os trabalhos que utilizam essa tática associam o fármaco à pílula de 35 mcg de etinilestradiol com 2 mg de acetato de ciproterona.

O uso da espironolactona também seria uma opção isolada, como em uma situação na qual o uso de pílula seja contraindicado, ou em conjunto com o método hormonal descrito anteriormente; sua ação seria na competição direta dos androgênios e seus receptores. Sua posologia varia de 50-200 mg/dia, e trabalhos demonstram eficácia em doses à partir de 75 mg/dia. Importante salientar a necessidade do aumento progressivo da dose para aumentar a adesão da paciente; como sugestão, realizar a introdução de 50 mg/dia na primeira semana, com o aumento semanal até a dose desejada; evitar o uso noturno deste remédio, pois se trata de um diurético. Efeitos colaterais observados incluem dores de cabeça, diminuição da libido, irregularidade menstrual, fadiga e hipercalemia; é preciso cuidado com mulheres que querem engravidar, pois a medicação pode causar a feminização de fetos masculinos; como se trata de um diurético poupador de potássio, recomenda-se avaliação de potássio sérico e pressão arterial.

O uso de drogas antiandrogênicas não esteroidais como a flutamina está contraindicado no Brasil, já que a Anvisa determinou que, devido aos riscos associados à hepatite fulminante em mulheres jovens (5 casos reportados em território nacional), a medicação somente deve ser utilizada em casos de câncer de próstata. Infelizmente esse é um excelente fármaco para ser utilizado em conjunto com a pílula contraceptiva com acetato de ciproterona, pois a associação apresenta uma excelente resposta em termos de melhora do escore de Ferriman-Gallwey.

Os inibidores da 5-alfarredutase também possuem seu uso restrito no período da infância e adolescência, pelo fato de existirem poucos trabalhos relacionados à segurança do uso dessa substância nessa população.

Uma opção interessante, porém ainda muito cara, seria a utilização de creme com eflornitina (13,9%); na posologia de 2 aplicações diárias, há uma redução significante dos pelos, e a parada da medicação leva ao crescimento dos pelos em 8 semanas; sua ação seria diretamente sobre a taxa de crescimento de pelos; trabalhos mostram que associação do creme com um método de depilação a *laser* potencializa a eficácia da terapêutica. Doses acima de 2 aplicações diárias estariam relacionadas à irritação local da pele; para contornar esse efeito indesejado, basta diminuir as aplicações.

As mulheres em geral relutam em utilizar a depilação com lâmina na face e partem para opções como uso de cera fria/quente ou uso de cremes depiladores à base de tioglicolato (2-4%). A primeira técnica tem como intercorrência a dor, a irritação da pele e o surgimento da foliculite; já o segundo método tem a irritação cutânea como efeito colateral, e dessa forma não é indicada para regiões da face. A grande vantagem é o espaçamento de procedimentos para a retirada de pelos, com intervalos variando de 2 a 6 semanas.

Hirsutismo, acne, queda de cabelos e estrias: causas e tratamento **291**

A vantagem do uso do _laser_ e da luz pulsada é a menor dor durante o procedimento; os aparelhos mais utilizados são: o 755-nm _laser_ Alexandrite, 800-nm diode _laser_, o 1064-nm Nd:YAG _laser_ e as fontes de luz pulsadas. Uma recente metanálise demonstrou a diminuição de cerca de 50% dos pelos 6 meses após o tratamento, sendo avaliados o _laser_ Alexandrite e o diode _laser_. Com relação aos outros aparelhos citados, os trabalhos são escassos sobre os resultados a curto e longo prazo.

▶ Acne

O acne vulgar é uma das lesões cutâneas mais prevalentes na infância e adolescência, e estudos demostram que a queixa de pacientes nessa faixa etária relacionada à doença varia de 70% a 87% de pacientes com idade acima de 12 anos, e de 78% em meninas entre 9 e 10 anos. Outro dado interessante é que trabalhos demostram que a acne leva à queda de qualidade de vida das crianças, independente da sua severidade.

O período no qual se observa o início da acne como uma queixa seria na pré-adolescência, englobando a idade de 7 anos até a menarca em meninas; em termos gerais, a acne em idade menores é autolimitada e rara, mas caso ocorra devem-se descartar doenças secundárias que possam estar por trás dessa manifestação, como, por exemplo, tumores secretores de androgênios. Quando na pré-adolescência a acne é severa ou então vem acompanhada com sinais de hiperandrogenismo, endocrinopatias devem ser investigadas, como a síndrome dos ovários policísticos.

No período da adolescência envolvendo a idade entre 12 e 18 anos, a queixa de acne torna-se frequente, e a investigação de outras causas seria indicada nas mesmas situações da pré-adolescência. A Tabela 20.1 demonstra os diagnósticos diferenciais da acne por faixa etária.

Tabela 20.1 – Diagnóstico diferencial da acne por faixa etária.

Infância (1 a 9 anos)	Pré-adolescência (10 a 14 anos)	Adolescência (15 a 19 anos)
• Tumor adrenal • Hiperplasia adrenal congênita • Síndrome de Cushing • Tumores ovarianos • Puberdade precoce	• Acne venenata (secundária à maquiagem) • Dermatite folicular • Angiofibromas • Acne secundária a corticoides • Verrugas planas • Queratose folicular • Molusco contagioso • Milia • Siringomas	• Acne secundária à corticoides • Foliculite por Gram negativo • Sarcoidose papular • Dermatite perioral • Queratose folicular • _Tinea faciei_ • _Demodex folliculorum_

Fonte: adaptada de Lawrence FE, et al.[40].

Uma das formas mais clássicas para realizar o tratamento da acne seria classificá-la em leve, moderada ou severa, e a partir dessa avaliação instituir a melhor terapêutica (Tabela 20.2).

Tabela 20.2 – Classificação da acne.

Acne leve	Acne moderada	Acne severa
• Menos que 20 comedões ou menos que 15 lesões inflamatórias • Total menos que 30 lesões	• Entre 20-100 comedões ou entre 15-50 lesões inflamatórias • Total entre 30-125 lesões	• Mais que 100 comedões ou mais que 50 lesões inflamatórias • Total mais que 125 lesões

Fonte: adaptada de Lehmann HL, Robinson KA, Andrews JS, Holloway V, Goddman SN [42].

Diversos meios de comunicação divulgam que o uso de maquiagem piora a condição da acne ou até mesmo predispõe à afecção; entretanto, diversos estudos demostram que o uso de maquiagem que possui propriedade de diminuir a oleosidade da pele pode até prevenir o aparecimento da acne e não causa impacto negativo ao tratamento, caso medicamentos sejam utilizados. Outro mito a ser quebrado seria o fato de o ato de lavar frequentemente o rosto preveniria a acne, pois o uso excessivo de sabonetes faciais pode provocar a quebra da barreira cutânea, promovendo o aparecimento de comedões e acne. Recomenda-se a limpeza da pele com sabonete com pH equilibrado 2 vezes ao dia, pois dessa forma haverá uma redução da oleosidade da pele; o mesmo princípio é adotado nos tônicos faciais, que não devem ser usados em exagero, pois podem promover uma irritação cutânea facial.

Os sabonetes com enxofre em associação com sulfametazida sódica podem ser um opção para a limpeza da pele 2 vezes por dia, uma vez que o primeiro componente tem uma ação leve antibactericida e apresenta propriedades que inibem o surgimento do comedão; já o segundo componente inibe o odor característico do enxofre, tornando o uso desse sabonete mais tolerável.

O uso de pomadas contendo o peróxido de benzoíla é o tratamento com maior nível de evidências, dentre as substâncias que não necessitam de receita médica, no combate à acne. No mercado encontram-se formulações de 2,5% até 10% que podem ser utilizadas de 1 a 2 vezes por dia, após a lavagem do rosto; trata-se de uma medicação extremamente segura, porém algumas pacientes podem apresentar vermelhidão e irritação nas áreas aplicadas. Caso as irritações sejam muito frequentes, o uso deve ser suspenso; a paciente deve evitar aplicar a substância nos lábios e olhos e sempre associar o uso de um protetor solar facial, com o intuito de prevenir queimaduras solares. Outro aspecto muito importante dessa substância seria o fato de o uso dela associado à antibioticoterapia sistêmica oral preveniria a criação de resistência pelo *Propionibacterium acnes*.

Em relação às medicações com necessidade de prescrição médica, os retinoicos tópicos são derivados da vitamina A e atuam sobre a unidade folicular, diminuindo a oclusão dos folículos e a redução da formação de comedões. Representam esse grupo os agentes: tretinoína, com concentração variando de 0,025-0,1%; adapaleno 0,1% e a isotretinoína 0,05%.

O uso dessa família de agentes tópicos pode ser indicado em todos os graus de acne, e o mais importante é dar à paciente informação sobre o uso desse fármaco, a fim de aumentar a aderência ao tratamento. Inicialmente deve-se prescrever a menor concentração possível para minimizar efeitos irritativos na pele, explicar que ela deve sempre usar um protetor solar no rosto e nunca aplicar em conjunto (no

Hirsutismo, acne, queda de cabelos e estrias: causas e tratamento

mesmo momento) o peróxido de benzoíla, pois pode ocorrer a neutralização do efeito desejado. A posologia é de 1 vez ao dia, com a utilização de volume semelhante a uma ervilha, principalmente sobre as áreas afetadas; caso ocorra irritação, devem-se espaçar as aplicações como forma de contornar o efeito indesejado.

O uso de **antibióticos tópicos** não é mais recomendado, uma vez que seu uso como monoterapia demora em surtir efeito e há o risco da criação de resistência caso o peróxido de benzoíla não seja utilizado.

O uso de **antibióticos orais** estaria indicado na presença de acne moderada ou severa; com o intuito de diminuir a criação de resistência desses antimicrobianos, indica-se um tempo de terapêutica de no máximo 6 meses e sempre associado ao peróxido de benzoíla. Cabe lembrar que o uso de tetraciclina está contraindicado em pacientes com menos de 8 anos de idade devido a alterações ósseas e no esmalte dentário. Na Tabela 20.3, seguem os principais antibióticos utilizados em casos de acne.

A prescrição do sulfametoxazol com trimetoprima nunca entra como primeira linha devido aos seus efeitos colaterais e, caso prescrito como segunda linha, um acompanhamento rigoroso deve ser realizado devido aos seus graves efeitos colaterais.

Nos casos de acne severa, o uso da isotretinoína tem sido preconizado; essa medicação é segura em pré-adolescentes e adolescentes e, em casos de acne refratária em crianças, pode ser uma opção de exceção. A dose usual é de 0,5 mg/kg nas primeiras 4 semanas, chegando à dose plena de 1 mg/kg, com duração do tratamento sendo determinado de acordo com a resposta da paciente, mas em média dura 20 semanas. O grande inconveniente do uso seriam os efeitos colaterais, que incluem ressecamento de olhos, vagina e pele, mialgia, hipertrigliceridemia, aumento de enzimas hepáticas, alteração no colesterol; mas o grande receio é relacionado ao seu potencial efeito teratogênico; com isso é imperativo a prescrição de algum método contraceptivo para as pacientes que utilizarem essa medicação. É preciso cuidado com o uso de antibióticos da família das tetraciclinas com esse fármaco, pois a interação medicamentosa aumenta as chances de hipertensão intracraniana.

Em relação à hormonioterapia, recomenda-se o tratamento da acne com a supressão da esteroidogênese ovariana, em casos de acne moderada. Ela poderá ser introduzida principalmente após a menarca, e deve ser realizada com o uso de contraceptivos hormonais com progestógenos antiandrogênicos já listados anteriormente.

Tabela 20.3 – Principais antibióticos utilizados em casos de acne.

Medicação	Posologia	Efeitos colaterais
Doxiciclina	100 mg 2 x/dia	Gastrointestinais, fotossensibilidade, candidíase vulvar
Eritromicina	500 mg 2 x/dia	Gastrointestinais, cuidado com interação medicamentosa com a carbamazepina
Tetraciclina	250-500 mg 2 x/dia	Gastrointestinais
Sulfametoxazol/trimetoprima	800/160 mg 2 x/dia	Erupções cutâneas que podem ser graves (necrose epidermal tóxica e a síndrome de Stevens-Johnsons, supressão da medula óssea

Outra opção interessante seria o uso da espironolactona na dosagem de 50-200 mg/dia, dada a função desse diurético de inibir ligação da testosterona a seus receptores. Caso a paciente seja refrataria às condutas da classificação de gravidade da acne que ela apresenta, condutas de um grau superior de acne devem ser adotadas. O Quadro 20.2 apresenta resumo do tratamento da acne.

Quadro 20.2 – Resumo do tratamento da acne.

Classificação acne	Tratamento
Acne leve	• Retinoico tópico • Peróxido de benzoíla • Associação dos acima
Acne moderada	• Retinoico tópico + peróxido de benzoíla • Retinoico tópico + hormonioterapia • Retinoico tópico + peróxido de benzoíla + hormonioterapia • Retinoico tópico + peróxido de benzoíla + antibiótico
Acne severa	• Retinoico tópico + peróxido de benzoíla + hormonioterapia • Retinoico tópico + peróxido de benzoíla + antibiótico • Considerar entrada da isotretinoína

▶ Alopecia

A alopecia afeta milhões de mulheres no mundo e apresenta um efeito devastador na autoestima feminina ao afetar o cabelo, muito valorizado em termos estéticos. O ponto mais importante no manejo dessa doença é o diagnóstico e tratamento precoce, para otimização dos resultados terapêuticos. Para a melhor realização do tratamento não devemos subestimar as queixas relacionadas à queda de cabelo em mulheres jovens.

As causas da perda de cabelo são múltiplas, variando desde a predisposição genética até mesmo a questões nutricionais; a seguir, serão abordadas as principais etiopatologias da alopecia na mulher.

A condição de perda de cabelo é incomum no período da infância à adolescência; entretanto, uma das condições mais observada por médicos ginecologistas seria a alopecia androgênica feminina, cuja manifestação pode ocorrer após a menarca, situação na qual haverá maior produção androgênica por essa gônada. Entretanto, a doença é mais observada no período de transição menopausal e pós-menopausa, pois estudos atuais relacionam o hipoestrogenismo a uma acentuação da doença; a fisiopatologia seria um aumento da sensibilidade à dihidrotestosterona na unidade capilar, ao culminar em um cabelo mais fino e com menor tempo de vida; apesar de se observar essa relação entre a ação dos androgênios sobre a unidade capilar, só em alguns casos será observado o aumento dos hormônios na circulação – como exemplo pode-se citar a síndrome dos ovários policísticos. A alopecia androgênica feminina raramente cursará com completa ausência de cabelos nas regiões acometidas e pode estar associada a outros sinais de hiperandrogenismo.

Outra condição tão importante quanto a primeira é o *Telogen effluvium*, na qual é observada a queda temporária, na totalidade das vezes reversível, do cabelo, associada a outros fatores, como estresse emocional e/ou físico intenso, cirurgias, deficiência de ferro, alterações hormonais, doenças crônicas ou agudas, dietas restritivas e medicamentos (anticoagulantes). Ressalta-se um especial cuidado a adolescentes com queixa de queda de cabelos associada com perda de peso ou baixo peso no que se refere à triagem da anorexia e bulimia, cuja incidência é crescente atualmente. O diagnóstico pode ser dado apenas pela história clínica na qual haverá a relação da alopecia com algum evento, e nessa doença raramente é evidenciada a rarefação da quantidade dos cabelos. O tratamento é baseado na atuação sobre o fator desencadeador, portanto o suporte psicossocial é de extrema importância, principalmente nos casos de estresse emocional das adolescentes, mas a terapêutica com minoxidil poderá entrar como adjuvante.

A alopecia areata é menos comum na infância e adolescência, mas também pode ser observada nessa faixa etária. Trata-se de uma afecção crônica dos folículos pilosos, de etiologia desconhecida, provavelmente multifatorial, com evidentes componentes autoimunes e genéticos. Cursa com a queda dos cabelos e/ou pelos, por interrupção de sua síntese, com isso podendo ser reversível. A condição pode estar associada a outras doenças autoimunes, como tireoidopatias e diabetes. Clinicamente ela é observada como placas alopécicas únicas ou múltiplas que acometem o couro cabeludo ou áreas do corpo; na fase aguda, o fundo dessas placas pode ser levemente hiperemiado, e em estágios mais avançados a placa é lisa. A dermatoscopia é um importante auxílio diagnóstico, na qual serão observadas alterações como os pelos em exclamação, hastes distróficas, pelos cadavéricos, pelugem branca e outros; em caso de dúvida diagnóstica, o exame anatomopatológico pode ser uma opção. Essa doença é referenciada ao dermatologista que realizará a primeira linha de tratamento, o qual consiste na injeção de corticoide sobre as lesões e/ou a realização de corticoide tópico.

Um importante diagnóstico diferencial da doença acima seria a tricolomania, que consiste na tração intencional ou não dos próprios cabelos. Assim, constatam-se áreas com ausência de cabelos, como na alopecia areata; entretanto, os contornos das lesões possuem um padrão bizarro, e outras ações compulsivas podem estar associadas, como a onicofagia; na dúvida diagnóstica, a dermatoscopia é de grande importância. O tratamento consiste na psicoterapia cognitiva comportamental; dessa maneira é essencial o acompanhamento em conjunto com um profissional de saúde mental.

As causas listadas acima são as mais prevalentes no período da infância à adolescência, mas em algumas situações mais raras podem-se evidenciar outras causas como *Anagen effluvium*, que consiste na queda de cabelo secundária à quimioterapia.

A terapêutica da alopecia que será abordada englobará as principais linhas de medidas para o manejo da alopecia androgênica feminina, e medidas consideradas de adjuvância no caso da alopecia areata e *Telogen effluvium*, uma vez que as medidas de primeira linha já foram descritas acima. Um dos aspectos-chave para o sucesso do tratamento é a conscientização da paciente sobre a necessidade da manutenção do tratamento. Para que ela possa observar melhora, geralmente serão necessários meses, e os reais resultados da terapêutica, que em muitos casos será uma leve melhora, pode ser decepcionante.

A medicação com a melhor evidência de sucesso no tratamento da alopecia é o minoxidil; a forma pela qual ele age nos cabelo ainda é desconhecida, mas acredita-se que ele aumente a circulação pericapilar, além de estimular a entrada dos cabelos da fase telógena para anágena e promovendo a persistência nesta fase. Um dado importante seria a espera de pelo menos 12 meses para a decisão de refratariedade do tratamento.

Para melhor sucesso da terapêutica, o médico deve orientar a paciente a aplicar a substância no couro cabeludo e a não se deitar pelo período de 2 horas nem lavar os cabelos no período de 4 horas. Uma forma simples de uso está descrita a seguir: minoxidil 5% – aplicar 20 gotas (1 mL) 1 vez ao dia ou aplicar 6 *puffs* (em caso de spray) 1 vez ao dia. A opção de uso de minoxidil 2% também é válida, mas a aplicação seria 2 vezes ao dia; em comparação das formulações, ambas apresentam eficácias semelhantes no tratamento da alopecia. Um efeito colateral descrito seriam reações irritativas e alérgicas que podem ser controladas com a retirada do propilenoglicol como veículo da medicação; a hipertricose frontal também é descrita por uso indevido da medicação, e nesse caso basta orientar a paciente sobre a forma adequada do uso.

Em caso de refratariedade ou de necessidade de uma segunda linha de medicação no tratamento, drogas antiandrogênicas podem ser utilizadas. Apesar de essas medicações serem amplamente prescritas, principalmente em pacientes com outros sinais de hiperandrogenismo, os trabalhos avaliando sua real eficácia ainda são escassos.

A espirolactona é um diurético poupador de potássio que bloqueia os receptores de andrógenos e diminui discretamente sua síntese. Com relação à alopecia, a dose sugerida é de 200 mg/dia, que deve ser introduzida com aumento progressivo de acordo com a tolerância da paciente – por exemplo, entrar com 50 mg, 1 vez ao dia, com aumento mensal de 50 mg/dose até alcançar 200 mg/dia. Os efeitos colaterais desta droga já foram descritos no tópico de hirsutismo.

Outra opção seria o uso da citrato de ciproterona, que consiste em um progestógeno com características antiandrogênicas já descritas anteriormente neste capítulo. Como opção de uso, temos as pílulas contraceptivas com a presença de 35 mcg de etinilestradiol e associação com 2 mg de acetato de ciproterona; em caso de refratariedade, pode-se associar 50 mg de acetato de ciproterona em conjunto com a pílula combinada, respeitando a pausa, ou seja, a paciente usará a pílula mais o acetato de ciproterona por 21 dias com pausa de 7 dias. Novamente cabe lembrar que é preciso respeitar os critérios de elegibilidade da Organização Mundial da Saúde antes de prescrevermos uma pílula contraceptiva a uma adolescente.

A flutamida no tratamento da alopecia na dosagem de 62,5-250 mg/dia foi um tanto quanto abandonada devido ao risco em torno de 4% de causar grandes elevações de enzimas hepáticas e, em raros casos, falência hepática, mas ela pode tornar-se uma opção em casos em que o uso de acetato de ciproterona, espirolactona e minoxidil não surtem efeito, uma vez que estudos prospectivos relatam a melhora em torno de 28% da quantidade de cabelo em um seguimento de 2 anos. Com relação a outros efeitos colaterais, tem-se a redução da libido e intolerância gastrointestinal; no Brasil, a Anvisa determinou que, devido aos riscos associados à hepatite fulminante em mulheres jovens, o uso da medicação seja restrito a casos de câncer de próstata.

O inibidor da 5-alfarredutase, a finasterida, também pode ser utilizado no tratamento da alopecia feminina; dado importante seria a dose, uma vez que, apesar de os trabalhos serem escassos, a dose de 1 mg/dia aparentemente não é eficaz nas mulheres, e os trabalhos demonstram que 2,5 mg e 5 mg/dia são eficazes na queda de cabelo. No Brasil, as posologias que encontramos são de 1 mg e 5 mg por comprimido. É preciso cuidado na prescrição para mulheres com história familiar de câncer de mama, pois a testosterona será convertida em estrogênio em nível hepático; outro cuidado que devemos ter é orientar a contracepção, já que essa medicação é teratogênica (feminização de genitália masculina). Salientamos que não há dados de segurança sobre o uso dessa medicação em adolescentes; portanto, a princípio, não deve ser utilizada nessa população.

Outro inibidor da conversão da testosterona em dihidrotestosterona é a dutasterida; na dosagem de 0,5 mg/dia possui menos evidências sobre a eficácia na alopecia feminina, mas em alguns estudos evidenciou-se sucesso terapêutico e sua possível indicação em casos refratários à finasterida. Enfatiza-se que a maioria dos estudos com esse fármaco foi realizada em mulheres na pós-menopausa e apenas alguns relatos foram feitos nas mulheres no menarca; portanto essa medicação deve ser evitada em paciente menor que 18 anos.

Outra terapia controversa é o uso de *laser*, que consiste no uso da luz monocromática na faixa de 600 nm a 1.400 nm do espectro de luz vermelha e infravermelha; alguns trabalhos apontam o uso dessa metodologia no tratamento da alopecia, com melhora do crescimento do cabelo por mecanismos desconhecidos. Até o momento há apenas um estudo prospectivo com uso dessa tecnologia 3 vezes por semana, por um período de 26 semanas, com melhora no padrão de crescimento do cabelo; mais estudos devem ser realizados e comparados a outras metodologias para adotarmos essa terapêutica na prática diária, e dados sobre a segurança para a utilização na faixa etária de adolescentes e pré-adolescentes são escassos.

O transplante capilar geralmente é indicado em pacientes acima de 25 anos; assim não é utilizado na faixa etária abordada neste capítulo. A utilização de suplementos vitamínicos, como, por exemplo, ferro, biotina, ginseng, *Serenoa repens*, chá verde e cafeína, no manejo da alopecia, até o momento não demonstrou nenhuma eficácia no tratamento ou adjuvância da alopecia.

▶ Estrias

A estria é outra entidade que aflige inúmeras mulheres com relação a seu aspecto estético. A prevalência dessa alteração varia na literatura, mas observamos uma variação de 11% a 88% das mulheres que se queixam dessa situação, sendo os períodos em que isso ocorre com maior frequência a adolescência e o período gestacional e pós-parto. As regiões mais acometidas seriam as regiões de abdômen, mamas, nádegas e raiz de coxa. Basicamente observamos dois tipos de estrias a *striae rubrae*, que consiste nas lesões eritematosas e/ou violáceas, que evoluem para as lesões com aspecto de cicatriz atrófica branca denominadas *striae albae*, que seriam a forma permanente da estria.

Sua fisiopatologia estaria relacionada com o desenvolvimento inadequado da pele em relação aos seus componentes: elastina e colágeno, com a inadequada distensão da pele associada a distúrbios endócrinos. Os fatores de risco mais associados ao desenvolvimento da estria em adolescentes seriam a obesidade durante a infância, a persistência do índice de massa corpórea elevada na adolescência e a presença de dermatite atópica ou seborreica.

A avaliação das estrias deve ser realizada com o auxílio de algum método fotográfico para que sejam visualizadas pela paciente e para comparação da evolução com o tratamento. As Figuras 20.3 e 20.4 ilustram os dois tipos de estrias na prática clínica.

Infelizmente ainda não existe um tratamento altamente eficaz e com poucos efeitos colaterais no manejo das estrias, mas o texto a seguir tem por objetivo descrever os métodos existentes que possuem evidências na melhora dessas lesões cutâneas.

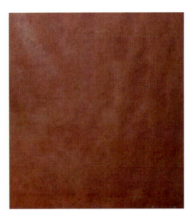

Figura 20.3 – *Striae rubrae*.

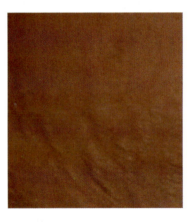

Figura 20.4 – *Striae albae*.

Com relação aos cremes e loções cutâneas, uma metanálise publicada pela Cochrane em 2012 revelou que o uso de loções e cremes hidratantes não demonstrou evidências na prevenção de estrias; no caso, o trabalho avaliou os seguintes produtos: Alphastria®, Trofolastin®, manteiga de cacau, óleo de oliva e Verum®; cabe lembrar que nesse estudo só foram avaliadas mulheres grávidas; o uso de cremes e loções no período da adolescência ainda é pobremente avaliado na literatura.

Um trabalho interessante com o uso de silicone nas regiões predispostas a estrias associado à massagem local demonstrou um aumento da produção de colágeno local e uma menor pigmentação das áreas avaliadas; com isso demostrou-se um potencial preventivo no aparecimento de estrias nessas mulheres no acompanhamento de 6 semanas, mas o trabalho é extremamente pequeno para uma patologia com uma prevalência grande – no caso apenas 20 mulheres foram avaliadas. No Brasil temos a disponibilidade de silicone em cremes e spray, que podem ser usados 1 vez ao dia, de preferência após o banho.

Com relação ao tratamento, o uso de tretinoína 0,1% tem demostrado eficácia nos casos das *striae rubrae*, com a aplicação 1 vez ao dia da pomada (volume próximo de uma ervilha), com uma melhora de 80% das lesões no período de 6 meses. Essa medicação também é facilmente encontrada no Brasil. No caso da *striae albae*, não foi evidenciada melhora com uso do creme. Alguns cuidados devem ser ressaltados com o uso dessa medicação: nas primeiras 4 semanas de uso, a paciente pode queixar-se de prurido, sensação de queimação, eritema local e ressecamento da pele; essas reações geralmente são autolimitadas e melhoram com o tempo de uso da medicação. Com relação ao ressecamento, o uso de um hidratante local melhoraria essa queixa; sempre orientar sobre o uso de filtro solar e/ou evitar a exposição solar da porção da pele tratada, pois essa área fica mais sensível a queimaduras e, caso elas ocorreram, deve-se parar o tratamento de imediato e esperar a cicatrização antes do reinício da terapêutica. O uso da medicação deve ser continuado até a melhora das lesões.

Quanto aos *peelings* químicos e mecânicos, se investigarmos a literatura sobre trabalhos relacionados à utilização de substâncias químicas com o intuito de estimular a produção local de colágeno, nos deparamos com trabalhos com uso do ácido glicólico 70% com aplicações mensais, o ácido tricloroacético 15-40% e a combinação de ambos no tratamento das estrias. Na maioria deles, há evidência de melhora local; entretanto, os trabalhos demostram erros metodológicos sobre o cegamento na avaliação da melhora. Apesar de evidências científicas inconclusivas, essa terapêutica é utilizada com aplicações mensais até a melhora da lesão. Novamente é de extrema importância o cuidado com filtro solar ou evitar a exposição das áreas tratadas à luz solar, com o intuito de prevenir queimaduras.

Sobre a microdermoabrasão com óxido de alumínio, encontram-se trabalhos mostrando sua eficácia, mas novamente nos deparamos com erros metodológicos, como a não exposição da técnica utilizada para cegar a avaliação final de melhora. Em termos gerais, temos trabalhos que comparam as duas técnicas, a química e mecânica, que demostram resultados semelhantes; entretanto, o *peeling* mecânico apresenta menor desconforto e efeitos colaterais à paciente.

Diversos *lasers* não abrasivos foram avaliados por meio de trabalhos científicos: 585 nm *pulsed dye laser*, o 1064-nm *neodymium-doped*, 308-nm *xenon chloride excimer laser* e o 577-nm *copper bromide laser*. O grande problema da avaliação desse método de tratamento está relacionado à metodologia empregada nos trabalhos, uma vez que os trabalhos que demonstram sua eficácia são os que não apresentam grupo-controle, e os que apresentam grupo-controle possuem erro ao não informarem como as pacientes e os avaliadores foram cegados. Mais trabalhos devem ser realizados para sabermos a real eficácia desse método.

O principal represente dos *lasers* abrasivos é o *laser* de CO_2 fracionado, sendo o grande risco dessa metodologia a hiperpigmentação de pessoas susceptíveis; novamente os trabalhos mostram falhas em não apresentarem grupos controles e falha no cegamento de avaliadores.

A luz pulsada possui amplitude de 515-1.200 nm e a propriedade de estimular o colágeno; não são muitos os trabalhos que usam essa metodologia que demonstram a necessidade de múltiplas sessões para a melhora das estrias; entretanto, os trabalhos são falhos por não apresentarem grupo-controle.

A radiofrequência tem a propriedade de estimular o colágeno através do aquecimento do local onde o aparelho é utilizado, também apresenta uma pequena quantidade de trabalhos publicados com falhas metodológicas; entretanto, a maiorias deles mostra uma boa eficácia quanto à percepção da paciente.

▶ Referências

1. Abdel-Latif AM, Albendary AS. Treatment of striae distensae withmicrodermabrasion: a clinical and molecular study. JEgyptian.Women Dermatol Soc. 2008;5:24-30.

2. Aktan S, Ozmen E, Sanli B. Anxiety, depression, and nature of acne vulgaris in adolescents. Int J Dermatol. 2000;39(5):354-35.

3. Alexiades-Armenakas MR, Dover JS, Arndt KA. The spectrum oflaser skin resurfacing: non-ablative, fractional, and ablative laser. resurfacing. J Am Acad Dermatol. 2008; 58:719-37.

4. Al-Dhalimi MA, Abo Nasyria AA. A comparative study of the effectiveness of intense pulsed light wavelengths (650 nm vs590 nm) in the treatment of striae distensae. J Cosmet Laser Ther. 2013;15:120-5.

5. Al-Himdani S, Ud-Din S. Gilmore and Bayat A. Striae distensae: a comprehensive review and evidence-based evaluation of prophylaxis and treatment. Br J Dermatol. 2014;170: 527-54.

6. Alster TS, Lupton JR. Prevention and treatment of side effects andcomplications of cutaneous laser resurfacing. Plast Reconstr Surg. 2002;109:308-16.

7. Aust MC, Knobloch K, Vogt PM. Percutaneous collagen inductiontherapy as a novel therapeutic option for striae distensae. Plast Reconstr Surg. 2010;126:219e-20e.

8. Avram MR, Leonard RT, Jr, Epstein ES, Williams JL, Bauman AJ. The current role of laser/light sources in the treatment of male and female pattern hair loss. J Cosmet Laser Ther. 2007;9(1):27-8.

9. Azziz R, Woods KS, Reyna R, Key TJ, Knochenhauer ES, Yildiz BO. The prevalence and features of the polycystic ovary syndrome in an unselected population. J Clin Endocrinol Metab. 2004;89(6):2745-9.

10. Azziz R, Sanchez LA, Knochenhauer ES, et al. Androgen excess in women: experience with over 1000 consecutive patients. J Clin Endocrinol Metab. 2004;89(2):453-62.

11. Blume-Peytavi U, Atkin S, Shapiro J, et al. European consensus on the evaluation of women presenting with excessive hair growth. Eur J Dermatol. 2009;19:597-602.

12. Blume-Peytavi U, Blumeyer A, Tosti A, Finner A, Marmol V, Trakatelli M, et al. S1 guideline for diagnostic evaluation in androgenetic alopecia in men, women and adolescents. Br J Dermatol. 2011;164(1):5-15.

13. Blume-Peytavi U, Hillmann K, Dietz E, Canfield D, Garcia Bartels N. A randomized, single--blind trial of 5% minoxidil foam once daily versus 2% minoxidil solution twice daily in the treatment of androgenetic alopecia in women. J Am Acad Dermatol. 2011;65(6):1126-1134-e2.

14. Blumeyer A, Tosti A, Messenger A, Reygagne P, Del Marmol V, Spuls PI, et al. Evidence-based (S3) guideline for the treatment of androgenetic alopecia in women and in men. J Dtsch Dermatol Ges. 2011;9(Suppl 6):S1-57.

Hirsutismo, acne, queda de cabelos e estrias: causas e tratamento   **301**

15. Blumeyer A, Tosti A, Messenger A, Reygagne P, Del Marmol V, Spuls PI, Trakatelli M, et al. European Dermatology Forum (EDF). Evidence-based (S3) guideline for the treatment of androgenetic alopecia in women and in men. J Dtsch Dermatol Ges. 2011;Oct;9(Suppl 6): S1-57.

16. Brennan M, Young G, Devane D, et al. Topical preparations forpreventing stretch marks in pregnancy. Cochrane Database Syst Rev. 2012; 11:CD000066.

17. Camacho-Martínez FM. Hair loss in women. Semin Cutan Med Surg. 2009;28(1):19.

18. Cho S, Park ES, Lee DH, et al. Clinical features and risk factors for striae distensae in Korean adolescents. J Eur Acad Dermatol Venereol. 2006; 20:1108-13.

19. Cook KK, Cook WR Jr. Chemical peel of nonfacial skin using glycolic acid gel augmented with TCA and neutralized based on visual staging. Dermatol Surg. 2000 Nov;26(11):994-9.

20. Crosby PD, Rittmaster RS. Predictors of clinical response in hirsute women treated with spironolactone. Fertil Steril. 1991;55:1076-81.

21. Del Rosso JQ, Kim G. Optimizing use oforal antibiotics in acne vulgaris. Dermatol Clin. 2009;27(1):33-42.

22. Dreno B, Poli F. Epidemiology of acne. Dermatology. 2003;206(1):7-10.

23. Eichenfield LF, Matiz C, Funk A, Dill SW. Study of the efficacy and tolerability of 0.04% tretinoin microsphere gel for preadolescent acne. Pediatrics. 2010;125(6).

24. Eichenfield LF, Krakowski AC, Piggott C, Del Rosso J, Baldwin H, Friedlander SF, et al. American Acne and Rosacea Society. Evidence-based recommendations for the diagnosis and treatment of pediatric acne. Pediatrics. 2013 May;131(Suppl 3):S163-86.

25. Franks S. The investigation and management of hirsutism. J Fam Pann Reprod Health Care. 2012 Jul;38(3):182-6.

26. Goldberg DJ, Sarradet D, Hussain M. 308-nm excimer laser treatmentof mature hypopigmented striae. Dermatol Surg. 2003;29:596-9.

27. Guimaraes PA, Haddad A, Sabino NM, et al. Striae distensae afterbreast augmentation: treatment using the nonablative fractionated1550-nm erbium glass laser. Plast Reconstr Surg. 2013;131:636-42.

28. Haedersdal M, Gøtzsche PC. Laser and photoepilation for unwanted hair growth. Cochrane Database Syst Rev. 2006;(4):CD004684.

29. Hamblin Michael R, Demidova Tatiana N, editors. Mechanisms of low level light therapy. Biomedical Optics; 2006.

30. Inal MM, Yildirim Y, Taner CE. Comparison of the clinical efficacy of flutamide and spironolactone plus Diane 35 in the treatment of idiopathic hirsutism: a randomized controlled study. Fertil Steril. 2005;84:1693-7.

31. Ingrid H, Anttonela T. Female Pattern Hair Loss. International Journal of Endocrinology and Metabolism. 2013 Oct;11(4):e9860.

32. Iorizzo M, Vincenzi C, Voudouris S, Piraccini BM, Tosti A. Finasteride treatment of female pattern hair loss. Arch Dermatol. 2006;142(3):298-302.

33. Jimenez GP, Flores F, Berman B, et al. Treatment of striae rubraand striae alba with the 585-nm pulsed-dye laser. Dermatol Surg. 2003;29:362-5.

34. Jimenez JJ, Wikramanayake TC, Bergfeld W, Hordinsky M, Hickman JG, Hamblin MR, Schachner LA. Efficacy and safety of a low-level laser device in the treatment of male and female pattern hair loss: a multicenter, randomized, sham device-controlled, double-blind study. Am J Clin Dermatol. 2014;15(2):115.

35. Kang S, Kim KJ, Griffiths CE, et al. Topical tretinoin (retinoic acid) improves early stretch marks. Arch Dermatol. 1996;132:519-26.

302   *Ginecologia e Obstetrícia da Infância à Adolescência*

36. Karimipour DJ, Kang S, Johnson TM, et al. Microdermabrasion: a molecular analysis following a single treatment. J Am Acad Dermatol. 2005;52:215-23.

37. Kohler C, Tschumi K, Bodmer C, Schneiter M, Birkhaeuser M. Effect of finasteride 5 mg (Proscar) on acne and alopecia in femapatients with normal serum levels of free testosterone. Gynecol Endocrinol. 2007;23(3):142-5.

38. Lawrence FE, et al. Evidence-Based Recommendations for the Diagnosis and Treatment of Pediatric Acne. Pediatrics. 2013 May;131 (Suppl 3).

39. Lee KS, Rho YJ, Jang SI, et al. Decreased expression of collagen and fibronectin genes in striae distensae tissue. Clin Exp Dermatol.1994;19:285-8.

40. Lehmann HL, Robinson KA, Andrews JS, Holloway V, Goddman SN. Acne therapy: a methodological review. J Am Acad Dermatol. 2002;47:231-40.

41. Lucky AW, Biro FM, Huster GA, Leach AD, Morrison JA, Ratterman J. Acne vulgaris in premenarchal girls. An early sign of puberty associated with rising levels of dehydroepiandrosterone. Arch Dermatol.1994;130(3):308-14.

42. Mohd Nor NH, Aziz Z. A systematic review of benzoyl peroxide for acne vulgaris. J Dermatolog Treat. 2012;Jul(25).

43. Nehal KS, Lichtenstein DA, Kamino H, et al. Treatment of maturestriae with the pulsed dye laser. J Cosmet Laser Ther. 1999;1:41-4.

44. Nouri K, Romagosa R, Chartier T, et al. Comparison of the585 nm pulse dye laser and the short pulsed CO_2 laser in thetreatment of striae distensae in skin types IV and VI. Dermatol Surg. 1999;25:368-70.

45. Obagi ZE, Obagi S, Alaiti S, et al. TCA-based blue peel: a standardizedprocedure with depth control. Dermatol Surg. 1999;25:773-80.

46. Olszewska M, Rudnicka L. Effective treatment of female androgenic alopecia with dutasteride. J Drugs Dermatol. 2005;4(5):637-40.

47. Ostovari N, Saadat N, Nasiri S, et al. The 308-nm excimer laser inthe darkening of the white lines of striae alba. J Dermatolog Treat. 2010;21:229-31.

48. Otberg N, Shapiro J. Hair growth disorders. In: Goldschmith LA, Katz SI, Gilchrest BA, et. (Eds). Fitzpatrick's Dermatology in General Medicine, v. 1. 8th ed. New York: McGraw-Hill; 2012. p. 979.

49. Rivitti EA. Alopécia areata: revisão e atualização. An Bras Dermatol. 2005;80(1).

50. Ryu HW, Kim SA, Jung HR, et al. Clinical improvement of striaedistensae in Korean patients using a combination of fractionatedmicroneedle radiofrequency and fractional carbon dioxide laser. Dermatol Surg. 2013;39:1452-8.

51. Shin JU, Roh MR, Rah DK, et al. The effect of succinylated atelocollagenand ablative fractional resurfacing laser on striae distensae. J Dermatolog Treat. 2011;22:113-21.

52. Silva AP, Sanchez APG, Pereira JM. A importância do exame tricológico no diagnóstico da alopecia areata. An Bras Dermatol. 2011;86(5).

53. Sitruk-Ware R. Climacteric. 2005;(8 Suppl 3):4-1.

54. Smith SR, Piacquadio DJ, Beger B, et al. Eflornithinecream combined with laser therapy in thmanagement of unwanted facial hair growth in women: a randomized trial. Dermatol Surg. 2006;32:1237-43.

55. Speroff L, Glass RH, Kase NG. Clinical Gynecologic Endocrinology and Infertility. 8th ed. Baltimore: Williams & Wilkins; 2011.

56. Stotland M, Chapas AM, Brightman L, et al. The safety and efficacyof fractional photothermolysis for the correction of striae distensae. J Drugs Dermatol. 2008;7:857-61.

57. Tan HH. Antibacterial therapy for acne:a guide to selection and use of systemicagents. Am J Clin Dermatol. 2003;4(5):307-14.

58. Thiboutot D, Gollnick H, Bettoli V, et al; Global Alliance to Improve Outcomes in Acne. New insights into the management of acne: an update from the Global Alliance to Improve Outcomes in Acne group. J Am Acad Dermatol. 2009;60(Suppl 5):S1-S50.

59. Troisier E, Menetrier P. Histologie des vergetures. Ann Gynecol. 1889;31:206.

60. Van Zuuren EJ, Fedorowicz Z, Carter B, Andriolo RB, Schoones J. Interventions for female pattern hair loss. Cochrane Database Syst Rev. 2012;5:CD007628.

61. Wolf JE Jr, Shander D, Huber F, et al. Randomized, double-blind clinical evaluation of the efficacy and safety of topical eflornithine HCl 13.9% cream in the treatment of women with facial hair. Int J Dermatol. 2007;46:94-8.

62. Yang YJ, Lee GY. Treatment of striae distensae with nonablativefractional laser versus ablative CO_2 fractional laser: a randomizedcontrolled trial. Ann Dermatol. 2011;23:481-9.

63. Yazdabadi A, Sinclair R. Treatment of female pattern hair loss with the androgen receptor antagonist flutamide. Australas J Dermatol. 2011 May;52(2):132-4.

64. Zelickson BD, Kist D, Bernstein E, et al. Histological and ultrastructuralevaluation of the effects of a radiofrequency-based nonablativedermal remodeling device: a pilot study. Arch Dermatol. 2004;140:204-9.

21 Tumores genitais na infância e adolescência

José Carlos Pascalicchio
Gustavo Leme Fernandes

▶ Introdução

A ocorrência de uma neoplasia maligna na infância ou na adolescência é fatalidade com graves repercussões pessoais e familiares. Felizmente o número de casos incidentes é baixo, e as perspectivas de tratamento eficaz são elevadas. O Instituto de Câncer José Alencar Gomes da Silva (INCA), estima que no ano de 2014, serão registrados no Brasil 394.450 casos novos de câncer, excluídos os tumores de pele não melanoma.

Nos países em desenvolvimento, com população infantojuvenil de 50%, a proporção do câncer infantil representa de 3% a 10% do total de neoplasias; já nos desenvolvidos, com adultos em maior número, essa proporção diminui, fica próximo a 1%. O Registro de Câncer de Base Populacional (RCBP), com base dos informes do INCA, confirma em valor próximo a 3% o percentual do acometimento tumoral incidente até os 20 anos de idade, e que serão diagnosticadas 11.840 neoplasias nessa faixa etária (taxa bruta de incidência – TB = 5,5/100 mil casos novos/ano de 2014).

Pela grande extensão territorial e diferentes distribuições, demográfica e social, há variação regional no número de casos de câncer registrados nesse período de vida; a incidência maior acontece nas regiões Sudeste e Nordeste (8.390 casos), os demais (3.450 casos novos) nas regiões Sul, Norte e Centro-Oeste (Tabela 21.1).

O tipo mais comum de tumor nessa população são as leucemias (entre 25-35%). São secundados pelos linfomas e, após, pelos tumores do sistema nervoso central; estes caracterizados como o tumor infantil "sólido" de maior prevalência.

O *National Cancer Institute Surveillance, Epidemiology, and End Results* (SEER), dos EUA, estima um total de 15.780 casos novos de câncer em 2014, sendo a distribuição percentual, de maior para menor incidência, iniciada com as leucemias e com os tumores do cérebro e sistema nervoso central, continuando com os linfomas, neuroblastomas, tumores de Wilms, tumores ósseos, sarcomas de partes moles (rabdomiossarcoma) etc. Os tumores de células germinativas de ovário (TCGs), os mais comuns na esfera genital feminina, ocupam a 20ª posição, representados por 110 casos – 2% das neoplasias infantojuvenis (Tabela 21.2).

Tabela 21.1 – Distribuição regional dos casos de câncer diagnosticados na faixa etária do nascimento até os 20 anos de idade, ambos os sexos, ano de 2014, Brasil.

Região	Número de casos novos
Norte	820
Nordeste	2.790
Sudeste	5.600
Sul	1.350
Centro-Oeste	1.280
Total	**11.840**

Fonte: Instituto Nacional do Câncer José Alencar Gomes da Silva (INCA).

Tabela 21.2 – Estimativa de novos casos de câncer em crianças e adolescentes, Estados Unidos, 2014.

Crianças (idades entre 0-14 anos)	Adolescentes (idades entre 15-19 anos)
Leucemia linfocítica aguda 2.670 – 26%	Linfoma de Hodgkin 800 – 15%
Cérebro e SNC 2.240 – 21%	Carcinoma de tireoide 570 – 11%
Neuroblastoma* 710 – 7%	Cérebro e SNC 540 – 10%
Linfoma não Hodgkin 620 – 6%	Tumores de células germinativas do testículo 430 – 8%
Tumor de Wilms 510 – 5%	Linfoma não Hodgkin 420 – 8%
Leucemia mieloide aguda 500 – 4%	Leucemia linfocítica aguda 410 – 8%
Tumores ósseos† 450 – 4%	Tumores ósseos† 370 – 7%
Linfoma de Hodgkin 380 – 4%	Melanoma 310 – 6%
Rabdomiossarcoma 340 – 3%	Leucemia mieloide aguda 230 – 4%
Retinoblastoma 280 – 3%	Tumores de células germinativas do ovário 110 – 2%
Total 10.450 – 100%	**Total 5.330 – 100%**

Não foram computados tumores benignos e borderline. * Inclui os ganglioneuroblastomas. † Inclui osteossarcomas e sarcoma de Ewing. Fonte: Ward E, Carol DeSantis MPH, Robbins MD, et al.[9].

Por serem raras, as neoplasias genitais femininas da infância e adolescência não têm incidência divulgada pelo INCA. Podemos fazer cálculo estimativo, sujeito a muitas críticas, ao confrontar a literatura médica – "tumores de células germinativas (TCGs) representam cerca de 5% do número total de neoplasias ovarianas, sendo mais comuns na infância-adolescência"–, verso informe do INCA – "total de 5.680 tumores de ovário/ano de 2014"; o valor obtido, 284 casos de TCG, confirma a raridade do acometimento, também observado nos EUA, e pode ser aceito, *data venia*, como representativo da incidência dessas neoplasias na esfera genital feminina, do nascimento aos 20 anos de idade.

Os TCGs são secundados pelos tumores funcionantes (teca, granulosa), incidentes com preponderância entre 20-30 anos de idade, e, pelo rabdomiossarcoma embrionário genital (cérvice, vagina e vulva; raros, não permitem cálculos estimativos).

No Brasil, em 2011, ocorreram 2.812 óbitos por câncer em crianças e adolescentes (de 0 a 19 anos). As neoplasias ocuparam a segunda posição, com 7% do total dos óbitos dessa faixa etária, perdendo somente para mortes em consequência de causas externas, configuradas como a causa de maior frequência. Como somente 1-5% dos TCGs têm comportamento agressivo, a mortalidade devida aos tumores dos genitais femininos infantojuvenis, também é discreta.

▶ Etiologia

As pesquisas que buscam associar fator causal ao câncer infantil (agentes ambientais, físicos, químicos e biológicos) têm dificuldade em relacionar a causa com o tempo de exposição da criança; além disso, muitos fatores são onipresentes em níveis baixos. Essa exposição, porém, é mais importante às leucemias, linfomas e tumores do sistema nervoso central e não aos tumores dos órgãos reprodutores femininos.

As exposições durante a vida intrauterina foram cogitadas, mas jamais comprovadas. A única exceção observada, nas décadas de 1960-1970, foi o adenocarcinoma cervicovaginal, incidente entre 15-20 anos de idade. Associado à adenose iatrogênica, ocorreu em 0,14% das meninas cujas mães foram expostas ao dietilestilbestrol na gestação.

Os TCGs do ovário têm origem em células totipotentes primitivas, ou de gonócitos, que apresentaram migração anômala em seu trajeto da região vitelina às cristas gonadais, e, posterior transformação neoplásica. Ocorrem no crânio e no tronco, sendo representados particularmente pelos teratomas. Os teratomas maturos, com tecidos derivados de duas ou das três camadas do embrião, têm origem partenogenética e cariótipo normal, em contraste com os demais tumores germinativos.

As anormalidades cromossômicas podem ser numéricas e estruturais. A anormalidade numérica dos cromossomos sexuais, particularmente quando há envolvimento do Y, define síndromes com suscetibilidade aos gonadoblastomas. São disgenesias manifestas em fenótipos que exibem dismorfismo corpóreo, anormalidades congênitas e atrasos no crescimento/desenvolvimento, sendo frequente a presença de "ovários em fita". Estas gônadas disgenéticas possuem oócitos com atipias histocitológicas, precursoras de gonadoblastomas (GB) e de tumores de células germinativas – suscetibilidade devida à presença na porção centromérica do braço longo do cromossomo Y, do lócus GBY, responsável pelo gene TSP-1 (*testis-specifc protein-Y 1*). As síndromes envolvidas, de Turner (cariótipo 45,X0) e de Swyer (46,XY), pela maior incidência de neoplasias, têm proposta de ooforectomia profilática, porém sem consenso: ora realizada precocemente, outras retardada (até que as manifestações puberais estejam completas, prole constituída ou após 35-40 anos de idade – independente de terem ou não filhos), alhures, nunca é indicada.

A síndrome de Klinefelter, genótipo 47,XXY, está associada ao tumor de células germinativas extragonadal do mediastino e quando 46,XXY, é relacionada a maior incidência de leucemias (Tabela 21.3).

Tabela 21.3 – Fatores causais relacionados com os tumores genitais femininos mais frequentes na infância e juventude.

Fator causal	Síndrome/clínica	Gene/cromossomo	Tumor envolvido
Partenogênese	Tumor ovariano	Cariótipo normal	Teratoma maturo gonadal
Migração anômala	Pinealoma, tumor torácico de Askin, tumores sacrais	Cariótipo normal	TCG* extragonadal
Anormalidade cromossômica numérica	Turner (45Xo)	TSP-1/Y (lócus GB)	Gonadoblastoma
	Swyer (46XXY)	TSP-1/Y (lócus GB)	Gonadoblastoma
	Klinefelter	46XXY	TCG* mediastino
	Klinefelter	46XXY	Leucemia
Anormalidade cromossômica estrutural	Peutz-Jeghers	STK-1/19p13.3	Cordão sexual
	Louis-Bar	ATM/11q	Cordão sexual
	Gorlin-Goltz	PTCH/9q22.3-q31	fibroma
	Ollier, Mafucci, leprechaunismo	Isocromossomo i/12p	Cordão sexual
	Frasier, WAGR e Denys-Drash		
		WT-1/11p13	Tumor de Wilms/ gonadoblastomas

*TCG = tumor de células germinativas.

As mutações estruturais inibem genes supressores tumorais ou ativam oncogenes através de inserções, deleções e cópias múltiplas de trechos de DNA. Ocorrem em várias síndromes autossômicas:

- Frasier (disgenesia gonadal e nefropatia), Denys-Drash (pseudo-hermafroditismo e esclerose mesangial) e WAGR (Wilms, aniridia, gonadoblastoma, agenesia renal), por incluírem mutações do gene WT-1 (Wilms tumour-1), estão associadas à maior suscetibilidade aos tumores renais infantis (tumor de Wilms) e aos gonadoblastomas.
- Ollier, Mafucci e leprechaunismo são displasias mesodérmicas associadas às neoplasias dos cordões do estroma sexual – teca e granulosa. O encontro citogenético de maior frequência está localizado no cromossomo 12p – inserção de cópia uniparenteral: i(p12)– o que mantém a heterozigose; o encontro de três cópias 12p confere maior agressividade tumoral;
- Gorlin ou Gorlin-Goltz ou do carcinoma nevoide de células basais, é síndrome autossômica dominante que engloba fibroma de ovário a carcinoma basocelular, queratose de mandíbula, calcificações em dura-máter e cistos em mesentério. Em 1994 foram descritas mutações no éxon 15 do gene PTCH,

também descrito como PTH (*human homolog of the Drosophila patched gene*), localizado no cromossomo 9q22.3-q31; o gene PTCH, com alta penetrância e expressão fenotípica variável, atua como componente da via de sinalização *hedgehog*, responsável por codificar moléculas de sinalização-chave na padronização embrionária, manutenção da hemostasia de tecidos caducos, reparação tecidual e carcinogênese;

- Peutz-Jeghers: devida à herança dominante autossômica decorrente de mutação do gene supressor STK-11 (*serine/threonine kinase 11*), localizado no cromossomo 19p13.3. O portador apresenta pólipos hamartomatosos espalhados em todo trato gastrointestinal e pigmentação melanótica (manchas "café com leite") em mucosa oral, face, genitália e superfícies palmares; o tumor de ovário, quando ocorrente, é da linhagem do cordão sexual puro: tumor do cordão sexual com túbulos anulares e androblastoma (arrenoblastoma);

- Louis-Bar (síndrome de ataxia-telangiectasia): doença neurológica progressiva que se manifesta na primeira infância; há degeneração cerebelar responsável pela ataxia, dilatação dos vasos sanguíneos dos olhos e da pele (telangiectasias), imunodeficiência, instabilidade cromossômica com aumento da sensibilidade à radiação ionizante e predisposição ao câncer (particularmente leucemias e linfomas). É devida à mutação que persiste na linha germinativa, autossômica recessiva do gene ATM – *ataxia telangiectasia mutated* (registro MIM no. 208.900) (Tabela 21.3).

A agregação familiar neoplásica, representada por síndromes de manifestação hereditária de neoplasias, não tem representatividade nos tumores infantojuvenis porque se manifestam na idade de 35-40 anos. Decorrem por mutação gênica que se perpetua na linhagem germinativa familiar, *v.g.*, do oncogene supressor tumoral BRCA-1, com predisposição/concomitância a neoplasias de mama e ovário; Lynch-II, pela mutação do gene MMR (gene de reparo do DNA), com agregação familiar da associação neoplásica intestino grosso x ovários.

▶ Classificação

O câncer infantojuvenil, considerado doença rara na população mundial (média de 1-3% de todos os tumores malignos ocorrentes), é estudado separadamente daqueles que acometem os adultos, em particular no que diz respeito ao comportamento clínico. Essas neoplasias têm, na sua maioria, curtos períodos de latência, são mais agressivas, crescem rapidamente, mas, respondem melhor ao tratamento quimioterápico e são consideradas de melhor prognóstico.

Desse modo, foram propostas várias classificações para os tumores pediátricos; eram diferentes daquelas utilizadas para os tumores adultos, sendo a morfologia, a principal característica observada. Em 1987, a classificação de Birch-Marsden foi proposta com 12 categorias. Posteriormente, em 1996, foi aceita como o modelo a da *International Classification of Childhood Cancer* (ICCC), que compreendia 12 grupos morfológicos, categorias, agrupadas de I (leucemias) a XII (outras neoplasias malignas e malignas não especificadas).

Atualmente, em forma unificada, a classificação histopatológica dos tumores, tanto infantil quanto de adulto, tende a acompanhar a proposta de consenso da comissão de patologistas recrutados pela *International Agency for Research on Cancer/World Health Organization* (IARC/WHO-2013*).*

▶ Tumores de células germinativas (TCGs)

Os TCGs, quando correlacionados aos demais tumores ovarianos, incidem em número muito superior aos da linhagem epitelial, estes praticamente inexistentes na infância. O acometimento tem picos em duas idades distintas, do nascimento aos 2 anos e após os 14 anos. A classificação, proposta pela IARC/WHO em 2013, considera sete subtipos. Conforme exposto na Tabela 21.4, abrange de neoplasias que apresentam comportamento benigno (teratoma maturo) ao altamente agressivo (tumor de saco vitelino).

Tabela 21.4 – Classificação dos tumores de células germinativas (TCGs) e respectivos códigos oncológicos (IARC/WHO, 2013).

Tumores de células germinativas	Código morfológico (CID-O)
Disgerminoma	M-9060/3
Tumor de saco vitelino	M-9071/3
Carcinoma embrionário	M-9070/3
Coriocarcinoma não gestacional	M-9100/3
Teratoma maturo	M-9080/0
Teratoma imaturo	M-9080/3
Tumor misto de células germinativas	M-9090/3

Os TCGs podem localizar-se em sítios extragonadais e gonadais; a localização extragonadal (2/3 dos casos) acomete em ordem de frequência o mediastino, crânio (loja pineal), retroperitônio, região sacrococcígea e vagina. Em 98% dos casos são teratomas e, quando diagnosticados antes dos 6 meses de idade, são benignos; após essa idade, 65% são malignos e em estágio clínico I (70% dos casos). A histopatologia abarca – além de teratomas, disgerminomas, tumores de saco vitelino e tumores mistos de células germinativas.

Com finalidade terapêutica, os TCGs podem ser divididos em três grandes classes de neoplasias: teratomas benignos (ou maturos, são 95% dos tumores de células germinativas e têm dois picos de acometimento, do nascimento aos 2 anos e entre 20-30 anos de idade), teratomas malignos (ou imaturos, mais comuns após os 40 anos de idade) e os "demais tumores malignos".

Dentre os "demais tumores malignos", os disgerminomas são os mais comuns e, por terem incidência maior entre 10-19 anos de idade, já foram chamados de *carcinoma puellarum* (latim: *puellae* = menina). Representam 30-40% dentre os TCGs malignos, seguidos pelo tumor de saco vitelino (sinônimo preferencial a tumor de seio endodérmico), tumores mistos e teratoma imaturo (Tabela 21.5). Com exceção do teratoma (tumor sólido-cístico) e do tumor de saco vitelino (sólido com pequenos cistos), os TCGs são neoplasias sólidas.

Tabela 21.5 – Frequência relativa dos tumores malignos de células germinativas.

TCG	Porcentagem
Disgerminoma	30-40
Tumor de saco vitelino	20-30
Tumor misto de células germinativas	8-10
Teratoma imaturo	3-5
Coriocarcinoma não gestacional	1-3
Carcinoma embrionário	1-3

▪ Sinais e sintomas

A dor abdominal e o tumor palpável ocorrem em 85% das pacientes; são seguidos em 35% dos casos pela distensão abdominal, ascite (20%), febre (10%) e presença de sangramento vaginal (10%). A dor súbita, intensa, com peritonismo característico do quadro de "abdômen agudo" acontece em 20% das pacientes pelo sangramento/rotura do tumor e, em 5%, secundário à torção do infundíbulo ovariano.

A precocidade isossexual, devido à produção hormonal, é ocasional. Relacionados especificamente aos teratomas, podem ser evidenciados em exames rádio-ultrassonográficos, a "protuberância de Rokitansky" ou promontório e as calcificações (dentes, cartilagem ossificada e osso).

▪ Marcadores tumorais

Enquanto os disgerminomas puros não possuem marcadores tumorais, os mistos podem produzir alfafetoproteína (AFP, α-FP), fração beta da gonadotrofina coriônica humana (β-HCG) e desidrogenase láctica (DHL). O coriocarcinoma não gestacional é produtor de β-HCG, e o tumor de saco vitelino da AFP (Tabela 21.6).

Tabela 21.6 – Marcadores tumorais utilizados nos TCGs.

TCG	AFP	ß-HCG	DHL
Disgerminoma	-	-	-/+
Tumor de saco vitelino	+	-	-/+
Carcinoma embrionário	+	-	+
Coriocarcinoma não gestacional	-	+	+
Teratoma imaturo	-/+	-/+	-/+
Tumor misto de células germinativas	-/+	-/+	+

▪ Considerações sobre o tratamento cirúrgico dos TCGs gonadais

A cirurgia é sempre o tratamento inicial, e obriga à anexectomia total homolateral. Como o comportamento biológico destes tumores varia da forma benigna à altamente maligna, a cirurgia tem de poupar as funções menstrual e gestacional. A exceção é dada pela presença de tumor ovariano bilateral, o que implica retirada de ambos anexos, mas não do útero (no futuro: "útero de aluguel"). Nos teratomas maturos, a cirurgia de eleição é a cistectomia com conservação do parênquima ovariano residual.

Deve ser evitada a manipulação excessiva da gônada contralateral e a biópsia em cunha; motivos: (I) prevenção de aderências cirúrgicas; (II) diminuição do número de gonócitos ("falência gonadal"), pois prejudicam o futuro reprodutor das pacientes, e (III) a bilateralidade destes tumores não é alta: teratomas em 12%, disgerminomas em 10% e demais TCGs com menos de 5%.

Considerar que cirurgia conservadora de funções menstrual ou gestacional não é equivalente à avaliação incompleta da extensão cirúrgica da doença, devendo ser realizada citologia da cavidade abdominal, estudo linfonodular (sistemático ou seletivo) e biópsias múltiplas, se indicadas.

▪ Tratamento adjuvante

O tratamento complementar dos TCGs nem sempre é necessário; o comportamento agressivo não está presente em todas as neoplasias, e há necessidade de considerar os fatores prognósticos existentes para a indicação de quimioterapia. A radioterapia, causa de esterilidade gonadal, tem indicação restrita na infância/juventude.

▪ Fatores prognósticos adversos comuns aos TCGs

São considerados aqueles relacionados aos achados clínico (pior prognóstico após a menacme), cirúrgicos e aos observados no exame histopatológico. Os achados cirúrgicos indicadores de maior agressividade neoplásica são o volume tumoral (diâmetro superior a 10-15 cm), extensão clínica além do ovário, acometimento linfonodular (habitual em 18% dos tumores), ruptura tumoral ou eventração/infiltração da cápsula e realização de cirurgia subestagiadora (40% de recorrência nas pacientes subestagiadas contra 0% em procedimentos de padrão completo).

A histopatologia associada à agressividade está presente na forma mista do disgerminoma (tem mais de um marcador tumoral) e aos subtipos dos TCGs: carcinoma embrionário, coriocarcinoma, teratoma imaturo e tumor de saco vitelino. A categoria G (grau histológico), referida de forma obrigatória no laudo anatomopatológico, não caracteriza o verdadeiro grau de malignidade biológica dos TCGs (exceção ao teratoma imaturo que é graduado pela presença de neuroepitélio).

▪ Fatores prognósticos adversos dos disgerminomas

O disgerminoma, lembrados como a contrapartida ovariana do seminoma testicular, é unilateral em 90% dos casos. Sempre maligno, somente 1/3 deles é agressivo; assim, tumor unilateral, diâmetro inferior a 10 cm, cápsula íntegra e sem disseminação (EC IA) tem índice de cura de 96% somente com a salpingo-ooforectomia homolateral (Figuras 21.1A, 21.1B e 21.2). O disgerminoma "puro" tem prognóstico melhor que o "misto". A forma "mista" possui células germinativas que não se diferenciam para formar tecidos embrionários ou extraembrionários e outras células germinativas malignas (associações com carcinoma embrionário, tumor de saco vitelino, teratoma e coriocarcinoma).

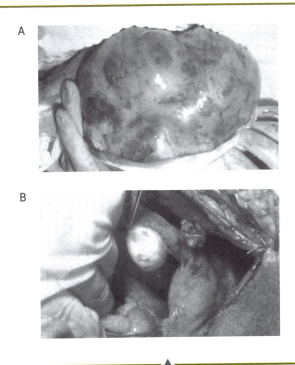

Fonte: imagens cedidas pela Dra. Adriana Bittencourt Campaner.

Figura 21.1 – Disgerminoma ovariano em jovem de 17 anos. Notar que o ovário contralateral é normal.

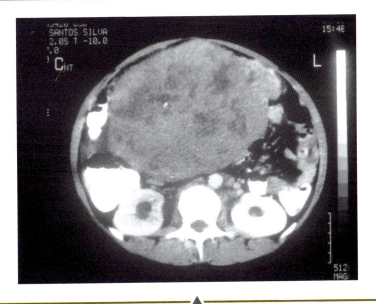

Figura 21.2 – Tomografia computadorizada referente ao caso anterior de disgerminoma ovariano.

A biologia do disgerminoma com áreas de diferenciação trofoblástica é idêntica à do padrão misto usual, mas com a vantagem de possuir o β-HCG como marcador tumoral. A presença de alto índice mitótico e, em alguns casos, da anisocariose, não tem implicação preditiva e/ou prognóstica.

A via de disseminação principal é a linfática, seguida pela hematogênica.

São tumores de alta sensibilidade ao tratamento medicamentoso e, principalmente, ao actínico ("curáveis" com 20-30 Gray).

- **Fatores prognósticos adversos do teratoma imaturo**

Os fatores prognósticos implicados são o maior estágio clínico, grau histológico avançado do tumor primário e a presença de metástases. O grau histológico dos teratomas imaturos (Figuras 21.3A e 21.3B) do ovário é realizado pela presença de focos de tecido neuroepitelial (G-0: há presença de tecido neuroepitelial maturo, essencialmente, glia; G-1: focos de tecido neuroepitelial imaturo em menos de um campo de 400x; G-2: focos de tecido neuroepitelial imaturo em 1-3 campos de 400×; G-3: focos presentes em mais de três campos de 400×).

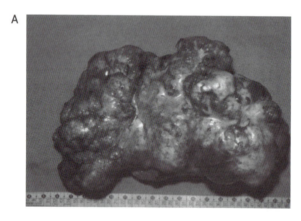

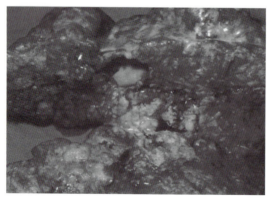

Fonte: imagens cedidas pela Dra. Adriana Bittencourt Campaner.

Figura 21.3A e B – Teratoma imaturo em adolescente de 18 anos.

O teratoma maturo cístico (Figuras 21.4A e 21.4B), benigno, pode apresentar áreas de tecido maligno em 5-10% dos casos; essa coexistência pode ocorrer no ovário *ipsi* ou contralateral. Estes casos passam a ser considerados "TCG maligno", mas, se não possuírem fatores prognósticos adversos, não têm indicação de quimioterapia. De forma semelhante devem ser considerados os teratomas maturos que possuem elementos neurais imaturos.

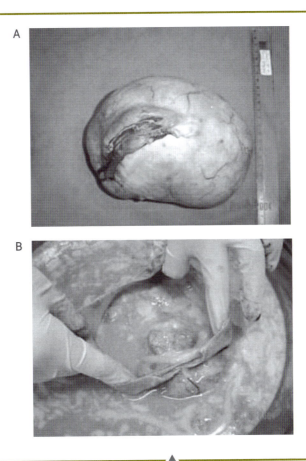

Fonte: imagens cedidas pela Dra. Adriana Bittencourt Campaner.

Figura 21.4A e B – Fotos de teratoma maturo em adolescente de 20 anos – notar conteúdo seboso e cabelos em seu interior.

Crianças e adolescentes com tumores G-0/1, EC IA e implantes maturos (G-0) não necessitam quimioterapia – a cirurgia isolada é curativa; quando houver implantes/metástases em G-2/3, deve ser indicada a quimioterapia. A quimioterapia é ministrada às demais situações e em recidivas, sendo a presença de focos histológicos de tumor de saco vitelino, mais do que o grau do componente imaturo, o fator preditivo de possível recorrência (Figuras 21.5A, 21.5B e 21.5C).

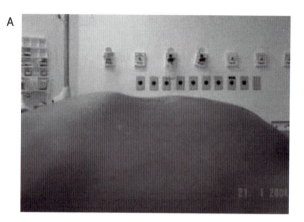
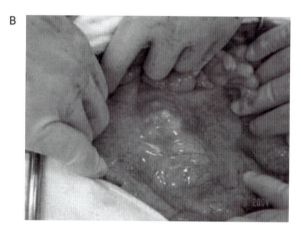
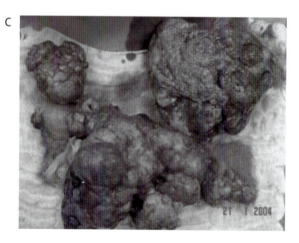

Fonte: imagens cedidas pela Dra. Adriana Bittencourt Campaner.

Figura 21.5A, B e C – Recorrência do caso de teratoma imaturo das Figuras 21.3A e 21.3B. A paciente não realizou quimioterapia conforme indicado, retornando um ano depois da primeira cirurgia.

Tumores genitais na infância e adolescência **317**

▪ Fatores prognósticos adversos dos tumores neuroectodérmicos

Pacientes com ependimomas têm múltiplas recorrências, mas a sobrevivência é longa. Se a histopatologia for de PNET (*primitive neuroectodermal tumor*), o prognóstico é reservado ("tumor torácico de Askin").

▪ Fatores prognósticos adversos dos tumores de saco vitelino

O tumor de saco vitelino, antes denominado tumor do seio endodérmico ou de Teilum (1963), é o mais agressivo dentre os ocorrentes nos ovários; o marcador tumoral preferencial é a AFP. Pode ter origem em sítios extragonadais e não responde ao tratamento pela radiação.

Sempre deve receber tratamento poliquimioterápico. A sobrevivência média é de 8,5 meses. A forma matura ou glandular bem diferenciada, raríssima, tem curso indolente e pode ser tratada só pela cirurgia.

▪ Quimioterapia

Exceto os teratomas maturos, todos os TCGs são "malignos" e apresentam importante quimiossensibilidade. A quimioterapia é indicada de imediato às pacientes que apresentam um ou mais fatores prognósticos adversos. O esquema mais utilizado é o BEP (bleomicina, etoposide, cisplatina) empregado até 2-3 ciclos após alfafetoproteína normalizar. A segunda opção recai sobre o VAC (vincristina, dactinomicina, ciclofosfamida).

▪ Radioterapia

Nunca é indicada às pacientes jovens por causar esterilidade ovariana, mas tem uso nas jovens e idosas submetidas à cirurgia radical. O carcinoma embrionário e o tumor de saco vitelino são radiorresistentes.

▪ Sobrevivência

A sobrevivência após 5 anos de tratamento primário das pacientes portadoras de disgerminomas, em estágio clínico-I é de 90-95%, e no total dos estágios situa-se entre 60-90% dos casos. Para os tumores do seio endodérmico, 2 anos, os EC-I e II, a sobrevivência de 5 anos está ao redor de 90%, e, para EC-III e IV, em 50%. Os teratomas imaturos, 5 anos, o EC-I com 90-95%. Se considerado o grau histológico, os GH-1 têm sobrevivência de 80%, GH-2 de 60% e os GH-3 de 30%. O carcinoma embrionário tem somatória para todos os estágios de 40%.

▶ Tumores de cordão sexual

Estas neoplasias, também conhecidas como derivadas do mesênquima funcionante (tecomas e células da granulosa), podem ser produtoras de hormônios sexuais, causa do quadro clínico de pseudopuberdade precoce isossexual, que, apresentação famosa, constitui-se em raridade entre as meninas, pois a incidência maior destes tumores situa-se ao redor dos 30 anos de idade (Figuras 21.6A e 21.6B).

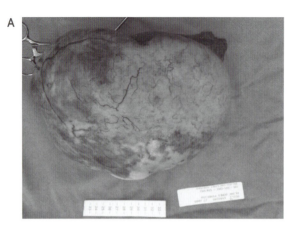

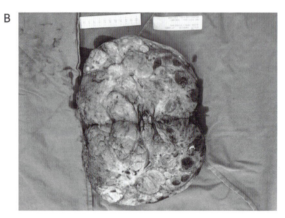

Figura 21.6A e B – Fotos de tumor do cordão sexual em jovem de 17 anos.

Os marcadores tumorais são a inibina sérica e a avaliação dos hormônios sexuais, porque, sendo fonte de estrogênios, progestagênios, androgênios e corticoides, estas substâncias também se tornam importantes no seguimento clínico das pacientes. Outros marcadores são a ativina, proteína folículo-reguladora, substância mileriana-inibidora e a calretinina.

A manifestação clínica mais comum envolve a queixa de dor e a presença de tumor palpável em região abdominopélvica; distensão abdominal, ascite e sangramento genital são esporádicos. Os sintomas de desfeminização e/ou masculinização, associados aos "tumores masculinizantes" (androblastoma ou arrenoblastoma/adenoma de Pick/tumor de Sertoli-Leydig) são excepcionais. As síndromes de Ollier, Mafucci, leprechaunismo (com resistência insulínica), Louis-Bar e Peutz-Jeghers podem estar associados a estas neoplasias (Tabela 21.3).

O tratamento inicial é cirúrgico e envolve como procedimento mínimo a anexectomia unilateral; deve ser mantido esforço máximo para manter funções menstrual e gestacional, sendo a biópsia do ovário contralateral contraindicada na vigência de inspeção macroscópica normal, visto que a bilateralidade é discreta (3-5% dos casos).

A cirurgia fornece os fatores prognósticos adversos (base da indicação do tratamento quimioterápico adjuvante), como a existência de tumor com diâmetro superior a 10 cm, acometimento bilateral, rotura do tumor, eventração da cápsula, citologia cavitária positiva e estágio clínico superior ao EC-IA. O grau de malignidade histopatológica (atipia celular, mitoses acima de 5-10/campo de 400 aumentos e índice mitótico alto) é pouco valorizado na indicação do tratamento complementar. A radioterapia é contraindicada por induzir esterilidade ovariana. Os tumores de cordão sexual têm comportamento indolente e as recorrências são tardias, acima de 5 anos.

▶ Rabdomiossarcomas

São neoplasias muito raras. Há dois subtipos de rabdomiossarcomas e ambos incidem com predominância na primeira infância. O subtipo alveolar, com 2/3 dos casos, acomete o crânio (principalmente cavidade orbitária) e a porção superior do tronco, enquanto o subtipo embrionário (também denominado pleomórfico), antes conhecido como sarcoma botrioide (grego: *botrys* = uva), é diagnosticado em 90% das vezes na vagina das infantes com menos de 5 anos de idade (pico em 18 meses). São excepcionais em adultos jovens. Tem como característica a presença de massa polipoide, com aparência de "cacho de uva", protrusa através do introito vaginal, acompanhada ou não de sangramento; estas alterações frequentemente são observadas pela mãe/cuidadora da criança.

A literatura registra o caso de uma menina que, além do sarcoma, apresentava nefroblastoma bilateral e outras anormalidades congênitas, o que sugere susceptibilidade genética.

O tratamento inicial é cirúrgico, à semelhança dos demais tumores infantojuvenis, e a ênfase maior é dada à quimioterapia adjuvante, visto que a radioterapia induz à esterilidade ovariana.

▶ Sequelas do tratamento quimioterápico

As sequelas decorrem da toxicidade tardia da quimioterapia. Uma segunda malignidade (leucemia/linfoma) pode surgir em 1% das pacientes que foram submetidas ao etoposide e/ou à cisplatina. As sobreviventes, comparadas a controles, têm pressão arterial elevada, hipercolesterolemia, alterações crônicas funcionais, zumbido e dores musculares.

▶ Referências

1. de Lima Filho OA. Disgerminoma do ovário. Contribuição para o seu estudo anátomo-clínico. Tese de Livre Docência, São Paulo; 1966.
2. CID-10. Classificação Estatística Internacional de Doenças e Problemas Relacionados à Saúde. 10ª revisão. Genebra; 1989.
3. CID-O. Classificação Internacional de Doenças para Oncologia. São Paulo: Edusp; 2013.
4. Kramarova E, Stiller CA. The International Classification of Childhood Cancer (ICCC). Int J Cancer. 1996;68:759-65.
5. Kurman RJ, Carcangiu ML, Herrington CS, Young RH. WHO classification of tumours of female reproductive organs. Lion: IARC Press; 2014.

6. Percy C, Van Holten V, Munir C. CID-O: Classificação Internacional de Doenças para Oncologia/OMS. 3. ed. Tradução da Fundação Oncocentro de São Paulo. São Paulo: EDUSP/ Fundação Oncocentro de S. Paulo; 2005.

7. Prat J. FIGO Committee on Gynecologic Oncology – Staging classification for cancer of the ovary, fallopian tube and peritonium. Int J Gynaecol Obstet. 2014;124:1-5.

8. Ries LAG, Smith MA, Gurney JG, Linet M, Tamra T, Young JL, et al. Cancer incidence and survival among children and adolescents: United States SEER program, National Cancer Institute 1975-1995. Bethesda: MD; 1999.

9. Ward E, Carol DeSantis MPH, Robbins MD, et al. Childhood and Adolescent Cancer Statistics. Cancer J Clin. 2014;0:1-21.

22 Distúrbios alimentares (anorexia, bulimia e obesidade) na infância e adolescência

Priscila Koritar
Bacy Fleitlich-Bilyk

▶ Introdução

A alimentação exerce importante papel no desenvolvimento de crianças e adolescentes a fim de possibilitar crescimento e desenvolvimento genético esperado; evitar carências nutricionais; prevenir problemas de saúde e garantir o desenvolvimento de atitudes alimentares adequadas que poderão ser carregadas para a vida adulta. Apesar de as práticas alimentares serem adquiridas durante todas as fases da vida, os primeiros anos são destacados como fundamentais para que se estabeleçam hábitos associados a padrões quantitativa e qualitativamente adequados da dieta.

A família (principalmente pais e irmãos mais velhos) exerce um papel fundamental na formação dos hábitos alimentares, servindo como exemplo e sendo a porta de entrada dos valores familiares e culturais. Com o passar dos anos, a partir da pré-escola, a criança passa a receber influência da escola e dos amigos, sendo a influência do grupo mais forte na adolescência, fase em que passa a se alimentar mais frequentemente fora de casa e também a contestar os valores familiares. Além disso, a mídia exerce inegável e preocupante papel sobre a sociedade, influenciando no consumo alimentar e também na valorização do corpo magro, contribuindo para o estigma da obesidade.

Apesar de ser fundamental considerar as necessidades nutricionais individuais da criança, bem como as características inerentes a cada uma das fases que constituem esse período da vida, algumas caraterísticas gerais podem ser destacadas, como respeitar a fome física e a vontade de comer; adequar-se ao consumo alimentar culturalmente aceitável, como, por exemplo, em festas de aniversário; consumo de todos os grupos alimentares, a fim de suprir as necessidades energéticas e nutricionais; distribuição adequada da alimentação ao longo do dia, evitando longos períodos sem comer ou excessos alimentares em refeições específicas. Além disso, é na infância e na adolescência que deve ser estabelecida uma prática de atividade física que seja saudável e prazerosa, bem como uma autoestima adequada, incluindo a aceitação das diferenças corporais.

No Brasil, da mesma forma que em outras partes do mundo, observa-se aumento da prevalência de excesso de peso e obesidade e diminuição na prevalência de baixo peso entre crianças e adolescentes. Além disso, os transtornos alimentares, que são considerados hábitos anormais na forma de se alimentar e vivenciar o corpo, de modo especial a anorexia nervosa e bulimia nervosa, nas suas formas totais ou parciais acometem cada vez mais crianças e adolescentes. Entretanto, sabe-se que a presença de distúrbios alimentares na infância e na adolescência impõe a seus portadores graves prejuízos que podem se perpetuar e se ampliar ao longo da vida, podendo levar à diminuição dos anos de vida produtiva e à mortalidade precoce.

▶ Avaliação do estado nutricional

O conhecimento do estado nutricional prévio e atual é um dos pré-requisitos do atendimento de crianças e adolescentes, a fim de auxiliar no direcionamento da conduta. A avaliação do estado nutricional nessas faixas etárias deve ser feita com base nas tabelas ou curvas de crescimento da OMS de peso-idade (até 10 anos de idade), de altura-idade (até 19 anos) e de índice de massa corporal (IMC)-idade disponíveis nos sites da Organização Mundial da Saúde (OMS -http://www.who.int/growthref/en/) e Ministério da Saúde_(http://dab.saude.gov.br/portaldab/ape_vigilancia_alimentar. php?conteudo=curvas_de_crescimento). A Tabela 22.1 mostra os pontos de corte para a classificação do estado nutricional.

Além da avaliação do estado nutricional por meio das curvas de crescimento da Organização Mundial da Saúde, outras medidas podem ser adotadas para avaliação da composição corporal, como pregas cutâneas, bioimpedância e calorimetria.

Tabela 22.1 – Pontos de corte para a classificação do estado nutricional.

Estado nutricional	Percentil	Escore Z
Baixo peso	< p 3	< -2 DP
Peso normal	p 3-85	-2 DP a 1 DP
Sobrepeso	> p 85	> 1 DP
Obesidade	> p 97	> 2 DP

▶ Transtornos alimentares

Os transtornos alimentares (TA) são doenças psiquiátricas de etiologia multifatorial, cujos critérios diagnósticos, estabelecidos pela Associação de Psiquiatria Americana, no Manual de Doenças Mentais (DSM-5) e pela Organização Mundial da Saúde, no Código Internacional de Doenças (CID-10) são baseados em características psicológicas, comportamentais e fisiológicas.

Distúrbios alimentares (anorexia, bulimia e obesidade) na infância e adolescência **323**

De acordo com o DSM-5, os diagnósticos de TA incluem a anorexia nervosa (AN), a bulimia nervosa (BN), o transtorno da compulsão alimentar (TCA), o outro transtorno alimentar especificado (OTAE), a pica, e o transtorno alimentar restritivo/evitativo. Entretanto, neste capítulo, serão abordados apenas os transtornos alimentares mais comuns na infância e na adolescência a partir dos critérios diagnósticos estabelecidos no DSM-5.

A **anorexia nervosa** (AN) apresenta três características essenciais: restrição persistente da ingestão calórica; medo intenso de ganhar peso ou de engordar ou comportamento persistente que interfere no ganho de peso e perturbação na percepção do próprio peso ou da própria forma. O Quadro 22.1 descreve os critérios diagnósticos da anorexia nervosa.

▼

Quadro 22.1 – Critérios diagnósticos da anorexia nervosa.

A. Restrição da ingestão calórica em relação às necessidades, levando a um peso corporal significativamente baixo no contexto de idade, gênero, trajetória do desenvolvimento e saúde física. Peso significativamente baixo é definido como um peso inferior ao peso mínimo normal ou, no caso de crianças e adolescentes, menor do que o minimamente esperado

B. Medo intenso de ganhar peso ou de engordar ou comportamento persistente que interfere no ganho de peso, mesmo estando com peso significativamente baixo

C. Perturbação no modo como o próprio peso ou a forma corporal é vivenciado, influência indevida do peso ou da forma corporal na autoavaliação, ou ausência persistente do reconhecimento da gravidade do baixo peso corporal atual

– Subtipo restritivo: durante os últimos 3 meses, o indivíduo não se envolveu em episódios recorrentes de compulsão alimentar ou comportamento purgativo (exemplo: vômitos autoinduzidos ou uso indevido de laxantes, diuréticos ou enemas). Esse subtipo descreve apresentações nas quais a perda de peso é conseguida essencialmente por meio de dieta, jejum e/ou exercícios excessivos

– Subtipo compulsão alimentar purgativo: durante os últimos 3 meses, o indivíduo se envolveu em episódios recorrentes de compulsão alimentar purgativa (exemplo: vômitos autoinduzidos ou uso indevido de laxantes, diuréticos ou enemas)

A gravidade do quadro em crianças e adolescentes é baseada no percentil do IMC para idade, e esse nível pode ser aumentado de modo a refletir sintomas clínicos, o grau de incapacidade funcional e a necessidade de supervisão.

O indivíduo é considerado em **remissão parcial** se, depois de ter preenchido previamente todos os critérios diagnósticos para a anorexia nervosa, o critério A não for mais satisfeito por um período de tempo sustentado, porém o critério B ou C ainda estão presentes. A **remissão completa** é assumida se, depois de ter preenchido previamente todos os critérios diagnósticos para a anorexia nervosa, nenhum dos critérios estão presentes por um período de tempo sustentado.

A **bulimia nervosa** (BN) é definida a partir de três aspectos fundamentais: episódios recorrentes de compulsão alimentar; comportamentos compensatórios inadequados recorrentes para impedir o ganho de peso. e autoavaliação indevidamente influenciada pela forma e pelo peso corporais. O Quadro 22.2 demonstra os critérios diagnósticos da bulimia nervosa.

324 *Ginecologia e Obstetrícia da Infância à Adolescência*

Quadro 22.2 – Critérios diagnósticos da bulimia nervosa.

A. Episódios recorrentes de compulsão alimentar caracterizados pelos seguintes aspectos:

   1. Ingestão, em um período de tempo determinado (exemplo: dentro de um período de duas horas), de uma quantidade de alimento definitivamente maior do que a maioria dos indivíduos consumiria no mesmo período sob circunstâncias semelhantes

   2. Sensação de falta de controle sobre a ingestão durante o episódio (exemplo: sentimento de não conseguir parar de comer ou de controlar o quê e quanto está sendo ingerido)

B. Comportamentos compensatórios inapropriados recorrentes a fim de impedir o ganho de peso, como vômitos autoinduzidos; uso indevido de laxantes, diuréticos ou outros medicamentos; jejum; ou exercício em excesso

C. A compulsão alimentar e os comportamentos compensatórios inapropriados ocorrem, em média, no mínimo uma vez por semana durante três meses

D. A autoavaliação é indevidamente influenciada pela forma e pelo peso corporais

E. A perturbação não ocorre exclusivamente durante episódios de anorexia nervosa

---

O nível de gravidade na BN é baseado na frequência dos comportamentos compensatórios inapropriados:

- Leve: média de 1 a 3 episódios de comportamentos compensatórios inapropriados por semana.
- Moderada: média de 4 a 7 episódios de comportamentos compensatórios inapropriados por semana.
- Grave: média de 8 a 13 episódios de comportamentos compensatórios inapropriados por semana.
- Extrema: média de 14 ou mais episódios de comportamentos compensatórios inapropriados por semana.

Além da frequência dos comportamentos compensatórios, a gravidade pode ser elevada para refletir outros sintomas e o grau de incapacidade funcional.

O indivíduo é considerado em remissão parcial se, depois de ter preenchido previamente todos os critérios diagnósticos para a bulimia nervosa, alguns mas não todos os critérios estão preenchidos por um período de tempo sustentado. A remissão completa é assumida se depois de todos os critérios diagnósticos para a bulimia nervosa terem sido previamente preenchidos, nenhum dos critérios estão presentes por um período de tempo sustentado.

O diagnóstico de outro transtorno alimentar especificado (OTAE) é feito quando há a presença de sintomas característicos de um transtorno alimentar ,que causam sofrimento clinicamente significativo ou prejuízo no funcionamento social, profissional ou em outras áreas importantes da vida, mas não há a presença de todos os critérios para qualquer transtorno na classe diagnóstica de transtornos alimentares. Dois exemplos dessa classificação são:

- Anorexia nervosa atípica: todos os critérios para a AN estão presentes, exceto que, apesar da perda de peso significativa, o peso do indivíduo está dentro ou acima da faixa normal.

Distúrbios alimentares (anorexia, bulimia e obesidade) na infância e adolescência **325**

- Bulimia nervosa (de baixa frequência e/ou duração limitada): todos os critérios para BN são preenchidos; entretanto, a compulsão alimentar e comportamentos compensatórios indevidos ocorrem, em média, menos de 1 vez por semana e/ou por menos de 3 meses.

A **pica** é caracterizada pela ingestão persistente de substâncias não nutritivas e não alimentares, durante um período mínimo de 1 mês, sendo essa ingestão inapropriada ao estágio de desenvolvimento do indivíduo, não aceitável culturalmente e, se ocorrer juntamente com outro transtorno mental, transtorno do espectro autista ou condição médica (incluindo a gestação), é grave a ponto de necessitar de atenção clínica adicional.

O transtorno alimentar restritivo/evitativo tem como principal característica diagnóstica a esquiva ou a restrição da ingestão alimentar. Anteriormente era incluso no transtorno da alimentação da primeira infância; entretanto, no DSM-5 foi adotado como transtorno alimentar.

Epidemiologia

Os TAs acometem indivíduos em todo o mundo, e a prevalência da forma total da AN em adolescentes e mulheres jovens varia entre 0,4-0,9%, enquanto a prevalência da BN em adolescentes varia entre 0,9-2%. O diagnóstico de OTAE (das síndromes parciais) é mais comum, variando entre 2-6,6%, e, em amostras clínicas, quanto mais jovem o paciente, maior é a probabilidade de receber esse diagnóstico.

Complicações e comorbidades

As complicações clínicas podem ser divididas em complicações decorrentes da restrição alimentar autoimposta e complicações decorrentes dos métodos compensatórios para a perda de peso. As principais complicações decorrentes da restrição alimentar autoimposta estão apresentadas no Quadro 22.3. Já as principais complicações decorrentes dos métodos compensatórios para a perda de peso estão apresentadas no Quadro 22.4.

▼

Quadro 22.3 – Complicações decorrentes da restrição alimentar.

- Alterações do trato gastrointestinal: esvaziamento gástrico lento; distensão abdominal; constipação
- Alterações endócrinas e complicações metabólicas: ciclos menstruais irregulares ou amenorreia, regressão dos ovários para estágios pré-puberais, regressão do tamanho mamário, redução do útero e infertilidade em mulheres; diminuição da testosterona em homens; aumento da concentração de cortisol; diminuição dos hormônios tireoidianos T_3 e T_4; hipercolesterolemia; e hipoglicemia
- Alterações ósseas: osteopenia e osteoporose
- Alterações hematológicas: anemia ferropriva; carência de vitaminas e minerais (apesar de esperadas não são frequentemente observadas por meio dos exames de sangue)
- Alterações físicas: formação do lanugo (fina camada de pelos), pele seca; queda de cabelo; regressão dos caracteres sexuais secundários
- Complicações cardiovasculares: pode haver atrofia do músculo cardíaco
- Complicações neurológicas: déficit neuropsicológico

Quadro 22.4 – Complicações decorrentes dos métodos compensatórios.

- Alterações hidroeletrolíticas: hipocalemia, hipofosfatemia. hipomagnesemia e hipocalcemia
- Complicações cardiovasculares: arritmia cardíaca; hipotensão e taquicardia
- Complicações renais: nefropatia hipocalêmica, hematúria; falência renal
- Complicações gastrointestinais: constipação intestinal; esofagite, relaxamento do esfíncter gastresofágico, perda do reflexo de náusea; erosão dentária; aumento da incidência de cáries; maior riso de perda de dentes; hipertrofia de parótidas

A presença de comorbidades psiquiátricas, comum inclusive nessa faixa etária, pode interferir no tratamento e na evolução dos TAs. De acordo com Pinzon e col, 74% dos pacientes tratados em um importante serviço especializado em transtornos alimentares na infância e na adolescência no Brasil tinham alguma comorbidade psiquiátrica, sendo as mais frequentes os transtornos do humor, dos quais o quadro mais prevalente foi o episódio depressivo, e transtornos ansiosos, dos quais os mais prevalentes foram o transtorno de ansiedade generalizado (TAG) e o transtorno obsessivo compulsivo (TOC).

Quando avaliada a relação temporal entre as comorbidades psiquiátricas, foi observado que as comorbidades poderiam ter início antes do TA, durante o quadro de TA ou posteriormente ao TA.

Tratamento

O tratamento dos TAs deve ser conduzido por equipe multiprofissional, composta minimamente por psiquiatra, psicólogo e nutricionista, em regime ambulatorial, de internação total ou parcial (hospital dia) de acordo com o diagnóstico de transtorno alimentar, a severidade e cronicidade dos casos. O uso de medicamentos é mais comum no tratamento de comorbidades psiquiátricas. A terapia cognitivo-comportamental é amplamente utilizada com bons resultados no tratamento dos transtornos alimentares, podendo ser adotadas terapias individuais ou em grupo.

▶ Obesidade

A obesidade é caracterizada pelo acúmulo de gordura corporal, levando a um percentil de IMC idade maior do que 97 em crianças e adolescentes, de acordo com a Organização Mundial da Saúde, e está associada a alterações metabólicas que aumentam o risco de desenvolvimento de diversas outras doenças ao longo da vida, além do aumento do risco de morte e diminuição dos anos de vida úteis.

Epidemiologia

A obesidade, considerada atualmente uma epidemia mundial, se tornou um grande problema de saúde pública, afetando indivíduos de ambos os sexos, independente da idade ou classe social. Em 2010, nos países desenvolvidos, a prevalência de sobrepeso (excesso de peso + obesidade) era de 23,8% nos meninos e 22,6% das meninas, enquanto em países em desenvolvimento, a prevalência de sobrepeso em crianças

Distúrbios alimentares (anorexia, bulimia e obesidade) na infância e adolescência

e adolescentes do sexo masculino era de 8,1% e 12,9%, respectivamente, e do sexo feminino era de 8,4% a 13,4%, respectivamente.

De acordo com a POF 2008-2009, o excesso de peso atinge 33,5% das crianças entre 5 e 9 anos enquanto a obesidade acomete 14,3%. As porcentagens para adolescentes são mais otimistas, mas, de qualquer forma, representam um problema de saúde pública, uma vez que o excesso de peso atinge 20,5% e a obesidade 4,9%.

Diversos fatores podem estar relacionados à gênese da obesidade, como fatores biológicos, incluindo os fatores genéticos, fisiológicos, metabólicos, mas também fatores socioambientais e culturais, incluindo mudanças no estilo de vida que levam a uma diminuição do gasto energético, a partir da diminuição da atividade física e aumento das horas na frente da televisão, do computador, *tablets*, celular e videogame e, aumento do consumo alimentar, principalmente alimentos de alta densidade energética, como refrigerantes e outras bebidas açucaradas, salgadinhos e biscoitos recheados, fazendo com que haja um balanço energético positivo.

Complicações e comorbidades

Em crianças, inicialmente, o ganho de peso é acompanhado do aumento da estatura e da aceleração da idade óssea que, posteriormente, se mantêm constantes enquanto o ganho de peso continua. Isso faz com que a puberdade, frequentemente, ocorra mais cedo, levando a uma altura final menor do que o esperado pela genética, devido ao fechamento mais precoce das cartilagens de crescimento e a uma menarca precoce.

Além disso, a obesidade está associada à síndrome metabólica, por meio do aumento da circunferência abdominal, dislipidemia, hipertensão arterial, resistência à insulina, que aumentam o risco de desenvolvimento de diversas outras doenças ao longo da vida, como doenças cardiovasculares, diabetes, doença hepática não alcoólica, osteoartrite, doenças renais, pancreatite, litíase biliar, gota, função respiratória prejudicada, apneia do sono e infertilidade. A obesidade está relacionada também ao aumento do risco de morte e diminuição dos anos de vida úteis.

A obesidade pode levar ainda ao desenvolvimento de complicações psicossociais, como discriminação social e isolamento, dificuldade de expressar emoções e sentimentos, depressão e transtornos alimentares.

Tratamento

O tratamento da obesidade é um dos grandes desafios da atualidade. Tem como objetivo a redução do peso corporal – com manutenção da perda de peso em longo prazo – e o controle ou prevenção das comorbidades, por meio de intervenções comportamentais, com foco na alimentação, na atividade física e nos aspectos psicológicos, incluindo abordagem medicamentosa e, em último caso, cirúrgica.

O tratamento deve ser realizado por equipe multiprofissional composta minimamente por nutricionista, para realizar reeducação alimentar, educador físico, para estimular a prática de atividade física prazerosa, psicólogo para auxiliar o paciente lidar com as questões corporais, com o estigma da obesidade e modificação do estilo de vida, e endócrino para avaliar as alterações hormonais e possibilidade ou necessidade de tratamento medicamentoso para auxiliar na perda de peso.

328 *Ginecologia e Obstetrícia da Infância à Adolescência*

A cirurgia bariátrica é uma das possibilidades de tratamento para adolescentes com obesidade grave e complicações na ausência de sucesso a longo prazo do tratamento comportamental para a perda e manutenção do peso.

▶ Conclusões

Problemas relacionados com o peso, incluindo comportamentos não saudáveis para controle de peso, compulsão alimentar, excesso de peso, obesidade e transtornos alimentares têm se tornado mais prevalentes na infância e na adolescência, trazendo inúmeras complicações biológicas, psicológicas e sociais aos seus portadores. Ao mesmo tempo, estes problemas tornam-se grandes desafios aos profissionais de saúde no tratamento, deixando evidente que a melhor opção é a prevenção.

Atualmente, sabe-se da necessidade e da importância da prevenção conjunta dos transtornos alimentares e da obesidade a partir da prevenção de fatores de risco para esses quadros, incluindo abordagens que ampliem a visão de alimentação saudável; que promovam a aceitação das diferenças no padrão de beleza corporal, e que estimulem a prática de atividade física pela saúde geral e não apenas para o controle de peso.

▶ Referências

1. American Dietetic Association. Position of the American Dietetic Association: Nutrition Guidance for Healthy Children Ages 2 to 11 Years. J Am Diet Assoc. 2008;108:1038-47.

2. American Dietetic Association. Position of the American Dietetic Association: Local Support for Nutrition Integrity in Schools. J Am Diet Assoc. 2010;110:1244-54.

3. American Psychiatric Association. Practice guideline for the treatment of patients with eating disorders, 3rd edition. Am J Psychiatry. 2006;163:4-54.

4. American Psychiatric Association. Feeding and Eating Disorders. Diagnostic and statistical manual of mental disorders. Fifth edition. Arlington: APA; 2013. p. 329-53.

5. Benzecry SG, de Mello ED, Escrivão MAMS. Alimentação do Escolar. In: Sociedade Brasileira de Pediatria. Manual de orientação para a alimentação do lactente, do pré-escolar, do escolar, do adolescente e na escola/Sociedade Brasileira de Pediatria. Departamento de Nutrologia, 3. ed. Rio de Janeiro: SBP; 2012.

6. Birch L. Fisher JO. Development of Eating Behaviors Among Children and Adolescents. Pediatrics. 1998;101:539-50.

7. Ministério da Saúde. Guia alimentar para a população brasileira: promovendo a alimentação saudável. Brasília: Ministério da Saúde, Secretaria de Atenção à Saúde, Coordenação-Geral da Política de Alimentação e Nutrição; 2006.

8. De Onis M, Onyango AW, Borghi E, Siyam A, Nishida C, Siekmann J. Development of a WHO growth reference for school-aged children and adolescents. Bulletin World Health Organization. 2007;85:660-7.

9. Feferbaum R, Zamberlan P. Mil dias que definem a saúde futura da criança: a janela de oportunidades. Revista Nestlé Bio: Nutrição e Saúde. 2013;18:14-20.

10. Fleitlich-Bilyk B, Lock J. Eating Disorders. In: Banaschewski T, Rohde LA, editors. Biological child psychiatry – recent trends and developments. Basel: Karger; 2008. p. 138-52.

11. Fulkerson JA, Neumark-Sztainer D, Story M. Adolescent and parent views of family meals. J Am Diet Assoc. 2006;106:526-32.

12. IBGE. Pesquisa de Orçamentos Familiares 2008-2009. Antropometria e Estado Nutricional de Crianças, Adolescentes e Adultos no Brasil. Brasília: IBGE; 2010.

Distúrbios alimentares (anorexia, bulimia e obesidade) na infância e adolescência **329**

13. Koritar P, Pinzon, VD, Barros C, Cobelo A, Fleitlich-Bilik B. Anorexia nervosa: diferences and similarities between adolescentes with and without a history oh obesity. Rev Mex Transtor Aliment. 2014;5:1-10.

14. Malnick SD, Knobler H. The medical complications of obesity. QJM. 2006;99:565-79.

15. Mello ED, Luft VC, Meyer F. Obesidade infantil: como podemos ser eficazes? J Pediatr. 2004;80(3):173-82.

16. Monteiro CA, Benicio MHD, Konno SC, Silva ACF, Lima ALL, Conde WL. Causas do declínio da desnutrição infantil no Brasil, 1996-2007. Rev Saude Publica. 2009;43:35-43.

17. Moya T, Cominato L. Complicações clínicas. In: Weinberg C, ed. Transtornos alimentares na infância e adolescência: uma visão multidisciplinar. São Paulo: Sá; 2008. p. 89-114.

18. Neumark-Sztainer D. Integrating messages from the eating disorders field into obesity prevention. Adolesc Med State Art Rev. 2012;23:529-43.

19. Neumark-Sztainer D, Story M, Ackard D, Moe J, Perry C. Family meals among adolescents: Findings from a pilot study. J Nutr Educ. 2000;32:335-40.

20. Ng M, Fleming T, Robinson M, Thomson B, Graetz N, Margono C, Mullany EC, et al. Global, regional, and national prevalence of overweight and obesity in children and adults during 1980-2013: a systematic analysis for the Global Burden of Disease Study 2013. Lancet. 2014;384(9945):766-81.

21. Organização Mundial da Saúde (OMS). Classificação de Transtornos Mentais e de Comportamento da CID-10. Porto Alegre: Artes Médicas; 1993.

22. Philippi ST, Latterza AR, Cruz ATR, Ribeiro LC. Pirâmide alimentar adaptada. Guia para escolha dos alimentos. Rev Nutr Campinas. 1999;12(1):65-80.

23. Pinzon VD, Turkiewicz G, Monteiro D, Koritar P, Fleitlich-Bilyk b. Who are the children and adolescent patients of a national referral service of eating disorders in Brazil? Trends Psychiatry Psychother. 2013;35:221-8.

24. Sociedade Brasileira de Pediatria. Departamento de Nutrologia. Manual de orientação para a alimentação do lactente, do pré-escolar, do escolar, do adolescente e na escola. 3ª ed. Rio de Janeiro: SBP; 2012.

25. Swanson AS, Crow SJ, LeGrange D, Swendedsen J, Merikangas, KR. Prevalence and correlates of eating disorders in adolescents. Arch Gen Psychiatry. 2011. (cited 2011 April 7). Available from: http//www.archgenpsychiatrt.com:(E1-E10 pp.).

26. Victora CG, Adair L, Fall C, Hallal PC, Martorell R, Richter L et al. Maternal and child undernutrition: consequences for adult health and human capital. Lancet. 2008;371:340-57.

27. Wasserman H, Inge TH. Bariatric surgery in obese adolescents: opportunities and challenges. Pediatr Ann. 2014;43(9):230-6.

28. Wooldridge NH. Child and Preadolescent Nutrition. In: Brown JE (org). Nutrition Through the life cycle. Belmont: Wadsworth/Thomson Learning. 2002.

29. World Healh Organization (WHO). Nutrition in adolescence: issues and challenges for the health sector: issues in adolescente health and development. Geneva, 2005. Disponível em: http://whqlibdoc.who.int/publications/2005/9241593660_eng.pdf.

23 Cirurgias plásticas mamárias e próteses na adolescente

Alexandre Mendonça Munhoz

▶ Introdução

O desenvolvimento e aprimoramento de novos conceitos e procedimentos são comuns na evolução da prática cirúrgica e, sobretudo, na cirurgia plástica moderna. No contexto multidisciplinar, o intercâmbio de informações e técnicas entre o cirurgião plástico e o ginecologista são fundamentais no tratamento de algumas afecções estéticas e a satisfação por parte das pacientes. Ademais, a discussão do planejamento cirúrgico com a paciente, em conjunto com a equipe multiprofissional, e a individualização do tratamento, salientando os aspectos inerentes a cada paciente, formato e posição da mama, bem como limitações técnicas são os pontos preponderantes na opção do melhor procedimento e a obtenção dos melhores resultados.

As modificações corporais constituem aspecto importante no período da adolescência, a qual denominamos puberdade. Do ponto de vista etmológico e com origem no latim, a puberdade ou *pubertas* é caracterizada pela idade fértil, e assim o início da capacidade reprodutiva. Segundo a Organização Mundial da Saúde, é um período crítico do processo de crescimento e desenvolvimento, pautado por transformações relacionadas aos aspectos físicos, psíquicos e sociais do indivíduo. Na maioria das populações, este período se inicia entre 8 e 12 anos no sexo feminino e entre 10 e 14 anos no masculino.

Segundo Lourenço *et al.*, e corroborando os estudos clássicos de Tanner, as principais manifestações físicas deste período são: o crescimento rápido, o desenvolvimento das gônadas e dos órgãos reprodutivos e o aparecimento dos caracteres sexuais secundários com alterações na composição corporal. Todavia, podem existir variações entre indivíduos dentro de mesma população em relação à duração e a época em que as alterações corporais ocorrem. De modo geral, as meninas levam em torno de 2 a 3 anos para terminar as mudanças físicas, e os meninos por volta de até 5 anos, com

Ginecologia e Obstetrícia da Infância à Adolescência

impacto no desenvolvimento e alterações na região do tronco, membros e face. Neste período, as adolescentes podem ganhar aproximadamente 20% de sua estatura final e 50% de seu peso adulto, com modificações significativas nos diferentes segmentos corporais.

Ao final da adolescência, o crescimento ósseo está completo e os caracteres sexuais primários e secundários definidos, o que se evidencia pelo fechamento das cartilagens de conjugação dos ossos longos. Nesta fase, dois fatores podem ainda atuar no crescimento e desenvolvimento físico: fatores endógenos, que envolvem aspectos genéticos e neuroendócrinos, e os fatores exógenos, como aspectos ambientais e nutricionais.

A adequada compreensão das transformações físicas e psíquicas desta fase, bem como as limitações e a previsibilidade dos resultados estéticos são fundamentais na condução da adolescente que procura a cirurgia mamária por motivos estéticos e/ou funcionais. A análise de fatores positivos e negativos associada à discussão profunda com a família e, sobretudo, com a adolescente constituem aspectos ímpares na ponderação da indicação de procedimentos cirúrgicos durante esta complexa fase de crescimento.

▶ Aspectos psicológicos e a autoimagem corporal da adolescente

Associadas às mudanças corporais, importantes alterações psíquicas e conceitos de autoimagem corporal também caracterizam o período da adolescência. De fato, esta fase tem como característica o comportamento de contestação e o seguimento de grupos ou modas. Ademais, na adolescência há preocupações significativas com a aparência física, fato este relacionado também com a necessidade de afirmação e identificação com os pares. Alguns estudos mostram que na adolescência ainda não existe a completa aceitação da aparência física, fator este que resulta em baixa estima e comprometimento da autoimagem. Associado à aparência, outros estudos demonstram significativa tendência cultural em considerar o aspecto corporal e, sobretudo o baixo índice de gordura corporal como situação física ideal e relacionada ao bem-estar e ao sucesso. Assim, é frequente nos dias atuais a maior exigência de aparência magra e formas de emagrecimento em detrimento, muitas vezes, da saúde da adolescente.

Alguns autores estabelecem ainda processos de mutação e transição mais complexos, como o dilema da perda do corpo infantil e ausência temporária do corpo adulto, que em grau mais extremo representaria o vazio na indefinição da imagem corporal. Segundo Campagna e Souza, a adolescente estabelece um processo de luto pelo corpo infantil que deixou de existir, e tem que estabelecer um processo de aceitação abrupta com a chegada da menstruação, fato este que lhe impõe uma definição sexual e de seu papel na procriação. A propósito desta reflexão, outros autores, como Calligaris, definem cenários mais complexos no que tange à imagem corporal como: *entre a criança que se foi e o adulto que ainda não chegou, o espelho do adolescente é frequentemente vazio*.

Neste sentido, é frequente em nosso meio a procura da adolescente pela modificação corporal e a busca de novos modelos de identificação com o grupo ao qual pertence ou deseja pertencer, ou mesmo com o preenchimento do "vazio". Neste cenário, habitualmente a busca por novos modelos corporais é realizada por meio de dietas ou até com a cirurgia plástica. Portanto é fundamental o adequado entendimento das

Alguns autores enfatizam que é comum, no período da adolescência, a criação de um ideal de corpo físico, e quanto mais este ideal se distancia do real, maior será a possibilidade de comprometimento da autoestima. E os veículos de publicidade, com propagandas estabelecendo imagens de "corpos ideais", incentivam a procura da figura "perfeita", o que leva a adolescente a se afastar cada vez mais do seu corpo real. Segundo alguns estudos, a intensidade com que a mídia alcança determinadas culturas é mais intensa que a capacidade de assimilação dos indivíduos, fazendo com que o que se vê seja incorporado sem ser simbolizado. De fato, Campagna e Souza descrevem que, em nossa sociedade, há uma desconsideração da subjetividade e uma supervalorização da imagem, um culto narcísico ao corpo, que é colocado como objeto de consumo, no qual mais importante do que sentir, pensar, criar, é apresentar formas perfeitas, considerando-se o padrão de magreza como ideal. Assim, a adolescente, que já tem que lidar com suas transformações físicas é colocada frente a esses modelos e à impossibilidade de corresponder a eles.

Associado a este contexto, a adolescente passa a acreditar que, para ter aceitação no grupo, é necessário que a sua imagem corporal esteja de acordo com os padrões estabelecidos, o que tende a gerar uma insatisfação com o corpo, além de acarretar alterações na percepção da imagem corporal. Ademais, ao se confrontar com modelos geralmente fora dos padrões estabelecidos, a adolescente que já apresenta o questionamento natural com a complexidade do corpo em mutação tende a apresentar perturbações na autoimagem e qualidade de vida.

Não menos importante é o fato de serem marcantes as diferentes percepções de imagem corporal entre o sexo masculino e feminino e sua relação com a procura por procedimentos que alterem esta forma, como dietas, exercícios ou mesmo procedimentos cirúrgicos. Alguns estudos relatam que mesmo quando estão no peso adequado, algumas adolescentes costumam se sentir com sobrepeso, o que se denomina distorção da imagem corporal. De fato, em estudo realizado por De Lucia *et al.* com 580 adolescentes, observou-se que 80% destas não gostam da própria aparência, e 50% procuram dietas porque acham que estão com sobrepeso. Segundo Graham *et al.*, a maior valorização da imagem corporal e possíveis distorções de autoimagem está mais associada ao sexo feminino, sobretudo na adolescência, quando o corpo estabelece seu formato. De fato, o sexo feminino apresenta maior crítica à sua imagem corporal do que os adolescentes do sexo masculino, fato este evidenciado por análise realizada por Branco *et al.* em estudo transversal realizado em 1 mil adolescentes de 14 a 19 anos de idade. Neste estudo, os autores constataram que, embora a maioria dos adolescentes em eutrofia, sobrepeso e obesidade apresentasse percepção adequada de sua imagem, o sexo feminino apresentava maior tendência para superestimar e o sexo masculino para subestimar sua condição de sobrepeso e obesidade. A insatisfação com a imagem corporal foi mais prevalente entre os adolescentes com sobrepeso e obesidade, com destaque para o sexo feminino.

Desta forma e respeitando alterações individuais e genéticas, deve-se ponderar de maneira cautelosa os procedimentos cirúrgicos com objetivo estético na adolescência, uma vez que várias partes do corpo, sobretudo a região mamária, ainda encontram-se em processo de desenvolvimento, com significativas alterações da forma e do volume. Ademais, a imaturidade psíquica associada às distorções de autoimagem

334 *Ginecologia e Obstetrícia da Infância à Adolescência*

corporal e a identificação com o modelo e pensamento de grupo podem ocasionar escolhas transitórias e, insatisfação com o resultado estético a longo prazo.

Neste capítulo abordaremos os principais procedimentos estéticos mamários realizados na adolescência, quais sejam as cirurgias da mama, como as mamoplastias redutoras, as mastopexias e as mastoplastias de aumento com inclusão de implantes de silicone gel.

▶ Embriologia e desenvolvimento da mama na adolescente

O tecido mamário tem origem ectodérmica, formando alvéolos e ductos a partir de uma excrescência da chamada crista mamária. A mama é morfologicamente similar às glândulas sudoríparas da pele, mas com a especialização para a produção de leite (lactação). Histologicamente, é composta por quatro principais tipos de tecidos: o glandular, o conectivo, o gorduroso e o cutâneo.

Geralmente são em número de duas (por vezes ocorrem glândulas mamárias supranumerárias), situando-se sobre a fáscia do músculo peitoral maior, serrátil anterior e oblíquo externo, e estendendo-se da 2ª à 6ª costela longitudinalmente, e do esterno à linha axilar anterior transversalmente.

O tecido glandular é composto por aproximadamente 15 a 20 lobos glandulares, cada um terminando em um ducto, que juntos convergem para a região da papila entremeados por tecido gorduroso e sustentados por um tecido fibroconectivo (ligamento de Cooper). O tecido glandular é revestido externamente pelo tegumento cutâneo, que apresenta, além da função de revestimento, importante papel na sustentação da forma e estrutura da mama. Geometricamente, as mamas têm formato aproximado ao de um cone oblíquo, com a base apoiada sobre o tórax e o vértice na papila, deslocado caudalmente, a depender do volume mamário e grau de flacidez do tegumento cutâneo e elementos de sustentação. No limite inferior, devido às aderências e ao espessamento da fáscia, a mama forma uma dobra cutânea denominada sulco inframamário.

Na altura do 4º espaço intercostal nos homens, e no 5º espaço nas mulheres jovens, no ponto de maior projeção de cada mama situam-se o mamilo e a aréola, denominados complexo areolopapilar (CAP). Esta região é responsável, nas mulheres, pela excreção do leite durante a lactação, além de ser importante zona erógena. A papila e a aréola são compostas de uma pele especializada, pigmentada e com capacidade contrátil, respondendo à temperatura e a estímulos táteis.

Do nascimento à vida adulta, a glândula mamária se desenvolve, de acordo com os seguintes estágios, conforme preconizado por Tanner:

- Estágio 1: mamas infantis, com elevação somente da papila, do nascimento até a puberdade
- Estágio 2: presença de broto mamário; forma-se pequena saliência, pela elevação da mama e da papila; aumenta o diâmetro areolar
- Estágio 3: inicia-se o desenho da mama adulta; maior aumento de mama e aréola, sem separação dos seus contornos
- Estágio 4: projeção da aréola e da papila, formando uma segunda saliência, acima do nível da mama
- Estágio 5: mamas com aspecto adulto.

Na adolescente, são marcantes e mais acentuadas as modificações relacionadas ao volume e forma mamária. De fato, com a telarca (primeiro evento da puberdade feminina), a mama se desenvolve para o estágio 2, com o início do broto mamário. De maneira geral este evento ocorre em média aos 10 anos, e as mamas atingem a formação completa com estágio 5 aos 15 anos. Neste sentido, após a telarca, o desenvolvimento completo da mama pode ocorrer em um período de até 5 anos, fato relevante na opção por procedimentos cirúrgicos nesta fase. Outras modificações das mamas podem ocorrer, todavia estão relacionadas com o processo de envelhecimento e, desta forma, a longo prazo, ou mais pontuais e relacionadas com o ciclo gravídico-puerperal.

▶ Afecções estéticas da mama na adolescente

A forma e o volume da mama constituem um importante aspecto anatômico relacionado à imagem corporal na mulher. Na cultura latino-americana, a mama apresenta posição de destaque no contexto da autoimagem, feminilidade e qualidade de vida. Ademais, modelos de beleza feminina e sensualidade amplamente divulgados pela mídia colocam a mama em posição de destaque, tendo o volume e a projeção mamária aspectos relevantes na autoafirmação da adolescente e no ideal de beleza.

Com o processo de maturação da glândula mamária e a depender das características anatômicas e genéticas, podem ocorrer alterações estéticas inexoráveis e relacionadas à posição, o volume, e a flacidez de pele. Paralelamente às questões estéticas, observam-se ainda importantes aspectos vinculados à esfera psicológica com redução da autoestima, dificuldade de relacionamento e isolamento social.

O volume e a posição das mamas podem variar com a idade, raça, estado nutricional, número de gestações e alterações hormonais. Estas variáveis dificultam a definição de um padrão normal relacionado ao volume, porém o grande motivador para a cirurgia ainda é subjetivo e baseado na busca da paciente pela melhor imagem corporal.

Atualmente, a cirurgia estética da mama representada pelas mamoplastias redutoras (redução de volume), mastopexias (suspensão do volume) e aumento (inclusão de próteses de silicone gel) apresenta alta prevalência em nosso meio, sendo um dos procedimentos cirúrgicos mais realizados pela maioria dos cirurgiões plásticos. De fato, pesquisas realizadas com membros da Sociedade Brasileira de Cirurgia Plástica (SBCP) evidenciam a mastoplastia de aumento como o procedimento cirúrgico mais executado no âmbito da cirurgia plástica estética, situando-se a lipoaspiração e as mamoplastias/mastopexias entre as 5 cirurgias mais realizadas.

No tocante aos inúmeros procedimentos, vários são os fatores implicados na indicação de cada técnica, todavia poucos são os estudos na literatura que avaliam os critérios de seleção de maneira objetiva e reprodutível. Na grande maioria das situações, os critérios são baseados na experiência pessoal do cirurgião e, algumas vezes, na aplicação direta de técnicas habitualmente usadas em cirurgias mamárias estéticas em diferentes faixas etárias. Apesar da reprodutibilidade de alguns procedimentos e dos bons resultados auferidos, há a necessidade ainda da execução de estudos controlados e prospectivos avaliando o real benefício destas técnicas na satisfação da imagem corporal, na incidência de complicações e no impacto da qualidade de vida.

As afecções mamárias de natureza estética presentes na adolescência podem estar relacionadas ao número, ao volume e à posição da mama. No tocante às afecções relacionadas ao número, caracteriza-se como polimastia a presença de mais de duas mamas completas, e a poliareolotelia com a presença de mais de dois complexos areolopapilares (CAP). Pode ocorrer também a politelia, na qual se observam mais de duas papilas.

Em relação ao volume, definimos como insuficiência de volume as hipomastias e a amastia, que é a ausência total de mama (Figura 23.1).

Pode ocorrer, embora mais raramente, a atelia, quando há mama, mas ausência de desenvolvimento do CAP. A amastia constitui uma das anomalias mais raras da mama. De maneira geral, é unilateral, mais frequente no sexo feminino e decorrente de uma deficiência total do desenvolvimento do sulco mamário em torno da sexta semana de vida intrauterina. Frequentemente há associação da amastia com a falta do desenvolvimento de outras estruturas. Podem-se observar três situações distintas: ausência unilateral da mama, ausência bilateral das mamas ou ausência mamária associada a anomalias diversas. Alguns autores relatam a presença de nariz em sela, anomalias dos músculos peitorais e das vias urinárias.

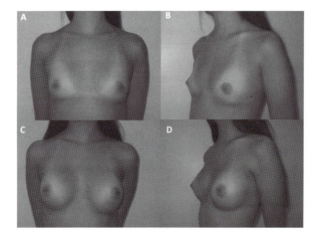

Figura 23.1 – Paciente de 17 anos, com hipomastia bilateral simétrica (A e B). Submetida à mastoplastia de aumento com implante mamário de silicone gel, via axilar, posição subfascial. Pós-operatório de três anos com bom resultado estético em termos de volume e simetria mamária (C e D).

A manifestação de anomalias associadas à amastia é bastante variada. Por vezes, observa-se atrofia ou ausência da musculatura peitoral, diminuição de pelos axilares e púbicos, baixa estatura, alteração ao nível de arcos costais, diminuição do tecido subcutâneo da parede torácica, dentre outras. A amastia unilateral geralmente está associada à síndrome de Poland, uma anomalia congênita rara não genética e cursa com ausência do músculo peitoral maior. Apresenta incidência de uma em cada 36 mil a 50 mil mulheres, e é caracterizada por hipoplasia de mama e mamilo, escassez de tecido subcutâneo, ausência de parte do músculo grande peitoral, falta do músculo peitoral menor, aplasia ou deformidade da cartilagem costal ou das costelas, alopecia da região axilar e mamária e braquissindactilia unilateral. Alguns autores associam a etiologia da síndrome à interrupção do fluxo sanguíneo embrionário no final da sexta semana de gestação, quando a parte superior do broto mamário adjacente à parede torácica encontra-se em desenvolvimento, levando à hipoplasia da artéria subclávia ipsilateral ou um dos seus ramos. Assim, o local e o grau de deficiência de fluxo podem estar relacionados com a extensão e a gravidade da anomalia. A hipoplasia da artéria torácica interna acarretaria a ausência da porção esternal do músculo peitoral maior, e a hipoplasia da artéria braquial pode causar anormalidades da mão.

A anormalidade mais frequente é a politelia (mamilo acessório) e pode atingir de 1% a 2% da população. No caso da mama acessória, ela raramente se desenvolve e, quando aparece, está localizada na região axilar. Há relatos de mama acessória nas costas, ombro, coxa, pé e nádegas. Semelhante à amastia, a politelia e a polimastia estão também relacionadas a alterações do trato urinário, anormalidades do sistema cardiovascular, gastrointestinal e do sistema nervoso central, além de algumas síndromes genéticas.

Outras afecções de natureza estética presentes na adolescência estão relacionadas às assimetrias mamárias. Segundo Lucarelli *et al.*, a discrepância de tamanho das mamas pode constituir problema estético relevante, com impacto negativo na qualidade de vida, em especial em adolescentes que estão iniciando a vida afetiva e sexual, e afetar a autoestima e autoconfiança. As assimetrias mamárias podem apresentar causa anatômica, como a hipertrofia juvenil das mamas, que se caracteriza por mamas hipertróficas, uni ou bilateral e habitualmente desenvolve-se em período que vai de semanas a meses, logo após a menarca. Habitualmente, a assimetria se atenua com o passar dos anos, e eventualmente desaparece na vida adulta. Todavia, neste período, algumas pacientes podem apresentar sintomatologia marcante com lombalgia grave, intertrigo, mastalgia e dificuldade para atividades esportivas e limitações de convivência social (Figura 23.2).

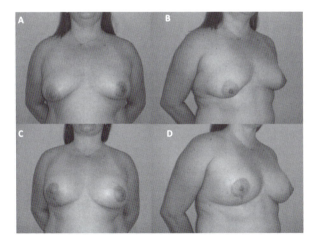

Figura 23.2 – Paciente de 16 anos, obesa, com hipomastia bilateral e assimetria com ptose grau III à direita e ptose grau I à esquerda (A e B). Submetida à mastoplastia de aumento associada com mastopexisa com implante mamário de silicone gel, via periareolar total à esquerda e periareolar e vertical à direita, posição subfascial. Pós-operatório de um ano com bom resultado estético em termos de volume e simetria mamária (C e D).

Salvo nestas situações clínicas extremas com nítido prejuízo para saúde física e mental, a maioria dos autores sugere aguardar até o completo desenvolvimento da mama, período este finalizado em até 5 anos após a telarca. Uma vez completado, as opções cirúrgicas incluem mamoplastia uni ou bilateral com redução e reposicionamento mamário.

A mama tuberosa é uma alteração do desenvolvimento da mama, uni ou bilateral, com a presença de herniação do tecido mamário na região central da mama. Constitui atualmente uma das afecções estéticas mais graves no período da adolescência e em geral está relacionada a um anel na sua base, evitando sua expansão nos eixos horizontal e vertical. Associada, há a presença de hipomastia, com desenvolvimento e protuberância muito grande da aréola, fato este que frequentemente acarreta importantes alterações estéticas com prejuízo para autoimagem da adolescente. Inicialmente descrita por Rees e Aston em 1976, sua incidência em nosso meio é subrelatada e pouco conhecida em decorrência do desconhecimento do diagnóstico e da ausência de correlação clínica em casos de assimetria mamária. Do ponto de vista etiológico, o desenvolvimento da mama tuberosa é decorrente da ausência parcial ou total da lâmina superior da fáscia superficial próxima ao CAP, além do espessamento desta fáscia com formação de um anel fibroso na região. Desta forma, o desenvolvimento mamário é alterado, há herniação do parênquima pelo CAP e alargamento dessa estrutura, além de redução dos diâmetros horizontal e vertical, com constrição da base da mama. Há hipoplasia do parênquima mamário, principalmente nos quadrantes inferiores, e elevação do sulco inframamário com reduzida distância entre o sulco inframamário e o CAP, característica do polo inferior constricto. (Figura 23.3).

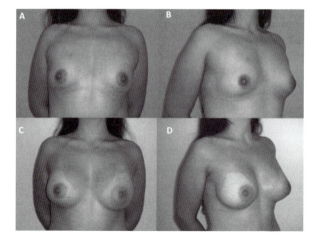

Figura 23.3 – Paciente de 16 anos, obesa, com hipomastia bilateral e hipoplasia de quadrantes inferiores bilateral com insuficiência de distância entre o CAP e o sulco inframamário (A e B). Submetida à mamoplastia de aumento com implante mamário de silicone gel, via axilar, posição subfascial. Pós-operatório de 2 anos com bom resultado estético em termos de volume e simetria mamária (C e D).

A mama tuberosa pode ser classificada de acordo com a gravidade da malformação, fato este que determina a opção pelo tipo de tratamento cirúrgico. A classificação proposta por Grolleau *et al.* descreve três tipos de deformidade da mama tuberosa, indicadas no Quadro 23.1, a seguir.

O tratamento é cirúrgico e deve ser aventado na adolescência, a depender da gravidade do caso e as repercussões biopsicossociais. A variabilidade de apresentação clínica, bem como a experiência de diferentes cirurgiões, permitiu o desenvolvimento de distintas abordagens cirúrgicas. Dinner e Dowden em série clínica e utilizando incisão cutânea com extensão para o subcutâneo e tecido mamário, promovem a liberação do anel fibroso e a dissecção de um retalho de tecido subcutâneo. Coube a Ribeiro *et al.* a introdução da técnica com ressecção horizontal do anel fibrótico associada com a rotação de um retalho glandular inferior para preenchimento de polo da mama. Outros autores preconizavam a associação com implantes de silicone gel. Assim, Pacifico e Kang associam a redução da aréola e colocação de implantes de silicone em posição subglandular. De maneira contrária, outros estudos apregoam a utilização de gordura autógena no preenchimento do polo inferior e os benefícios da injeção de gordura nos tecidos subcutâneos da mama.

Quadro 23.1 – Classificação de Grolleau *et al.* para deformidades da mama tuberosa.

I.	Hipoplasia do quadrante inferior medial, mais comum (54% dos casos)
II.	Hipoplasia dos quadrantes inferiores (26% dos casos)
III.	Hipoplasia/constrição grave, com base de mama restrita e deficiência de todos os quadrantes (20% dos casos)

Fonte: Grolleau et al.[29].

▶ Tratamento cirúrgico das afecções estéticas da mama

▪ *Mamoplastias/mastopexias*

A mamoplastia redutora é realizada principalmente devido à insatisfação estética em relação ao volume e posição. Neste procedimento, há a redução do parênquima mamário e frequentemente realiza-se o reposicionamento da glândula mamária. Já nas mastopexias, o parênquima mamário não sofre alteração de volume, sendo apenas reposicionado. A ptose mamária caracteriza-se pela flacidez decorrente do excesso de pele, não acompanhada pelo volume de seu conteúdo. Tais efeitos na mama são tempo-dependentes, como gestações prévias ou perdas ponderais significativas. Vale ainda ressaltar o processo de lipossubstituição da mama causado pela idade e pelos efeitos hormonais, com falha na trama de sustentação do cone mamário via ligamentos de Cooper. Habitualmente a ptose mamária pode ser classificada pela graduação de Regnault, qual seja, menor (I), moderada (II), maior (III), e pseudoptose.

O aumento de volume mamário moderado/acentuado frequentemente está associado com outras queixas clínicas: a dificuldade em encontrar roupas que vistam bem, o incômodo estético e a limitação e/ou desconforto com atividade física. Nos casos mais graves decorrentes da gigantomastia, as queixas podem estar associadas a sintomas como lombalgias e cervicalgias, formação de sulcos nos ombros pelas alças dos sutiãs, desvio da coluna vertebral, assaduras no sulco inframamário, entre outros.

De fato alguns estudos clínicos relatam que as principais queixas das pacientes com gigantomastia apresentam, associadas ao incômodo estético, algias no sistema musculoesquelético da coluna cervicotoracolombar, e estes sintomas têm sido fatores para a indicação da redução do tamanho das mamas nestas pacientes. Outros estudos foram conduzidos para quantificar os sintomas de dor na gigantomastia, e para tal objetivo foram desenvolvidas escalas de avaliação. Em ensaio clínico conduzido por Fernandes *et al.*, analisaram-se sintomas relacionados ao volume mamário em que o índice de massa corpórea para o grupo com hipertrofia mamária foi de 25,8 kg/m^2, dado este comum em pacientes portadoras de hipertrofia mamária, e que tende a ser mais alto nas hipertrofias maiores. Isto pode ser decorrente do volume mamário e este já ser um fator para o maior peso. Ademais, não raro estas pacientes apresentam desconforto físico e emocional, o que limita a atividades físicas. No presente estudo, a Escala Numeral Analógica (NRS), método simples e eficaz de avaliar a intensidade da dor segundo a perspectiva do próprio paciente, foi utilizada para avaliar a intensidade das dores em pacientes com hipertrofia mamária. Segundo os autores, a avaliação das dores na coluna nessas pacientes apresentou índice médio de dor de 5,4 para a coluna cervical, de 6,5 para a coluna dorsal e de 6,1 para a coluna lombar. De maneira contundente, os autores observaram que houve uma redução significativa dos escores da NRS, após a realização de cirurgia para a redução do tamanho das mamas. Estudos prévios mostram que a mamoplastia redutora é o tratamento indicado, e o tratamento conservador, como emprego de dietas e perda de peso, associado à fisioterapia, não são eficazes para o alívio destes sintomas (Figura 23.4).

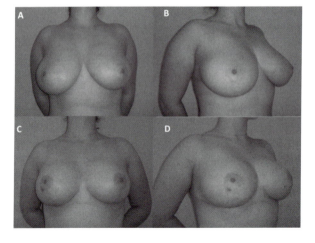

Figura 23.4 – Paciente de 16 anos, obesa, com hipertrofia mamária bilateral e assimetria, com mama esquerda mais volumosa e ptótica que a mama direita (A e B). Submetida à mamoplastia redutora bilateral e correção de assimetria com técnica de mamoplastia em "L". Pós-operatório de três anos com bom resultado estético em termos de volume e simetria mamária (C e D).

Assim, esse estudo valida a relevância dos sintomas físicos relacionados à hipertrofia mamária e seu impacto na qualidade de vida da mulher. Embora a casuística não tenha empregado a faixa etária adolescente, os dados e resultados observados podem ser utilizados como paralelo para o benefício da cirurgia mamária em idades mais precoces, desde que o volume mamário e a sintomatologia tenham sua relevância no contexto global da saúde do adolescente. Nestas situações e com prejuízo notório à qualidade de vida, deve-se aventar a possibilidade de tratamento cirúrgico mesmo no período da adolescência.

De maneira subjetiva podem-se classificar as hipertrofias mamárias em hipertrofia leve, moderada e acentuada (gigantomastia). O tratamento cirúrgico é habitualmente realizado por meio da mamoplastia redutora, que promove a diminuição do volume mamário pela ressecção de parênquima e pele, e o CAP é reposicionado para a posição anatomicamente correta.

Em relação às diferentes técnicas habitualmente empregadas na redução estética das mamas, existem técnicas pré-marcadas, nas quais o cirurgião faz marcações com medidas predeterminadas, e técnicas de marcação livre, nas quais o cirurgião procura modelar a mama por meio de avaliação no intraoperatório. Não há estudos que avaliam os benefícios e limitações de cada grupo de técnicas, sendo a experiência do cirurgião e a previsibilidade do resultado os fatores mais importantes no processo de decisão.

No caso de hipertrofias leves, há a possibilidade de várias opções técnicas, sendo possível fazer cirurgias que promovem a redução da mama com cicatrizes menos extensas. As técnicas utilizadas podem ser empregadas nesses casos, associando-se a retirada de tecido glandular excedente, geralmente na região dos quadrantes inferiores. Já na hipertrofia mamária moderada, frequentemente o grau de ptose mamária é maior. Assim, o reposicionamento do CAP necessita ser realizado por técnicas de retalhos desepidermizados denominados pedículos e que mantêm a sua irrigação sanguínea. Entre as técnicas principais podemos citar o pedículo superior, o pedículo superomedial, o pedículo superolateral e o pedículo inferior.

Com relação às técnicas mais utilizadas, podemos citar a técnica descrita por Pitanguy, utilizando pedículo superior com nutrição proveniente de perfurantes da artéria torácica interna, medialmente, e da artéria torácica externa, lateralmente[31]. A ressecção do tecido mamário é realizada mediante pinçamento digital e estimativa do excesso tecidual, com a elevação do CAP até o ponto de maior projeção do cone mamário previamente identificado como ponto A. Este ponto corresponde à projeção do sulco mamário sobre a linha hemiclavicular. Após a ressecção da glândula, segue-se à montagem dos pilares lateral e medial glandular remanescentes, conferindo à cicatriz final a forma de T invertido (Figura 23.5).

Já a técnica de mamoplastia com pedículo superomedial, baseada nas perfurantes da artéria torácica interna, confere maior flexibilidade à subida e rotação do CAP sem necessidade de liberações excessivas da derme, fato este que prejudica o fluxo do CAP via plexo subdérmico.

Para o tratamento das gigantomastias, devido à maior distância necessária para reposicionar o CAP na posição ideal, o maior desafio é garantir a adequada perfusão sanguínea. Entre os pedículos mais usados nessas situações estão o superomedial e o inferior. Neste caso e com objetivo de evitar complicações locais, há a opção de cirurgia em dois tempos, na qual no primeiro tempo a mama é reduzida de tamanho e se leva o CAP mais cranialmente, porém ainda aquém da posição ideal, que deve ser

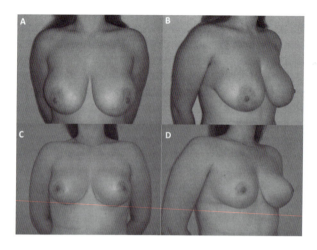

Figura 23.5 – Paciente de 15 anos, com hipertrofia mamária bilateral e ptose grau IV, (A e B). Submetida à mamoplastia redutora bilateral e correção de ptose com técnica de mamoplastia em "T" invertido. Pós-operatório de três anos com bom resultado estético em termos de volume e simetria mamária (C e D).

atingida em um segundo tempo cirúrgico. Outra alternativa é a utilização da técnica de Torek, que consiste na retirada do CAP, redução e modelagem da mama sem as limitações de se manter um pedículo, e recolocação do CAP, porém sob forma de enxerto de espessura total em lâmina na posição adequada. Uma vez que é um enxerto de pele, há as desvantagens, como a perda de projeção e sensibilidade do CAP.

Atualmente as opções de cicatrizes são: em "L", em "T" invertido e periareolares-verticais. A depender da experiência do cirurgião, do grau de ptose, da intensidade da flacidez cutânea, bem como do volume de parênquima ressecado, podem-se conseguir cicatrizes menores ou maiores. A marcação em "L" é caracterizada pela ausência de cicatriz medial, sendo indicada principalmente para mamas de médio volume sem ptose acentuada. Nos casos em que são diagnosticadas gigantomastia e ptose acentuada, pode haver limitações na compensacção de pele com a cicatriz em "L" sem que haja remanescentes e dobras de pele. Nestes casos, deve-se realizar a marcação em "T" invertido, resultando em cicatrizes mediais, porém com melhor resultado estético final.

De maneira geral e desde que executadas corretamente, a totalidade das inúmeras técnicas existentes conferem bons resultados a curto prazo e com a presença de cicatrizes em maior ou menor extensão. Todavia, esses procedimentos devem ser avaliados quanto à evolução pós-operatória no médio e longo prazo, e quanto à manutenção dos resultados e objetivos, como forma, posicionamento do CAP, volume residual e extensão da cicatriz. Na adolescência e frente às questões de valorização da imagem corporal e mudança de parâmetros de autoimagem e identificação grupal, deve-se sempre aventar o impacto das cicatrizes e sua evolução, e questionamentos a longo prazo. Apesar da satisfatória evolução com o passar dos anos, a cicatriz pós mamoplastia é definitiva, e a análise crítica em relação aos ganhos com a redução do volume mamário e reposicionamento deve ser avaliada no binômio custo-benefício.

Mastoplastia de aumento e inclusão de próteses

O tratamento das afecções estéticas relacionadas com a insuficiência de volume da mama é eminentemente cirúrgico e, independente da sua motivação, os procedimentos apresentam como objetivo final a reparação das afecções congênitas e adquiridas da mama e os seus impactos negativos na qualidade das pacientes afetadas. No período da adolescência, estes fatores são relevantes, uma vez que a pressão exercida pela mídia e as repercussões no pensamento e identificação com o grupo levam a um padrão de beleza que valoriza mamas mais volumosas. Assim, a cirurgia de aumento mamário por meio de implantes de silicone gel apresenta forte apelo à classe adolescente, uma vez que por meio de procedimentos cirúrgicos rápidos e com curto tempo de recuperação permite a adequação com os padrões estéticos estabelecidos.

Apesar dos benefícios em termos de imagem corporal e a baixa morbidade, os mesmos critérios e reflexões já mencionados devem ser ponderados na indicação da cirurgia de aumento de mama. Situações clínicas mais graves, como na presença de mamas tuberosas classe III, amastias e assimetrias graves, devem ser discutidas de maneira clara e reflexiva como indicações para o procedimento no período da adolescência, uma vez que os benefícios psicológicos e para a autoestima podem superar as desvantagens relacionadas à cirurgia no período de maturação da mama. De maneira semelhante, alterações estéticas menores, como hipomastias ou assimetrias leves, devem ter sua indicação postergada após o completo desenvolvimento mamário, ou seja, após a adolescência.

Introduzidos na prática clínica na década de 1960, os implantes mamários encontram-se atualmente como técnica conhecida, amplamente empregada e reprodutível em todo o mundo. Independente do objetivo estético ou reparador do tratamento cirúrgico, o emprego dos implantes de silicone apresenta alta prevalência no âmbito da cirurgia plástica atual. De fato, dados provenientes da Sociedade Americana de Cirurgia Plástica (ASPS) demonstram no período de 2011 a realização de mais de 300 mil procedimentos estéticos com inclusão de implantes mamários de silicone nos EUA. Em nosso meio e de acordo com dados da Sociedade Brasileira de Cirurgia Plástica (SBCP), a cirurgia de inclusão do implante de silicone representa o segundo procedimento cirúrgico mais realizado, totalizando aproximadamente 150 mil cirurgias no ano de 2011.

No planejamento da cirurgia de mastoplastia de aumento com inclusão do implante de silicone, três aspectos são importantes: a escolha da incisão cirúrgica, o plano de inclusão e as características do implante.

Tipo de incisão

Há atualmente diferentes técnicas para a inclusão do implante, todas com vantagens e desvantagens. De modo geral, podemos citar a via inframamária, a periareolar, a axilar e as associadas com mastopexia. A via inframamária é a mais realizada em nosso meio, representando aproximadamente 65% da preferência por parte dos cirurgiões. As indicações estão relacionadas à hipomastia sem ptose mamária e com boa definição de sulco mamário. Como vantagens, há a maior facilidade técnica com adequada visualização do plano de inclusão e a não necessidade de materiais especiais. Como aspectos negativos, há a necessidade de cicatriz na região mamária que, a depender do volume do implante, pode ser fator limitante.

A via periareolar é a segunda opção técnica mais realizada em nosso meio, com a preferência de aproximadamente 20% dos cirurgiões. Apresenta indicação em pacientes com aréolas maiores (diâmetro horizontal superior a 4-5 cm), coloração escura, presença de assimetria de diâmetro e posição, e maior flacidez cutânea. Como vantagens, há a possibilidade de maior camuflagem da cicatriz nas pacientes com aréolas mais pigmentadas, e correção de assimetrias areolares. Como limitações, merecem destaque a maior manipulação do parênquima mamário e a possibilidade de alterações sensitivas da região do CAP.

A via axilar é a técnica menos prevalente em nosso meio, aparecendo com aproximadamente 5-10% da preferência por parte dos cirurgiões. As indicações estão relacionadas à hipomastia sem ptose mamária e ausência de definição de sulco mamário. Como vantagem principal, há o grande benefício da completa ausência de cicatriz mamária, e possibilidade de correções de assimetria de posição de sulco mamário. Como limitações, há a necessidade de treinamento mais apurado e instrumentos especiais para a execução da técnica (Figura 23.6).

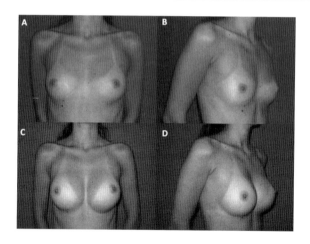

Figura 23.6 – Paciente de 17 anos, com hipomastia bilateral e ausência de definição de sulco inframamário (A e B). Submetida à mamoplastia de aumento com implante mamário de silicone gel, via axilar, posição subfascial. Pós-operatório de três anos com bom resultado estético em termos de volume e simetria mamária (C e D).

Plano de inclusão

O plano cirúrgico para a colocação do implante está relacionado com a proximidade em relação ao parênquima mamário. Assim, podemos colocar o implante na posição subglandular, subfascial ou retromuscular. A via subglandular apresenta indicação nas pacientes com adequada espessura de parênquima mamário. De maneira prática, por meio de paquímetro, há a mensuração do quadrante medial da mama e, na identificação de espessura superior a 2-3 cm, há a possibilidade de indicar a posição subglandular. Já a via submuscular está indicada em pacientes com baixo índice de massa corpórea e com volume mamário inadequado para a correta cobertura do implante de silicone – habitualmente, espessura detectada ao paquímetro inferior a 2-3 cm. Nesta situação, o tecido muscular fornece uma cobertura maior para o implante e um resultado mais natural, uma vez que o implante fica menos perceptível.

Nos últimos anos, tem havido uma maior indicação do plano subfascial (abaixo da fáscia do músculo peitoral), que permite cobertura intermediária entre a posição subglandular e submuscular. Introduzida por Graf *et al.*, a abordagem subfascial permite o posicionamento do implante sob a fáscia do músculo peitoral maior, fornecendo cobertura eficaz e adequada estabilidade do implante. Inicialmente descrita pela via axilar e com o uso de descolamento auxiliado por videoendoscopia, a técnica foi posteriormente utilizada com dissecção romba, não sendo observados sangramento ou outras complicações, mesmo sem o auxílio da videoendoscopia.

Características do implante

Os implantes mamários são formados pela molécula de silicone denominada polidimetil siloxane (PDMS), a qual contém átomos de oxigênio, carbono, hidrogênio e sílica. O agrupamento de várias moléculas denomina-se polímero e é o que determina as características físicas do implante de silicone, a depender do seu comprimento e das interligações entre diferentes moléculas. Assim, quanto maior o comprimento do polímero e o número de ligações entre as moléculas, haverá mudanças na propriedade física do silicone, de modo que este se torne mais líquido ou mais gelatinoso, ou mesmo sólido. Na grande maioria dos implantes atuais existe certa coesividade, ou seja, eles são mais gelatinosos e menos líquidos devido ao maior número de interligações e ao comprimento do polímero. Estas características permitem menor possibilidade de extravasamento, pois o gel é mais coeso, e menor contratura capsular pela textura e aderência aos tecidos.

Quanto ao formato, os implantes podem ser redondos ou anatômicos e apresentar maior ou menor projeção. Os implantes mamários de última geração, chamados anatômicos ou em formato de gota, apresentam como característica a maior projeção na região central-inferior e menor projeção na parte superior. Desta forma, consegue-se um maior aumento na região central da mama e menor na região do colo, configurando um formato mais natural e com menor tendência aos formatos circulares, característica dos implantes redondos de maior volume e com perfil alto. São habitualmente indicados para mulheres que desejam maiores aumentos, porém querem ainda manter um formato mais natural (não redondo). Estes modelos, também com conformação "forma-estável" (*form-stable*) apresentam uma boa indicação em mulheres muito magras ou mesmo atletas, nas quais os resultados respeitam a anatomia da mama. Características anatômicas bem como a preferência por um resultado específico são fundamentais na escolha do implante mais apropriado para cada tipo de paciente.

Evolução a longo prazo e impacto na adolescência

A inclusão do implante mamário em idade muito precoce, no caso, durante a adolescência, deve ser avaliada de maneira cautelosa e analisando as implicações a longo prazo. Apesar da baixa morbidade do procedimento e o curto período de recuperação associado aos bons resultados estéticos, a cirurgia de aumento mamário não se apresenta isenta de complicações e resultados insatisfatórios, principalmente na análise a longo prazo. Nas grandes séries clínicas, há 0,5% a 19% de relatos de ocorrência de complicações em um período médio de seguimento de 6 anos pós-cirurgia. Em sua maioria estão representados por quadros de infecção (0,5%), hematoma (1,6%), ruptura do implante (10,1%), e contratura capsular (19%). Vale salientar que são resultados avaliando implantes provenientes da 3ª geração, ou seja até a década 1990.

No tocante à ruptura do implante, estudos clínicos controlados atuais avaliaram a evolução dos implantes de última geração, quais sejam categorizados como de 4ª geração, texturizados, anatômicos e de "forma-estável", segundo Hedén *et al.*, em série clínica pessoal e dessa forma mais homogênea, uma vez que todas as pacientes foram operadas e seguidas pela mesma equipe e com técnicas semelhantes. Desenvolvidos na década de 1990 nos EUA, os implantes de alta coesividade tiveram sua grande aplicação na Europa e América Latina, pois o mercado americano encontrava-se sob restrição da moratória imposta pelo FDA. Assim, sobretudo nos países Europeus da Escandinávia, esses implantes tiveram grande aplicação e aceitação pelos cirurgiões plásticos e pacientes. Nesta análise com seguimento a longo prazo, os autores pesquisaram de maneira ativa a ruptura silenciosa desse tipo de implante por meio de RM e compararam com dados do exame físico e medidas relacionadas à qualidade de vida e satisfação. No estudo, observou-se um baixo índice de ruptura diagnosticado pela ressonância magnética (< 1%) e com seguimento de 5-9 anos. Com aproximadamente 8 anos de seguimento pós-operatório, 99% dos implantes se apresentavam íntegros e sem complicações maiores.

Quando analisamos implantes mais antigos, ou seja, de gerações precedentes, observamos 13% de ruptura com seguimento médio de 10,9 anos conforme descrito por Spear *et al.* Ademais, nos implantes de última geração que apresentaram ruptura (< 1% da casuística) e diagnosticados por meio da ressonância magnética, não foram observadas alterações em relação à sintomatologia clínica e também no exame físico. Esse fato ressalta a característica da estabilidade do gel e manutenção da forma do implante mesmo na situação de ruptura, e enaltece a necessidade de exames complementares de imagem, uma vez que os sintomas e sinais clínicos são silenciosos. Desta forma, e baseado em estudos clínicos a longo prazo, a integridade dos implantes de 4ª geração de "forma-estável", por meio de ressonância magnética e exame físico, demonstra que em seguimento médio de 6 anos (5-7 anos), 99% das pacientes apresentaram os implantes íntegros e com alta satisfação com resultado estético e impacto positivo na qualidade de vida. Na análise comparativa com séries clínicas prévias de implantes de 3ª. geração (Core Studies Inamed – FDA), e que avaliaram com metodologia semelhante a ruptura, os estudos mais atuais demonstram redução na taxa de ruptura do implante e portanto maior segurança a longo prazo.

Não menos importante que a ruptura do implante, o fenômeno da contratura capsular é inexorável e representa em última análise a "reação de corpo estranho" a longo prazo. De fato, a contratura capsular é definida como a perda da elasticidade da cápsula que envolve o implante de silicone. Habitualmente é formada por tecido conjuntivo (fibrose) e é um fenômeno natural após qualquer cirurgia que envolva materiais sintéticos. Processos semelhantes são observados em materiais de síntese óssea, implantes dentários e marca-passo etc. Como um processo de defesa do organismo, o sistema imunológico desenvolve tecido cicatricial sob a forma de várias camadas sobre o implante. Quanto maior esta reação, e por sua vez maior produção de fibrose, haverá uma menor elasticidade da cápsula, o que caracteriza o processo de contratura. É atualmente a complicação mais frequente pós-cirurgia de implante mamário a longo prazo e está diretamente relacionada ao tempo de permanência do implante no organismo da paciente. Mulheres com implantes há mais de 20 anos apresentam incidência de quase 70% de contratura capsular. Já a incidência de contratura com menos de 5 anos pós-colocação do implante é por volta de 5-8%. Atualmente a contratura capsular responde por quase 40% dos casos de troca de implante (mamoplastias de aumento secundárias) e 70% dos casos de retirada definitiva do implante.

De maneira geral, e do ponto de vista clínico, a sintomatologia inicial da contratura capsular apresenta-se como grau leve de incômodo e perda da elasticidade da mama. Em graus maiores de contratura, há o nítido endurecimento com perda da elasticidade cutânea e a presença de assimetrias entre as duas mamas. Em grau mais avançado, podem ocorrer algia mamária ao repouso, limitações para atividades físicas e perda do resultado estético com deslocamentos do implante. Descrita por Baker *et al.*, uma importante classificação categorizou na década de 1980 a contratura capsular em 4 níveis de acordo com os sintomas e o exame físico das mamas. Classificam-se como nível de contratura Baker I as mulheres sem sintomas locais e que ao exame físico não apresentam alterações como assimetrias ou deslocamentos. As mamas são macias e não há incômodo na palpação. No nível Baker II, a mama com contratura é menos elástica, podem ocorrer pequenos incômodos e o implante é sentido na palpação. Visualmente não há alteração. Nas mulheres com Baker III, a mama com contratura é mais dura, o implante pode ser visto e sentido na palpação e há assimetria e relação a outra mama. Já no Baker IV, existem todas as alterações do III acrescidas de dor e assimetria grave, com perda do resultado. (Tabela 23.1).

De maneira geral, quanto menor o trauma cirúrgico e melhor a qualidade da textura do implante, haverá menor probabilidade de desenvolver a contratura capsular. Todavia mesmo com implantes de boa qualidade de última geração, pode haver risco potencial de contratura, uma vez que a etiopatogenia da contratura é multifatorial, e outros fatores também estão envolvidos, como infecção clínica e subclínica e aspectos idiopáticos relacionados ao paciente. O tratamento da contratura envolve, nos graus mais avançados, a revisão cirúrgica com realização de capsulotomias e eventual troca do implante. Alguns estudos com eficácia variável relatam ainda a possibilidade de medicações preventivas baseadas em anti-inflamatórios que atuam na inibição dos leucotrienos.

Outras complicações também são relatadas, porém em menor frequência, como assimetria, maior consistência da mama e, sobretudo, redução da sensibilidade, todavia não há estatísticas precisas sobre cada uma destas afecções.

Tabela 23.1 – Classificação de Baker para contratura capsular.

Grau	Aparência da mama
I – Nenhuma	A mama é tão macia quanto uma não operada
II – Mínima	Implante palpável, firme, porém não visível
III – Moderada	Implante obviamente palpável, endurecido, visível
IV – Severa	Severa. Implante duro, distorcido na aparência e à palpação. Dor mamária

Fonte: Little G, Baker JL Jr.[38]

De fato, na literatura pertinente são escassos os estudos que avaliaram de maneira mais contundente e objetiva as alterações da sensibilidade cutânea da mama e do complexo areolopapilar (CAP) em pacientes submetidas à mastoplastia de aumento. Algumas séries clínicas demonstram associação entre as alterações sensitivas e o volume dos implantes, e outras com o plano de inclusão cirúrgica, qual seja subglandular e submuscular. Outros autores também analisaram a incidência de alterações sensitivas na mama e do CAP, conforme o tipo de incisão realizada, entre essas, a incisão periareolar e a inframamária, porém demonstraram conclusões contrastantes.

Outro fator relevante e analisando no contexto da inclusão do implante mamário, na faixa etária da adolescência, está relacionado com a durabilidade da cirurgia e sobretudo do implante de silicone. É fato que atualmente nenhum implante mamário de silicone é vitalício, e como qualquer material sintético sofre um desgaste natural com o passar dos anos. Alguns estudos que avaliaram os implantes de última geração demonstram bons resultados em períodos superiores a 10 anos. Isto é decorrente da baixa incidência de contratura capsular e rompimento do implante, uma vez que esses implantes promovem uma menor interação com o organismo e apresentam um maior número de camadas, fato este que promove maior resistência. Modelos mais recentes (após meados dos anos 2000) mostram resultados seguros com 15 a 20 anos na grande maioria das pacientes, e isto é proveniente da evolução do revestimento dos implantes e da qualidade do silicone gel. Desta forma, há uma tendência mundial no maior emprego de implantes com superfícies texturizadas e de última geração. Estes implantes apresentam a superfície externa (elastômero) com inúmeros poros microscópicos e com distâncias e profundidades preestabelecidas e que influenciam no comportamento da fibrose pós-operatória. Com o passar dos anos, é importante a paciente realizar acompanhamento com cirurgião plástico e associado com os exames de imagem para determinar a melhor época da substituição.

▶ Conclusões

O início da adolescência feminina constitui processo complexo no desenvolvimento físico e psíquico da criança, uma vez que alterações substanciais no corpo e na mente ocorrem em um breve espaço de tempo. É fato que a puberdade está relacionada aos processos intrínsecos biológicos, que resultam no amadurecimento dos órgãos sexuais e a fertilidade. A adolescência, por sua vez, envolve as alterações biológicas e sobretudo as mudanças psicológicas e sociais relevantes para a transição e estabelecimento do mundo adulto.

Frente a essas alterações físicas e psíquicas, a autoimagem corporal segue um processo de reformulação. Segundo Schilder *et al.*, a imagem corporal é a representação mental do próprio corpo ou a maneira como ele é interpretado pelo indivíduo, e envolve não somente que é percebido pelos sentidos, mas também as ideias e sentimentos referentes ao próprio corpo, os quais muitas vezes podem ser inconscientes. Ademais, o processo de formação da imagem corporal se desenvolve como produto da relação do indivíduo consigo mesmo e com os outros. Segundo alguns autores, a imagem corporal é uma unidade adquirida, e está em constante processo de mutação, portanto alterações corporais provocam mudanças na imagem corporal, e esse fenômeno é particularmente intenso na adolescência.

Não menos relevante e associado ao processo rápido de mudança corporal é o fato de que a adolescente tem que lidar com desafios complexos e ideais de beleza trazidos pela globalização e influência dos meios de comunicação. De fato, as sociedades modernas desencadeiam um processo de homogeneização de comportamentos, e assim a adolescente depara-se com padrões de beleza e com a extrema valorização da aparência veiculada pelos meios de comunicação.

Portanto, deve-se analisar de maneira cuidadosa o período da adolescência e ponderar o real benefício da cirurgia mamária estética, uma vez que a essa parte do corpo ainda se apresenta em processo de desenvolvimento com significativas alterações da forma e volume. Apesar dos bons resultados estéticos, da baixa morbidade e a segurança dos procedimentos a longo prazo, a imaturidade psíquica associada às indefinições conceituais relacionadas à esfera da autoimagem corporal podem resultar em insatisfações com o resultado mais adiante. Ademais, esta imaturidade associada às distorções de autoimagem e a identificação com o pensamento de grupo podem ocasionar escolhas transitórias e desta forma insatisfação ou mesmo arrependimento com o resultado final.

No contexto multiprofissional de atendimento ao adolescente, o intercâmbio de informações e condutas entre o cirurgião plástico e o ginecologista associado à discussão com a família e a individualização são cruciais na indicação e contraindicação e na obtenção de melhores resultados nestee período complexo de transição para a vida adulta.

▶ Referências

1. Adams WP Jr, Mallucci P. Breast augmentation. Plast Reconstr Surg. 2012;130(4):597e-611e.

2. Andrade A, Bosi MLM. Mídia e subjetividade: impacto no comportamento ali- mentar feminino. Rev Nutr. 2003;16(1):17-23.

3. Bitar HF, Bitar DF. Amastia: relato de um caso. Rev Para Med. [online]. 2006;20(2):61-3.

4. Blomqvist L. Reduction mammaplasty: analysis of patientes' weight, resection weights, and late complications. Scand J Plast Reconstr Hand Surg. 1996;30:207-10.

5. Branco LM, Hilário MOE, Cintra IP. Percepção e satisfação corporal em adolescentes e a relação com seu estado nutricional. Rev Psiq Clín. 2006;33(6):292-6.

6. Brink RR. Management of true ptosis of the breast. Plast Reconstr Surg. 1993;91:657-62.

7. Calligaris, C. A adolescência. São Paulo: Publifolha; 2000.

8. Campagna VN, Souza ASL. Corpo e imagem corporal no início da adolescência feminina. Bol Psicol. 2006;56(124):9-35.

9. Casas LA1, Byun MY, Depoli PA. Maximizing breast projection after free-nipple-graft reduction mammaplasty. Plast Reconstr Surg. 2001;107(4):955-60.

10. Chao JD, Memmel HC, Redding JF, Egan L, Odom LC, Casas LA. Reduction mammaplasty is a functional operation, improving quality of life in sumptomatic women: a prospective, single-center breast reduction outcome study. Plast Reconstr Surg. 2002;110:1644-54.

11. Chiari A Jr, Nunes TA, Grotting JC, Cotta FB, Gomes RC. Breast sensitivity before and after the L short-scar mammaplasty. Aesthetic Plast Surg. 2012;36(1):105-14.

12. Chipekevith E. O adolescente e o corpo. Pediatria Moderna. 1987;22:231-7.

13. Coleman SR, Saboeiro AP. Fat grafting to the breast revisited: safety and efficacy. Plast Reconstr Surg. 2007;119(3):775-87.

14. Cronin TD, Gerow RM. Augmentation mammaplasty: a new "natural feel" prosthesis. In: Translations of the Third International Congress of Plastic Surgery. Amsterdam: Excerpta Medica; 1964. p. 41-9.

15. Conti MA, Frutoso MFP, Gambardella AMD. Excesso de peso e insatisfação corporal em adolescentes. Rev Nutr. 2003;18(4):9-13.

16. De Lucia MCS. As exigências da plástica atual e suas vicissitudes. Anais do I Congresso Interamericano de Psicologia da Saúde; 2001.

17. Derman O, Gold MA. Poland's syndrome and premature ovarian failure. J Pediatr Adolesc Gynecol. 2004;17:389-92.

18. Dinner MI, Dowden RV. The tubular/tuberous breast syndrome. Ann Plast Surg. 1987;19(5): 414-20.

19. Fernandes PM. Dores na coluna: avaliação em pacientes com hipertrofia mamária. Acta Ortop Bras. 2007;15(4):227-30.

20. Fleitilich BW, Larino MA, Cobelo A, Cordás TA. Anorexia nervosa na adolescência. J Pediatria. 2000;76:323-9.

21. Freitas JR. Patologias mamárias na adolescência. Adolesc Saude. 2007;4(2):40-2.

22. Gabriel S, Mantalos PN, Enchef A, Gianopoulos E. New inferomedial based mammaplasty with L-scar. Plast Reconstr Surg. 2009;123(3):115-7.

23. Garcia AM, Garcia BG, Silva M. Mastoplastia de aumento periareolar com descolamento subfascial rombo. RBCP. 2010;25(3):478-83.

24. Glatt BS, Sarwer DB, O'Hara DE, Hamori C, Bucky LP, LaRossa D. A retrospective study of changes in physical symptoms and body image after reduction mammaplasty. Plast Reconstr Surg. 1999;103(1):76-82.

25. Gonzalez F, Walton RL, Shafer B, Matory Jr. WE, Borah GL. Reduction mammaplasty improves symptoms of macromastia. Plast Reconstr Surg. 1993; 91(7):1270-6.

26. Graf RM, Bernardes A, Auersvald A, Damasio RC. Subfascial endoscopic transaxillary augmentation mammaplasty. Aesthetic Plast Surg. 2000;24(3):216-20.

27. Graham MA, Eich C, Kepphart B, Peterson D. Relationship among body image, sex and popularity of high school students. Percept Mot Skills. 2000;90:1187-93.

28. Grella E, Grella R, D'Andrea F. Histologic Analysis of Zafirlukast's Effect on Capsule Formation Around Silicone Implants: some considerations. Aesthetic Plast Surg. 2008;32(1):179-80.

29. Grolleau JL, Lanfrey E, Lavigne B, Chavoin JP, Costagliola M. Breast base anomalies: treatment strategy for tuberous breasts, minor deformities, and asymmetry. Plast Reconstr Surg. 1999;104(7):2040-8.

30. Hedén P, Bronz G, Elberg JJ, Deraemaecker R, Murphy DK, Slicton A, et al. Long-term safety and effectiveness of style 410 highly cohesive silicone breast implants. Aesthetic Plast Surg. 2009;33(3):430-6.

31. Kehl MR. A violência do imaginário. In: M. C. M. Comparato & D. S. F. Monteiro (Orgs.), Mentes e mídia: diálogos interdiciplinares. São Paulo: Casa do Psicólogo; 2001. p. 45-60.

32. Kelemen O1, Vizsy L, Bátorfi J. The blood supporting of nipple-areolar (NAC) complex performing for mammaplasties. Acta Chir Hung. 1997;36(1-4):164-5.

33. Kirwan LA. Classification and Algorithm for Treatment of Breast Ptosis. Aesthetic Surg J. 2002;22:355-63.

34. LaTrenta GS. Breast augmentation. In: Rees TD, LaTrenta GS, eds. Aesthetic plastic surgery. Philadelphia: WB Saunders; 1994. p. 1003-49.

35. Lejour M. Indications for the Aries-Pitanguy technic in mammary ptosis. Acta Chir Belg. 1971;70(1):5-10.

36. Lemaine V, Simmons PS. The adolescent female: Breast and reproductive embryology and anatomy. Clin Anat. 2013;26(1):22-8.

37. Lista F, Ahmad J. Evidence-based medicine: augmentation mammaplasty. Plast Reconstr Surg. 2013;132(6):1684-96.

Cirurgias plásticas mamárias e próteses na adolescente   351

38. Little G, Baker JL Jr. Results of closed compression capsulotomy for treatment of contracted breast implant capsules. Plast Reconstr Surg. 1980;65(1):30-3.

39. Lourenção van Kolck O. Testes projetivos gráficos no diagnóstico psicológico. São Paulo: EPU; 1984.

40. Lourenço B, Queiroz LB. Crescimento e desenvolvimento puberal na adolescência. Rev Med (São Paulo). 2010;89(2):70-5.

41. Lucarelli AP, Martins MM. Assimetrias mamárias na infância e adolescência. Pediatria Moderna. 2009;48(12):487-91.

42. Lund HG Jr, Kumpf AL. Aesthetic breast surgery: emerging trends and technologies. Mo Med. 2010;107(3):203-9.

43. Mandrekas AD, Zambacos GJ. Aesthetic reconstruction of the tuberous breast deformity: a 10-year experience. Aesthet Surg J. 2010 Sep;30(5):680-92.

44. Mantonelli G, Bittencourt VB, Penteado RZ, Pereira IMTB, Alavarez MC. Educação nutricional: uma resposta ao problema da obesidade em adolescentes. Rev Bras Cresc Desenv Hum. 1997;7:85-93.

45. Martins DF, Nunes MF, Noronha AP. Satisfação com a imagem corporal e autoconceito em adolescentes. Psicologia: Teoria e Prática. 2008;10(2):94-105.

46. Munhoz AM, Montag E, Arruda EG, Aldrighi C, Gemperli R, Aldrighi JM,. Superior-medial dermoglandular pedicle reduction mammaplasty for immediate conservative breast surgery reconstruction: technical aspects and outcome. Ann Plast Surg. 2006;57(5):502-8.

47. Munhoz AM, Fells K, Arruda E, Montag E, Okada A, Aldrighi C, et al. Subfascial transaxillary breast augmentation without endoscopic assistance: technical aspects and outcome. Aesthetic Plast Surg. 2006;30(5):503-12.

48. Neto MP; Colombo LR; Silva, DP; Guimarães, P; Almeida, CO; Batista, AP; et al. Tratamento de mamas tuberosas com incisões combinadas. RBCP. 2012;27(3):421-7.

49. Netscher DT, Meade RA, Goodman CM, Brehm BJ, Friedman JD, Thornby J. Physical and psychosocial symptoms among 88 volunteer subjects compared with patients seeking plastic surgery procedures to the breast. Plast Reconstr Surg. 2000;105:2366-72.

50. Nunes MA, Bagatini LF, Abuchaim AL, Kunz A, Ramos D, Silva JA. Distúrbio da conduta alimentar: considerações sobre o teste de atitudes alimentares (EAT). Rev ABP-APAL. 1994;16:7-10.

51. Okwueze MI, Spear ME, Zwyghuizen AM, Braün SA, Ajmal N, Nanney LB, et al. Effect of augmentation mammaplasty on breast sensation. Plast Reconstr Surg. 2006;117(1):73-83.

52. Pacifico MD, Kang VN. The tuberous breast revisited. J Plast Reconstr Aesthet Surg. 2007;60(5):455-64.

53. Perez Aznar JM, Urbano J, Garcia Laborda E, et al. Breast and pectoralis muscle hypoplasia. A mild degree of Poland's syndrome. Acta Radiol. 1996;37:759-62.

54. Pitanguy I. Surgical treatment of breast hypertrophy. Br J Plast Surg. 1967;20(1):78-85.

55. Rees TD, Aston SJ. The tuberous breast. Clin Plast Surg. 1976;3(2):339-47.

56. Regnault P. Breast ptosis: definition and treatment. Clin Plast Surg;1976;3:193-203.

57. Ribeiro L, Canzi W, Buss A Jr, Accorsi A Jr. Tuberous breast: a new approach. Plast Reconstr Surg. 1998;101(1):42-50.

58. Ruffino R. Sobre o lugar da adolescência na teoria do sujeito. In: C. R. Rappaport et al. Adolescência: uma abordagem psicanalítica. São Paulo: EPU; 1993. p. 25-53.

59. Saito MI, Silva LEV, Leal MM. Adolescência: prevenção e risco. 2. ed. São Paulo: Atheneu; 2008.

60. Schilder P. A imagem do corpo. 3. ed. São Paulo: Martins Fontes; 1999.

61. Sisto FF, Martinelli SC. Estudo preliminar para a construção da escala de autoconceito infanto-juvenil (EAC-IJ). Interação em Psicologia. 2004;8:2.

62. Spear SL, Hedén P. Allergan's silicone gel breast implants. Expert Rev Med Devices. 2007;4(5):699-708.

63. Spear SL, Murphy DK. Natrelle round silicone breast implants: Core Study results at 10 years. Plast Reconstr Surg. 2014;133(6):1354-61.

64. Steiert AE, Boyce M, Sorg H. Capsular contracture by silicone breast implants: possible causes, biocompatibility, and prophylactic strategies. Med Devices. 2013;2;6:211-8.

65. Stutman RL, Codner M, Mahoney A, Amei A. Comparison of breast augmentation incisions and common complications. Aesthetic Plast Surg. 2012;36(5):1096-104.

66. Tanner JN. Growth at adolescence with a general consideration of the effects of hereditary and environmental factors upon growth and maturation from birth to maturity. 2nd ed. Oxford: Blackwell; 1962.

67. Teimourian B, Adham MN. Surgical correction of the tuberous breast. Ann Plast Surg. 1983;10(3):190-3.

68. Thorek M. Plastic reconstruction of the breast and free transplantation of the nipple. J Int Coll Surg. 1946;9:194-224.

69. Wilkinson TS. Breast augmentation by periareolar incisions. In: Georgiade NG, ed. Aesthetic breast surgery. Baltimores:Williams & Wilkins;1983. p. 71-86.

24 Uso de álcool, tabaco e demais substâncias psicoativas por adolescentes do gênero feminino: identificação, prevenção e intervenção

Neliana Buzi Figlie
Bruna Antunes de Aguiar Ximenes Pereira
Ronaldo Laranjeira

▶ A adolescência e o uso de substâncias psicoativas

A construção do conceito de adolescência é recente. Desde os povos primitivos até antes do século XX, apenas o aspecto biológico – a puberdade – era considerado o marco da transição da infância para a vida adulta, muito embora as velocidades de amadurecimento dos demais setores ocorressem, e ocorram, em momentos não coincidentes. A conformação moderna do que se conhece como adolescência passou a ser delineada entre o final da Primeira e o começo da Segunda Guerra Mundial. A partir desse período começam a surgir os primeiros registros literários do que hoje é definido como adolescência.

Atualmente os pré-requisitos para a transição em direção à vida adulta tendem a tornar esse processo mais longo, complexo e dolorido. As oportunidades de experimentação e de vivenciar situações novas são maiores e dificultam a busca pela identidade adulta. Justamente por ser um momento com características tão próprias, quando há a conjunção, não simultânea, de transformações físicas, psíquicas, cognitivas, culturais e sociais, o aparecimento das crises da adolescência permeadas de instabilidade emocional, alterações do humor, comportamento impulsivo e busca por novas sensações é frequente. Do ponto de vista biológico, tais características são justificáveis pelo desbalanço da maturação dos sistemas dopaminérgicos (ativador) e serotoninérgico (inibitório), havendo, então, o predomínio do primeiro sistema. Estima-se que o completo neurodesenvolvimento cerebral é concluído entre 21 e 25 anos de idade, fato que acaba por refletir no modo de funcionamento dos adolescentes.

Diante dessa configuração de mudanças, pode ocorrer a experimentação de substâncias psicoativas (SPAs). O contato precoce com SPA pode causar prejuízos extensos e comprometimento permanente, além de exposição ao risco de evolução de uso em direção a uma futura dependência química. É possível que, caso o processo de transição para a vida adulta ocorra de maneira assistida e protegida, uma eventual experimentação de SPA seja resolvida com a maturidade. Infelizmente, os jovens desprotegidos e/ou com pouco cuidado parental apresentam maior risco de uma evolução desfavorável. Apesar disso, não é possível predizer quais adolescentes que experimentaram SPA irão evoluir no uso, mas a certeza é que os futuros dependentes químicos estarão entre eles.

No entanto, existem algumas características do uso de SPA pelos adolescentes que podem sinalizar um pior prognóstico: uso de SPA pela primeira vez sozinhos ou sob a influência de adultos, evolução do consumo de maconha para demais SPAs, comportamento destoante em relação aos pares, baixo rendimento escolar e aqueles que progressivamente abandonam atividades físicas que eram de seu interesse. Além desses sinais, é importante reconhecer os fatores de risco e de proteção ao uso de SPA nessa faixa etária. Desse modo, pode-se atuar de maneira preventiva objetivando a estimulação dos fatores que podem proteger o jovem e a minimização dos fatores favoráveis ao uso.

Os principais fatores de risco para o uso de drogas entre adolescentes são:

- Âmbito individual: baixa autoestima; antecedente pessoal de transtorno mental; sintomas depressivos; necessidade de novas experiências e emoções; baixa responsabilidade; rebeldia; pouca religiosidade; intolerância às frustrações; uso precoce de álcool, tabaco e outras SPAs; carência de vínculos (familiares, escolares e comunitários); iniciação sexual precoce e desprotegida; exposição à mídia favorável ao uso de SPA; facilidade de acesso às SPAs.
- Âmbito familiar: antecedente familiar de uso de SPA; relacionamento familiar distanciado; tolerância da família às infrações; conflito e/ou violência familiar; ausência de normas e regras claras; instabilidade familiar; pais com comportamentos antissociais ou com doenças mentais; baixo relacionamento social.
- Âmbito escolar: desempenho insatisfatório; baixo comprometimento com a escola; evasão escolar.

Cabe ressaltar que as atuais evidências sinalizam a existência de risco aumentado para uso de SPA por filhos de dependentes químicos, especialmente na adolescência, quando comparado aos filhos de não dependentes. Ou seja, filhos de dependentes químicos são expostos a uma gama maior de situações de risco, justamente por pertencerem a um ambiente familiar adverso. Dentre os transtornos psiquiátricos, apresentam um risco aumentado para o consumo de substâncias psicoativas depressão, ansiedade, transtorno de conduta e fobia social. A simples verificação dos antecedentes familiares durante o atendimento permite uma melhor visualização dos fatores atuantes na vida adolescente, permitindo intervenções no sentido de acentuar fatores de proteção e, também, aconselhar e encaminhar os pais para atendimento especializado.

De modo geral, as consequências dos fatores de risco na vida do adolescente poderão ser reduzidas pelo fortalecimento dos fatores de proteção. Alguns fatores importantes são:

- Âmbito individual: elevada autoestima; responsabilidade; religiosidade; vínculos fortes (familiar, escolar e comunitário); bom temperamento.
- Âmbito familiar: relacionamento afetivo com os pais; monitoramento parental, estrutura familiar recompensadora; envolvimento dos pais na vida

dos filhos; regras parentais claras em relação ao uso de tabaco, álcool e demais SPAs.

- Âmbito escolar: sucesso acadêmico; fortes vínculos escolares; envolvimento em atividades comunitárias, esportivas e sociais; ambiente favorável ao aprendizado.
- Âmbito sociocultural: limitação das possibilidades de acesso às SPAs; informações na mídia baseadas em evidências; maior taxação de impostos sobre as SPAs vendidas legalmente; opções de lazer; serviços sociais e de saúde eficazes; baixa criminalidade na vizinhança.

Tendo como referencial os fatores mencionados, é notória a importância da família no acompanhamento, cuidado, afeto e na elaboração de normas em relação ao uso de SPA. A escola também atua de maneira decisiva no desenvolvimento do adolescente, justamente por ser um local em que o jovem pode aumentar sua capacidade acadêmica e treinar as habilidades sociais.

▶ Epidemiologia do uso de substâncias psicoativas na adolescência

O álcool e o tabaco são as SPAs mais consumidas mundialmente, sendo o álcool a principal substância utilizada pelos adolescentes, apesar da existência de diferenças sociais, econômicas e culturais entre os países.

Dados recentes da Organização das Nações Unidas apontam uma acentuação do uso de maconha globalmente. As maiores prevalências foram encontradas na Europa Ocidental e Central (7,6%), América do Norte (10,7%), Oceania (10,9%) e África Central e Ocidental (12,4%). O consumo de maconha na América do Norte e na Europa Ocidental foi considerado estável ou em queda. No entanto, essas duas mesmas regiões apresentaram aumento do uso de cocaína entre 2010 e 2011. Comparativamente aos demais países, os adolescentes brasileiros não foram os que mais utilizaram SPA.

Levantamento Nacional recente realizado pelo CEBRID (2010) apontou que as SPA mais consumidas pelos estudantes brasileiros são o álcool e o tabaco, e 5% tiveram o primeiro contato com a substância antes dos 10 anos de idade. O uso no ano de álcool foi relatado por 42,4% dos adolescentes e 10,6% utilizaram outras SPAs, excetuando-se o álcool e o tabaco. Adolescentes do sexo feminino utilizaram mais álcool (uso na vida e no ano) do que os meninos. Ao avaliar o perfil de uso em relação ao tipo de escola (privada ou pública), observou-se que o uso na vida, no ano e no mês de SPA foi maior entre os estudantes de escolas privadas, enquanto o uso frequente e pesado foi mais significativo entre os estudantes de escolas públicas.

Em comparação aos levantamentos anteriores, houve redução do uso na vida de solventes e anfetamínicos, aumento do uso na vida de ansiolíticos e cocaína e não houve alterações no uso na vida de maconha e *crack*.

De acordo com o II Levantamento Nacional de Álcool e Drogas na população brasileira, realizado em 2012, o início do uso de maconha e cocaína ocorreu antes dos 18 anos para, aproximadamente, metade do total de indivíduos avaliados. O uso na vida de maconha e cocaína entre os adolescentes foi de 4% e 2%, respectivamente. Em relação ao álcool, metade dos adolescentes experimentou a substância entre 12 e 14 anos. Houve aumento de adolescentes do gênero feminino que declararam ter começado a beber regularmente antes dos 15 anos de 69% para 74%, em 2006 e 2012 respectivamente. Paralelamente, o consumo regular de álcool manteve-se estável entre adolescentes do gênero masculino no mesmo período. A experimentação de tabaco ocorreu em torno de 13 anos de idade para ambos os gêneros.

Em geral, o uso de SPA por adolescentes do gênero masculino é maior que o uso das adolescentes, principalmente em relação às SPAs ilícitas. O mesmo não ocorre em relação ao consumo de álcool, visto que, desde 2004, o consumo por adolescentes de gênero feminino é superior ao de adolescentes do gênero masculino.

É importante ressaltar que os dados nacionais acerca da acentuação do uso das meninas em relação a algumas SPAs são compatíveis com os observados em estudos internacionais, possivelmente devido a um aumento da publicidade direcionada a adolescentes do gênero feminino e a maior aceitação do uso de SPA por essa população. Outro agravante associado ao uso de SPA por adolescentes do gênero feminino é a maior exposição a comportamentos sexuais de risco, como atividade sexual não desejada e/ou desprotegida. Diante das características de uso atual de SPA por adolescentes do gênero feminino e de suas vulnerabilidades, faz-se necessário uma melhor compreensão das particularidades dessa população para consequente criação de estratégias preventivas específicas a ela.

▶ Particularidades do uso de substâncias psicoativas entre adolescentes do gênero feminino

A definição de gênero pode ser compreendida a partir do conjunto de características que a sociedade atribui ao sexo biológico através das regras sociais, expectativas e comportamentos considerados adequados e típicos aos meninos e meninas. Nesse sentido, os fatores culturais atuam na determinação dos fatores de risco para o uso de SPA, refletindo na maior ou menor vulnerabilidade do uso de SPA entre os gêneros.

Apesar de muitas vezes compartilharem a experiência de uso na adolescência, adolescentes do gênero feminino não apresentam as mesmas motivações para o início do uso de SPA quando comparadas a adolescentes do gênero masculino. Desse modo, a compreensão das razões do uso permite a elaboração de estratégias de ação e prevenção particulares a cada gênero.

Sabe-se que a motivação de uso pelas meninas frequentemente está associada ao enfrentamento de situações, enquanto para os meninos o uso, em geral, acontece por curiosidade. Em relação ao perfil sintomatológico, adolescentes do gênero masculino apresentam altas taxas de sintomas externalizantes, que podem cursar com transtorno de conduta, transtorno de déficit de atenção e hiperatividade, personalidade antissocial; enquanto os sintomas internalizantes são comumente encontrados entre as meninas, podendo acentuar o risco de desenvolvimento de transtornos do espectro ansioso e depressivo. Assim sendo, o risco de uso de SPA existe independentemente do gênero, muito embora possa ocorrer uma acentuação do risco de acordo com as particularidades presentes em cada sexo.

A influência do gênero no risco de uso de SPA vem sendo explorada em pesquisas recentes. Estudos constataram que as motivações para o uso de medicações sem prescrição médica por jovens adultas divergiam das motivações dos homens. O motivador do uso entre as mulheres configurou-se habitualmente na automedicação e na possibilidade de melhorar a aparência física. Já os jovens adultos utilizavam as medicações na expectativa de vivenciarem experiências de embriaguez.

O papel da família como agente influenciador, predispositor e até mesmo inibidor do uso de SPA entre adolescentes também é alvo de interesse nos estudos internacionais. Pesquisas apontam para a importância de fortes vínculos parentais como limitador de uso de SPA entre as meninas. Adolescentes do gênero feminino cujos pais não participam das questões escolares apresentaram maior risco de uso de maconha e de álcool. Já aquelas em que o monitoramento parental era escasso apresentaram maior propensão ao uso de álcool. Um estudo realizado com 781 adolescentes do gênero feminino e com suas respectivas mães evidenciou associações do uso de álcool pelas adolescentes preocupadas com a autoimagem corporal, com sintomas depressivos, uso de SPA pela melhor amiga e uso de álcool pela genitora.

As adolescentes têm maior predisposição ao uso de SPA como reflexo da preocupação de aceitação pelos pares. Na puberdade, a vulnerabilidade feminina aos quadros depressivos é notada como um fator de risco para o uso acentuado de SPA. Estudo realizado em nove cidades europeias apontou uma forte associação entre o uso precoce de SPA e início de práticas sexuais também precoces entre as meninas.

A questão fisiológica é um fator importante relacionado ao uso de SPA por adolescentes do gênero feminino. No que diz respeito ao álcool, o metabolismo feminino é mais lentificado quando comparado ao masculino, há uma menor proporção de água e massa corporal que interfere na diluição do álcool, além de uma menor quantidade da enzima desidrogenase alcoólica na mucosa gástrica, fatos que tornam o uso precoce nessa faixa etária especialmente preocupante entre as meninas. Alguns estudos apontam que as mulheres jovens podem vivenciar as consequências prejudiciais do uso de álcool mesmo em doses pequenas, em comparação aos homens.

As particularidades do gênero feminino envolvem um amplo leque de características físicas, biológicas, psíquicas e sociais que, associadas ao uso de SPA, acentuam o risco de exposição a situações de violência, transtorno mental e gestação não planejada.

▶ Os riscos do uso de substâncias psicoativas na gestação

O uso de SPA pelas mulheres em idade fértil está progressivamente ocorrendo em idades mais jovens. Nesse sentindo, a população de adolescentes expostas aos riscos de uso de SPA e suas consequências associadas, como gestação não planejada, comportamento sexual de risco, exposição a situações de violência, acidentes de trânsito, homicídio e suicídio, vem aumentando.

Em contraponto, nos casos de gestantes em uso de SPA, ocorre maior exposição dos fetos a um ambiente uterino inóspito ao desenvolvimento, além de maior risco no aleitamento. Atualmente, sabe-se do impacto de determinadas SPAs na gestação:

- Tabaco: a exposição ao tabaco durante a gestação acentua as chances de aborto espontâneo, insuficiência placentária, retardo do crescimento intrauterino (RCIU), parto prematuro e gestação ectópica.
- Álcool: o consumo de álcool por gestantes configura-se em um sério problema na área de saúde pública, uma vez que o álcool é uma das SPAs que mais traz danos ao feto, podendo manifestar-se por um quadro completo, denominado síndrome alcoólica fetal (SAF), ou um incompleto, conhecido como efeito alcoólico fetal (EAF).
  A exposição ao álcool em qualquer período da gravidez pode interferir no desenvolvimento cerebral, sendo o período de maior risco as 5 primeiras semanas de gestação. Uma das consequências mais evidentes do uso de álcool

na gestação é a diminuição do crescimento cerebral, manifestado pela microcefalia. Outro órgão vulnerável aos efeitos do álcool na gestação é o coração.

A SAF (Quadro 24.1) é uma condição irreversível caracterizada por anomalias craniofaciais típicas, deficiência de crescimento, disfunções do sistema nervoso central e várias malformações associadas. Trata-se da principal causa de retardo mental e de anomalias congênitas não hereditárias, existindo um total de 91 anomalias catalogadas relacionadas à SAF. De acordo com o *Institute of Medicine of the National Academy of Sciences*, o diagnóstico de SAF pode ser feito caso seja confirmada a exposição materna ao álcool durante a gestação (consumo excessivo caracterizado por ingestão regular ou episódios de ingestão de grande quantidade de bebidas alcoólicas) somado às características da criança (anomalias faciais características, restrição de crescimento e alterações de neurodesenvolvimento do sistema nervoso central).

- **Cocaína e *crack***: a utilização de cocaína e/ou *crack* no período da gestação acentua o risco de complicações e de desfechos indesejáveis como: abortos espontâneos, descolamento prematuro de placenta, ruptura prematura de membranas, parto prematuro e RCIU. Apesar de não haver um consenso, existem estudos que descrevem uma possível associação do uso dessas substâncias ao maior risco de defeitos congênitos. Ainda assim, outros estudos questionam se de fato existe essa relação entre as malformações e o uso materno dessas substâncias na gestação.
- **Maconha**: o conhecimento a respeito do real impacto da maconha na gestação ainda é contraditório. Existem estudos que relatam um maior risco de parto prematuro, e outros que constatam prolongamento da gestação.

A amamentação é um campo de preocupação para os profissionais que atuam com gestantes usuárias de SPA, visto que, de modo geral, todas as SPAs podem modificar a produção, o volume e a composição do leite materno, sendo então excretadas em maior ou menor quantidade. De acordo com as características bioquímicas das SPAs, o lactente pode apresentar variado leque sintomatológico. O bebê exposto à cocaína através da amamentação pode manifestar quadro de extrema irritabilidade, tremores, aumento da frequência cardíaca e hipertensão. A exposição à maconha pode deixar o lactente letárgico e com alteração do padrão da mamada. Especificamente em relação ao tabaco, a própria fumaça pode ser inalada pelo bebê e favorecer o aparecimento de cólicas e doenças respiratórias. O álcool é transferido para o leite materno, porém na proporção de somente 2% da alcoolemia materna; a eliminação do álcool no sangue e no leite obedece a padrões individuais. Quanto à amamentação de filhos de alcoolistas, pode haver uma redução na produção de leite sem alteração na qualidade, mas o álcool pode causar efeitos adversos no sono da criança, no seu desenvolvimento neuromotor e, mais tarde, no aprendizado Por isso, recomenda-se à mãe que ingeriu bebida alcoólica que se abstenha de amamentar nas horas seguintes à ingestão, contudo o ideal seria a abstenção.

Estudo de revisão recomenda que o uso de SPA na lactação seja fortemente desencorajado, não sendo imperativa a interrupção do aleitamento, mas sim a ponderação dos riscos e benefícios de tal procedimento, além da discussão de estratégias alternativas para reduzir o impacto adverso como, por exemplo, a não interrupção da amamentação nos casos de uso eventual de SPA e a orientação de que a mãe aguarde 24 horas para amamentar novamente, muito embora ainda não exista um consenso nesse aspecto.

Uso de álcool, tabaco e demais substâncias psicoativas por adolescentes... 359

Quadro 24.1 – Características encontradas em crianças expostas ao álcool intrauterino.

A. Anomalias faciais
- Fissura palpebral pequena
- Ptose
- Hemiface achatada
- Nariz invertido
- Filtro nasal liso
- Lábio superior fino

B. Restrição de crescimento
- Baixo peso ao nascer
- Restrição de crescimento, apesar da nutrição adequada
- Baixo peso relativo à altura

C. Alteração de neurodesenvolvimento do SNC
- Microcefalia
- Anormalidades estruturais do cérebro, incluindo agenesia do corpo caloso e hipoplasia cerebelar
- Outros sinais neurológicos: dificuldades motoras finas, perda de audição sensoneural, incoordenação da deambulação e dificuldade da coordenação olho e mão

D. Anormalidades comportamentais inexplicáveis
- Incapacidade de leitura
- Fraco desempenho escolar
- Dificuldade de controle dos impulsos
- Problemas com percepção social
- Dificuldade de linguagem
- Raciocínio abstrato pobre
- Habilidades prejudicadas
- Dificuldades de memória e de julgamento

E. Defeitos congênitos
- Incluídos, mas não limitados a:
- Defeitos cardíacos
- Deformidades do esqueleto e dos membros
- Anomalias anatômicas renais
- Alterações oftalmológicas
- Perda do ouvido
- Fenda labial ou do palato

▶ Prevenção e identificação do uso de substâncias psicoativas na adolescência

A prevenção ao uso de álcool, tabaco e demais SPAs na infância e adolescência envolve a articulação e participação de diversos setores da sociedade: família, governo, escola, comunidade, empresas, sistema judiciário, entre outros. Havendo integração de interesses e de metas entres esses setores, somado às políticas públicas que visem a um contato mais tardio do jovem com a SPA, é possível a criação de estratégias pre-

360 *Ginecologia e Obstetrícia da Infância à Adolescência*

ventivas específicas às necessidades dessa fase do desenvolvimento. Dificilmente os jovens irão apresentar um diagnóstico de síndrome de dependência de substâncias na adolescência, mas sim uma experimentação ou uso mais regular.

Alguns dos objetivos das estratégias de prevenção ao uso de SPA na adolescência incluem: incentivar o jovem a caminhar em direção ao seu desenvolvimento integral, evitar o contato precoce com as SPAs, fortalecer o adolescente para enfrentar as dificuldades dessa fase do desenvolvimento e atuar sobre os fatores que predispõem ao uso de SPA através da limitação dos fatores de risco e do aumento dos fatores de proteção. Desse modo, a prevenção envolve as medidas executadas previamente ao aparecimento ou agravamento da situação.

Os investimentos em prevenção refletem em redução de gastos com tratamentos futuros, acidentes e violências, ou seja, trata-se de uma política pública com benefícios a curto, médio e longo prazo. Quanto mais tardio for o contato do adolescente com o uso de SPA, menores são os riscos de desenvolvimento de problemas associados. Os locais pelos quais esses jovens transitam, como escola, comunidade e ambientes ligados à saúde, podem e devem ser utilizados como potenciais espaços de prevenção e identificação de uso de SPA. Neste capítulo abordaremos exclusivamente os ambientes de saúde.

Os adolescentes frequentemente comparecem aos serviços de saúde com as mais diversas demandas (vacinação, febre, dor em orofaringe, quedas, entre outros), tornando-se este momento oportuno para identificação do uso de SPA, caso uma equipe capacitada à abordagem nesse contexto esteja presente.

Dentro do atendimento da clínica de ginecologia e obstetrícia, a abordagem pode contribuir para diminuição e cessação desse uso, visto que muitas adolescentes desconhecem os riscos, até mesmo no período gestacional, do uso de SPA e podem acabar não relatando o uso ao profissional, caso não lhe seja questionado. A simples divulgação de informação por parte do profissional durante o atendimento médico também é reconhecida como prática preventiva. No entanto, muitas vezes os profissionais deixam de perguntar por descrença de que possa existir melhora e pela falta de treinamento e capacitação.

As diretrizes existentes recomendam que todo adolescente deve ser indagado a respeito do uso de SPA como parte da rotina da assistência médica. O Ministério da Saúde do Brasil sugere que os profissionais de saúde identifiquem os adolescentes em uso de SPA, avaliem o risco e encaminhem aos serviços de referências os casos de maior gravidade.

O *National Institute on Alcohol Abuse and Alcoholism* (NIAAA) parte do pressuposto que o álcool é a SPA de escolha entre os adolescentes e que frequentemente é a primeira substância a ser experimentada e utilizada nessa faixa etária, sendo mais comum o uso de outras SPAs após a experimentação do álcool. Desse modo, o NIAAA elaborou uma diretriz específica para adolescentes que tem como base duas perguntas, uma sobre o uso de álcool pelos amigos e outra sobre o uso pessoal (Quadro 24.2).

O uso de álcool pelos amigos é um forte sinal de risco de uso futuro pelo adolescente. Essa pergunta permite também a abertura para o questionamento posterior do uso pessoal de álcool, especialmente nos mais jovens. Já o questionamento sobre a frequência do uso pessoal de álcool é o melhor preditor de risco atual e prejuízos associados ao álcool em adolescentes em uso da substância. A partir das respostas, os riscos em relação ao uso podem ser divididos em baixo, moderado e grave (Quadro 24.3).

Uso de álcool, tabaco e demais substâncias psicoativas por adolescentes...

Quadro 24.2 – Orientações sobre como perguntar sobre o uso de álcool de acordo com a idade. (NIAAA, 2011).

Ordem das perguntas	9 – 11 anos	12 – 14 anos	15 – 18 anos
1º	"Você tem *amigos* que bebem (álcool)?"	"Você tem *amigos* que bebem (álcool)?"	"No último ano, com que *frequência você* bebeu álcool?"
2º	"*Você* bebe álcool?"	"No último ano, com que *frequência você* bebeu álcool?"	"Você tem *amigos* que beb em (álcool)?"

Fonte: adaptado por Bruna Antunes de Aguiar Ximenes Pereira.

Quadro 24.3 – Estratificação de risco de uso de SPA pela idade e intensidade do uso no último ano (NIAAA, 2011).

Em quantos DIAS no *último ano* o seu paciente bebeu?					
Idade	1-5 dias	6-11 dias	12-23 dias	24-51 dias	> 52 dias
≤ 11					Alto Risco
12-15					Tto: Entrevista Motivacional (EM) +
16					possível encaminhamento
17	Baixo Risco		Risco Moderado		
18	Tto: Intervenção breve (IB)		Tto: IB ou EM		

Níveis estimados de risco pela idade e frequência no último ano

Fonte: adaptado por Bruna Antunes de Aguiar Ximenes Pereira.

Independentemente do método de questionamento, é importante que o profissional da saúde pergunte ao adolescente sobre o uso de SPA pelo menos uma vez ao ano. As oportunidades de rastreamento e consequente identificação de uso são inúmeras (Quadro 24.4).

Estar atento não apenas para a demanda que a adolescente traz ao atendimento permite a execução de uma consulta tanto curativa quanto preventiva, possibilitando a realização de intervenções breves e pontuais acerca do uso de SPA.

▶ Intervenções breves no cotidiano da clínica ginecológica

As técnicas de intervenção breve são utilizadas em adolescentes em uso de SPA (baixo ou moderado risco) e podem ser realizadas em jovens que buscam a consulta médica ginecológica não necessariamente com essa finalidade. Trata-se de uma modalidade de cuidado rápida, que pode ter duração de apenas 15 minutos ou até mais de uma sessão, envolvendo os princípios da: (I) devolução (*feedback* no qual a

Quadro 24.4 – Quando e quem rastrear? (NIAAA, 2011).

- Consulta anual de rotina

- Consulta por motivo agudo

- Serviços de emergência

- Ao atender adolescentes que:
  - Você não vê há algum tempo
  - Estão fumando
  - Portadores de condições que predispõem ao uso de SPA:
    - Depressão
    - TDAH
    - Ansiedade
    - Transtorno de conduta
  - Tenham problemas que possam estar associados ao uso de álcool:
    - Acidentes
    - Alterações no padrão do sono/alimentação
    - DST
    - Gestação não planejada
    - Dor crônica
  - Apresentam mudanças significativas do comportamento como:
    - Acentuação de comportamento opositor
    - Mudança de amigos
    - Queda no rendimento escolar
    - Mudanças significativas do humor
    - Perda de interesse nas atividades
    - Aumento das faltas escolares

Fonte: adaptado por Bruna Antunes de Aguiar Ximenes Pereira.

adolescente recebe um "parecer" do profissional que a assistiu), (II) responsabilidade (profissional colabora para a paciente ser parte ativa da mudança de comportamento), (III) recomendação (conselhos claros a respeito do uso de SPA), (IV) inventário (oferecer à paciente um "menu" de alternativas comportamentais), (V) empatia (capacidade do profissional em compreender os significados da paciente através da escuta reflexiva), (VI) autoeficácia (auxiliar a paciente a realizar ou ter sucesso em uma tarefa ou mudança específica).

▶ Entrevista motivacional

Um dos referenciais amplamente utilizados em Intervenções breves é a entrevista motivacional (EM). Segundo Miller e Rollnick (2013), a EM é um estilo de conversa colaborativa voltado para o fortalecimento da sua própria motivação e comprometimento com uma mudança. Por se tratar de uma abordagem que tem uma meta específica, que é a resolução da ambivalência, é compreendida com uma intervenção breve, podendo assim ser utilizada por uma ampla gama de profissionais em diferentes serviços.

As premissas básicas que auxiliam o profissional na prática da EM são empatia, congruência, espírito colaborativo no aumento da motivação para a mudança; adoção de um estilo calmo e eliciador; a consideração da ambivalência na modificação do comportamento de risco como natural (a motivação para a mudança deve ser eliciada no adolescente e não imposta); a resistência pode ser reduzida ou aumentada através das interações interpessoais (o profissional é diretivo em auxiliar o adolescente a examinar e resolver sua ambivalência); o relacionamento *cliente-profissional* envolve um clima colaborativo e amigável; os pacientes são responsáveis pelo seu progresso (o profissional atua como um facilitador no processo, estimulando e apoiando a autoeficácia do paciente); a abstinência é a meta mais segura, mas que pode demandar maior esforço por parte do profissional, principalmente com pacientes mais resistentes.

▪ *Os processos da entrevista motivacional*

A EM atualmente é descrita na confluência de quatro processos que são apresentados sequencialmente e devem ser visualizados sob a forma de degraus, a saber:

1. Engajamento: consiste na construção de uma aliança terapêutica. Quando o profissional consegue estabelecer uma boa aliança terapêutica com o paciente, ocorre maior engajamento no tratamento, possibilitando maior adesão. Aqui, o engajamento é definido como um processo de construção em uma relação de ajuda, que busca uma solução para o problema apontado. Esta relação é pautada no respeito e na confiança mútuos. O paciente engajado é visualizado como altamente ativo no seu próprio processo de mudança e não passivo.

2. Foco: a construção do foco está no desenvolvimento e manutenção da direção específica da conversa para a mudança. O paciente, durante o atendimento, pode estar muitas vezes envolto em uma série de acontecimentos, e sua tendência pode ser a de se concentrar nos sintomas ou nos fatos mais recentes que o levaram até ali, subvalorizando ou até mesmo desconhecendo o fator "causa". Cabe ao profissional se preocupar em manter o foco durante o atendimento, para que a conversa não se perca no meio do caminho. Manter o foco na conversa ajuda na elaboração e no resgate do sentido, bem como possibilita a construção de uma direção para a mudança.

3. Evocação: evocar consiste no movimento do profissional de extrair da pessoa os próprios sentimentos concernentes ao propósito de mudança. Esta é a essência da EM. Todas as conclusões ou caminhos a serem percorridos devem ser uma conclusão que o paciente alcança sozinho, com o auxílio do profissional, e não com a sua indução. A resposta para as questões deve, ao final, sair literalmente da boca do paciente, como se fosse realmente uma grande descoberta, e não uma mera prescrição por parte do profissional.

4. Planejamento: o planejamento está na construção do movimento de "quando" e "como" mudar. O profissional necessita estar atento para o momento em que o paciente diminui os seus questionamentos e começa a se preparar para uma tomada de atitude. Neste momento, o planejamento é fundamental, uma vez que desenvolve a formulação de um plano de ação específico, podendo encorajar o paciente a aumentar seu compromisso com a mudança. A construção do planejamento não deve ser prescrito, e sim evocado pelo paciente; da mesma forma, não deve ser pontual e deve ser sempre revisto. Quando há ensaios rumo ao movimento para a mudança, o planejamento torna o paciente mais seguro, uma vez que promove sentimentos de autoeficácia pautados em sua autonomia e em suas tomadas de decisões.

A EM consiste na utilização de reflexões, reforços positivos, resumos e perguntas abertas em uma relação de no mínimo 2:1, ou seja, a utilização de cada duas estratégias, descritas no Quadro 24.5, para cada pergunta, com preferência pelasdas reflexões. Mesmo com estas possibilidades de estratégias a serem utilizadas por parte do profissional, o protagonismo deve ser sempre do próprio paciente.

Os adolescentes que se enquadram no uso leve, moderado e grave devem ser aconselhados, respectivamente, através de intervenção breve para interromper o uso, entrevista motivacional breve para reduzir e interromper o uso e encaminhamento para tratamento especializado utilizando-se as técnicas de entrevista motivacional.

▼

Quadro 24.5 – Metodologia na entrevista motivacional.

Perguntas abertas	As perguntas abertas são aquelas que não podem ser respondidas facilmente com uma palavra ou frase simples e que consequentemente encorajam o indivíduo a falar o máximo possível. Fazer perguntas abertas é um convite à reflexão e elaboração Nesta relação, para cada vez que o profissional fizer uma pergunta aberta, as outras duas estratégias deverão ser, preferencialmente, reflexões, resumos ou reforços positivos. As perguntas são utilizadas em menor proporção porque se espera que todas as estratégias possam gerar mais reflexão no jovem
Reflexão	Trata-se da principal estratégia na EM e deve constituir uma proporção substancial durante a fase inicial da EM, principalmente entre aqueles mais resistentes. O elemento crucial na escuta reflexiva é como o profissional responde ao que lhe é dito. Para que a escuta reflexiva ocorra, esse processo deve ser horizontal, objetivo e direto. Ao refletir, o profissional se coloca na relação, mas ao mesmo tempo deve ser fiel ao que o lhe foi dito. As relações com o adolescente são autênticas e devem permitir que ele exponha abertamente seus sentimentos e atitudes sobre o seu comportamento e o processo de mudança A reflexão possibilita que o indivíduo fale mais do que o profissional e tenha uma oportunidade de ouvir a si mesmo, muito mais do que ao profissional, e assim realizar descobertas por si mesmo. O objetivo é perceber que é capaz de discernir, fazer escolhas, tomar decisões e agir
Afirmação ou reforço positivo	O reforço positivo pode ser realizado através de apoio e oferecimento de apreciação e compreensão por parte do profissional. O reforço não pode ser uma forma de indução (quem produz mudanças é o adolescente e não o profissional). O reforço positivo é uma forma de apoio autêntico, de incentivo e de verdadeiro reconhecimento daquilo que há de valor em cada ser humano e não de oferecer um mero elogio
Resumo	Resumos podem ser utilizados para conectar os assuntos que foram discutidos, demonstrando que o profissional escutou o paciente, além de funcionar como estratégia didática para que o adolescente possa organizar suas ideias. Estas conexões não precisam se dar exclusivamente com os assuntos do mesmo atendimento; ao contrário, o profissional tem liberdade, quando vir necessidade, de resumir um processo, não somente uma fala, permitindo ao adolescente a oportunidade de perceber que de fato há um interesse e um acompanhamento por parte do profissional
Informar e aconselhar	A EM encoraja os profissionais a fornecerem informações e conselhos, principalmente quando os adolescentes pedirem, desde que estas sejam importantes e complementares ao processo de construção e descoberta deles

Nesse sentido, pode-se colaborar e estimular o jovem na criação de um plano de mudança através da determinação de metas, análise das opções e desenho do plano de ação, conforme descrito a seguir.

- **Determinação de metas:** o primeiro passo é determinar metas claras com perguntas-chave ("Como você gostaria que as coisas fossem diferentes?"; "Se tivesse certeza de sucesso total, o que mudaria?"). Não esquecer que as metas devem ser do próprio jovem. O importante é acompanhar o jovem, definindo metas aceitáveis e viáveis que representem progressos no caminho para o seu tratamento.
- **Análise das opções:** após o estabelecimento de metas, convém analisar os meios de alcançá-las. Nesse ponto, devemos fazer uma revisão das modalidades de tratamento disponíveis (intervenções clínicas, medicamentosas, psicoterápicas e grupos especializados). É importante oferecer opções para que o jovem possa escolher aquela que melhor se adapta à sua realidade.
- **Elaboração de um plano de mudança:** pode ser útil escrever com o jovem o plano de mudança. O resumo do plano conduz diretamente à questão do comprometimento e isso envolve obter a aprovação e a concordância do jovem quanto ao plano e decidir sobre os próximos passos a serem dados. Isso pode ser feito com uma simples pergunta: "É isso que você quer?". Também pode ser útil explorar dificuldades e relutância. A experiência mostra que tornar público um plano de ação aumenta o comprometimento. Esse plano pode ser divulgado para os familiares e para outros membros da equipe, por meio de telefonemas dados do próprio consultório. Se o adolescente sentir que terá dificuldades, é conveniente conversar e entender as motivações envolvidas.

No caso de adolescentes que não usam SPA, deve-se reforçar positivamente o comportamento ("Você tem tomado decisões inteligentes por não usar álcool/drogas"), elucidar e afirmar as razões pela qual o adolescente deve manter a abstinência ("O que levou você a decidir não usar mais álcool/drogas mesmo quando seus amigos o fazem?") e educar (explicam-se os riscos do uso de qualquer substância para o desenvolvimento cerebral, fala-se sobre a associação entre uso precoce de SPA e maior risco de dependência química na vida adulta).

Resumidamente, é importante fornecer informações diretas e orientações quanto à necessidade de mudanças comportamentais. No entanto, o tom da conversa não deve ser de ameaça ou de confronto para evitar a acentuação de resistências por parte do jovem e permitir uma abertura para que ele elucide suas dúvidas e apresente possíveis preocupações.

▶ Conclusões

Os ginecologistas e obstetras exercem importante papel na prevenção dos danos que as substâncias psicoativas podem causar a adolescentes do gênero feminino e ao feto, devendo detectar precocemente os pacientes com histórico de consumo nocivo ou dependência de substâncias por meio de uma abordagem preventiva, principalmente esclarecendo sobre as consequências, bem como sobre o desconhecimento das pessoas sobre os malefícios e consequências principalmente ao feto. Para tal, uma postura empática, de apoio, acolhimento, oferecimento de alternativas de tratamento e de informações são de suma importância.

366 *Ginecologia e Obstetrícia da Infância à Adolescência*

▶ Referências

1. Amaro H. Developing theory-based substance abuse prevention programs for young adolescent girls. J Early Adolesc. 2001;(21):256-93.

2. Alwan H, Viswanathan B, Rousson V, Paccaud F, Bovet P. Association between substance use and psychosocial characteristics among adolescents of th Seychelles. BMC Pediatrics. 2011;(11):85. http://www.biomedcentral.com/1471-2431/11/85. DOI:10.1186/1471-2431-11-85.

3. Arain M, Haque M, Johal L, Marthur P, Nel W, Rais A, et al. Maturation of the adolescente brain. Neuropsychiatr Dis Treat. 2013;(9):449-61.

4. Bearer CF. Markers to detect drinking during pregnancy. National Institute on Alcohol Abuse and Alcoholism (NIAAA); 2001 [Acesso em: Jan. 2015]. Disponível em: http://www.niaaa.nhl.gov/publications/arh25-3/210-208.htm.

5. Behnke M, Smith VC, Committee on Substance Abuse and Committee on Fetus and Newborn. Prenatal Substance Abuse: Short- and Long- Term Effects on the Expose Fetus. Pediatrics. 2013;131(3):e1009-24.

6. Bellis M, Hughes K, Calafat A, Juan M, Ramon A, Rodriguez J, et al. Sexual uses of alcohol and drugs and the associated health risks: A cross sectional study of young people in nine European cities. BMC Public Health. 2008;8:155.

7. Blume SB, Zilberman ML. Addictive Disorders in Women. In: Frances RJ, Miller SI, Mack AH, eds. Clinical Textbook of Addictive Disorders. 3rd Edition. New York: Guilford Press; 2005. p. 437-53.

8. Büchele F, Coelho EB, Lindner S. A promoção da saúde enquanto estratégia de prevenção ao uso das drogas. Ciência & Saúde Coletiva. 2009;14(1):267-73.

9. Carlini EA, Noto AR, Sanchez ZM. VI Levantamento Nacional sobre o Consumo de Drogas Psicotrópicas entre Estudantes do Ensino Fundamental e Médio das Redes Pública e Privada de Ensino nas 27 Capitais Brasileiras: 2010. São Paulo: Unifesp; 2010.

10. Centers for Disease Control and Prevention (CDC). Youth Risk Behavior Surveillance-United States, 2009. Surveillance Summaries. MMWR. 2010;59:SS-5.

11. Chaudhuri JD. Alcohol and the developing fetus: a review. Med Sci Monit. 2000;6:1031-41.

12. Cotto JH, Davis E, Dowling GJ, Elcano JC, Staton AB, Weiss SRB. Gender Effects on Drug Use, Abuse, and Dependence: A Special Analysis of Results From the National Survey on Drug Use and Health. Gender Medicine. 2010;7(5):402-13.

13. Diehl A, Cordeiro DC, Laranjeira R. Dependência química: prevenção, tratamento e políticas públicas. Porto Alegre: Artmed; 2011.

14. Diehl A, Figlie NB. Prevenção ao uso de álcool, tabaco e outras drogas: o que cada um de nós pode e deve fazer? Porto Alegre: Artmed; 2011.

15. Ministério da Saúde Diretrizes Nacionais para a Atenção Integral à Saúde de Adolescentes e Jovens na Promoção, Proteção e Recuperação da Saúde. Brasília: Ministério da Saúde; 2010.

16. Elster A, Kuznets N, eds. Guidelines for Adolescent Preventive Services (GAPS). Baltimore: Willians & Wilkins; 1994.

17. Figlie NB, Fontes A, Moraes E, Payá R. Filhos de dependentes químicos com fatores de riscos bio-psicossociais: necessitam de um olhar especial? Rev Psiquiatr Clin. 2004;31(2):53-62.

18. Figlie NB, Milagres E, Crowe J. Família e Dependência Química: uma experiência de prevenção com crianças e adolescentes no Jardim Ângela. São Paulo: Roca; 2009.

Uso de álcool, tabaco e demais substâncias psicoativas por adolescentes... **367**

19. Figlie NB, Selma B, Laranjeira R. Aconselhamento em Dependência Química. 2. ed. São Paulo: Roca, 2010.

20. Figlie NB, Guimarães LP. A Entrevista Motivacional: conversas sobre mudança. Boletim da Academia Paulista de Psicologia. 2014;34(87):472-89.

21. Figlie NB, Guimarães LP, Bordin S, Laranjeira R. Entrevista Motivacional. In: Aconselhamento em Dependência Química. 3 ed. São Paulo: Grupo Gen; 2015.

22. Furtado E,F, Laucht M, Schmidt M. Estudo longitudinal prospectivo sobre risco de adoecimento psiquiátrico na infância e alcoolismo paterno. Rev Psiquiatr Clin. 2002;29(2):71-80.

23. Fríguls B, Joya X, García-Algar O, Pallás CR, Vall O, Pichini S. A comprehensive review of assay methods to determine drugs in breast milk and the safety of breastfeeding when taking drugs. Anal Bioanal Chem. 2010;397:1157-79.

24. Galduróz JCF, Noto AR, Fonseca AM, Carlini EA. V levantamento nacional sobre o consumo de drogas psicotrópicas entre estudantes do ensino fundamental e médio da rede pública de ensino nas 27 capitais brasileiras: 2004. São Paulo: Centro Brasileiro de Informações sobre Drogas psicotrópicas; 2005.

25. Harris SK, Louis-Jacques J, Knight JR. Screening and brief intervention for alcohol and other abuse. Adolesc Med State Art Rev. 2014 Apr;25(1):126-56.

26. Hawkins JD, Catalano RF, Miller JY. Risk and protective factors for alcohol and other drug problems in adolescence and early adulthood: implications for substance abuse prevention. Psychol Bull. 1992;112(1):64-105.

27. Holbrook DB, Rayburn WF. Teratogenic Risks from Exposure to Illicit Drugs. Obstet Gynecol Clin N Am. 2014;41:229-39.

28. Instituto Nacional de Ciência e Tecnologia para Políticas Públicas do Álcool e Outras Drogas (INPAD). (2013). II Levantamento Nacional de Álcool e Drogas – LENAD (D. d. Psiquiatria, Trans.) 1. São Paulo, SP: UNIFESP. Disponível em: <http://inpad.org.br/wp-content/uploads/2014/03/Lenad-II-Relat%C3%B3rio.pdf>.

29. Johnston LD, O'Malley PM, Bachman JG, Schulenberg JE. Monitoring the Future national results on adolescent drug use: Overview of key findings, 2011. Ann Arbor: Institute for Social Research, The University of Michigan; 2012.

30. Keegan J, Parva M, Finnegan M, Gerson A, Belder M. Addiction in Pregnancy. J Add Disease. 2010;29:175-91.

31. Knight JR, Sherritt L, Shrier LA, Harris SK, Chang G. Validity of the CRAFFT Substance abuse screening test among adolescent clinic patients. Arch Pediatr Adolesc Med. 2002;156:607-14.

32. Koutakis N, Stattin H, Kerr M. Reducing youth alcohol drinking through a parent-targeted intervention: the Orebro Prevention Program. Addiction. 2008;103:1629-37.

33. Levy S, Sherritt L, Gabrielli J, Shrier LA, Knight JR. Screening adolescents for substance use-related high-risk sexual behaviors. J Adolesc Health. 2009;45(5):473-77.

34. Levisky DL. Adolescência: Reflexões Psicanalíticas. São Paulo: Zagodoni Editora; 1998.

35. Mattson SN, Schoenfeld AM, Riley EP. Teratogenic effects of alcohol on brain and behavior. National Institute on Alcohol Abuse and Alcoholism (NIAAA); 2001 [Acesso em: Jan. 2015]. Disponível em: http://www.niaaa.nhl.gov/publications/arh25-3/185-191.htm.

36. Mesquita MA, Segre CAM. Síndrome alcoólica fetal. 2003 [Acesso em: Jan. 2015]. Disponível em: http://www.moreirajr.com.br/revistas.asp?id_materia=3164&fase=imprime.

37. Milagres EA, Crowe J, Figlie NB. Modelo Cuida de prevenção seletiva para filhos de dependentes químicos. In: Diehl A; Cordeiro D; Laranjeira R (Org.). Dependência química: prevenção, tratamento e políticas públicas, v. 1. Porto Alegre: Artmed; 2011. p. 67-8.

Ginecologia e Obstetrícia da Infância à Adolescência

38. Miller WR, Rollnick S. Entrevista motivacional. Porto Alegre: Artmed; 2001.

39. Miller WR, Rollnick S. Motivational Interview – helping people change. 3. ed. New York: The Guilford Press; 2013.

40. Ministério da Saúde. Brasil. Secretaria de Atenção à Saúde. Departamento de Ações Programáticas Estratégicas. A saúde de adolescentes e jovens: uma metodologia de autoaprendizagem para equipes de atenção básica de saúde: módulo básico. Brasília: Editora do Ministério da Saúde; 2007.

41. National Institute on Alcohol Abuse and Alcoholism (NIAAA). Prenatal exposure to alcohol [review]. Alcohol Res Health. 2000;24:32-41. [Acesso em: Jan. 2015]. Disponível em: http://pubs.niaaa.nih.gov/publications/arh24-1/32-41.pdf.

42. National Institute on Alcohol Abuse and Alcoholism (NIAAA). Alcohol Screening and Brief Intervention for Youth: A Practitioner's Guide. 2011. Disponível em: http://pubs.niaaa.nih.gov/publications/Practitioner/YouthGuide/YouthGuide.pdf.

43. Niel M, Silveira DX. Drogas e Redução de Danos: uma cartilha para profissionais de saúde. São Paulo: Unifesp; 2008.

44. O'Donnel L, Myint-U A, Duran R, Stueve A. Especially for Daughters: Parent Education to Address Alcohol and Sex-Related Risk Taking Among Urban Young Adolescent Girls. Health Promot Pract. 2010;11(1):70S-78S.

45. Olds DL, Sadler L, Kitzman H. Programs for parents of infants and toddlers:recent evidence from randomized trials. J Child Psychol. 2007;48(3-4):355-91.

46. Outeiral J. Meros ensaios. Escritos psicanalíticos. Rio de Janeiro: Revinter; 1999.

47. Outeiral J. Adolescer. 3. ed. Rio de Janeiro: Reviver; 2008.

48. Papalia DE, Olds SW, Feldman RD. Desenvolvimento Humano. Porto Alegre: ArtMed; 2006.

49. Pengpid S, Peltzer K. Alcohol Use and Associated Factors among Adolescent Students in Thailand. West Indian Med J. 2012;61(9):890-6.

50. Pinsky I, El Jundi SARJ. Impacto da publicidade de bebidas alcoólicas sobre o consumo entre jovens: revisão da literatura internacional. Rev Bras Psiquiatr. 2008;30(4):362-74.

51. Pinsky I, Bessa MA. Adolescência e drogas. São Paulo: Contexto; 2009.

52. Rollnick S, Miller W R, Butler CC. Entrevista Motivacional no cuidado da saúde: ajudando pacientes a mudar o comportamento. Porto Alegre: Artmed; 2009.

53. Ronzani TM, Ribeiro MS, Amaral MB, Formigoni MLOS. Implantação de rotinas de rastreamento do uso de risco de álcool e de uma intervenção breve na atenção primária à saúde: dificuldades a serem superadas. Cad. Saúde Pública. 2005;21(3):852-861.

54. Salmon MM, Joseph BM, Saylor C, Mann RJ. Women's perception of provider, social, and program support in an outpatient drug treatment program. J Subst Abuse Treat. 2000; 19:239-46.

55. Segre CAM. Efeitos do álcool na gestante, no feto e no recém-nascido. São Paulo: Sociedade de Pediatria de São Paulo, 2010. [Acesso em: Jan. 2015]. Disponível em: http://www.spsp.org.br/downloads/alcool.pdf.

56. Schinke SP, Fang L, Cole KC. Substance Use among Early Adolescent Girls: Risk and Protective Factors. J Adolesc Health. 2008;43(2):191-4.

57. Schwinn TM, Schinke SP, Di Noia J. Preventing Drug Abuse Among Adolescent Girls: Outcome Data from an Internet-Based Intervention. Prev Sci. 2010;11:24-32.

58. Thackray H, Tifft C. Fetal alcohol syndrome. Pediatr Rev. 2001;22:47-55.

59. Vieira DL, Ribeiro M, Romano M, Laranjeira RR. Álcool e adolescentes: estudo para implementar políticas municipais. Rev Saúde Pública. 2007;41(3):396-403.

60. United Nations Office on Drugs and Crime (UNODC). World Drug Report. 2013. ISBN: 978-92-1-148273-7.

61. Wendell AD. Overview and Epidemiology of Substance Abuse in Pregnancy. Clin Obst Gyn. 2013;56(1):91-6.

62. Wong S, Ordean A, Kahan M. SOGC Clinical Practice Guideline. Substance Use in Pregnancy. Int J Gynecol Obstetric. 2011;114:190-202.

63. Jernigan DH; World Health Organization. Management of Substance Dependence Team. Global status report: alcohol and young people. Geneva: World Health Organization; 2001. 53 p.

64. Zilberman ML, Blume SB. Substance use and abuse in women. In: Romans S, Seeman MV, eds. Women's Mental Health: A Life Cycle Approach. New York: Lippincot Williams & Wilkins; 2005. p. 179-90.

25 Vacinação na adolescente

Marco Aurélio Palazzi Sáfadi

▶ Introdução

As imunizações representam um dos capítulos mais bem-sucedidos da história recente da medicina, e podemos considerá-las junto com a água potável e a melhora nutricional como as mais eficazes medidas de saúde pública na prevenção de mortes e sequelas decorrentes de várias doenças.

Os benefícios diretos e indiretos gerados com ações de imunizações são inequívocos: evidências demonstram seu enorme potencial de redução de mortalidade na população, melhoria das condições de saúde e bem-estar da comunidade, representando, ainda, economia para a sociedade. Podemos citar como exemplos a erradicação da poliomielite em várias regiões do mundo, uma doença que era responsável por milhares de mortes e sequelas (o último caso de poliomielite pelo vírus selvagem no continente americano ocorreu no ano de 1991, no Peru), a erradicação da varíola desde o final da década de 1970, o controle do sarampo, do tétano neonatal, difteria, rubéola etc.

Mais recentemente, presenciamos a dramática diminuição das hospitalizações e mortes por diarreia após o uso das vacinas de rotavírus em lactentes, e também a diminuição da incidência das meningites e outras formas de doença invasiva causadas pelo *Haemophilus influenzae* b, pneumococo e meningococo, conseguida após a introdução rotineira das vacinas conjugadas de Hib, pneumococo e meningococo C.

A prática da vacinação rotineira está muito associada à população pediátrica, especialmente nos primeiros 5 anos de vida. Entretanto, não é só na infância que a vacinação se faz necessária. Adolescentes, adultos e idosos precisam também estar em dia com os programas de vacinação. O tétano, por exemplo, pode acometer indivíduos em qualquer faixa etária e a vacina é uma forma de prevenir a enfermidade, devendo ser repetida a cada 10 anos, para manutenção de seu efeito protetor. Há ainda vacinas que devem ser administradas na adolescência, caso não tenham sido administradas na infância, como, por exemplo, contra pertússis (coqueluche), difteria, HPV, hepatite B, hepatite A, meningococo, sarampo, caxumba, rubéola e varicela. Outras, na idade adulta ou em pessoas que vão viajar para determinadas regiões do Brasil ou do exterior, como, por exemplo, contra febre amarela, febre tifoide, hepatite A, meningococo, cólera e encefalite japonesa. Os idosos também têm um calendário vacinal especial, com programas de vacinação como os da gripe, doença pneumocócica e herpes-zóster, especialmente dirigidos para essa fase da vida.

O objetivo primordial deste capítulo é oferecer aos leitores um panorama atual dos recentes progressos conquistados especificamente no campo das imunizações das adolescentes.

▶ Classificação das vacinas

A imunização pode ser dividida em ativa ou passiva.

Na **imunização ativa**, o indivíduo é estimulado a desenvolver uma resposta imune contra determinada doença. Geralmente, essa resposta imune protetora é conseguida através da administração de vacinas ou toxoides que estimulam o sistema imune humoral e/ou celular.

Na **imunização passiva**, o indivíduo recebe proteção temporária através da administração de anticorpos. Imunoglobulinas são soluções proteicas estéreis que contêm anticorpos, principalmente da classe IgG. Imunoglobulinas específicas ou hiperimunes são obtidas de *pool* de doadores pré-selecionados, contendo altos títulos de anticorpos contra uma infecção específica: hepatite B (HBIG), varicela-zóster (VZIG), raiva (RIG), tétano (TIG), citomegalovírus e vírus sincicial respiratório.

Didaticamente, as vacinas podem ser classificadas quanto aos agentes que as originaram (virais, bacterianos, parasitários), ou quanto à forma com que esses antígenos se apresentam (inativadas ou atenuadas).

- Vacinas inativadas: são compostas de vírus ou bactérias mortas, derivadas de agentes infecciosos purificados e/ou modificados química ou geneticamente, de forma a impossibilitar a ocorrência da infecção em quem recebe a vacina, conservando, porém, estruturas proteicas que conseguem desencadear uma resposta imune protetora. São exemplos de vacinas inativadas: as vacinas contra difteria, tétano, pertússis, Hib, pneumococo, meningococo, gripe, pólio inativada, raiva, hepatite A, hepatite B, HPV e febre tifoide.
- Vacinas atenuadas: são compostas de bactérias ou vírus enfraquecidos, de forma a diminuir a sua virulência, mas preservando a capacidade de desencadear a resposta imune que irá conferir proteção contra aquele agente. São exemplos de vacinas de componentes vivos, atenuados, as vacinas contra BCG, rotavírus, pólio oral, sarampo, caxumba, rubéola, varicela, herpes-zóster, febre amarela e cólera oral.

Podem ainda fazer parte de algumas vacinas, os estabilizantes (substâncias que mantêm e favorecem as características físicas da vacina), os conservantes (substâncias utilizadas para prevenir a alteração da vacina e facilitar sua conservação) e os adjuvantes (derivados de alumínio, emulsões de óleo em água etc., utilizados para potencializar a apresentação do antígeno ao sistema imune).

▶ Calendários vacinais

A criação do Programa Nacional de Imunizações (PNI), em setembro de 1973, disponibilizando imunobiológicos na rede pública de saúde a todas as crianças nascidas a cada ano, foi fundamental para que se atingissem elevadas coberturas vacinais, estimulando e expandindo a utilização de agentes imunizantes no Brasil

A adoção posterior, em todo o território nacional, de calendários de vacinação não só para crianças, mas também para adolescentes e adultos (Tabela 25.1 e 25.2 – disponíveis em www.saude.gov.br) ampliou os grupos etários contemplados nesses programas, contribuindo para o controle das doenças em adolescentes e adultos.

As sociedades científicas, a par dos conhecimentos mais recentes e da disponibilidade de novos produtos, têm elaborado calendários individualizados para grupos específicos de pacientes. Cabe ressaltar que estas indicações, embora pertinentes, nem sempre têm a possibilidade de serem contempladas no serviço público, uma vez que o Ministério da Saúde, antes de disponibilizar uma vacina para toda a população, avalia aspectos epidemiológicos, a relação custo/benefício e os eventos adversos resultantes da vacinação maciça da população, além da possibilidade da incorporação de tecnologia que permita a produção local da vacina. Citemos, como exemplo, os já tradicionais calendários recomendados pela Sociedade Brasileira de Pediatria – SBP (Tabela 25.3) e pela Associação Brasileira de Imunizações – SBIm (Tabela 25.4), abaixo disponibilizados.

A seguir, abordaremos em mais detalhes as vacinas que fazem parte dos calendários das adolescentes no Brasil, com ênfase nas recomendações não só do Ministério da Saúde, mas também das sociedades científicas, SBP e SBIM.

▶ Vacina contra hepatite B

A hepatite B causa um amplo espectro de manifestações, desde formas assintomáticas, doença subaguda com sintomas inespecíficos, hepatite clínica com icterícia, até formas fulminantes, fatais. O risco de uma adolescente ou mulher se tornar portadora crônica do vírus da hepatite B, após contrair a infecção, é de 6% a 10%. Para a confecção das vacinas contra hepatite B, uma fração do genoma do vírus da hepatite B é inserido em plasmídeos e clonado em leveduras (*Saccharomyces cerevisiae*). A partir da cultura desta levedura recombinada, isola-se o antígeno (HBsAg) purificado. A vacina é inativada e totalmente livre de associação com sangue humano ou derivados.

A vacina deve ser aplicada por via intramuscular (no vasto lateral em lactentes e no deltoide em maiores de 2 anos). Adolescentes e mulheres não vacinadas ou sem comprovante de vacinação anterior devem receber 3 doses da vacina no esquema zero, 1 e 6 meses; zero, 2 e 6 meses; ou zero, 2 e 4 meses. A vacina combinada hepatite A+B (apresentação adulto) pode ser utilizada na primovacinação de meninas de até 15 anos de idade, em 2 doses, com intervalo de 6 meses. Para as adolescentes com mais de 16 anos e adultas, o esquema deve ser de 3 doses (zero, 1 e 6 meses). Esquemas atrasados não necessitam ser reiniciados, bastando que se completem as doses restantes. A vacina é indicada para gestantes não vacinadas e que apresentem sorologia negativa para o vírus da hepatite B, após o primeiro trimestre de gestação.

Ginecologia e Obstetrícia da Infância à Adolescência

Tabela 25.1 – Calendário da criança proposto pelo Ministério da Saúde – 2014.

Idade	Vacina	Dose	Doenças evitadas
Ao nascer	**Hepatite B[1]** Vacina hepatite B (recombinada)	Ao nascer	Hepatite B
	BCG[2] Vacina BCG	Dose única	Tuberculose miliar e meningite tuberculosa
2 meses	**DTB/Hib/HB[3]** Vacina absorvida difteria, tétano, pertússis, *Haemophilus influenzae b* e hepatite B (conjugada)	1ª dose	Difteria, tétano, coqueluche, meningite por *Haemophilus influenzae* tipo b e hepatite B
	Vacina inativada poliomielite (VIP – Salk)[4] Vacina poliomielite 1, 2 e 3 (poliovírus)		Poliomelite e paralisia infantil
	Vacina oral rotavírus humano (VORH)[5] Vacina rotavírus humano G1P1 [8] (acentuada)		Diarreia por rotavírus
	Vacina pneumocócica 10 (pneumo 10)[6] Vacina poliomielite 1, 2 e 3 (poliovírus)		Pneumonia, otite, meningite e outras doenças causadas pelo *Pneumococos*
3 meses	**Vacina meningocócica C (meningo C)[7]** Vacina meningocócica C (conjugada)	1ª dose	Meningite causado por *Neisseria meningitidis* do sorogrupo C
4 meses	**DTB/Hib/HB[3]** Vacina absorvida difteria, tétano, pertússis, *Haemophilus influenzae b* e hepatite B (conjugada)	2ª dose	Difteria, tétano, coqueluche, meningite por *Haemophilus influenzae* tipo b e hepatite B
	Vacina inativada poliomielite (VIP – Salk)[4] Vacina poliomielite 1, 2 e 3 (poliovírus)		Poliomelite e paralisia infantil
	Vacina oral rotavírus humano (VORH)[5] Vacina rotavírus humano G1P1 [8] (acentuada)		Diarreia por rotavírus
	Vacina pneumocócica 10 (pneumo 10)[6] Vacina poliomielite 1, 2 e 3 (poliovírus)		Pneumonia, otite, meningite e outras doenças causadas pelo *Pneumococos*
5 meses	**Vacina meningocócica C (meningo C)[7]** Vacina meningocócica C (conjugada)	2ª dose	Meningite causado por *Neisseria meningitidis* do sorogrupo C
6 meses	**DTB/Hib/HB[3]** Vacina absorvida difteria, tétano, pertússis, *Haemophilus influenzae b* e hepatite B (conjugada)	3ª dose	Difteria, tétano, coqueluche, meningite por *Haemophilus influenzae* tipo b e hepatite B
	Vacina oral poliomielite (VOP/Sabin)[8] Vacina poliomielite 1,2 e 3 (acentuada)		Poliomelite e paralisia infantil
	Vacina pneumocócica 10 (pneumo 10)[6] Vacina poliomielite 1, 2 e 3 (poliovírus)		Pneumonia, otite, meningite e outras doenças causadas pelo *Pneumococos*
9 meses	**Febre amarela (FA)[9]** Vacina febre amarela (acentuada)	Dose inicial	Febre amarela
12 meses	**Sarampo, caxumba e rubéola (Tríplice viral)[10]** Vacina sarampo, caxumba e rubéola (SCR)	1ª dose	Sarampo, caxumba e rubéola
12 a 15 meses	**Vacina pneumocócica 10 (pneumo 10)[6]** Vacina poliomielite 1, 2 e 3 (poliovírus)	Reforço	Pneumonia, otite, meningite e outras doenças causadas pelo *Pneumococos*
	Vacina meningocócica C (meningo C)[7] Vacina meningocócica C (conjugada)	Reforço	Meningite causado por *Neisseria meningitidis* do sorogrupo C
15 meses	**Sarampo, caxumba, rubéola e varicela (SCRV)[11]** Vacina sarampo, caxumba, rubéola e varicela (SCRV)	(2ª dose SCR) Dose única – V	Sarampo, caxumba, rubéola e varícela
18 meses	**Vacina oral poliomielite (VOP/Sabin)[8]** Vacina poliomielite 1,2 e 3 (acentuada)	1º Reforço	Poliomielite ou paralisia infantil
	DTP (Tríplice bacteriana) Vacina absorvida difteria, tétano e pertússis	1º Reforço	Diarreia, tétano e coqueluche
4 anos	**DTP (Tríplice bacteriana)** Vacina absorvida difteria, tétano e pertússis	2º Reforço	Diarreia, tétano e coqueluche
	Vacina oral poliomielite (VOP/Sabin)[8] Vacina poliomielite 1,2 e 3 (acentuada)	2º Reforço	Poliomielite ou paralisia infantil
Obs.	Febre amarela (FA)	Uma dose de reforço a cada 10 anos	Febre Amarela
	dT (Duplo adulto)		Difteria e tétano

Vacinação na adolescente

Tabela 25.2 – Calendário do adolescente proposto pelo Ministério da Saúde – 2014.

Idade	Vacina	Dose	Doenças evitadas
De 10 a 19 anos administrar se não tiver recebido na infância	**Hepatite B**[1] Vacina hepatite B (recombinada)	3 doses	Hepatite B
	Difteria e tétano tipo adulto (dT)[2] Vacina adsorvida difteria e tétano – adulto	3 doses	Difteria e tétano
	Febre amarela[3] Vacina febre amarela (atenuada)	Uma dose a cada 10 anos	Febre amarela
	Sarampo, caxumba e rubéola (SCR)[4] Vacina sarampo, caxumba e rubéola (VTV)	2 doses	Sarampo, caxumba e rubéola
De 11 a 13 anos (2014) De 9 a 11 anos (2015) Com 9 anos (2016)	**Papilomavírus humano (HPV)**[5] Vacina quadrivalente, HPV tipos 6, 11, 16 e 18	3 doses	Papilomavírus humano

Tabela 25.3 – Calendário vacinal da infância e adolescência recomendado pela Sociedade Brasileira de Pediatria (SBP) – 2014.

	Idade												
	Ao nascer	2 meses	3 meses	4 meses	5 meses	6 meses	7 meses	12 meses	15 meses	18 meses	4-6 anos	11 anos	14-16 anos
BCG ID[1]	●												
Hepatite B[2]	●	●				●							
DTP/DTPa[3]			●		●	●				●	●		
dP/dPa[4]													●
Hib[5]		●		●		●		●					
VIP/VOP[6]		●		●		●		●			●		
Pneumocócica conjugada[7]		●		●		●		●					
Meningocócica C Meningocócica ACWY conjugada[8]			●		●			●			●	●	
Rotavírus[9]		●		●		●							
Febre amarela[10]					A partir de 9 meses								
Hepatite A								●		●			
SCR/Varicela/SCRV[11]								●	●				
Influenza[12]						●	●						
HPV[13]					Meninos e meninas a partir de 9 anos de idade								

Tabela 25.4 – Calendário vacinal para adolescentes, recomendado pela Associação Brasileira de Imunizações (SBIm) – 2014/2015.

Vacinas	Esquemas	Comentários	Disponibilização das vacinas	
			Postos clínicos de vacinação	Clínicas privadas de vacinação
Tríplice viral (sarampo, caxumba e rubéola)	É considerado protegido o adolescente que tenha recebido duas doses da vacina tríplice viral acima de um ano de idade, e com intervalo mínimo de um mês entre elas	Contraindicada para imunodeprimidos e gestantes. Até 12 anos, considerar aplicação de vacina quádrupla viral (SCRV)	SIM SCR	SIM SCR OU SCRV
Hepatites A, B ou A e B	**Hepatite A:** duas doses — no esquema 0-6 meses	Adolescentes não vacinados na infância para as hepatites A e B devem ser vacinados o mais precocemente possível para essas infecções. A vacina combinada para as hepatites A e B é uma opção e pode substituir a vacinação isolada para as hepatites A e B	NÃO	SIM
	Hepatite B: três doses — no esquema 0-1-6 meses		SIM	SIM
	Hepatite A e B: para menores de 16 anos: duas doses: 0-6 meses; para maiores de 16 anos: três doses: 0-1-6 meses		NÃO	SIM
HPV	Duas vacinas estão disponíveis no Brasil: uma contendo VLPs dos tipos 6, 11, 16, 18, licenciada para meninas, meninos e jovens de 9 a 26 anos de idade; e outra contendo VLPs dos tipos 16 e 18, licenciada para meninas e mulheres a partir dos 9 anos de idade. O esquema de doses para meninas e meninos é de três doses: 0/1 a 2/6 meses	A vacina HPV deve ser indicada a mais precocemente possível. O Programa Nacional de Imunizações (PNI) adotou esquema de vacinação estendido: 0-6-60 meses para meninas menores de 13 anos. Vacina contraindicada para GESTANTES	SIM. Vacina HPV6, 11, 16 e 18 para meninas de até 13 anos 11 meses e 29 dias	SIM
Tríplice bacteriana acelular do tipo aduto (dTpa)/ Difteria, tétano e coqueluche	**Com esquema de vacinação básico para tétano completo:** reforço a partir dos 11 anos com dTpa a cada sete a dez anos após a última dose	O uso da vacina dTpa, em substituição à dT, para adolescentes e adultos, objetiva, além da proteção individual, a redução da transmissão da coqueluche, principalmente para suscetíveis com alto risco de complicações, com os lactentes Para indivíduos que pretenderam viajar para países nos quais a poliomielite é endêmica, ou na falta de dTpa, recomendar a vacina dTpa combinada à pólio inativada (dTpa-VIP)	SIM dT	NÃO dT
	Com esquema de vacinação básico para tétano incompleto: uma dose de dTpa a qualquer momento e completar a vacinação básica com uma ou duas doses de dT (dupla bacteriana do tipo adulto) de forma a totalizar três doses da vacina contendo o componente tetânico Em ambos os casos: na impossibilidade do uso da vacina dTpa, substituí-la pela vacina dT; e na impossibilidade da aplicação das outras doses com dT, substituí-la pela vacina dTpa, completando três doses da vacina com o componente tetânico		NÃO dTpa	SIM dTpa
Varicela (catapora)	Duas doses, com intervalo de três meses em menores de 13 anos e intervalo de uma a três meses em maioria de 13 anos	Recomendada para aqueles sem história de infecção prévia. Contraindicada para imunodeprimidos e gestantes. Até a idade de 12 anos, considerar a aplicação de vacina combinada quádrupla viral (sarampo, caxumba, rubéola e varicela) para os adolescentes suscetíveis a varicela	NÃO	SIM
Influenza (gripe)	Dose única anual	Recomendada para todos os adolescentes	NÃO	SIM
Meningocócica conjugada ACWY	Aos 11 anos, seguida de uma dose de reforço cinco anos depois	Na indisponibilidade da vacina meningocócica conjugada ACWY, substituir pela vacina meningocócica C conjugada	NÃO	SIM
Febre amarela	Uma dose para residentes ou viajantes para áreas com recomendação de vacina (de acordo com a classificação do MS e da OMS). Se persistir o risco, fazer uma segunda dose dez anos após a primeira	Pode ser recomendada para atender às exigências sanitárias de determinadas viagens internacionais Contraindicada para imunodeprimidos. Quando os riscos de adquirir a doença superam os riscos potenciais de vacinação, o médico deve avaliar sua utilização Vacinar pelo menos dez dias antes da viagem	SIM	SIM

Consideram-se protegidos os indivíduos que atingem títulos de anti-HBs acima de 10 mUI/mL após a imunização primária. A realização da sorologia pós-vacinal só está recomendada de rotina em profissionais de saúde ou em grupos de maior risco, como os pacientes que fazem hemodiálise. Esta sorologia, idealmente, deve ser feita 1 a 6 meses após a imunização primária.

- Após 3 doses, a soroconversão protetora ocorre em aproximadamente 95% dos vacinados.
- Idosos apresentam menores taxas de soroconversão (≈70%).
- Portadores de imunodeficiências devem receber dose dobrada ou até quadriplicada se forem pacientes em diálise.
- Indivíduos sem soroconversão, após a imunização primária, devem ser revacinados com 1 a 3 doses adicionais.
- Os títulos de anticorpos declinam para valores abaixo de 10 mUI/mL em 30% a 60% dos vacinados após 5 a 10 anos, entretanto a evidência da presença de memória imunológica garante a proteção em longo prazo para os indivíduos imunocompetentes, mesmo com a queda dos títulos de AC.
- Não há atualmente indicação rotineira de reforço em imunocompetentes vacinados.

Os eventos adversos da vacina são raros. Os mais comumente relatados são dor no local da aplicação, em 3% a 29% dos vacinados; e febre em 1% a 6%. A vacina contra hepatite B está disponível nos postos de saúde pública para crianças, adolescentes e mulheres de até 49 anos de idade e gestantes de qualquer idade.

▶ Vacina contra hepatite A

A hepatite A é uma doença aguda, autolimitada na maioria dos casos, podendo ser assintomática ou manifestar-se através de febre baixa, mal-estar, inapetência, náuseas e icterícia (pele e mucosas amareladas). Entretanto, em adolescentes e adultos, a infecção é geralmente sintomática, durando várias semanas, com icterícia ocorrendo em mais de 70% dos casos. Estima-se que 10% a 20% dos casos nestes grupos etários necessitem hospitalização. Em raros casos podemos ter uma forma grave, fulminante, da hepatite A, potencialmente letal.

A transmissão da hepatite A ocorre pelo contato direto com um doente ou pela ingestão de água e alimentos contaminados pelas fezes de alguém infectado pelo vírus. A transmissão do vírus começa antes mesmo do início dos sintomas, durante o período de incubação, persistindo por aproximadamente 1 semana após o surgimento dos sintomas.

A vacina contra hepatite A pode ser aplicada a partir de 1 ano de idade, em 2 doses, com 6 meses de intervalo. Os estudos demonstram que virtualmente todos os que recebem as 2 doses da vacina adquirem proteção contra a hepatite A. A vacina é feita com vírus inativado. Só não devem receber a vacina pessoas que apresentaram reações alérgicas a algum dos componentes da vacina. Imunocomprometidas, gestantes e lactantes podem receber a vacina. A ocorrência de reações adversas é bastante infrequente. Febre baixa e dor no local da aplicação podem ocorrer.

A vacina mostrou-se ainda de alta eficácia para a prevenção de hepatite A em indivíduos susceptíveis expostos. Pessoas não vacinadas, uma vez expostas ao vírus da hepatite A devem receber o mais rápido possível vacina ou imunoglobulina (IG) – 0,02 mL/kg.

- Para pessoas saudáveis de 1 a 40 anos – vacina.
- Para as com mais de 40 anos – preferência IG e na impossibilidade vacina.

▶ Vacina dupla adulto: difteria e tétano (dT) e tríplice acelular para adolescentes e adultos – difteria, tétano e pertússis (dTpa)

O tétano é uma doença grave com elevada letalidade. A doença pode ser adquirida através de ferimentos. O tétano resultante da infecção do cordão umbilical é chamado tétano neonatal, sendo responsável por inúmeras mortes de recém-nascidos, salientando a importância da vacina em gestantes não imunizadas.

A difteria é uma doença contagiosa aguda e grave, cujas manifestações decorrem da ação das exotoxinas produzidas pelo agente etiológico da doença, o *Corynebacterium diphtheriae*. Caracteriza-se pelo aparecimento de pseudomembranas de localização faríngea, laríngea, nasal, conjuntival etc.

A incidência de tétano e difteria diminuiu consideravelmente nas últimas décadas. A maioria dos casos em adultos ocorre em indivíduos não vacinados, destacando a importância de se completar a série primária de imunização.

Atualmente discute-se muito a reemergência da coqueluche. Dados apontam um aumento significativo no número de casos aqui no Brasil e em outros países do mundo, tanto em crianças como em adolescentes e adultos. A doença é bastante grave entre os bebês no primeiro ano de vida, com risco de hospitalização e até mesmo de morte. Já em adolescentes e adultos caracteriza-se por provocar quadros de tosse persistente, podendo passar despercebida, sem diagnóstico ou com diagnóstico equivocado, fazendo com que o indivíduo infectado transmita a bactéria aos indivíduos que estão ao seu redor durante prolongados períodos. Em mais da metade dos casos ocorridos em lactentes, os pais e outros familiares são a fonte de transmissão da infecção, confirmando a necessidade de estimularmos a vacinação de adolescentes e adultos, para com isso diminuir a chance de transmissão da doença aos bebês.

A vacina dupla adulto (dT) é composta dos toxoides tetânico e diftérico adsorvidos, formulada para crianças com mais de 7 anos, adolescentes e adultos, com uma menor concentração do toxoide diftérico quando comparada à preparação pediátrica. A vacina tríplice acelular para adolescentes e adultos (dTpa) contém, além dos toxoides diftérico e tetânico, o componente pertússis purificado.

Para os adolescentes e adultos não imunizados ou para aqueles que tenham história incerta de vacinação completa, são recomendadas 3 doses de vacina por via intramuscular, sendo a primeira dose idealmente com a vacina dTpa, seguida de 2 doses da vacina dT (dupla adulto), de forma a totalizar 3 doses de vacina contendo o componente tetânico. A segunda dose deve ser feita 2 meses após a primeira, e a terceira dose 4 a 6 meses após a primeira. Para adultos com esquema de vacinação primário para tétano completo, recomenda-se 1 dose de reforço a cada 10 anos (com a vacina dTpa ou na impossibilidade desta, com a vacina dT).

Diante de um caso suspeito de difteria, avaliar a situação vacinal dos comunicantes. Para os não vacinados, iniciar esquema de 3 doses. Nos comunicantes com esquema de vacinação incompleto, este dever ser completado. Nos comunicantes vacinados que receberam a última dose há mais de 5 anos, deve-se antecipar o reforço.

Entre as estratégias para tentar controlar a coqueluche em lactentes, destaca-se a iniciativa do Ministério da Saúde que, a partir de 2015, recomenda o uso da vacina tríplice acelular de adultos (dTpa) para todas as gestantes, a partir da 27º semana, preferencialmente até a 36º semana da gestação, independente do número de doses prévias de dT ou de ter recebido dTpa em outra gestação. Mulheres que não puderam ser vacinadas na gestação devem receber a vacina no puerpério, o mais precocemente possível. A vacinação com dTpa deve ser repetida a cada nova gestação.

Eventos adversos da vacina: dor, hiperemia, edema e induração local são os efeitos adversos mais frequentemente observados em adolescentes e adultos. Contraindicações: pessoas com história de reação anafilática imediata à vacina não devem receber doses adicionais, a não ser que o paciente possa ser dessensibilizado para estes toxoides.

▶ Vacina contra sarampo, caxumba e rubéola (tríplice viral)

O sarampo e a rubéola encontram-se controlados em nosso meio, já há alguns anos, em consequência das várias campanhas de vacinação que foram realizadas nas últimas décadas. Recomenda-se que todos os adolescentes e adultos tenham recebido pelo menos 2 doses da vacina tríplice viral (sarampo, caxumba e rubéola) com mais de 1 ano de idade e com pelo menos 1 mês de intervalo entre elas.

A vacina tríplice viral é uma vacina de vírus vivo atenuado e, portanto, contraindicada em gestantes e indivíduos imunodeprimidos. Apesar do risco teórico, quando administrada durante a gestação, faz-se importante ressaltar que não há descrição na literatura de casos de embriopatia resultante da administração inadvertida da vacina tríplice viral em gestantes. Desta forma, a orientação, nos casos em que houve administração inadvertida dessa vacina em gestantes, é apenas de acompanhamento clínico. Recomenda-se que mulheres que recebem a vacina não engravidem por pelo menos 28 dias. Esta precaução é baseada no risco teórico de infecção fetal.

Eventos adversos: a vacina é de maneira geral bem tolerada, podendo ocorrer febre, exantema, linfadenopatia, artralgias e artrites transitórias em uma parcela dos vacinados.

▶ Vacina contra varicela

A maioria dos indivíduos que atingem a idade adulta no Brasil já teve varicela durante a infância, fazendo com que a vacinação de adolescentes e adultos seja recomendada apenas naqueles que não relatam história prévia de varicela. Apesar de ser uma doença relativamente benigna, a varicela pode ter diversos tipos de complicações, como infecções bacterianas da pele, pneumonias, encefalite etc. Além disso, adolescentes e adultos que desenvolvem a doença costumam apresentar formas mais graves.

A vacina contra varicela é composta de vírus vivo atenuado, não devendo ser administrada em gestantes ou imunodeprimidos. O esquema de vacinação em adolescentes e adultos é de 2 doses (com intervalo de 1 a 3 meses entre elas). A administração da vacina de varicela em pessoas susceptíveis, até 120 horas após a exposição ao vírus, propicia a possibilidade de proteção contra a doença.

380 *Ginecologia e Obstetrícia da Infância à Adolescência*

As reações podem ocorrer até 42 dias após a aplicação, como: febre, inchaço no local da aplicação, aparecimento de pequenas bolhas vermelhas no local da aplicação ou espalhadas pelo corpo.

▶ Vacina contra *influenza*

A gripe acomete indivíduos de todas as faixas etárias, sendo as maiores taxas de infecção observadas em crianças, reconhecidas como as principais responsáveis pela transmissão do vírus na comunidade. As complicações, hospitalizações e mortes são observadas principalmente em indivíduos acima de 60 anos e nos portadores de doenças crônicas (portadores de asma e outras doenças pulmonares crônicas, doenças cardíacas, doenças metabólicas, como diabetes *mellitus*, hemoglobinopatias, imunocomprometidos, obesos mórbidos e pessoas que façam uso crônico de AAS). A gravidez constitui também uma situação de maior risco para complicações e mortes associadas à gripe, especialmente quando acometem mulheres no terceiro trimestre da gestação.

As vacinas contra gripe utilizadas atualmente no Brasil são vacinas inativadas, fragmentadas (*split-virus*). Nestas vacinas, os componentes são inativados quimicamente e depois fragmentados por ação de detergentes. Contêm antígenos (hemaglutinina – HA, neuraminidase – NA e nucleoproteínas) que induzem resposta imune específica. A vacina é atualizada todo ano, de acordo com as principais cepas de *influenza* circulantes e, desta forma, os indivíduos necessitam ser vacinados anualmente para que a vacina mantenha a capacidade de induzir proteção contra a doença e suas complicações.

A vacina é contraindicada para pessoas com história de reação de hipersensibilidade anafilática à proteína do ovo de galinha. A incidência deste tipo de reação é bastante rara, havendo muitas vezes confusão com reações atípicas, não relacionadas à proteína do ovo e interpretadas equivocadamente, levando à contraindicação da vacina de maneira desnecessária. Esquemas de dessensibilização com diluições progressivas da vacina podem ser empregados.

As vacinas inativadas, fragmentadas, são de maneira geral bem toleradas, com eventos adversos leves e pouco frequentes. Reações locais como dor e vermelhidão no local da vacina e reações sistêmicas como febre são as mais comuns, geralmente com início nas primeiras 6 a 24 horas após a aplicação da vacina, sendo mais frequentes em crianças menores de 2 anos. Náuseas, cefaleia e mialgia também são reportadas, porém com muito menor frequência.

▶ Vacina pneumocócica

A exemplo da gripe, a doença pneumocócica também está associada a maior risco de complicações e mortes em indivíduos acima de 60 anos e portadores de doenças crônicas. Existem atualmente duas vacinas pneumocócicas licenciadas para uso em adolescentes e adultos: a vacina pneumocócica conjugada (VPC13), licenciada a partir dos 50 anos de idade, e a vacina pneumocócica polissacarídica (VPP23), licenciada a partir de 2 anos de idade.

Para meninas adolescentes e mulheres adultas, as vacinas pneumocócicas estão indicadas rotineiramente apenas para aquelas de risco aumentado para doença pneumocócica invasiva (DPI), ou seja, portadoras de anemia falciforme, fístulas liquóricas, implantes cocleares, imunodeprimidas e portadoras de asplenia anatômica ou funcional. Indivíduos acima de 60 anos também devem receber a vacina.

Para mulheres acima de 60 anos recomenda-se iniciar com 1 dose da VPC13 seguida de 1 dose de VPP23, pelo menos 2 meses depois. Apenas uma revacinação com a VPP23, 5 anos depois, está indicada. Para as adolescentes e mulheres adultas, com fatores de risco para DPI, não vacinadas anteriormente, recomenda-se inicialmente a vacina VPC13 seguida de 1 dose da VPP23, pelo menos 2 meses depois. Uma segunda dose da VPP23 deverá ser administrada 5 anos depois.

Para mulheres com fatores de risco para DPI ou para aquelas acima de 60 anos, que tenham recebido previamente a vacina VPP23, recomenda-se a aplicação de 1 dose da VPC13, respeitando um intervalo mínimo de 1 ano, e a aplicação de uma segunda dose de VPP23, com intervalo mínimo de 2 meses após a VPC13. Ambas as vacinas (VPP23 e VPC13) são inativadas, podendo ser administradas a gestantes de risco.

▶ Vacina contra febre amarela

A vacina contra a febre amarela é indicada para pessoas residentes em zonas endêmicas da doença, particularmente para as que vivem em áreas rurais e as que, devido a suas ocupações de trabalho, ingressam em locais onde circula o vírus. Também é recomendada a vacinação de pessoas que se deslocam para áreas endêmicas ou epidêmicas (a vacina deverá ser administrada pelo menos 10 dias antes da data da viagem), assim como pessoal de laboratório que trabalha em contato direto e indireto com cepas selvagens do vírus.

No Brasil são considerados de risco todos os estados das regiões Norte e Centro-Oeste; Minas Gerais e Maranhão; alguns municípios dos estados do Piauí, Bahia, São Paulo, Paraná, Santa Catarina e Rio Grande do Sul. A vacina é indicada também para pessoas que se deslocam para países em situação epidemiológica de risco. A Agência Nacional de Vigilância Sanitária exige a vacinação dos viajantes que vão para os seguintes países: África Central, Angola, Benin, Burkina Faso, Burundi, Camarões, Chade, Congo, Costa do Marfim, Etiópia, Gabão, Gâmbia, Gana, Guiné, Guiné-Bissau, Libéria, Mali, Mauritânia, Niger, Nigéria, Quênia, Ruanda, São Tomé e Príncipe, Senegal, Serra Leoa, Somália, Sudão, Tanzânia, Togo, Uganda, Bolívia, Brasil, Colômbia, Equador, Guiana, Guiana Francesa, Peru, Suriname, Venezuela, Trinidad e Tobago, Panamá.

A vacina é composta de vírus vivo atenuado, originária da cepa 17D do vírus da febre amarela. A vacina contra febre amarela deve ser administrada em uma única dose de 0,5 mL por via subcutânea, preferencialmente na face externa da parte superior do braço, sendo esta dose a mesma para pessoas de todas as idades.

O Ministério da Saúde recomenda, no Brasil, que as crianças vacinadas aos 9 meses devem ser revacinadas aos 4 anos de idade. Para os adolescentes e adultos, a recomendação é que seja administrada uma segunda dose, 10 anos após a primeira, se persistir o risco de exposição para o indivíduo. A OMS, entretanto, recomenda atualmente apenas 1 dose da vacina, sem necessidade de reforço posterior. Para viagens internacionais, prevalecem as recomendações da OMS com comprovação de apenas 1 dose.

Em mulheres lactantes inadvertidamente vacinadas, o aleitamento materno deve ser suspenso, preferencialmente por 28 dias após a vacinação. A vacina contra febre amarela não deve ser administrada no mesmo dia que a vacina tríplice viral (sarampo, caxumba e rubéola) devido ao risco de interferência e diminuição de imunogenicidade. Recomenda-se que estas vacinas sejam aplicadas com intervalo de 30 dias entre elas.

382 *Ginecologia e Obstetrícia da Infância à Adolescência*

Eventos adversos:

As reações adversas a esta vacina são geralmente leves, entretanto, 5 a 10 dias após a vacinação, 2% a 5% das pessoas vacinadas podem apresentar cefaleia, mal-estar, dores musculares e febre. Reações de hipersensibilidade imediata, caracterizadas por erupção e urticária são incomuns (incidência < 1/1 milhão) e ocorrem principalmente em pessoas com histórico de alergia a derivados de galinha. Complicações graves (doença neurológica aguda e doença viscerotrópica aguda) têm sido raramente notificadas (0,42 casos por 100 mil doses administradas).

Contraindicações da vacina:

- Pessoas com história de hipersensibilidade imediata a ovos de galinha e seus derivados ou a qualquer dos componentes da vacina.
- Mulheres gestantes, a não ser em situação de emergência epidemiológica, seguindo recomendações expressas das autoridades federais, estaduais e municipais de Saúde.
- Imunodeprimidas ou em uso de drogas imunossupressoras.
- Crianças menores de 6 meses de idade

▶ Vacina contra papilomavírus humano (HPV)

O papilomavírus humano (HPV) corresponde a um grupo de vírus que infectam epitélios estratificados escamosos de diferentes regiões do organismo. Existe um subgrupo que infecta as superfícies mucosas e cutâneas das regiões anogenitais, orofaringe e vias aéreas superiores. Os diversos genótipos anogenitais são didaticamente subdivididos de acordo com seu potencial oncogênico, em alto e baixo risco. Os HPVs de baixo risco, incluindo os tipos 6 e 11, são os agentes das verrugas anogenitais, sendo associados com neoplasias intraepiteliais cervicais (NIC) de baixo grau e outras anormalidades de células escamosas. Os HPVs de alto risco incluem os tipos 16, 18, 31, 33, 35, 45, 51, 52, 56, 58, 59 e 66, e são associados com NIC de alto grau (2/3); sendo os tipos 16 e 18 responsáveis por cerca de 70% dos cânceres de colo uterino.

Existem duas vacinas disponíveis no Brasil contra o HPV:

- A vacina com os VLPs (partículas semelhantes aos vírus – *virus-like particle*) dos tipos 16 e 18, que está indicada para meninas maiores de 9 anos de idade, adolescentes e mulheres sem limite de idade, em 3 doses. A segunda dose deve ser feita 1 mês após a primeir,a e a terceira dose, 6 meses após a primeira.
- A vacina com os VLPs dos tipos 6, 11, 16 e 18 está indicada para meninos, meninas, adolescentes e adultos jovens de 9 a 26 anos, em 3 doses. A segunda dose deve ser feita 2 meses após a primeira, e a terceira dose 6 meses após a primeira.

O Programa Nacional de Imunizações (PNI) adotou no Brasil, a partir de 2014, esquema de vacinação estendido: zero, 6 e 60 meses com a vacina quadrivalente (6, 11, 16 e 18) para meninas menores de 13 anos. A população alvo da vacinação com a vacina HPV, de acordo com o PNI, é composta por adolescentes do sexo feminino na faixa etária entre 11 e 13 anos de idade no ano da introdução da vacina (2014), na faixa etária de 9 a 11 anos no segundo ano de introdução da vacina (2015) e de 9 anos de idade do terceiro ano em diante (2016).

A vacina não é indicada em gestantes, uma vez que não há dados de segurança suficientes em mulheres grávidas até o presente momento. Se a menina engravidar

Vacinação na adolescente **383**

após o início do esquema vacinal, as doses subsequentes deverão ser adiadas até o período pós-parto. Caso a vacina seja inadvertidamente administrada durante a gravidez, nenhuma intervenção adicional é necessária, somente o acompanhamento pré-natal adequado.

▶ Vacina meningocócica

O meningococo (*Neisseria meningitidis*) permanece sendo a principal causa de meningite bacteriana no Brasil, sendo importante causa de morbidade e de mortes, particularmente em lactentes, crianças e adolescentes. A infecção invasiva pela *N. meningitidis* resulta em amplo espectro clínico de doença que inclui a meningite, a meningococcemia ou ambas, sendo a meningite a forma clínica mais frequentemente observada. Algumas das características da doença meningocócica (DM), como sua rápida evolução, gravidade e letalidade, assim como seu potencial caráter epidêmico, fazem com que a possibilidade de prevenção desta infecção, através de vacinas, assuma fundamental importância.

No Brasil, as maiores taxas de incidência da doença são consistentemente reportadas em lactentes e crianças pequenas. Entretanto, em surtos ou epidemias, observamos aumento do número de casos em adolescentes e adultos jovens. O sorogrupo C assumiu a condição de principal sorogrupo causador de DM no Brasil na última década, sendo atualmente responsável por aproximadamente 70% a 75% dos casos reportados. O sorogrupo B responde por aproximadamente 20%, e os sorogrupos W e Y, juntos, por 10% dos casos.

A vacina meningocócica C conjugada (MCC) foi incorporada na rotina dos lactentes a partir do final de 2010. A análise preliminar dos dados de vigilância, após a introdução da vacina, demonstra uma importante redução das taxas de incidência de DM nos grupos etários alvo da vacinação, com consequente redução dos óbitos associados à DM. Entretanto, para os demais grupos etários, não vacinados, as taxas de incidência da DM mantiveram-se estáveis, sem redução significativa nos primeiros anos após a vacinação.

A única vacina meningocócica conjugada licenciada para uso no primeiro ano de vida no Brasil é a vacina meningocócica C conjugada. A vacina meningocócica ACWY conjugada ao toxoide tetânico (ACWY-TT) está licenciada a partir de 12 meses de idade, e a vacina meningocócica ACWY conjugada ao mutante diftérico (ACWY-CRM) está licenciada a partir de 2 anos de idade.

Em virtude da rápida diminuição dos títulos de anticorpos associados à proteção evidenciada com todas as vacinas meningocócicas conjugadas, recomendamos doses de reforço 5 anos depois (aos 5-6 anos de idade para os vacinados no primeiro ano de vida) e na adolescência (a partir dos 11 anos de idade).

No primeiro ano de vida, são recomendadas 2 doses da vacina meningocócica C conjugada, aos 3 e 5 meses. A dose de reforço, entre 12 e 15 meses de idade, pode ser feita com a vacina meningocócica C conjugada ou preferencialmente com a vacina meningocócica ACWY conjugada (ACWY-TT), assim como as doses dos 5-6 e 11 anos de idade (ACWY-TT ou ACWY-CRM).

Finalmente, aguarda-se para breve o licenciamento da vacina meningocócica recombinante contra o sorogrupo B, que oferecerá pela primeira vez a perspectiva de uma ampla proteção contra a DM causada pelo sorogrupo B para lactentes, adolescentes e adultos.

▶ Referências

1. American academy of pediatrics. Active and passive immunization. In: Pickering LK et al. (Ed.). Red book: report of the Committee on Infectious Diseases. 29. ed. Elk Grove Village: American Academy of Pediatrics; 2012. p. 1-110.

2. American Academy of Pediatrics. Meningococcal infections. In: Pickering LK, Baker CI, Kimberlin DW, Long SS, editors. Red Book: 2012 Report of the Committee on Infectious Diseases. 29th ed. Elk Grove Village: American Academy of Pediatrics; 2012. p. 455-63.

3. American Academy of Pediatrics. Recommendations for the prevention and control of influenza in children, 2013-2014. Pediatrics. 2013;132;e1089-104.

4. American academy of pediatrics. Varicella-zoster infections. In: Pickering LK. et al. (Ed.). Red book: report of the Committee on Infectious Diseases. 29 ed. Elk Grove Village: American Academy of Pediatrics; 2012. p. 774-89.

5. Associação Brasileira de Imunizações (SBIM). Calendário do adolescente. Disponível em http://www.sbim.org.br/publicacoes/calendario-de-vacinacao/calendarios-sbim-adolescente-2014-2015.

6. Doenças Infecciosas e Parasitárias; Guia de Bolso. Brasília: Ministério da Saúde 2010.

7. Brasil: Ministério da Saúde. Situação epidemiológica da coqueluche no Brasil. http://portalsaudesaudegovbr/portalsaude/noticia/9243/785/ms-alerta-sobre-asituacao-epidemiologica-da-coqueluchehtml 2013.

8. Centers for Disease Control and Prevention (CDC). [General Recommendations on Immunization. Recommendations of the Advisory Committee on Immunization Practices (ACIP)]. MMWR. 2011;60(2):1-60.

9. Centers for Disease Control and Prevention (CDC). Use of 13-Valent Pneumococcal Conjugate Vaccine and 23-Valent Pneumococcal Polysaccharide Vaccine Among Children Aged 6-18 Years with Immunocompromising Conditions: Recommendations of the Advisory Committee on Immunization Practices (ACIP). MMWR. 2013;62(25);521-4.

10. Centers for Disease Control and Prevention (CDC). Use of 13-valent pneumococcal conjugate vaccine and 23-valent pneumococcal polysaccharide vaccine for adults with immunocompromising conditions: recommendations of the Advisory Committee on Immunization Practices (ACIP). MMWR. 2012;61:816-9.

11. Centers for Disease Control and Prevention (CDC). Prevention and Control of Influenza: Recommendations of the Advisory Committee on Immunization Practices (ACIP). MMWR. 2013; 62(7):1-43.

12. Centers for Disease Control and Prevention (CDC). Updated recommendations for use of tetanus toxoid, reduced diphtheria toxoid, and acellular pertussis vaccine (Tdap) in pregnant women – Advisory Committee on Immunization Practices (ACIP), 2012. MMWR Morb Mortal Wkly Rep. 2013;62(7):131-5.

13. Cherry JD: Epidemic pertussis in 2012--the resurgence of a vaccine-preventable disease. N Engl J Med. 2012,367(9):785-7.

14. Cohn A, MacNeil J, Clark T Center for Infectious Diseases, Centers for Disease Control and Prevention (CDC). Prevention and control of meningococcal disease. Recommendations of the Advisory Committee on Immunization Practices (ACIP). MMWR Recommendations and Reports. 2013 Mar 22;62(RR02):1-22.

15. Couch RB, Kasel JA. Immunity to influenza in man. Annu Rev Microbiol. 1983;37:529-49.

16. Damme P. et al. Hepatitis B Vaccine. In: Plotkin SA, Orestein W, Offit PA. (Org.). Vaccines. 6th ed. Philadelphia: Elsevier; 2013. cap. 15.

17. Demicheli V et al. The effectiveness and safety of hepatitis A vaccine: a systematic review. Vaccine. 2003;21:2242-45.

Vacinação na adolescente **385**

18. Feijó RB, Sáfadi MA. Immunizations: three centuries of success and ongoing challenges. J Pediatr. 2006;82(3 Supl):S1-3.

19. Fiore AE, et al. Prevention of hepatitis A through active or passive immunization: recommendations of the Advisory Committee on Immunization Practices (ACIP). MMWR Morbidity and Mortality Weekly Report. Recommendations and reports. 2006;55(RR-7):1-23.

20. Heininger U, Riffelmann M, Bär G, Rudin C, von König CH. The protective role of maternally derived antibodies against Bordetella pertussis in young infants. Pediatr Infect Dis J. 2013;32(6):695-8.

21. Hou J, Liu Z, Gu F. Epidemiology and prevention of hepatitis B virus infection. Int. J. Med. Sci. 2005;2(1):50-7.

22. Marin M, Meissner C, Seward Varicella Prevention in the United States: A Review of Successes and Challenges. Pediatrics. 2008;122;e744-e751.

23. Martins RM. et al. Yellow Fever Vaccine Post-marketing Surveillance in Brazil. Vaccinology. 2010;2:178-83.

24. Nguyen HQ, Jumaan AO, Seward JF. Decline in mortality due to varicella after implementation of varicella vaccination in the United States. N Engl J Med. 2005;352(5):450-8.

25. Plotkin SL, Plotkin SA. A short history of vaccination In: Plotkin SA, Orenstein WA. Vaccines. 4th ed. Philadelphia: Elsevier; 2004. p. 1-16.

26. Safadi MAP, Berezin E, Arlant LHF. Meningococcal Disease: Epidemiology and Early Effects of Immunization Programs. J Ped Infect Dis. 2014;3:91-3.

27. Siegrist CA. Vaccine immunology. In: Plotkin SA, Orenstein WA, Offit PA, editors. Vaccines. London: Saunders-Elsevier; 2008.

28. Sociedade Brasileira de Pediatria (SBP). Calendário da criança e do adolescente. Disponível em: http://www.sbp.com.br/pdfs/calendario_vacinal2014.pdf.

29. Stanley M. Pathology and epidemiology of HPV infection in females. Gynecol Oncol. 2010; 117:S5-10.

30. World Health Organization (WHO). Hepatitis B vaccines: WHO position paper – recommendations. Vaccine. 2010;28(3):589-90.

31. World Health Organization (WHO). Meeting of the WHO Human Papillomavirus Vaccine Advisory Committee, April 2010. Wkly Epidemiol Rec. 2011;86(22):227-31.

32. World Health Organization (WHO). Strategic Advisory Group of Experts. Evidence based recommendations on human papilloma virus (HPV) vaccines schedules. In: SAGE Meeting. Geneva; 2014.

33. World Health Organization (WHO) position paper on hepatitis A vaccines – June 2012. Weekly Epidemiological Record. 2012;87(28-29):261-76.

34. Van Damme P, et al. A review of the efficacy, immunogenicity and tolerability of a combined hepatitis A and B vaccine. Expert Rev Vaccines. 2004,3:249-26.

26 Distúrbios psiquiátricos mais comuns na infância e adolescência

Guilherme Vanoni Polanczyk
Érika Mendonça de Morais
Luisa Sugaya

▶ Introdução

Nas últimas décadas, o acúmulo de conhecimentos epidemiológicos e clínicos e o desenvolvimento de novas metodologias de pesquisa em genética e neuroimagem, entre outras, permitiu a ampliação e o estabelecimento de novos paradigmas para o estudo dos transtornos mentais em crianças e adolescentes. Atualmente, a psiquiatria da infância e adolescência é uma área do conhecimento em franca evolução e que recebe crescente atenção de órgãos governamentais responsáveis por políticas públicas e pesquisas, da comunidade científica e da população em geral.

Os transtornos mentais acometem por volta de 13% das crianças e adolescentes em todo o mundo, afetando o seu desenvolvimento cognitivo, emocional e social e predizendo desfechos negativos na idade adulta. Estas condições figuram entre as principais causas de incapacidade e estão fortemente associadas às principais causas de mortalidade entre os jovens. Além da sua relevância pela alta prevalência e importante impacto negativo, os transtornos mentais na infância são relevantes, pois apresentam elevada persistência ao longo do desenvolvimento, com resposta aos tratamentos apenas em termos de redução de sintomas. De fato, entre adultos com transtornos mentais na população norte-americana, 50% deles apresentaram os primeiros sintomas antes dos 14 anos de vida. Dados prospectivos de uma amostra comunitária da Nova Zelândia corroboram estes dados, indicando que mais da metade dos adultos com transtornos mentais já os apresentava antes dos 18 anos de idade.

Neste sentido, um dos grandes avanços na área foi o reconhecimento de que os transtornos mentais são resultados de interações complexas entre fatores de risco genéticos, biológicos, psicológicos, sociais e culturais, que atuam sobre diferentes domínios do desenvolvimento, frequentemente já durante o período intrauterino ou os primeiros anos de vida, muito antes que manifestações comportamentais, cognitivas

388 *Ginecologia e Obstetrícia da Infância à Adolescência*

ou emocionais sejam detectadas. Assim, atualmente entende-se como prioritária a implementação de medidas voltadas para a promoção, prevenção e intervenção precoce, que devem considerar não apenas a criança e o adolescente, mas também sua família e o ambiente em que está inserido.

No entanto, apesar da reconhecida importância, o cuidado à saúde mental de crianças e adolescentes ainda é bastante precário em todo o mundo. Atualmente, é evidente a grande lacuna entre as necessidades de atenção em saúde mental para crianças e adolescentes e a oferta de serviços capazes de responder por ela. Além do déficit em termos de números de profissionais e serviços especializados, outras barreiras, como a inexistência de treinamento em tratamentos testados sob o referencial da Medicina embasada em evidências, estigma, desconhecimento e pobreza, limitam o acesso de crianças e suas famílias a cuidados especializados. Neste contexto, é fundamental uma rede de serviços com diferentes níveis de especialização centrada na colaboração entre o psiquiatra da infância e da adolescência e outros profissionais de saúde.

▶ A psiquiatria da infância e adolescência e a ginecologia e obstetrícia

Ginecologistas e obstetras encontram-se em posição privilegiada para a identificação precoce de transtornos mentais, pois frequentemente desenvolvem uma relação médico-paciente próxima e que perdura ao longo do tempo. Esta relação permite um contato e um conhecimento aprofundado da paciente, através do qual é possível identificar sintomas emocionais e comportamentais nas suas diferentes fases de evolução. Além disso, o ginecologista e obstetra desempenha um importante papel no cuidado das mulheres em momentos do desenvolvimento particularmente sensíveis, em que há incidência aumentada de transtornos mentais específicos, como puberdade, período gestacional e puerperal, climatério e menopausa. Assim, são importantes agentes para o cuidado da saúde mental da paciente e eventualmente de seus filhos.

Especificamente em relação à puberdade e adolescência, momentos críticos no desenvolvimento emocional e cognitivo do indivíduo, com aumento da incidência de transtornos mentais, é necessária uma especial atenção do ginecologista. Neste sentido, o Congresso Americano de Ginecologistas e Obstetras (ACOG) sugere que a primeira visita ao ginecologista aconteça entre os 13 e 15 anos de idade, sendo objetivo primário deste atendimento oferecer um serviço de prevenção e promoção de saúde. Para tanto, devem ser abordadas questões relacionadas a comportamento sexual de risco, uso de álcool e drogas, ocorrência de transtornos mentais e situações de abuso físico ou sexual. A ACOG chama ainda a atenção para adolescentes com deficiências e atrasos do desenvolvimento, que podem, especialmente, se beneficiar desses atendimentos.

Da mesma forma, ao longo do seguimento das pacientes e acompanhamento de seu desenvolvimento, ginecologistas e obstetras poderão contribuir de forma significativa para o cuidado à saúde mental. Neste contexto, ginecologista e obstetras devem ficar atentos às seguintes situações, entre outras: (I) sintomas físicos secundários a transtornos mentais ou que expressam dificuldades emocionais; (II) doenças físicas que levam a alterações emocionais, cognitivas ou comportamentais; (III) transtornos mentais que surgem em comorbidade e interagem com condições ginecológicas ou obstétricas; (IV) dificuldades específicas relacionadas à sexualidade.

Distúrbios psiquiátricos mais comuns na infância e adolescência   389

Entre as condições ginecológicas e obstétricas que apresentam associação com transtornos mentais, destacam-se dor pélvica, síndrome do ovário policístico, gravidez na adolescência ou indesejada, abuso sexual e transtorno disfórico pré-menstrual. Aspectos relacionados ao cuidado da saúde mental de pacientes com estas condições são apresentadas no Quadro 26.1. A seguir, abordaremos os principais transtornos mentais na infância e adolescência, enfatizando aspectos clínicos pertinentes para o adequado reconhecimento e manejo pelo ginecologista e obstetra.

Quadro 26.1 – Condições ginecológicas e obstétricas que frequentemente envolvem condições psiquiátricas e relacionadas.

- Dor pélvica crônica é uma condição comum, com diferentes etiologias. Na adolescência, a dor pélvica crônica pode estar associada a maiores taxas de absenteísmo escolar e causar prejuízos no desempenho acadêmico, atividades sociais, sono e humor. Aspectos emocionais, cognitivos e socioculturais são fatores importantes na percepção e manejo do sintoma doloroso pela paciente e, consequentemente, na sua qualidade de vida. Tratamentos multidisciplinares, incluindo terapia cognitivo-comportamental, têm se mostrado eficazes para o tratamento. Além disso, é fundamental a identificação de comorbidades frequentes, como depressão e ansiedade, que podem perpetuar e intensificar os sintomas

- Síndrome do ovário policístico é uma patologia comum, que afeta 5-10% das mulheres em idade reprodutiva e, tipicamente, tem início na adolescência. Embora estudos com adolescentes sejam escassos e não tenham encontrado associação positiva com ocorrência de transtornos mentais, estudos com mulheres em idade adulta sugerem que, quando comparadas à população geral, estas pacientes apresentam maior prevalência de depressão, transtorno afetivo bipolar e transtornos ansiosos. Os mecanismos psicopatológicos envolvidos ainda não são bem estabelecidos, mas alterações hormonais e o impacto emocional que as alterações corporais adquirem são potenciais fatores estressores

- Gravidez na adolescência é considerada hoje uma questão de saúde pública, devido sua alta prevalência e associação com diversos desfechos indesejados para a saúde da mãe e do bebê. Transtornos mentais estão associados à gravidez precoce e, durante a gestação, frequentemente apresentam comorbidade com outros transtornos. Estudos com gestantes mostraram associação entre transtornos de humor e o uso de álcool e drogas. Além disso, depressão materna também foi associada a estilo parental inadequado, com possíveis consequências deletérias ao desenvolvimento da criança. Em comparação com mulheres em idade adulta, adolescentes apresentaram maior risco de desenvolver sintomas depressivos durante a gestação e no período puerperal

- Abuso sexual na a infância e adolescência é um grave problema mundial. A prevalência varia bastante de acordo com a população e método utilizado para o seu estudo. Em estudo retrospectivo feito nos Estados Unidos, abuso sexual na infância foi reportado por 13,5% das mulheres e 2,5% dos homens. Vítimas de abuso sexual frequentemente sofrem outros tipos de violência e, ao longo da vida, apresentam risco consistentemente elevado de desenvolver inúmeros transtornos mentais e abuso de substâncias, bem como de praticar suicídio e comportamentos de risco, além de ter pior qualidade de vida

- Transtorno disfórico pré-menstrual caracterizado pela ocorrência de sintomas físicos, emocionais e cognitivos na segunda metade do ciclo menstrual, acomete cerca de 5% das mulheres em idade fértil, causando sofrimento e prejuízos significativos na vida destas pacientes. Estudos com adolescentes ainda são escassos, mas mostram que o transtorno pode ter início neste período. O transtorno disfórico pré-menstrual foi recentemente incluído como categoria diagnóstica no DSM-5. Apesar das controvérsias, acredita-se que a inclusão do diagnóstico poderá ajudar na ampliação do conhecimento e diferenciação de outras alterações pré-menstruais e de outros transtornos mentais

▶ Transtornos mentais

▪ *Classificação*

Os transtornos mentais são condições médicas caracterizadas por alterações comportamentais, emocionais e cognitivas, categorizadas através de critérios diagnósticos bem definidos, operacionalizados por manuais diagnósticos. Os principais sistemas classificatórios utilizados em todo o mundo são a Classificação Internacional de Doenças (CID-10) e o Manual Diagnóstico Estatístico dos Transtornos Mentais (DSM-5). Estes se constituem em instrumentos importantes, que fornecem uma linguagem comum para o diagnóstico, permitem a comunicação entre pesquisadores e profissionais de diferentes áreas, garantem o estabelecimento de diagnósticos confiáveis, o desenvolvimento e o teste de tratamentos. Embora diversos estudos já tenham demonstrado a validade dessas categorias diagnósticas e sua importância para a pesquisa e para prática clínica, as classificações apresentam limitações significativas.

Existem hoje evidências de que a maior parte dos transtornos mentais não se apresenta como entidades com limites bem definidos, mas sim que eles representam extremos de um fenômeno com distribuição normal na população, sugerindo que poderiam ser mais bem compreendidos como dimensões e não como categorias. Além disso, a classificação atual não leva em consideração mecanismos neurobiológicos subjacentes. Com os avanços realizados pelos estudos de genética e neuroimagem, sabe-se que não há um único sistema biológico responsável por um determinado sintoma ou transtorno mental, e que um mesmo circuito neuronal e neuroquímico pode estar envolvido na ocorrência de diversos sintomas e transtornos. De fato, observa-se uma elevada frequência de comorbidades entre diferentes transtornos mentais, o que pode refletir a ocorrência de processos psicopatológicos únicos com variadas manifestações.

Uma solução proposta para superar tais limitações é o estudo sistemático não de um transtorno específico definido pelos critérios diagnósticos do DSM-5 ou CID-10, mas para endofenótipos ou fenótipos intermediários (como: desempenho em testes cognitivos, medidas de estrutura e funcionamento cerebral) que estejam relacionados a diferentes condições semelhantes. Neste sentido, a expectativa é de que, no futuro, a etiologia e os processos psicopatológicos subjacentes possam ser entendidos mais profundamente, de forma que possam ser modificadosbde forma efetiva, permitindo a prevenção e mesmo cura dos transtornos mentais. Até que estes objetivos sejam alcançados, é fundamental uma avaliação e formulação diagnóstica abrangente, que inclua a investigação de categorias diagnósticas propostas pelo DSM-5 ou CID-10, assim como do desenvolvimento nas suas múltiplas esferas.

▪ *Prevalência de transtornos mentais na infância e adolescência*

Estudos realizados em diversos países do mundo ao longo das últimas três décadas geraram estimativas de prevalência de 10% a 20%. Em uma recente metanálise agregando estudos conduzidos em 27 países, Polanczyk *et al.* estimaram a prevalência agregada de transtornos mentais em crianças e adolescentes em 13,4%. As taxas variam de acordo com idade e sexo. Os dados indicam que, durante a adolescência, a prevalência tende a aumentar. Em comparação à infância, neste período são observadas maiores taxas de depressão, transtornos relacionados ao uso de substâncias, transtorno de pânico e agorafobia, e psicose. Em contrapartida, há uma redução na prevalência de ansiedade de separação e transtorno de déficit de atenção e hiperatividade.

Comparando-se meninos e meninas pré-púberes, a prevalência de transtornos mentais é maior entre os meninos, em função da maior frequência com que são afetados por transtornos disruptivos do comportamento e transtornos do neurodesenvolvimento, como transtorno do espectro do autismo e transtorno de déficit de atenção/hiperatividade. No entanto, durante e após a puberdade, a proporção se inverte, em função de um aumento significativo da ocorrência de transtornos de humor e ansiedade entre as meninas. De acordo com os achados de um estudo longitudinal que investigou a ocorrência de depressão em uma população de crianças e adolescentes durante 10 anos, a diferença entre os sexos começa a aparecer por volta dos 13-15 anos e aumenta entre 15 e 18 anos, sugerindo que este pode ser um período de maior vulnerabilidade entre as meninas. Apesar destes achados, parece não haver diferença entre os sexos quanto à gravidade de sintomas ou recorrência dos episódios depressivos.

▪ Curso e evolução

Tanto estudos prospectivos como retrospectivos indicam que os transtornos mentais apresentam um início precoce e um curso crônico e persistente. Pelo menos 50% dos indivíduos adultos com transtorno mental tiveram algum diagnóstico durante a infância ou adolescência, indicando que um transtorno mental na infância e adolescência é um importante fator de risco para a ocorrência de problemas psiquiátricos ao longo da vida.

A continuidade dos transtornos mentais durante a infância, adolescência e vida adulta pode ser verificada tanto em relação ao mesmo transtorno mental, chamada continuidade homotípica, como em relação a transtornos mentais distintos, chamada continuidade heterotípica. Dados sugerem que os transtornos mentais específicos são expressos de forma consistente nas diversas etapas do desenvolvimento, e que certos transtornos também estão associados a uma condição patológica mais genérica, que pode se expressar através de diferentes transtornos em diferentes momentos do desenvolvimento.

▪ Morbidade, mortalidade e custos sociais

O início precoce, a persistência e o impacto negativo dos sintomas fazem com que os transtornos mentais estejam associados a prejuízos significativos em anos considerados mais produtivos na vida de um indivíduo. Segundo o estudo *Global Burden of Disease Study* (GBD) no ano de 2010, a categoria dos transtornos mentais e transtornos relacionados ao uso de substâncias foi identificada como a quinta maior causa de incapacidade no mundo, e a primeira quando comparada apenas a condições não fatais. Este prejuízo pôde ser verificado em todas as faixas etárias, mas foi maior em adolescentes e adultos jovens.

Além de importante causa de morbidade, os transtornos mentais também estão associados a aumento da mortalidade, tanto pela associação direta com suicídio, como pela associação indireta com ocorrência de acidentes e violência interpessoal. Segundo o mesmo estudo GBD, o suicídio foi uma das cinco principais causas de morte entre adolescente com 15-19 anos em quase todas as regiões do mundo, com exceção da África e do Leste do Mediterrâneo.

Dessa forma, os transtornos mentais na infância e adolescência representam altos custos sociais e econômicos. Tanto pelos custos diretos relacionados ao uso dos serviços de saúde, educação, justiça e serviço social, como pelos custos indiretos, representando perda de produtividade e desestabilização da estrutura familiar e da comunidade. Estima-se que o custo global da saúde mental, em 2010, tenha sido de aproximadamente 2,5 trilhões de dólares e que deverá chegar a 6 trilhões de dólares em 2030.

Apesar do expressivo impacto econômico associado aos transtornos mentais na infância e adolescência, o investimento em serviços voltados à saúde mental para esta população ainda é insuficiente, resultando em demora entre o início do quadro e o tratamento, além de altas taxas de crianças e adolescentes sem diagnóstico ou tratamento. Um estudo realizado nos Estados Unidos mostrou que a demora até o início do tratamento pode levar anos, e é maior entre aqueles que apresentam um início precoce da doença. Os anos de doença não tratada estão associados a pior prognóstico da doença e a diversas consequências indesejáveis, como gravidez na adolescência, violência doméstica e pior desempenho escolar. Nesse contexto, os transtornos mentais podem ser entendidos como condições que necessitam de medidas urgentes tanto para redução dos custos ao indivíduo e à sociedade, como pela responsabilidade ética de proteger o futuro dessas crianças e adolescentes.

▶ Transtornos do humor

▪ *Depressão*

A depressão tem prevalência de 1% a 2,5% em pré-escolares, não apresentando diferença entre os sexos nesta fase. Há um aumento progressivo da prevalência com a idade, chegando a estimativas de até 20% em adolescentes do sexo feminino. O aumento da incidência no sexo feminino provavelmente se deve a alterações hormonais, que, entre outros efeitos, aumenta a sensibilidade a estressores ambientais. Entre os principais fatores de risco para o desenvolvimento da depressão, destacam-se a história familiar da doença e eventos estressores ambientais (como abuso físico e sexual, morte intrafamiliar etc.).

O diagnóstico é clínico e a história deve ser obtida com o paciente, pais e eventualmente professores. O quadro se caracteriza por tristeza, irritabilidade, anedonia, alterações de sono e apetite, queixas somáticas (mais comuns em crianças), queda do rendimento escolar, isolamento social por um período distinto com duração mínima de 2 semanas. Como diagnósticos diferenciais, é importante considerar transtorno de adaptação, transtorno de oposição desafiante, uso de substâncias, além de condições clínicas como hipotireoidismo e anemia. É sempre fundamental avaliar a presença de comportamento automutilatório e o risco de suicídio, uma das principais causas de morte entre jovens e que em metade dos casos está associado à depressão.

O tratamento não medicamentoso da depressão envolve psicoeducação, suporte familiar, psicoterapia, que pode ser indicada inicialmente em casos leves. A terapia cognitivo-comportamental e a terapia interpessoal são as modalidades com mais evidências de benefícios no tratamento do transtorno depressivo. Em casos moderados e graves, o manejo inclui o tratamento medicamentoso antidepressivo, sendo a fluoxetina, o citalopram e a sertralina os inibidores seletivos da recaptação de serotonina (ISRS) mais estudados. Os antidepressivos tricíclicos, como imipramina, amitriptilina, clomipramina, não se mostraram superiores ao placebo para o tratamento de depressão nesta população.

Transtorno afetivo bipolar

A prevalência deste transtorno entre crianças e adolescentes não é clara em função de inconsistências entre pesquisadores quanto à sua definição. Estudos sugerem estimativas de prevalência de até 1-2%. O diagnóstico é realizado através de história clínica detalhada, obtida a partir de várias fontes, sendo frequentemente necessária a avaliação e acompanhamento longitudinal para definição.

O quadro clínico caracteriza-se por sintomas depressivos alternados com sintomas de mania: humor anormal ou persistentemente elevado, expansivo ou irritado, autoestima inflada ou grandiosidade, necessidade de sono diminuída, pressão por falar. O quadro também pode ser misto, quando sintomas de depressão e de mania estão concomitantemente presentes. Na infância e adolescência, os sintomas costumam ser mais instáveis do que em adultos, dificultando o diagnóstico. Dentre os fatores associados a pior prognóstico, estão: idade de início precoce, ciclagem rápida, (alternância rápida entre sintomas depressivos e maníacos), presença de sintomas psicóticos, baixo nível socioeconômico e história familiar de transtorno psiquiátrico.

O tratamento farmacológico é sempre necessário e inclui o uso de estabilizadores do humor (por exemplo, carbonato de lítio, divalproato de sódio) e/ou antipsicóticos atípicos (por exemplo, risperidona, aripiprazol e olanzapina). O FDA aprova para o tratamento da mania aguda em crianças a partir de 10 anos a risperidona, aripiprazol, quetiapina e olanzapina, e para crianças a partir dos 12 anos, o carbonato de lítio. O tratamento não farmacológico inclui psicoterapia, sendo a terapia cognitivo-comportamental a mais estudada. Psicoeducação é sempre fundamental e terapia familiar também pode ser indicada.

▶ Automutilação e suicídio

Automutilação

Estima-se que 7% a 14% dos adolescentes apresentem pelo menos um episódio de automutilação, sendo a prevalência significativamente maior no sexo feminino. A automutilação é definida como o ato de se ferir, sem intenção de morrer. Há várias motivações possíveis para este comportamento, como aliviar sofrimento, autopunição, busca de atenção, sensação de pertencer a um grupo, entre outras.

A forma mais comum de automutilação é o ato de cortar-se, geralmente seguido por alívio do sentimento negativo e angustiante que o precedeu. Há uma tensão crescente até que um limiar é atingido e o ato se completa. Os indivíduos que se automutilam geralmente apresentam grande emoção negativa e sentimentos autodepreciativos. Há dificuldade no relacionamento com colegas, problemas na relação familiar e existência de famílias altamente disfuncionais.

Na avaliação da automutilação, é importante não considerar o ato como "apenas uma forma de chamar a atenção", pois o risco de suicídio é aumentado em pacientes que se automutilam. Deve-se avaliar a presença de outros comportamentos de risco, como atividade sexual desprotegida e uso de drogas ilícitas, além da extensa e profunda investigação da presença de transtornos psiquiátricos, como transtorno de personalidade *borderline*, transtornos de humor e transtorno de conduta, entre outros. O manejo depende da presença de um transtorno mental específico e pode incluir psicoterapia, tratamento medicamentoso e internação hospitalar.

▪ Suicídio

O suicídio é um problema de saúde pública no Brasil e no mundo. Há 1 milhão de mortes por suicídio e 10 milhões de tentativas de suicídio anualmente em todo o mundo. Adolescentes do sexo feminino tentam mais frequentemente o suicídio, mas os adolescentes do sexo masculino completam o suicídio com maior frequência. A incidência aumenta com a idade, mas deve-se ficar atento para a presença de ideação suicida mesmo em crianças.

Na avaliação do risco de suicídio, deve-se avaliar a presença de plano suicida e a disponibilidade de meios para executá-los. Devem-se procurar evidências da presença de um transtorno mental, particularmente depressão, sintomas psicóticos e uso ou dependência de drogas, que aumentam o risco. Condições que também indicam risco aumentado incluem desesperança, impulsividade, inabilidade na resolução de problemas cotidianos, baixo limiar de frustração e suporte social ou familiar inadequado. A presença de história familiar de suicídio e tentativas pessoais prévias são importantes fatores de risco para novas tentativas. É importante ressaltar que a avaliação de risco de suicídio por um profissional não estimula tentativas futuras.

O manejo inclui a abordagem para o transtorno mental subjacente e a proteção da criança ou adolescente, podendo ser necessária a internação psiquiátrica.

▶ Transtornos de ansiedade

▪ Transtorno obsessivo-compulsivo (TOC)

A prevalência do TOC na infância e adolescência varia de 1% a 3%. Em crianças, o quadro é mais comum no sexo masculino numa proporção de 3:2, e na adolescência não há diferença entre os sexos.

O TOC caracteriza-se pela presença de pensamentos intrusivos e indesejáveis (obsessões) e por comportamentos repetitivos em resposta a estes pensamentos (compulsões), realizados com o objetivo de aliviar a angústia gerada. As obsessões e compulsões são persistentes, ocorrem diariamente, interferindo no funcionamento da criança e adolescente, e são resistentes e percebidas como desagradáveis e indesejadas pelo indivíduo. Na infância e adolescência, no entanto, com frequência os indivíduos podem não considerá-las inapropriadas e podem não realizar esforço voluntário para controlá-las. As obsessões e compulsões mais comuns nesta faixa etária são relacionadas à limpeza, repetição, checagem e pensamentos agressivos.

Quando mais cedo o tratamento do TOC for instituído, melhor será o prognóstico. O tratamento inclui psicofármacos, com destaque para os inibidores seletivos da recaptação de serotonina e para a clomipramina. Os antidepressivos devem ser usados em doses maiores do que as usadas para tratar depressão. A terapia cognitivo-comportamental também apresenta alta eficácia, e a combinação com tratamento medicamentoso obteve os melhores resultados em estudos controlados.

▪ Outros transtornos de ansiedade

Os transtornos de ansiedade na infância e adolescência têm uma prevalência de 10% a 20%, e configuram-se no grupo de transtornos mais frequente. A presença de um transtorno de ansiedade na infância é um preditor significativo do desenvolvimento de outros transtornos mentais na adolescência, como transtorno do pânico, transtorno de conduta e depressão.

A avaliação clínica deve ser realizada com informações fornecidas pela criança, pais e eventualmente professores. Crianças podem não manifestar diretamente as preocupações ou outros pensamentos relacionados ao transtorno de ansiedade, manifestando mais claramente choro, tristeza, irritabilidade ou queixas somáticas. Neste sentido, é fundamental uma avaliação cuidadosa e detalhada, que pode revelar a natureza do transtorno subjacente. O quadro clínico varia de acordo com o transtorno de ansiedade específico, conforme descrito a seguir:

- Transtorno de ansiedade de separação: medo excessivo de separar-se de pessoas significativas, de que algo negativo pode acontecer com seus cuidadores ou consigo próprio. A criança pode apresentar preocupação excessiva com a saúde dos pais e dificuldade para dormir sozinha.
- Transtorno de ansiedade generalizada: preocupação excessiva e persiste com o seu desempenho, antecipando eventos e situações na escola, com família, amigos, relacionados à saúde ou segurança. Pelo menos um sintoma físico deve estar associado.
- Fobia social: medo ou desconforto em uma ou mais situações sociais.
- Fobia específica: medo excessivo de um objeto ou situação com evitação do mesmo.
- Transtorno do pânico (com ou sem agorafobia): episódios de medo intenso, sintomas somáticos, sensação de morte iminente, que inicialmente podem ser desencadeados por situações específicas ou substâncias, mas que passam a ocorrer de modo inesperado, podendo associar-se à ansiedade persistente de que os episódios voltem a ocorrer.
- Mutismo seletivo: recusa de falar com determinadas pessoas ou em determinadas situações, apesar de falar normalmente em outras.

O tratamento dos transtornos de ansiedade leve inclui psicoeducação e psicoterapia cognitivo-comportamental, frequentemente incluindo os familiares. O tratamento farmacológico é indicado quando os sintomas ou a perda funcional são moderados-graves, ou quando a resposta à psicoterapia é insuficiente. Os inibidores seletivos da recaptação de serotonina são a primeira linha de tratamento.

▶ Transtornos somatoformes

Estima-se que 2-20% das crianças em consultas queixem-se de sintomas para os quais não há etiologia física definida. Na adolescência, a prevalência dos transtornos somatoformes varia de 4-11%. Os transtornos somatoformes caracterizam-se pela presença de sintomas físicos não totalmente explicados por condições clínicas, por outro transtorno mental ou pelo efeito de alguma substância, e causam sofrimento e prejuízo social significativos.

Os transtornos somatoformes são subdivididos em:

- Transtorno somatoforme indiferenciado: há queixas físicas múltiplas; não são preenchidos todos os critérios diagnósticos para transtorno de somatização.
- Transtorno conversivo: um ou mais sintomas neurológicos; estresse psicológico geralmente é identificado antes do início dos sintomas.

396 *Ginecologia e Obstetrícia da Infância à Adolescência*

- Transtorno doloroso: pacientes procuram atendimento clínico devido à dor; fatores psicológicos parecem ser importantes no surgimento, gravidade e manutenção da dor.
- Hipocondria: crenças e medos de possuir uma doença grave; relacionada a transtornos de ansiedade e transtorno obsessivo-compulsivo.
- Transtorno dismórfico corporal: preocupação irracional sobre defeito físico ou percepção distorcida de alteração sutil da aparência. Pode levar o adolescente a procurar tratamentos/cirurgias inapropriados e sem indicação.

Considerando-se que a maioria das crianças e adolescentes, quando apresenta um transtorno somatoforme, este se enquadra na categoria de transtorno somatoforme indiferenciado, abordaremos dois tipos de sintomas médicos não explicados que são comuns nesta população e podem ser fontes de sofrimento e prejuízo funcional.

▪ *Dor abdominal funcional*

A prevalência varia de 7% a 25%, sendo até a adolescência a taxa igual entre os sexos e, a partir de então, se torna mais comum no sexo feminino. Consiste em 3 episódios de dor abdominal em um período de 3 meses. Estes episódios afetam a atividade e o funcionamento da criança. Não são encontradas alterações clínicas que justifiquem o quadro doloroso.

▪ *Fadiga*

Embora a síndrome da fadiga crônica tenha prevalência menor que 1% na adolescência, 50% dos adolescentes em consultas relatam sentir fadiga semanalmente e 15%, mensalmente.

Há evidências de componentes genéticos e problemas no relacionamento familiar na gênese dos sintomas médicos não explicados. Abusos emocional, físico e sexual também parecem estar associados.

Alguns diagnósticos diferenciais que devem ser considerados ao se deparar com os sintomas acima são: miopatias, HIV/AIDS, porfiria aguda intermitente, síndrome de Guillain-Barré, esclerose múltipla, miastenia gravis, entre outros.

No manejo dos transtornos somatoformes, é importante lembrar que os sintomas são reais para o paciente, causam sofrimento e não são controlados voluntariamente. O tratamento inclui terapia cognitivo-comportamental e intervenções familiares. Os psicofármacos são pouco estudados para esta indicação.

▶ Transtornos do uso de substâncias

A experimentação de substâncias é um evento frequente nas culturas ocidentais, que com frequência ocorre no contexto de busca de novas experiências característica da adolescência. No entanto, o primeiro uso vem ocorrendo cada vez mais precocemente nas últimas décadas, aumentando o risco para uso abusivo e dependência. Em geral, é na adolescência inicial que ocorre a primeira experimentação, sendo álcool e tabaco as drogas iniciais mais frequentes, seguidas ao longo do tempo por solventes, maconha, alucinógenos, anfetaminas, cocaína, entre outras. No Brasil, as substâncias mais consumidas entre os adolescentes são álcool e tabaco, seguidas por solventes e maconha.

O uso abusivo caracteriza-se por um padrão recorrente de consumo em grande quantidade, associado a prejuízos funcionais, enquanto a dependência associa-se ao uso progressivo e crescente, associado à tolerância e, na ausência da substância, à abstinência. Atualmente, reconhece-se que os diversos padrões de uso manifestam-se de forma dimensional, evoluindo ao longo do tempo, frequentemente com a experimentação e uso de múltiplas drogas, sendo estabelecidos diferentes padrões de uso.

Os fatores de risco para uso, abuso e dependência de substâncias são biológicos e ambientais, ocorrendo em interações complexas. Dentre os principais fatores de risco conhecidos, estão: presença de transtornos mentais, temperamento impulsivo, história de maus-tratos na infância, alterações na estrutura familiar, ausência de um bom vínculo entre pais e filhos, entre outros.

As manifestações clínicas do uso de substâncias ocorrem em decorrência do uso agudo e ou do uso crônico. No primeiro grupo, estão alteração do nível de consciência, alteração da fala e dos reflexos, agitação ou inquietação psicomotora. Entre as alterações do uso crônico podemos citar: alterações do comportamento e do rendimento escolar, restrição de interesses, quadro amotivacional, déficits cognitivos. O diagnóstico é feito através de história clínica obtida com o paciente e com outras fontes de informação. É bastante frequente o adolescente omitir o uso ou minimizar as suas consequências, que se tornam evidentes a partir de perspectivas independentes.

A prevenção em relação ao abuso de substâncias é um componente importante, com evidências favoráveis para o seu efeito. Postergar a idade do primeiro uso parece ser relevante, assim como o manejo comportamental e de contingências, impedindo o uso. O tratamento dos transtornos relacionados ao uso de substâncias é multimodal e inclui psicoeducação, terapia cognitivo-comportamental, terapia de manejo de contingências, terapia familiar e psicofármacos para o tratamento de comorbidades ou sintomas-alvo.

▶ Transtornos do neurodesenvolvimento

■ *Transtorno de déficit de atenção e hiperatividade*

O transtorno de déficit de atenção e hiperatividade (TDAH) é um transtorno do neurodesenvolvimento que principia na infância inicial e persiste ao longo do desenvolvimento, afetando de forma negativa e variável a vida dos indivíduos afetados. A sua prevalência é variável conforme a faixa etária considerada: prevalência global estimada em crianças e adolescentes é de 5,3%, sendo de 6,5% em crianças e 2,74% em adolescentes.

A etiologia do transtorno é multifatorial, com herdabilidade estimada de 76%. Dentre os fatores de risco conhecidos, destacam-se a exposição intraútero ao tabaco e ao álcool, prematuridade e baixo peso ao nascer.

O quadro clínico é caracterizado pela presença de sintomas de desatenção, hiperatividade e impulsividade. Alguns sintomas de desatenção são: dificuldade em iniciar uma atividade, em manter-se engajado e atento e concluir uma tarefa, desorganização, distraibilidade, dificuldade em escutar o que é dito. A hiperatividade é caracterizada por inquietude, isto é, o indivíduo não consegue permanecer parado em situações em que isso seria apropriado. Sintomas de impulsividade são: necessidade de obter gratificações imediatas, dificuldade de aguardar sua vez para

Ginecologia e Obstetrícia da Infância à Adolescência

falar ou usar um brinquedo, expor-se a situações de risco, como atravessar a rua de forma insegura.

Há uma alta taxa de comorbidades com outros transtornos psiquiátricos, sendo os transtornos do comportamento disruptivo (transtorno de conduta e transtorno opositivo desafiador) presentes em aproximadamente 50% das crianças e adolescentes com TDAH. Os transtornos de ansiedade também são comorbidades prevalentes, acometendo cerca de 30%, seguidos pela depressão, variando de 10% a 20%. É importante ressaltar a comorbidade frequente com dislexia e outros transtornos do aprendizado, que estão presentes em aproximadamente 25% dos pacientes com TDAH.

O diagnóstico é clínico, sendo necessária uma anamnese detalhada com o paciente e os pais, além de informação de professores. O tratamento do TDAH compreende múltiplas abordagens, e pais e professores devem estar envolvidos. Dentre as abordagens não medicamentosas, indicadas para casos leves, estão: psicoeducação, terapia cognitivo-comportamental, treinamento parental. Para casos moderados a graves é indicado tratamento farmacológico, ou associação de intervenções, principalmente em situações de comorbidades. Entre as medicações indicadas, com evidências consistentes de eficácia e segurança, ressaltam-se como primeira escolha os estimulantes, como o metilfenidato e a lisdexanfetamina. São medicações não estimulantes com evidências de eficácia e segurança, indicadas como segunda escolha atomoxetina, bupropiona, antidepressivos tricíclicos e clonidina.

▪ *Autismo*

Há evidências sugestivas de que a prevalência do diagnóstico de transtorno do espectro do autismo tem aumentado nas últimas décadas, passando de 0,4/1 mil antes de 1990 até a 12,7/1 mil entre 1992 e 2001. No entanto, não é possível determinar se este aumento se deve a um real aumento da incidência do transtorno ou ao incremento do reconhecimento do transtorno e disponibilidade de serviços, com consequente aumento do número de diagnósticos realizados. A proporção entre os sexos na frequência do transtorno é de 4 meninos para 1 menina.

O desenvolvimento de autismo sofre importante influência de fatores genéticos, com herdabilidade estimada de aproximadamente 90%. Outros fatores de risco conhecidos são: idade paterna avançada na concepção, baixo peso ao nascer, prematuridade, exposição pré-natal a toxinas.

Os sintomas são aparentes nos primeiros anos de vida, e persistentes ao longo da vida. O diagnóstico é clínico e com frequência evolutivo, caracterizado por:

- Prejuízo qualitativo na comunicação e interação social: (I) déficits na reciprocidade socioemocional, variando de uma aproximação social anormal e falha da conversação à redução de compartilhar interesses, emoções e afeto e total falta de iniciação da interação social; (II) déficits em comportamentos não verbais para comunicação utilizados para interação social, variando de comunicação verbal e não verbal não integrada a anormalidades no contato ocular e linguagem corporal, ou de déficits no entendimento e uso da comunicação não verbal a ausência total de expressão ou gestos faciais; (III) déficits em desenvolver e manter relacionamentos apropriados ao estágio do desenvolvimento (além dos cuidadores), variando de dificuldades em ajustar o comportamento para adequar-se a diferentes contextos sociais a dificuldades em

Distúrbios psiquiátricos mais comuns na infância e adolescência

compartilhar brincadeiras imaginativas e em fazer amigos, e a uma aparente ausência de interesse nas pessoas.

- Padrões de comportamento, interesses ou atividades restritos e repetitivos: (I) discurso ou movimentos motores estereotipados ou repetitivos ou uso de objetos (como estereotipias motoras simples, ecolalia, uso repetitivo de objetos, frases idiossincráticas); (II) adesão excessiva a rotinas, padrões ritualizados de comportamento verbal e não verbal ou resistência excessiva a rotinas, como rituais motores, insistência na mesma rota ou comida, questionamento repetitivo ou incômodo excessivo a pequenas mudanças; (III) interesses altamente restritos e fixos que são anormais em intensidade ou foco (como apego forte ou preocupação com objetos não usuais, interesses excessivamente circunscritos ou perseverativos); (IV) hipo ou hiper-reatividade a estímulos sensoriais ou interesse não usual por aspectos sensoriais do ambiente (como aparente indiferença a dor, calor, frio, respostas adversas a sons ou texturas específicas, cheirar ou tocar excessivamente objetos, fascínio por luz ou objetos que rodam).

O tratamento do transtorno do espectro do autismo visa a maximizar a aquisição da linguagem, promover o desenvolvimento das habilidades sociais e comunicativas e reduzir comportamentos mal adaptativos[105]. As intervenções estabelecidas precocemente são fundamentais e relacionam-se a melhor prognóstico. Dentre as intervenções mais estudadas e com maiores evidências de eficácia, destacam-se: análise aplicada do comportamento (*applied behavior analysis*, ABA), PECS (*Picture Exchange Communication System*), TEACCH (*Treatment and Education of Autistic and Related Communication Handcapped Children*). As intervenções farmacológicas são eficazes para o tratamento de sintomas-alvo, como auto e heteroagressividade, alterações de sono, agitação etc.

▶ Transtornos do comportamento disruptivo

O transtorno opositivo desafiador (TOD) e o transtorno de conduta (TC) são os chamados transtornos do comportamento disruptivo, que se caracterizam por intensidades variadas de comportamentos opositores, desafiadores, de agressividade e transgressão a regras. São mais comuns em meninos, em uma proporção de até 4:1. No Brasil, um estudo com crianças e adolescentes de 7 a 14 anos estimou a sua prevalência em 7%.

O quadro clínico do TOD é caracterizado por um padrão de comportamento negativista, hostil e desafiador. Há manifestações de raiva, irritabilidade, provocações, teimosia e responsabilização alheia por seus erros. O TC caracteriza-se por um padrão persistente de comportamentos antissociais, como agressão a pessoas e animais, destruição de patrimônio, furto, sérias violações a regras. A criança ou adolescente infringe repetidamente normas sociais e realiza atos agressivos que lesam outras pessoas.

Fatores individuais, familiares e ambientais estão envolvidos na patogênese dos TCD. Entre as características individuais, destacam-se a constituição de temperamento mais agressivo e impulsivo e baixa atividade autonômica. Entre as características familiares, o principal fator de risco parece ser a parentagem disfuncional com posturas coercivas, críticas e punitivas. Entre as características ambientais mais amplas, pode-se citar associação a grupos de pares desviantes, escolas de má qualidade com monitoramento inadequado, e alto nível de criminalidade na vizinhança.

O diagnóstico deve ser baseado em observação ampla e cuidadosa, com observação da frequência, intensidade e natureza dos atos, além de suas consequências nos meios escolar e social. Os TCD possuem alta frequência de comorbidade com outros transtornos psiquiátricos, principalmente TDAH, transtornos do humor, transtornos, ansiosos, abuso e dependência de substâncias e retardo mental.

O tratamento dos TCD deve envolver abordagens múltiplas, e compreende orientação aos cuidadores visando a melhorar as práticas parentais. O uso de medicações deve ser criterioso, podendo visar ao controle de sintomas-alvo, como impulsividade, agressividade e irritabilidade, bem como ao tratamento de comorbidades. A terapia multissistêmica tem se mostrado eficaz no tratamento de adolescentes com transtorno de conduta.

▶ Conclusões

O conhecimento das principais manifestações clínicas dos transtornos mentais que acometem crianças e adolescentes e de princípios de tratamento é fundamental para que o ginecologista possa garantir um cuidado abrangente às suas pacientes, atuando ainda como agente de promoção e prevenção da saúde mental. Apesar de entendermos atualmente que as categorias diagnósticas não refletem de forma absoluta complexos fenômenos biológicos, sociais e culturais que resultam em alterações emocionais, cognitivas e comportamentais, a sua utilização e conhecimento é fundamental para a tomada de decisões clínicas embasadas em evidências e para o desenvolvimento de futuras pesquisas.

▶ Referências

1. Aman, MG. Treatment planning for patients with autism spectrum disorders. J Clin Psychiatry. 2005;66(10):38-45.

2. Angold A, Costello EJ. Nosology and measurement in child and adolescent psychiatry. J Child Psychol Psychiatry. 2009;50(1-2):9-15.

3. AnonACOG. Committee Opinion no. 598: Committee on Adolescent Health Care: The initial reproductive health visit. Obstetrics and Gynecology. 2014;123(5):1143-7.

4. Antshel KM, Barkley R. Psychosocial interventions in attention deficit hyperactivity disorder. Child Adolesc Psychiatr Clin N Am. 2008;17(2):421-37.

5. Apley J, Naish N. Recurrent abdominal pains: a field survey of 1,000 school children. Arch Dis Childhood. 195833(168):165-70.

6. American Psychiatric Association (APA). Diagnostic and Statistical Manual of Mental Disorders. 5th ed.Washington DC: American Psychiatric Publishing; 2013.

7. Belmaker E, Espinoza R, Pogrund R. Use of medical services by adolescents with non-specific somatic symptoms. Int J Adolesc Med Health. 1985; 1(1-2):149-56.

8. Bhutta AT, et al. Cognitive and behavioral outcomes of school-aged children who were born preterm: a meta-analysis. JAMA. 2002;288(6):728-37.

9. Biederman J. Attention-deficit/hyperactivity disorder: a selective overview. Biological Psychiatry. 2005;57(11):215-20.

10. Biederman J, Spencer TJ. Psychopharmacological interventions. Child Adolesc Psychiatr Clin N Am. 2008;17(2):439-58.

11. Birmaher B, et al. Practice parameter for the assessment and treatment of children and adolescents with depressive disorders. J Am Acad Child Adolesc Psychiatry. 2007;46(11):1503-26.

12. Bittner A et al. What do childhood anxiety disorders predict? J Child Psychol Psychiatry. 2007;48(12):1174-83.

13. Briere J, Gil E. Self-mutilation in clinical and general population samples: prevalence, correlates, and functions. Am J Orthopsychiatry. 1998;68(4):609-20.

14. Bukstein OG et al. Practice parameter for the assessment and treatment of children and adolescents with substance use disorders. J Am Acad Child Adolesc Psychiatry. 2005;44(6):609-21.

15. Burke JD, Loeber R, Birmaher B. Oppositional defiant disorder and conduct disorder: a review of the past 10 years, part II. J Am Acad Child Adolesc Psychiatry. 2002;41(11):1275-93.

16. Canino G et al. The DSM-IV rates of child and adolescent disorders in Puerto Rico: prevalence, correlates, service use, and the effects of impairment. Arch Gen Psychiatry. 2004; 61(1):85-93.

17. Chabane N et al. Early-onset obsessive-compulsive disorder: a subgroup with a specific clinical and familial pattern? J Child Psychol Psychiatry. 2005;46(8):881-7.

18. Cipriani, A. et al. Lithium in the prevention of suicidal behavior and all-cause mortality in patients with mood disorders: a systematic review of randomized trials. Am J Psychiatry. 2005;162(10):1805-19.

19. Compton SN et al. Cognitive-behavioral psychotherapy for anxiety and depressive disorders in children and adolescents: an evidence-based medicine review. J Am Acad Child Adolesc Psychiatry. 2004;43(8):930-59.

20. Connolly SD, Bernstein GA. Practice parameter for the assessment and treatment of children and adolescents with anxiety disorders. J Am Acad Child Adolesc Psychiatry. 2007;46(2):267-83.

21. Connolly SD, Suarez, L, Sylvester, C. Assessment and treatment of anxiety disorders in children and adolescents. Current Psychiatry Reports. 2011;13(2)99-110.

22. Costello EJ et al. Prevalence and development of psychiatric disorders in childhood and adolescence. Arch Gen Psychiatry. 2003;60(8):837-44.

23. Costello EJ, Copeland W, Angold A. Trends in psychopathology across the adolescent years: what changes when children become adolescents, and when adolescents become adults? J Child Psychol Psychiatry. 2011;52(10):1015-25.

24. Cuthbert BN, Insel TR. Toward the future of psychiatric diagnosis: the seven pillars of RDoC. BMC Medicine. 2013;11:126.

25. Dell ML, Campo JV. Somatoform disorders in children and adolescents. Psychiatr Clin North Am. 34(3):643-60.

26. Diatchenko L et al. Genetic basis for individual variations in pain perception and the development of a chronic pain condition. Human Molecular Genetics. 2005;14(1):135-43.

27. Dube SR et al. Adverse childhood experiences and the association with ever using alcohol and initiating alcohol use during adolescence. J Adolesc Health. 2006;38(4)444.e1-10.

28. Duchan E, Patel DR. Epidemiology of autism spectrum disorders. Pediatr Clin North Am. 2012;59(1):27-43.

29. Durston S, et al. Magnetic resonance imaging of boys with attention-deficit/hyperactivity disorder and their unaffected siblings. J Am Acad Child Adolesc Psychiatry 2004;43(3):332-40.

30. Eaves L, et al. Genetic and environmental causes of covariation in interview assessments of disruptive behavior in child and adolescent twins. Behavior Genetics. 2000;30(4):321-34.

31. Epperson CN, et al. Premenstrual dysphoric disorder: evidence for a new category for DSM-5. Am J Psychiatry. 2012;169(5):465-75.

32. Fallon BA. Pharmacotherapy of somatoform disorders. J Psychosom Res. 2004;56(4):455-60.

33. Feeny NC et al. Cognitive-behavioral therapy for bipolar disorders in adolescents: a pilot study. Bipolar Disorders. 2006;8(5Pt1):508-15.

34. Figueiredo B, Pacheco A Costa R. Depression during pregnancy and the postpartum period in adolescent and adult Portuguese mothers. Arch Womens Ment Health. 2007;10(3):103-9.

35. Flament MF, et al. Obsessive compulsive disorder in adolescence: an epidemiological study. J Am Acad Child Adolesc Psychiatry. 1988;27(6):764-71.

36. Fleitlich-Bilyk B, Goodman R. Prevalence of child and adolescent psychiatric disorders in southeast Brazil. J Am Acad Child Adolesc Psychiatry. 200443(6):727-34.

37. Fombonne E. Epidemiological surveys of autism and other pervasive developmental disorders: an update. J Autism Dev Disord. 2003;33(4):365-82.

38. Fombonne E. Epidemiology of pervasive developmental disorders. Pediatric Research. 2009;65(6):591-8.

39. Fonseca AM, et al. Comparison between two household surveys on psychotropic drug use in Brazil: 2001 and 2004. Ciência & Saúde Coletiva. 2010;15(3):663-70.

40. Foxx RM. Applied behavior analysis treatment of autism: the state of the art. Child Adolesc Psychiatr Clin N Am. 2008;17(4):821-34, ix.

41. Franks S. Polycystic ovary syndrome in adolescents. Int J Obes. 2005;32(7):1035-41.

42. Galanter CA, Leibenluft E. Frontiers between attention deficit hyperactivity disorder and bipolar disorder. Child Adolesc Psychiatr Clin N Am. 2008;17(2):325-46, viii–ix.

43. Gelder M, et al. New Oxford Textbook of Psychiatry. 2nd edition. Oxford: Oxford University Press; 2012.

44. Geller D, et al. Is juvenile obsessive-compulsive disorder a developmental subtype of the disorder? A review of the pediatric literature. J Am Acad Child Adolesc Psychiatry. 1998;37(4):420-7.

45. Geller DA, et al. Obsessive-compulsive disorder in children and adolescents: a review. Harv Rev Psychiatry. 1998;5(5):260-73.

46. Ghazeeri G, et al. Anxiety, cognitive, and depressive assessment in adolescents with polycystic ovarian syndrome: a pilot study. J Pediatr Adolesc Gynecol. 2013;26(5):269-73.

47. Goodman R et al. The Ilha de Maré study: a survey of child mental health problems in a predominantly African-Brazilian rural community. Soc Psychiatry Psychiatr Epidemiol. 2005;40(1):11-7.

48. Greco CD. Management of adolescent chronic pelvic pain from endometriosis: a pain center perspective. J Pediatr Adolesc Gynecol. 2003;16(3 Suppl):S17-9.

49. Greydanus DE, Shek D. Deliberate self-harm and suicide in adolescents. Keio J Med. 2009; 58(3):144-51.

50. Hack M, et al. Behavioral outcomes and evidence of psychopathology among very low birth weight infants at age 20 years. Pediatrics. 2004;114(4):932-40.

51. Hankin BL, et al. Development of depression from preadolescence to young adulthood: emerging gender differences in a 10-year longitudinal study. J Abnorm Psychol. 1998;107(1):128-40.

52. Henggeler. Multisystemic therapy: an effective violence prevention approach for serious juvenile offenders. J Adolesc. 1996;19(1):47-61.

53. Hill J. Biological, psychological and social processes in the conduct disorders. J Child Psychol Psychiatry. 2002;43(1):133-64.

54. Hingson RW, Heeren T, Winter MR. Age at drinking onset and alcohol dependence: age at onset, duration, and severity. Arch Pediatr Adolesc Med. 2006;160(7):739-46.

Distúrbios psiquiátricos mais comuns na infância e adolescência 403

55. Hollinrake E, et al. Increased risk of depressive disorders in women with polycystic ovary syndrome. Fertil Esteril. 2007;87(6):1369-76.

56. Howlin P et al. The effectiveness of Picture Exchange Communication System (PECS) training for teachers of children with autism: a pragmatic, group randomised controlled trial. J Child Psychol Psychiatry. 2007;48(5):473-81.

57. Hung JH,. Risk of psychiatric disorders following polycystic ovary syndrome: a nationwide population-based cohort study. PloS One. 2014;9(5):e97041.

58. Insel T R. Mental disorders in childhood: shifting the focus from behavioral symptoms to neurodevelopmental trajectories. JAMA. 2010;311(17):1727-8.

59. Johnson CF. Child sexual abuse. Lancet. 2004;364(9432):462-70.

60. Kessler RC, et al. Prevalence, severity, and comorbidity of 12-month DSM-IV disorders in the National Comorbidity Survey Replication. Arch Gen Psychiatry. 2005;62(6):617-27.

61. Kessler RC, et al. The epidemiology of DSM-III-R bipolar I disorder in a general population survey. Psychol Med. 1997;27(5):1079-89.

62. Kieling C, et al. Child and adolescent mental health worldwide: evidence for action. Lancet. 2011;378(9801):1515-25.

63. Kim-Cohen J, et al. Prior juvenile diagnoses in adults with mental disorder: developmental follow-back of a prospective-longitudinal cohort. Arch Gen Psychiatry. 2003;60(7):709-17.

64. Klin A, Volkmar FR. Asperger syndrome: diagnosis and external validity. Child Adolesc Psychiatr Clin N Am. 2003;12(1):1-13, v.

65. Lanzi RG, et al. Depression among a sample of first-time adolescent and adult mothers. J Child Adolesc Psychiatr Nurs. 2009;22(4):194-202.

66. Lewinsohn PM, Klein DN, Seeley JR. Bipolar disorders in a community sample of older adolescents: prevalence, phenomenology, comorbidity, and course. J Am Acad Child Adolesc Psychiatry. 1995;34(4):454-63.

67. Lieb R, et al. The natural course of DSM-IV somatoform disorders and syndromes among adolescents and young adults: a prospective-longitudinal community study. European Psychiatry. 2002;17(6):321-31.

68. Linnet KM et al. Maternal lifestyle factors in pregnancy risk of attention deficit hyperactivity disorder and associated behaviors: review of the current evidence. Am J Psychiatry. 2003160(6):1028-40.

69. Liu X. Sleep and adolescent suicidal behavior. Sleep. 2004;27(7):1351-8.

70. Li X Stanton, B Feigelman S. Impact of perceived parental monitoring on adolescent risk behavior over 4 years. J Adolesc Health. 2000;27(1):49-56.

71. Loeber R, et al. Oppositional defiant and conduct disorder: a review of the past 10 years, part I. J Am Acad Child Adolesc Psychiatry. 2000;39(12):1468-84.

72. Lowenstein LF. Youths who intentionally practise self-harm. Review of the recent research 2001-2004. Int J Adolesc Med Health. 2005;17(3):225-30.

73. Lozano R, et al. Global and regional mortality from 235 causes of death for 20 age groups in 1990 and 2010: a systematic analysis for the Global Burden of Disease Study 2010. Lancet. 2012;380(9859):2095-128.

74. Maalouf FT, Brent DA. Child and adolescent depression intervention overview: what works, for whom and how well? Child Adolesc Psychiatr Clin N Am. 2012;21(2):299-312, viii.

75. Maisami M, Freeman JM. Conversion reactions in children as body language: a combined child psychiatry/neurology team approach to the management of functional neurologic disorders in children. Pediatrics. 1987;80(1):46-52.

76. Mak KK, et al. Family structure, parent-child conversation time and substance use among Chinese adolescents. BMC Public Health. 2010;10:503.

77. Mann JJ. Neurobiology of suicidal behaviour. Nature Reviews. Neuroscience. 2003;4(10): 819-28.

78. Martin A, Volkmar FR, orgs. Lewis's Child and Adolescent Psychiatry: A Comprehensive Textbook. 4th ed. Philadelphia: LWW; 2007.

79. McClellan J, et al. Practice parameter for the assessment and treatment of children and adolescents with bipolar disorder. J Am Acad Child Adolesc Psychiatry. 2007;46(1):107-25.

80. McCrady BS, Epstein EE. Addictions: A Comprehensive Guidebook. 2nd edition. Oxford: Oxford University Press; 2013.

81. Mesibov GB, Shea V, Schopler E. The Teacch Approach to Autism Spectrum Disorders 2004. New York: Springer; 2004.

82. Miklowitz DJ, et al. Family-focused treatment for adolescents with bipolar disorder. Journal of Affective Disorders. 2004;82(Suppl 1):S113-28.

83. Milsom SR, et al. Polycystic ovary syndrome and depression in New Zealand adolescents. J Pediatr Adolesc Gynecol. 2013;26(3):142-7.

84. Mitsuhiro SS, et al. Brief report: Prevalence of psychiatric disorders in pregnant teenagers. J Adolesc. 2009;32(3):747-52.

85. Molnar BE, Buka SL, Kessler RC. Child sexual abuse and subsequent psychopathology: results from the National Comorbidity Survey. Am J Public Health. 2001; 91(5):753-60.

86. Müller-Oerlinghausen B, Lewitzka U. Lithium reduces pathological aggression and suicidality: a mini-review. Neuropsychobiology. 2010;62(1):43-9.

87. Nazeer A. Psychopharmacology of autistic spectrum disorders in children and adolescents. Pediatr Clin North Am. 2011;58(1):85-97, x.

88. Nigg JT. Temperament and developmental psychopathology. J Child Psychol Psychiatry. 2006;47(3-4):395-422.

89. Norman RJ, et al. Polycystic ovary syndrome. Lancet. 2007;370(9588):685-97.

90. Noyes R. The relationship of hypochondriasis to anxiety disorders. General Hospital Psychiatry. 1999;21(1):8-17.

91. Offord DR, et al. Ontario Child Health Study. II. Six-month prevalence of disorder and rates of service utilization. Arch Gen Psychiatry. 1987;44(9)832-36.

92. Ollendick TH, March JS, orgs. Phobic and Anxiety Disorders in Children and Adolescents: A Clinician's Guide to Effective Psychosocial and Pharmacological Interventions. Oxford: Oxford University Press; 2004.

93. Ortiz J, Raine A. Heart rate level and antisocial behavior in children and adolescents: a meta-analysis. J Am Acad Child Adolesc Psychiatry. 2004;43(2)154-62.

94. Oster J. Recurrent abdominal pain, headache and limb pains in children and adolescents. Pediatrics. 1972;50(3)429-36.

95. Owens PL, et al. Barriers to children's mental health services. J Am Acad Child Adolesc Psychiatry. 2002;41(6):731-8.

96. Patel V, et al. Mental health of young people: a global public-health challenge. Lancet. 369(9569):1302-13.

97. Paula CS, et al. How to improve the mental health care of children and adolescents in Brazil: actions needed in the public sector. Rev Bras Psiquiatr. 1999;34(3):334-51.

98. Pérez-Fuentes G, et al. Prevalence and correlates of child sexual abuse: a national study. Comprehensive Psychiatry. 2013;54(1):16-27.

Distúrbios psiquiátricos mais comuns na infância e adolescência **405**

99. Polanczyk G, Jensen P. Epidemiologic considerations in attention deficit hyperactivity disorder: a review and update. Child Adolesc Psychiatr Clin N Am. 2008;17(2):245-60, vii.

100. Polanczyk GV, Salum GA, Sugaya LS, Caye A, Rohde LA. Annual research review: A meta-analysis of the worldwide prevalence of mental disorders in children and adolescents. J Child Psychol Psychiatry. 2015 Mar;56(3):345-65.

101. Rapkin AJ, Mikacich JA. Premenstrual syndrome and premenstrual dysphoric disorder in adolescents. Curr Opin Obstet Gynecol. 2008;20(5):455-63.

102. Rassi A, et al. Prevalence of psychiatric disorders in patients with polycystic ovary syndrome. Comprehensive Psychiatry. 2010;51(6):599-602.

103. Reinblatt SP, Riddle MA. The pharmacological management of childhood anxiety disorders: a review. Psychopharmacology. 2007;191(1):67-86.

104. Rocha TBM, et al. Mood disorders in childhood and adolescence. Rev Bras Psiquiatr. 1999; 35(Suppl 1):S22-31.

105. Rutter M. Child and adolescent psychiatry: past scientific achievements and challenges for the future. Eur Child Adolesc Psychiatry. 2010;19(9):689-703.

106. Rutter M, et al. Rutter's Child and Adolescent Psychiatry. 5th edition. Oxford: Wiley-Blackwell; 2010.

107. Sadock VASBJ. Kaplan and Sadock's Concise Textbook of Child and Adolescent Psychiatry. 10th ed. New York: Lippincott Williams & Wilkins; 2009.

108. Salum GA, et al. Effects of childhood development on late-life mental disorders. Curr Opin Psychiatry. 2010;23(6):498-503.

109. Sanders MR, et al. Cognitive-behavioral treatment of recurrent nonspecific abdominal pain in children: an analysis of generalization, maintenance, and side effects. J Consult Clin Psychol. 1989;57(2):294-300.

110. Scharff L. Recurrent abdominal pain in children: a review of psychological factors and treatment. Clin Psychol Rev. 1997;17(2):145-66.

111. Seidel L, Walkup JT. Selective serotonin reuptake inhibitor use in the treatment of the pediatric non-obsessive-compulsive disorder anxiety disorders. J Child Adolesc Psychopharmacol. 2006.16(1-2):171-9.

112. Shaw RJ, DeMaso DR. Textbook of Pediatric Psychosomatic Medicine. Washington DC: American Psychiatric Publishing; 2010.

113. Shorter E. From paralysis to fatigue: a history of psychosomatic illness in the Modern Era. New York: Free Press.

114. Siegel RS, Brandon AR. Adolescents, pregnancy, and mental health. J Pediatr Adolesc Gynecol. 2014;27(3):138-50.

115. Song AH, Advincula AP. Adolescent chronic pelvic pain. J Pediatr Adolesc Gynecol. 2005;18(6):371-7.

116. Spencer TJ. 2006. ADHD and comorbidity in childhood. J Clin Psychiatry. 2006;67(Suppl 8):27-31.

117. Thapar A, et al. Depression in adolescence. Lancet. 2012;379(9820):1056-67.

118. Valleni-Basile LA, et al. Frequency of obsessive-compulsive disorder in a community sample of young adolescents. J Am Acad Child Adolesc Psychiatry. 1994;33(6):782-91.

119. Walitza S, et al. Obsessive-compulsive disorder in children and adolescents. Dtsch Arztebl Int. 2011;108(11):173-9.

120. Walitza S, et al. Transmission disequilibrium studies in early onset of obsessive-compulsive disorder for polymorphisms in genes of the dopaminergic system. J Neural Transm. 1996;115(7):1071-8.

121. Wang PS, et al. Failure and delay in initial treatment contact after first onset of mental disorders in the National Comorbidity Survey Replication. Arch Gen Psychiatry. 2005;62(6):603-13.

122. Weissman MM, et al. Families at high and low risk for depression: a 3-generation study. Arch Gen Psychiatry. 2005;62(1):29-36.

123. Whiteford HA, et al. Global burden of disease attributable to mental and substance use disorders: findings from the Global Burden of Disease Study 2010. Lancet. 2013;382(9904): 1575-86.

124. Wilens TE, Fusillo S. When ADHD and substance use disorders intersect: relationship and treatment implications. Current Psychiatry Reports. 2007;9(5):408-14.

125. Wilkinson P. Non-suicidal self-injury. Eur Child Adolesc Psychiatry. 2013;22(Suppl 1):S75-9.

126. Wood BL. Physically manifested illness in children and adolescents. A biobehavioral family approach. Child Adolesc Psychiatr Clin N Am. 2001;10(3):543-62, viii.

127. World Health Organization, 1994. WHO | International Classification of Diseases (ICD). WHO. Disponível em: http://www.who.int/classifications/icd/en. Acesso em: 23 out. 2014.

128. Yates TM, Tracy AJ, Luthar SS. Nonsuicidal self-injury among "privileged" youths: longitudinal and cross-sectional approaches to developmental process. J Consult Clin Psychol. 2008;76(1):52-62.

129. Yonkers KA, O'Brien PMS, Eriksson E. Premenstrual syndrome. Lancet. 2008;371(9619): 1200-10.

130. Zondervan KT, et al. Prevalence and incidence of chronic pelvic pain in primary care: evidence from a national general practice database. BJOG. 1999;106(11):1149-55.

27 Atividade física e academia para crianças e adolescentes

Victor Keihan Rodrigues Matsudo
Timoteo Leandro Araujo
Luis Carlos de Oliveira
José da Silva Guedes

▶ Introdução

Para falar de atividade física de crianças e adolescentes, infelizmente precisamos refletir sobre um problema maior que envolve esse grupo etário: o da inatividade física ou do sedentarismo. E o pior é que esse problema aflige cada vez mais os grupos etários mais jovens, ou seja, nosso adolescentes atuais são menos ativos que os de antigamente, mas eles ainda são mais ativos que os peripubertários, que por sua vez são menos sedentários que as crianças.

O sedentarismo se converteu em uma epidemia mundial que compromete em torno de 60-70% da populaçãol. Além de ser o mais prevalente dos fatores de risco, sedentarismo mata! Artigo publicado no *Lancet* indicou que 5,3 milhões de pessoas morrem anualmente no mundo por causa da inatividade física, sendo 75% dessas mortes nas Américas. Ou seja, sedentarismo mata mais que hipercolesterolemia, mais que obesidade, diabetes e até mesmo mais um pouco que o tabagismo. Somente a hipertensão mata mais que o sedentarismo. Por ser o mais prevalente dos fatores de risco e o segundo em mortalidade, a OMS considerou o sedentarismo como o "Inimigo de Saúde Número 1".

Além disso, o sedentarismo é fator de risco para diversas doenças crônicas não transmissíveis, como o diabetes tipo 2, hipertensão, hipercolesterolemia, obesidade, cardiopatias, osteoporose, algumas formas de câncer (cólon e mama), cálculos biliares, e também concorre para a piora da saúde mental, favorecendo o risco de diminuição da cognição, propiciando depressão, demência senil vascular, do Alzheimer e da qualidade do sono.

Outro aspecto importante do problema é que inatividade física custa. Diversas estimativas econômicas de vários países consideraram o sedentarismo responsável por 2% a 6% dos custos totais em saúde pública, e nos Estados Unidos acarretou gastos de

76,6 bilhões de dólares no ano 2000 e representou 13% dos custos médicos diretos na doença cardiovascular em 2001.

Em nosso país, sabemos muito pouco sobre os custos do sedentarismo, mas recente relatório elaborado pelo Banco Mundial indicou que 66% dos gastos em saúde são atribuídos às doenças crônicas não transmissíveis em todo o país.

▶ Sedentarismo na infância e adolescência: perspectiva internacional

Uma extensa revisão de 29 estudos realizados com crianças menores de 12 anos indicou que meninos foram significantemente mais ativos que meninas. Em outro estudo com crianças americanas de 11 a 12 anos de idade, foi observado que meninos eram mais ativos que meninas, e que essas faziam mais atividades moderadas, enquanto os meninos se envolviam mais em atividades intensas.

Em publicação realizada na respeitada revista *Lancet*, um levantamento mundial apontou que 80,3% de crianças e adolescentes estariam sedentários em todo o planeta.

▶ Sedentarismo na infância e adolescência no Brasil

Os dados populacionais com representatividade nacional sobre níveis de atividade física entre crianças no Brasil ainda são escassos, mas já há alguns indicadores confiáveis. Estudo que analisou o nível de atividade física em adolescentes da capital de São Paulo encontrou que 62% deles eram inativos. Análise semelhante realizada na cidade de Curitiba revelou que 88% dos meninos e 91% das meninas eram sedentários. Estudo realizado na cidade do Rio de Janeiro observou que 38,6% dos meninos e 63,4% das meninas, entre 12 e 20 anos de idade, nunca realizavam atividades físicas como forma de lazer. Por outro lado, foi reportado que crianças de 10 a 12 anos de idade de Pelotas, Rio Grande do Sul, apresentavam 58,2% de sedentarismo. Estudo em escolas públicas de Niterói, Rio de Janeiro, demonstrou que 85% dos meninos e 94% das meninas foram classificados como sedentários.

▶ Consequências da inatividade física: obesidade

Como já dissemos anteriormente, as consequências do sedentarismo para a saúde são várias, sendo o aumento do peso corporal uma das mais evidentes. No Brasil, dados do Instituto Brasileiro de Geografia e Estatística (IBGE) vêm mostrando uma evolução do peso corporal em crianças e adolescentes em todas as faixas etárias e níveis socioeconômicos de uma forma consistente e rápida nos inquéritos nutricionais nacionais.

As prevalências de obesidade nas crianças menores de 5 anos duplicaram na região Nordeste, de 2,5% para 4,5%, e, de 4,1% para 13,9%, entre crianças e adolescentes de 6 a 18 anos, entre 1989 a 1997. Os valores do índice de massa corporal (IMC) para o percentil 85, em 1997, foram superiores aos valores correspondentes ao percentil 95, em 1975, entre meninos e meninas adolescentes, sendo um indicador do provável processo de engorda da população adolescente neste período.

▶ Peso ao nascer e nível de atividade física

Estudo de coorte longitudinal em que o nível de atividade física foi medido por questionário, em 1.794 crianças de 12 anos e 752 adolescentes de 17-18 anos, revelou que crianças com baixo peso ao nascer, do primeiro quartil, faziam em torno de 60 minutos a menos de atividade física total – como atividade física ao ar livre por semana, tanto aos 12 como aos 17-18 anos –, que as crianças que apresentavam alto peso ao nascer, do quarto quartil (Figura 27.1).

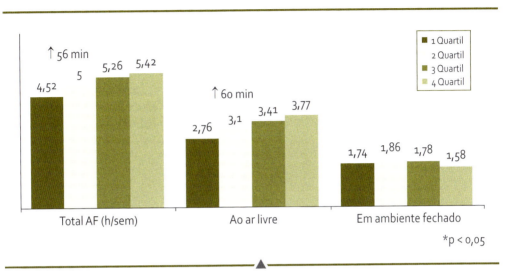

Longitudinal – Sidney Childhood Eye Study (752 adolescentes após 5 anos).
Fonte: Gopinat B, Hardy LL, Baur LA, Burlutsky, Mitchell P[11].

Figura 27.1 – Nível de atividade física aos 17-18 anos de idade de acordo com o peso corporal ao nascer.

▶ Crianças de baixo nível socioeconômico são menos ativas

Ao contrário do senso comum, crianças de níveis socioeconômicos mais baixos são menos ativas que as de níveis mais altos. Estudo em Ilhabela mostrou essa situação pela primeira vez no Brasil em 1992. A explicação para tal fato estaria ligada à menor oferta de opções de lazer para essa classe econômica, assim como pela maior insegurança pública – a facilidade em deixar as crianças frente à TV passou a ser uma alternativa importante em todas as classes sociais, mas ainda mais nos níveis menores.

O CELAFISCS (Centro de Estudos do Laboratório de Aptidão Física de São Caetano do Sul) desenvolve desde 1978 um estudo misto-longitudinal em Ilhabela, no qual foi observado que crianças passam muito tempo em frente à tela, e esse comportamento é mais ainda intenso naquelas de baixo nível (4,2 horas por dia) que entre as de melhor nível socioeconômico (3,5 horas por dia).

▶ Implicações do tempo de tela na aptidão física

Em uma comparação entre crianças brasileiras com americanas, foi observado que essas últimas se envolviam mais com atividades físicas (82%) que as brasileiras

(66%). O pior foi notar que a primeira opção que as americanas tinham no tempo de lazer era praticar esportes, enquanto as brasileiras indicavam: ver TV! Outro estudo do Projeto Ilhabela mostrou que o tempo de TV entre meninos e meninas se associava com um maior aumento de gordura corporal, menor velocidade, força de membros inferiores e especialmente de potência aeróbica.

▶ Tendência secular da adiposidade

A adiposidade medida pela média de 7 dobras cutâneas (bíceps, tríceps, subescapular, suprailíaca, axilar média, abdominal e panturrilha medial), quando comparada entre 2000 e 1980, mostrou um aumento de 18,1% entre meninas de Ilhabela e de 31,8% entre os meninos. No entanto, esse aumento foi muito mais acentuado ao considerarmos o período de 1980 e 2010, alcançando aumentos de 85% a 90% em meninos de 10 a 11 anos de idade. Observou-se assim um incremento exponencial nos últimos 10 anos (do período de 30 anos do estudo), que provavelmente reflete uma marcada elevação do sedentarismo, como decorrência da entrada do uso da internet, assim como da diminuição do transporte ativo para a escola, uma vez que as crianças de Ilhabela trocaram a caminhada pelo uso do ônibus escolar.

▶ O papel da educação física

Ingênuo aquele que pensa que uma aula de educação física pode contribuir no combate ao sedentarismo. Estudos de diferentes países e mesmo nacionais evidenciam que o tempo de atividade física real em uma aula de educação física fica entre 7 a 12 minutos. A maior parte do tempo os escolares ficam inativos (76%), em atividades leves por 8%, ficando somente pouco mais de 7% em atividades moderadamente vigorosas.

Este fato é uma pena por diversas razões, mas principalmente porque o professor de educação física é uma referência quase sempre positiva para os jovens, sendo aquele profissional da escola que está mais próximo dos estudantes. Mas outro problema é que se perde a chance de realmente educar as crianças sobre os benefícios de uma vida ativa, componente do currículo em geral subdimensionado em favor de propostas mais ligadas ao desempenho físico. Não que tenhamos qualquer objeção à prática esportiva, mas sim à falta de se ligar essa prática à saúde. Outra carência é a falta de atenção da maior parte desses professores para o incentivo da prática de um estilo de vida ativo fora da classe e da escola, não se criando assim o saudável hábito de se mover.

▶ Pais passam mais que cor de olhos para os filhos

É evidente a importância genética sobre as características somáticas dos filhos. Mas será que comportamentos também são transmitidos de pais para filhos? Estudo de Sallis *et al.* apontou que a chance de um filho ser ativo dobra se a mãe for ativa e mais que triplica (3,5 vezes) se o pai for ativo. Filhos de pais e mães ativos têm 5,8 vezes a mais de chance de ser ativos quando comparados a filhos de pais e mães inativas. Ou seja, pais transmitem, sim, mais que cor de cabelos aos filhos! Essa mensagem parece importante de ser difundida, pois na cultura latina sabemos da importância que os pais dão aos filhos. Em outras palavras, se eles não são ativos por si mesmos, talvez passem a sê-lo pelos seus filhos.

▶ Propostas futuristas

Uma das propostas mais revolucionárias que já acontece em escolas do Canadá e em países nórdicos é a de crianças assistirem às aulas em pé! E não seria nenhuma proposta irreal pensarmos que, em um futuro próximo, elas possam estar sobre pequenas esteiras rolantes, que, a velocidades bem baixas, permitiriam que trabalhassem em seus afazeres escolares ao mesmo tempo em que se mantivessem ativas, pois afinal de contas não existe nenhum tratado pedagógico que dita que o aprendizado só possa acontecer sentado!

▶ Atividade física e desempenho escolar

Houve tempo em que se acreditava que se uma criança se envolvesse muito com esportes, ela teria pior rendimento na escola. No entanto, evidências recentes têm desmentido essa percepção. Estudo realizado na Universidade de Illinois demonstrou que meninos e meninas pré-adolescentes (Nível 1,4 de Tanner) que haviam se exercitado tinham uma melhora no desempenho em compreensão de leitura. São impressionantes as imagens, oferecidas pela tomografia computadorizada funcional, que mostram as vívidas áreas cerebrais funcionantes de meninos que caminharam por 20 minutos, comparadas com áreas de silêncio daqueles jovens sedentários.

A função executiva, que incluía pensamentos difíceis, tomadas de decisão e comportamentos sociais corretos, foi melhorando à medida que 171 jovens de 7 a 11 anos de idade foram se envolvendo progressivamente com maiores níveis de atividade física; o mesmo se observando no desempenho em matemática (Figura 27.2).

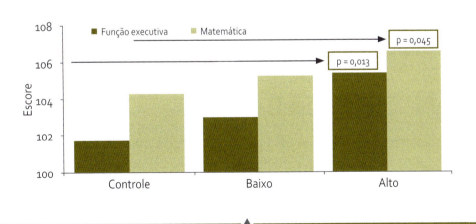

Fonte: Davis CL, et al.[7].

Figura 27.2 – Função executiva e desempenho em matemática em escolares, de acordo com níveis de envolvimento com atividade física.

▸ Função endotelial e exercício

A função endotelial também é afetada pelos níveis de atividade física. Essa função foi melhorando na medida em que 483 jovens (230 meninas e 253 meninas) de 13 anos de idade que se envolviam em graus progressivos de atividade física, no projeto STRIP (*Factor Intervention Project for Children*), como pode ser observado na Figura 27.3.

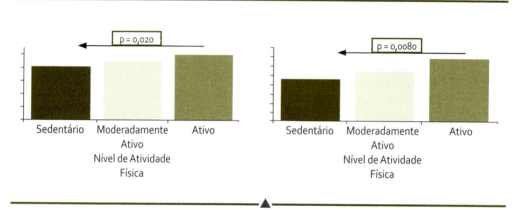

Figura 27.3 – Função endotelial em crianças de acordo com o envolvimento em práticas de atividades físicas.

▸ Atividade física e massa óssea

É notório o efeito positivo da atividade física sobre a saúde esquelética. Estudo que acompanhou mais de 2 mil suecos por mais de 35 anos demonstrou que aqueles que eram sedentários sofreram mais de 200% a mais de fraturas do colo do fêmur (Michaelsson, *et al.*, 2007). No entanto, sem dúvida alguma é no período peripubertário que o desenvolvimento da massa óssea se faz de maneira mais intensa. E é nesse período que o estímulo do exercício físico pode contribuir ainda mais com esse incremento do tecido esquelético, particularmente aqueles que envolvam o impacto ou a sobrecarga no corpo. Sabendo que, com o passar da idade, a perda de massa óssea aflige homens e principalmente mulheres, é crucial que na infância e adolescência se possa construir um banco ósseo mais elevado, que possa fazer frente às perdas que acontecerão com o passar da vida, dando menos chance ao aparecimento de osteopenia ou osteoporose.

Estudo clássico de Bailey, em 1998, demonstrou que tanto meninos quanto meninas que faziam atividade física regular ganhavam 20% a mais de massa óssea que aquelas que realizavam menos exercícios ou aquelas inativas. Entretanto, o efeito do estímulo físico sobre a massa óssea é localizado, ou seja, a resposta de aumento da densidade óssea acontecerá no local do exercício localizado, ou seja, braços nos tenistas ou pernas nos futebolistas (Figura 27.4).

Devemos assim incentivar adolescentes a realizem atividades, como pular corda, que em um estudo envolvendo 99 escolares de 13,8 anos de idade, os quais por 8 meses pularam corda por 10 minutos como aquecimento na aula de educação física, apresentaram aumento significativo da massa óssea da coluna, do fêmur, mas particularmente do calcâneo, além de perderem mais gordura que o grupo-controle, como pode ser observado na Figura 27.4. No entanto esse efeito aconteceu somente entre as meninas e não entre os meninos.

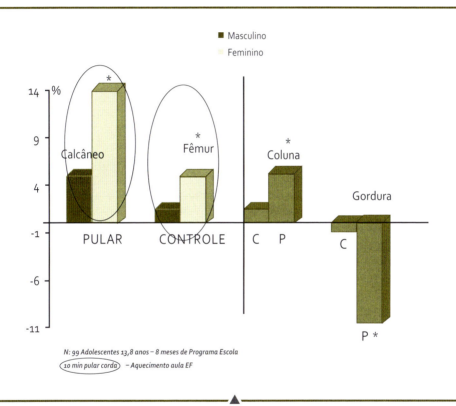

Fonte: Weeks BK, Young CM, Beck BR[36].

Figura 27.4 – Mudanças da densidade óssea do calcâneo, fêmur e coluna vertebral lombossacra e na composição corporal de escolares que pulavam corda (P) comparadas ao grupo-controle (C).

Assim, podemos oferecer algumas recomendações para o exercício e a saúde esquelética nessa faixa etária:

- Fazer exercícios de impacto e que sustentem o peso corporal.
- Começar jovem (antes da puberdade, particularmente meninas).
- Exercitar-se em sessões curtas, mas frequentes.
- Aumentar progressivamente as cargas.
- Continuar se exercitando na vida adulta.
- Manter o equilíbrio energético.
- Ter prazer.

Prestar atenção no alinhamento de membros inferiores

Infelizmente, a avaliação do alinhamento de membros inferiores nem sempre merece a atenção adequada dos médicos. As informações que acumulamos nos últimos anos indicam que essa atitude deve mudar, pois a presença de genu valgo (joelho em X) ou de genu varo (joelho de "caubói") pode implicar mudanças de valores de aptidão física e especialmente do peso corporal.

Estudo realizado com mais de 300 escolares de Ilhabela demonstrou que, à medida que os graus de valgo aumentavam, piorava o desempenho da corrida de 50 metros entre meninas e especialmente entre meninos. Ou seja, maiores graus de valgo impedem a melhor movimentação, podendo levar, com o passar dos anos, ao aumento do peso corporal. Essa hipótese contradiz o pensamento corrente, segundo o qual seria o peso corporal que levaria ao genu valgo, até porque não nascemos gordos, mas podemos, sim, ter desvios em valgo desde os primeiros anos de vida, que progressivamente levariam à maior dificuldade de locomoção, e com isso ao acúmulo progressivo de peso corporal em função de uma diminuição do gasto energético decorrente do mau alinhamento de membros inferiores.

A atividade física poderia mudar a acuidade visual

Parece incrível pensar que o nível de atividade física possa influenciar a acuidade visual de crianças e adolescentes. Um estudo de Jones *et al.* analisou o risco de se ter miopia de acordo com tempo semanal gasto em práticas esportivas, e concluiu que o risco foi progressivamente menor com o maior envolvimento com o esporte, e isso acontecia mesmo quando as crianças tinham mãe, pai ou ambos míopes (Figura 27.5).

Atividade física e saúde mental de adolescentes

As evidências apontam que a prática de atividades e os distúrbios de comportamento são muito mais frequentes entre adolescentes, sendo quase patognomônicos dessa faixa etária. Ideias suicidas e tentativas de suicídio infelizmente acometem muitos dos nossos adolescentes. Baseado em 10.530 respostas, um estudo concluiu que ideias suicidas foram 20% menores entre rapazes ativos, enquanto tentativas de suicídio foram 20% menos frequentes entre moças ativas e 58% menos frequentes entre rapazes ativos (Figura 27.6), demonstrando o impacto positivo da atividade física na saúde mental de adolescentes.

Maturação sexual

Um aspecto importante a ser observado nessa faixa etária é a determinação do nível de maturação biológica. Como o uso de medida radiológica, além de custo, envolve algum grau de imprecisão diagnóstica, a alternativa mais prática é o estabelecimento do nível de maturação sexual. No entanto, esse método em sua forma tradicional é extremamente invasivo, levando ao constrangimento dos adolescentes, exacerbado pela fase delicada da vida na qual estão passando por modificações corporais notórias. Assim, a proposta do nosso serviço é a aplicação do método de autoavaliação, em que o avaliado tenta identificar, nas fotos das pranchas de Tanner, aquela que melhor identifica seu estado atual. Esse método se mostrou bem confiável, e surpreendentemente sua eficácia em meninos foi maior que a observada quando a avaliação foi feita clinicamente por um médico.

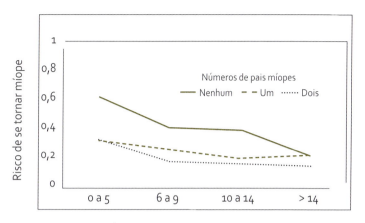

Fonte: Jones-Jordan LA, Sinnott LT, Cotter SA, Kleinstein RN, Manny RE, Mutti DO, Twelker JD, Zadnik K; CLEERE Study Group[15].
Figura 27.5 – Risco de miopia de acordo com a prática de esportes semanais e o número de pais míopes.

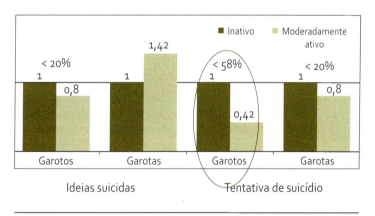

Fonte: Brown DR, Galuska DA, Zhang J, Eaton DK, Fulton JE, Lowry R, et al.[3].
Figura 27.6 – Atividade física, participação esportiva e comportamento suicida entre estudantes secundários.

A idade de menarca tem sido outra forma muito prática de determinação da maturação biológica entre meninas. De uma forma geral, moças com menarca mais tardia tendem a ser mais lineares, por apresentar um maior período de crescimento. Como altura costuma ser um determinante importante de resultados de aptidão física, essas meninas apresentam maiores chances de sucesso na prática esportiva altamente competitiva. Por outro lado, aquelas que apresentam menarca mais precoce, além de crescerem menos, enfrentam ações contrárias à participação esportiva de pais e namorados. Assim, de uma forma geral, meninas que amadurecem mais tardiamente tendem a ter maiores oportunidades de sucesso esportivo.

Estudo realizado no Centro Olímpico de Treinamento e Pesquisa demonstrou que a idade de menarca entre as jogadoras de voleibol foi de 12,8 anos, a de basquetebolistas foi de 13,3 anos e a de atletas de atletismo de 14,5 anos, enquanto a média de idade de menarca da população era de 12,5 anos. No entanto, o grupo de ginastas apresentou idade de menarca de 14,5 anos, pois, embora sejam baixas, são lineares, representando um segmento muito especial da população: meninas lineares baixas com idade de menarca tardia.

▶ Recomendações de atividade física para crianças e adolescentes

Após uma longa e extensa revisão de 850 artigos, pode-se avançar para uma proposta de movimento para crianças. Assim, toda criança ou adolescente deve participar de atividades físicas de intensidade moderada e vigorosa, por pelo menos 60 minutos, realizadas de forma contínua ou acumulada, que sejam apropriadas ao estágio do desenvolvimento, variadas, e que propiciem prazer (Figura 27.7). Evidentemente, benefícios adicionais serão obtidos com maiores envolvimentos com a prática de exercícios diariamente.

Essas atividades deveriam ser basicamente aeróbicas, ou seja, de longa duração, de moderada e vigorosa intensidade. Incluiriam desde caminhadas firmes a corrida intermitente ou contínua, pedalar, nadar, dançar, práticas de "*transport*" e *spinning*, assim como aquelas que mimetizam o pugilismo, evidentemente sem contato com

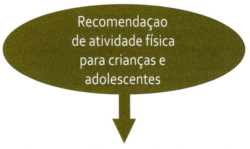

Fonte: Strong WB, Malina RM, Blimkie CJR, Daniels SR, Dishman RK, Gutin B, et al.[30].

Figura 27.7 – Recomendação de atividade física para crianças e adolescentes.

qualquer oponente. Lembramos ainda que dançar é uma atividade extremamente positiva, pois associa o movimento ao prazer.

Como a recomendação menciona atividades apropriadas e agradáveis, seria oportuno o incentivo a atividades físicas esportivas, sobretudo se considerarmos que a prática de esportes pode proporcionar as condições de demandas fisiológicas, funcionais, além do desenvolvimento de habilidades motoras de forma prazerosa e motivadora, principalmente se for realizada de forma recreativa e em grupo.

▶ Promovendo crianças mais ativas

Dentro do conjunto de estratégias de promoção da atividade física em crianças, alguns pontos devem ser observados previamente. Em princípio a criança precisa ter assegurado tempo para se dedicar à prática da atividade física, tanto no contexto do lar como no ambiente escolar. Pais, professores e responsáveis necessitam resguardar algum momento da rotina cotidiana dessa criança para que ela possa se envolver prioritariamente de maneira lúdica e recreativa com os jogos e brincadeiras apropriados para sua faixa etária.

Um segundo ponto a ser observado é em relação ao ambiente. O local deve favorecer e também motivar um efetivo envolvimento com as brincadeiras e jogos infantis, sem que sejam esquecidas as questões de segurança tanto no ambiente natural (a própria natureza) como nos ambientes construídos, não se expondo a criança a nenhum tipo de risco à integridade física ou social (Figura 27.8).

É consenso entre os especialistas da área que a promoção da atividade física em crianças deve ter como foco o estímulo para que resulte em um maior envolvimento com jogos e brincadeiras populares, desde que estas atividades movimentem o corpo. Estas práticas físicas são típicas do universo infantil e devem envolver corridas, saltos, lançamentos, bem como trabalhar as habilidades motoras, tais como coordenação

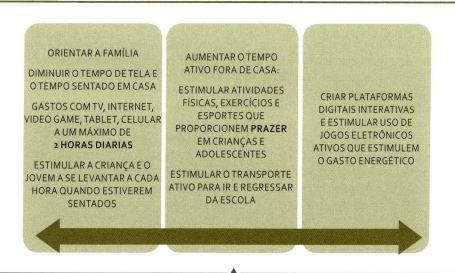

Figura 27.8 – Intervenções fora do ambiente escolar para o aumento do nível de atividade física.

corporal, equilíbrio e agilidade. Ainda que estes jogos e brincadeiras possam sofrer diferentes denominações, dependendo da região do país em que forem praticadas, no geral são comuns às crianças mesmo de diferentes localidades.

▶ Medindo passos

Outra alternativa de prescrição de atividade física para crianças e adolescentes é baseada no número de passos a ser dado por dia. Para isso, é necessário o uso de pedômetros ou passômetros, instrumentos relativamente baratos que devem ser usados na linha de cintura, na altura da crista ilíaca anterior, de preferência direita. O aparelho deve ser colocado pela manhã e retirado somente à noite. O monitor do aparelho indicará o número de passos realizados no período. A recomendação para adultos é de 10 mil passos por dia, mas para crianças e adolescentes esse número deve ser de 13 mil passos ao dia.

▶ Qual é o amadurecimento natural da força muscular?

A análise da evolução de variáveis de aptidão física pode ser feita usando-se a medida da maturação funcional. Para tanto, consideramos o resultado absoluto aos 18 anos como 100% do amadurecimento daquela variável estudada, e assim vamos transformando os resultados absolutos das idades desde 7 anos em valores proporcionais aos dos obtidos aos 18 anos.

A análise das curvas de maturação funcional de variáveis como agilidade, estatura e agilidade pode ser feita a partir da Figura 27.9. Nela pode-se observar que a agilidade é a variável que amadurece mais rapidamente, tanto assim que aos 11 anos, praticamente 90% do amadurecimento da agilidade já ocorreu. Por outro lado, pode-se notar que a força muscular é uma variável que apresenta um amadurecimento bem mais lento, pois aos 11 anos menos de 20% da maturação dessa variável já ocorreu, como se observa na Figura 27.9.

Tal fato tem diversas implicações, pois se conclui que todo o trabalho de estímulo à agilidade deve ser realizado no período pré-escolar e escolar, enquanto o trabalho de força deveria ser realizado após a puberdade, ou seja, na adolescência. Outra conclusão é que o trabalho de força pode até ser realizado em idades mais precoces, mas o resultado será bem inferior se comparado àquele aplicado no período correto.

▶ Prescrição de força

O trabalho de força de *endurance* pode ser realizado com uma intensidade de 70% da carga máxima (1 RPM), em 2 a 3 séries de 12 a 15 repetições, 2 vezes por semana. Os exercícios devem ser dirigidos a grandes grupos musculares. Eventualmente, pode ser feito também um trabalho de força de potência, com 2 a 3 séries, a 85% da carga máxima, 2 vezes na semana.

▶ Academia

Infelizmente associamos academia a local onde se fazem exercícios de força e, por isso, não raro, torcemos o nariz para aqueles pais que nos perguntam, ou para os jovens que querem participar de atividades nesses locais. Temos que lembrar, no entanto,

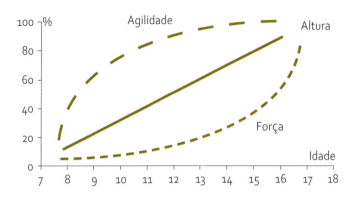

Figura 27.9 – Curvas de maturação funcional da agilidade, altura e força de acordo com a idade.

que academias boas oferecem não somente um programa de trabalho de força, mas também de atenção a outros componentes da aptidão física. Em nosso conceito, um programa bom de academia para jovens deveria incluir, além do trabalho de força, estímulo a exercícios aeróbicos, nas esteiras, bicicletas, piscinas, assim como uma atenção ao componente flexibilidade, com exercícios de alongamentos. Embora de difícil apelo a essa faixa etária, não seria pedir muito que o programa ideal incluísse ainda atenção à saúde mental, com aulas de ioga, tai-chi, meditação e outras práticas orientais.

▶ **Perguntas comuns ao médico**

1. *Primeiro mandamento:*

    Criança tem que participar do esporte como criança (e não como um adulto). Criança tem que, acima de tudo, "brincar". Muito antes de colocarmos nossos filhos em escolinhas de esporte, é fundamental que eles brinquem. Brinquem na água, brinquem com a bola, brinquem de correr, de arremessar, de rolar, enfim, que tenham uma múltipla experiência em diversas práticas esportivas, que desfrutem e que finalmente criem uma relação afetiva com uma modalidade que eventualmente vai ser a praticada de forma mais sistemática.

2. *Qual o melhor esporte a ser praticado?*

    O que se gosta e for viável! Sempre temos que levar em consideração o gosto da criança e do adolescente, e a viabilidade concreta de prática. Assim, costuma ser antiprodutivo os pais forçarem um esporte, como também de nada adianta a criança optar por um esporte que na prática não pode ser realizado, por carência de chances logísticas ou financeiras.

420 *Ginecologia e Obstetrícia da Infância à Adolescência*

3. *Qual a idade ideal para se começar a prática do esporte?*

O que precisa ser ideal é o programa, e não a idade. A idade não é o critério, mas sim a qualidade do programa esportivo. Assim, qualquer idade é ideal para se começar, desde que se tenha um programa com qualidade adequada.

4. *Quais são os programas mais indicados para crianças e adolescentes?*

De uma forma geral, os programas que devemos prescrever para sujeitos dessa faixa etária são aqueles que combinam esportes que estimulem os membros superiores, com aqueles que estimulem os membros inferiores. Ao mesmo tempo, é aconselhável que também se combinem esportes individuais com coletivos. No Brasil, temos a facilidade então de orientarmos a prática da natação e do futebol, que seria uma combinação adequada de estímulos de membros superiores e inferiores, além de envolver um esporte individual e outro coletivo. Lembramos que outras alternativas envolveriam o tênis, a dança ou a ginástica rítmica esportiva com o voleibol, o basquete ou o handebol.

5. *Quando começar o trabalho de alto rendimento?*

Uma regra prática diz que entre o início do treinamento específico e o pico de alto rendimento, em geral leva 10 anos. Assim, caso o pico do esporte escolhido pela criança seja, por exemplo, a ginástica, que tem o pico de performance em torno dos 15-16 anos, então o início deveria ocorrer ente os 5 e 6 anos de idade. Mas se o esporte escolhido for o voleibol, que tem o pico de rendimento entre 25 e 28 anos de idade, esse início poderia ser realizado bem mais tarde, ao redor dos 15 e 18 anos.

▶ Algumas definições

Consideramos importante que os colegas médicos tenham bem claras as definições de fenômenos aparentemente semelhantes, mas que apresentam características bem específicas.

*   Atividade física: é qualquer movimento corporal que se realize em função de contração muscular e com um gasto energético acima do repouso.
*   Exercício: é um tipo de atividade física que tem maior estruturação, envolvendo intensidade, frequência e duração.
*   Esporte: é um tipo de atividade física com objetivo de performance, envolvendo sempre algum nível de competição.
*   Atividade física moderada: é aquela que pode ser realizada mantendo-se uma conversação. É a que apresenta melhor relação custo-benefício para a saúde.

▶ Referências

1. Bailey DA, McKay HA, Mirwald RL, Crocker PR, Faulkner RA. A six-year longitudinal study of the relationship of physical activity to bone mineral accrual in growing children: the university of Saskatchewan bone mineral accrual study. J Bone Miner Res. 1999;14(10): 1672-9.

Atividade física e academia para crianças e adolescentes **421**

2. Brazil Country Management Unit. Human Development Sector Management Unit. Latin America and the Caribbean Region. Brazil. Addressing the challenge of noncommunicable diseases in Brazil. Report 32576-BR; November 15, 2005. Disponível em URL: http://www-wds.worldbank.org/servlet/WDSContentServer/WDSP/IB/2005/12/21/000160016_20051221163309/Rendered/PDF/325760BR.pdf. Acesso em: 19 dez. 2014.

3. Brown DR, Galuska, DA, Zhang J, Eaton DK, Fulton JE, Lowry R, et al. Physical Activity, Sport Participation, and Suicidal Behavior: U. S. High School Students. Med Sci Sports Exerc. 2007;39(12):2248-57.

4. Caspersen CJ, Powell KE, Christenson GM. Physical Activity, Exercise, and Physical Fitness: Definitions and Distinctions for Health-Related Research. Public Health Reports. 1985:126-31.

5. Ceschini et al. Prevalência de inatividade física e fatores associados em adolescentes da cidade de São Paulo. Rev Bras Ativ Fis Saúde. 2008;11(3):129-41.

6. Da Cunha CT. Impacto de Programa Educativo no Gasto Energético de Escolares nas aulas de Educação Física: ensaio randomizado controlado. São Paulo: Federal University of São Paulo; 2002.

7. Davis, Catherine L. et al. Exercise improves executive function and achievement and alters brain activation in overweight children: a randomized controlled trial. Health Psychology, American Psychological Association. 2011:91-8.

8. Ferrari GLM, Bracco MM, Matsudo VKR, Fisberg M. Changes in adiposity levels in schoolchildren according to nutritional status: analysis over a 30-year period. Rev Bras Cineantropom Desempenho Hum. 2013,15(4):405-16.

9. Garcia N, Matsudo S, Matsudo V, Andrade E, Braggion G. Relação entre aptidão física e geno valgo em crianças e adolescentes. In: Anais do XXIII Simpósio Internacional de Ciências do Esporte; 2000.

10. Gomes VB, Siqueira KS, Sichieri R. Atividade física em uma amostra probabilística da população do Município do Rio de Janeiro. [Physical activity in a probabilistic sample in the city of Rio de Janeiro]. Cad Saúde Pública. 2001;17(4):969-76.

11. Gopinat, B, Hardy LL, Baur LA, Burlutsky, Mitchell P. Birth weight and time spent in outdoor physical activity during adolescence. Med Sci Sports Exerc. 2013;45(3):475-80.

12. Hallal P, Andersen LB, Bull FC, Guthold R, Haskell W, Ekelund U. Global physical activity levels: surveillance progress, pitfalls, and prospects. Lancet. 2012;380:247-57.

13. Hallal PC, Wells JC, Reichert FF, Anselmi L, Victora CG. Early determinants of physical activity in adolescence: prospective birth cohort study. BMJ. 2006;332(7548):1002-7.

14. Hillman, Charles H, et al. The effect of acute treadmill walking on cognitive control and academic achievement in preadolescet children. Neuroscience. 159.32009:1044-54.

15. Jones-Jordan LA, Sinnott LT, Cotter SA, Kleinstein RN, Manny RE, Mutti DO, Twelker JD, Zadnik K; CLEERE Study Group. Time outdoors, visual activity, and myopia progression in juvenile-onset myopes. Invest Ophthalmol Vis Sci. 2012 Oct 1;53(11):7169-75.

16. Katzmarzyk PT, Janssen I. The economic costs associated with physical inactivity and obesity in Canada: an update. Can J Appl Physiol. 2004;29(1):90-115.

17. Kohl III HW, Craig CL, Lambert EV, Inoue S, Alkandari JR, Leetongin G, et al. The pandemic of physical inactivity: Global action for public health.Lancet. 2012;380(9838):294-305.

18. Lee IM, Shiroma EJ, Lobelo F, Puska P, Blair SN, Katzmarzyk PT, et al. Effect of physical inactivity on major non-communicable diseases worldwide: An analysis of burden of disease and life expectancy. Lancet. 2012;380(9838):219-29.

19. Marques AC, Figueira Jr A, Araujo TL, Raso V, Matsudo VKR. Tendência secular das variáveis de aptidão física relacionadas à saúde em adolescentes de uma região de baixo nível sócio econômico. In: XXIII Simpósio Internacional de Ciências do Esporte, São Paulo; 2000. p. 125.

20. Matsudo SMM, Matsudo VKR, Andrade DR, Rocha JR. Physical fitness and time spent watching TV in children from low socioeconomic region. Med Sci Sports Exerc Suppl. 1997;29:237.

21. Matsudo SMM, Matsudo VKR. Self-assessment and physician assessment of sexual maturation in Brazilian boys and girls: Concordance and reproducibility. Am J Hum Biol. 1994;6(4):451-5.

22. Matsudo, VKR. Menarca em esportistas brasileiras – estudo preliminar. Revista Brasileira de Ciências do Esporte. 1982;4(1).

23. Michaelsson K, Olofsson H, Jensevik K, Larsson S, et al. Leisure physical activity and the risk of fracture in men. PLoS Medicine (Public Library of Science). 2007;4:1094-100.

24. Pahkala K, Heinonen O, Lagström H, Hakala P, Simell O, Viikari J, et al. Vascular endothelial function and leisure-time physical activity in adolescents. Circulation. 2008;118:2353-9.

25. Pratt M, Macera CA,Wang G: Higher direct medical costs associated with physical inactivity.The Physician and Sportsmedicine. 2000;28:63-70.

26. Sallis JF, McKenzie TL, Elder JP, Hoy RL, Galati T, Berry CB, et al. Sex and ethnic differences in children's physical activity: discrepancies between self-report and objective measures. Pediatr Exe Sci. 1998;10:277-84.

27. Sallis J, Cervero R, Ascher W, Henderson K, Kraft M, Kerr J. An ecological approach to creating more physically active communities. Annual Review of Public Health. 2006(27):297-322.

28. Santos MS, Hino AFA, Reis RS, Rodriguez-Añez RC. Prevalência de barreiras para a prática de atividade física em adolescentes. Rev Bras Epidemiol. 2010;13(1):94-104.

29. Silva RC e Malina RM. Nível de atividade física em adolescentes do Município de Niterói. Rio de Janteiro, Brasil. Cad Saúde Pública. 2000;16(4):1091-7.

30. Strong WB, Malina RM, Blimkie CJR, Daniels SR, Dishman RK, Gutin B, et al. J Pediatr. 2005,146(6):732-7.

31. Taddei JA, Colugnati FA, Rodrigues EM, Sigulem DM, Lopez FA. Desvios nutricionais em menores de cinco anos. São Paulo: Unifesp; 2002.

32. Taylor WC, and Sallis JF. Determinants of physical activity in children. In: Nutrition and fitness: metabolic and behavioral aspects in health and disease. In: Simopoulos AP, Pavlou KN. World Review of Food and Nutrition, v. 82. Basel: Karger; 1997. p. 159-67.

33. Tudor-Locke C, Craig CL, Beets MW, Belton S, Cardon GM, Duncan S, et al. How many steps/day are enough? for children and adolescents. Int J Behav Nutr Phys Act. 2011;8:78.

34. Veiga GV, da Cunha AS, Sichieri R. Trends in overweight among adolescents living in the poorest and richest regions of Brazil. Am J Public Health. 2004;94(9):1544-8.

35. Wang G, Pratt M, Macera CA, Zheng ZJ, Heath G. Physical activity, cardiovascular disease, and medical expenditures in US adults. Ann Behav Med. 2004;28(2):88-94.

36. Weeks BK, Young CM, Beck BR. Eight months of regular in-school jumping improves indices of bone strength in adolescent boys and Girls: the POWER PE study. JJ Bone Miner Res. 2008 Jul;23(7):1002-11.

37. World Health Organization. The world health report 2002 – Reducing Risks, Promoting Healthy Life. Disponível em: http://www.who.int/whr/2002/en. Acesso em: 25 nov. 2014.

28 O risco de vieses de informação em saúde pela internet

Paulo Rogério Gallo
Sophia Motta Gallo

▶ Introdução

Há duas premissas que devem orientar a leitura deste capítulo. A primeira diz respeito às diferenças entre informação e conhecimento, por entendermos que acessar informações não significa adquirir conhecimento. A segunda premissa refere-se ao rápido impacto que a internet e os seus aplicativos estão tendo sobre nossa vida.

Apesar da experiência histórica da humanidade, ainda é cedo para previsões seguras e análises a médio e longo prazo no que concerne ao impacto na ordem social e econômica do efeito da busca incansável por informações na saúde do ser humano.

No século XV, Gutemberg, ao inventar a prensa e com ela a possibilidade de reprodução de documentos *ad infinitum*, não poderia imaginar o impacto que os livros impressos teriam sobre a vida cotidiana das gerações futuras, nem poderia, na ocasião, supor alguns dos riscos e potencialidades do seu invento ou descoberta. Talvez Gutemberg não se desse conta da complexidade do fenômeno que o seu invento envolvia e dos bilhões de dólares e de vidas que estariam envolvidos nesse projeto chamado divulgação da informação.

No livro *Odisseia*, sereias são seres mitológicos gregos, metade humanos e metade peixes ou pássaros, famosas pela capacidade de encantar qualquer um que ouça seu canto, citadas e reconhecidas até hoje entre os marinheiros de diversas culturas. Reza a lenda que aqueles que se aproximam da beirada do navio para escutar seu canto podem cair nas águas do mar e submergir. Essas figuras mitológicas metade humana e a outra metade animal nos dizem que, no canto das sereias, é possível reconhecer elementos de verdade misturados com elementos de mentira. Como fazer para separar o bem do mal? Essa situação é ainda agravada quando há interesses corporativos e investimentos milionários envolvidos, que tornam imprecisa a linha de separação entre a verdade e a mentira.

Ginecologia e Obstetrícia da Infância à Adolescência

Os estudos de Moscovici (1978), no campo da psicologia social, suportam o conceito de que as representações do *marketing* comercial criam e alimentam representações sociais que formam condutas e estimulam desejos. Até recentemente, poucas corporações detinham o domínio das informações veiculadas na mídia. Na atualidade este quadro tem se alterado rapidamente. O número de acessos a sites ou downloads de programas e aplicativos tem superado o de acessos às plataformas de instituições creditadas ou redes científicas. Um número cada vez maior de internautas procura informações em sites alternativos inseguros no tocante à confiabilidade da informação. De certo modo, quando se divulga informação, está se divulgando o quê? Esse é o "X" da questão. E o impacto desse "X" se agrava quando o que se divulga está associado a conteúdos que dizem respeito ao processo saúde-doença e aos riscos a ele associados.

▶ O processo saúde-doença e o conceito de saúde

Saúde e doença como processos antagônicos excludentes são formas simplistas de abordá-los. Trata-se de algo bem mais complexo. De acordo com Dewey ([1912] 2010)

> "(...) *quando um relâmpago ilumina uma paisagem escura, há um reconhecimento momentâneo dos objetos. Mas o reconhecimento em si não é um mero ponto no tempo. É a culminação focal de longos e lentos processos de maturação e a manifestação da continuidade de uma experiência temporal ordenada, em um súbito instante ímpar de clímax. (...)*" (Dewey, [1912] 2010, p. 90)

Em outras palavras, ninguém fica doente do "nada". Há sempre uma história precedente. O mesmo se dá pela busca de informações em saúde. De certa maneira, quando alguém busca informações de doenças ou sintomas na internet, ele está à procura de quê? Essa é uma pergunta que não quer calar. O que os estudos apontam e o que se encontra são informações pouco específicas. Muitas vezes, desencontradas, descontextualizadas. A depender da qualidade da busca, o tipo de resposta encontrada é superficial e circunstancial, quase nunca dando conta da magnitude e complexidade da doença e de sua evolução histórica.

Bauman, em seu livro *Modernidade líquida*, nos alerta para a velocidade com que novas informações são processadas e descartadas pela sociedade contemporânea. Leavell e Clark (1976) em um conceito clássico na epidemiologia acentuam diferenças marcantes nos sinais e sintomas de doenças, na dependência do estágio em que a história natural da doença se encontra. Os fatores externos contribuem para o adoecimento e estão caracterizados pela natureza física, biológica, sociopolítica e cultural. Para estes autores, todas as doenças obedecem a uma evolução no tempo, e os sinais e sintomas devem ser compreendidos neste contexto, apesar de a história natural das doenças de maneira nenhuma ser apenas tão somente natural. Lesões similares podem caracterizar comprometimentos distintos, a depender da fase em que se encontram: (I) fase inicial ou de suscetibilidade; (II) fase patológica pré-clínica; (III) fase clínica e (IV) fase de incapacidade residual.

Além do fato de que a mesma informação pode ter significados diferentes, a depender da fase da doença ou do sinal – por exemplo, sangramentos vaginais abrangem espectro que varia da simples condição fisiológica de uma menstruação até patologias graves de útero e/ou trompas, e ainda se de pouca intensidade ou muita, ou se o sangue é escuro ou claro, entre outras características específicas que caracterizam situações patológicas. Outro exemplo, manchas na pele têm significados totalmente diferentes se há presença ou não de sensibilidade proprioceptiva no seu interior; se está ou não, associada a gânglios satélites, à febre. Dores abdominais têm diagnósticos que variam da presença de gases nas alças intestinais a processos expansivos intraluminares.

Enfim, a complexidade do ser humano dá a cada um de nós diferentes formas de nos adaptarmos à vida e diferentes percepções a respeito de nós mesmos. Valorizamos partes de nosso corpo de acordo com critérios subjetivos, e não nos vemos no espelho como iguais. As informações de saúde pela internet portam o risco de não considerar esta complexidade. Considerando ainda o processo saúde-doença, há que se destacar que o movimento de reforma sanitária brasileira e a construção do Sistema Único de Saúde (SUS, Lei 8.080/90) envolveram e ainda envolvem a compreensão das interfaces entre saúde e sociedade.

O conceito ampliado de saúde e sua inscrição constitucional como direito de cidadania e dever do Estado (artigo 199, CF/1988) estabeleceram nítida ancoragem do SUS em um projeto social mais amplo, comprometido com a superação das desigualdades sociais (equidade em saúde) e participação social nas políticas e estratégias de saúde: amplas coordenadas que estimulam a superação de visões e práticas descontextualizadas e tecnicistas. Um conceito de saúde que não mais se define por ausência de doenças, estabelecendo vínculos indissolúveis com a qualidade e condição de vida da população. Esta abordagem tenta epistemologicamente circunstanciar as demandas do SUS e, portanto, de informações sobre saúde e doença em premissas que vão além da indicação de medicamentos ou, e mais ainda, da automedicação; prática muito comum e arriscada na população em geral, e entre adolescentes, particularmente.

▶ Informação e comunicação em saúde na internet

Comunicação em saúde é um termo que indica uma forma específica de ver, entender, atuar e estabelecer vínculos entre campos sociais distintos que expressam paradigmas próprios. Distingue-se de outras designações similares, como comunicação para a saúde, comunicação da saúde e comunicação na saúde. Embora as diferenças pareçam sutis a ponto de serem tomadas como equivalentes, implicam posicionamentos, expressam concepções, privilegiam temas e propõem agendas e estratégias próprias.

Como ponto de partida, os conectivos ("de, para, na") querem acentuar a articulação entre campos sociais. Campos sociais são historicamente constituídos e atualizados em contextos e processos sociais específicos que, ao mesmo tempo, envolvem e extrapolam suas fronteiras, mas sempre movidos por disputas por posições e capitais materiais e simbólicos. Fronteiras porosas por onde transitam interesses de diferentes ordens.

Admite-se que o alvo da comunicação nem sempre está interessado em fomentar relações de autonomia com os envolvidos ao longo do processo comunicativo, ou ainda admitir relações dialógicas de comunicação, particularmente se considerarmos ambientes socioculturais e demográficos diversificados. A terminologia comunicação em saúde delimita um território de disputas específicas, embora atravessado e composto por elementos característicos de um, de outro e da formação social mais ampla que os abriga. Trata-se de um campo ainda em formação, mas como os demais

426 *Ginecologia e Obstetrícia da Infância à Adolescência*

constitui um universo multidimensional, em que agentes e instituições desenvolvem estratégias, tecem alianças, antagonismos, negociações.

Essa concepção implica colocar em relevo a existência de discursos concorrentes, constituídos por e constituintes de relações de saber e poder, dinâmica que inclui os diferentes enfoques teóricos acerca da comunicação, saúde e suas relações. Contrapõe-se, assim, a perspectivas que reduzem a comunicação a um conjunto de técnicas e meios a serem utilizados de acordo com os objetivos da área da saúde, notadamente para transmitir informações de saúde para a população, seja para alertar, normatizar ou esclarecer.

O que hoje denominamos comunicação em saúde resulta da associação de campos que, embora irredutíveis um ao outro, possuem um longo histórico comum de agenciamentos. No entanto, as práticas de comunicação nunca representaram a utilização de instrumentos supostamente neutros, mas expressam também a convergência entre determinados modelos e concepções em ambos os campos. É importante não perder de vista o fato de que os modelos de comunicação não se sucedem de forma cronológica e linear, antes coexistem em diferentes configurações, atravessados por variáveis socioeconômicas e culturais.

Conforme o dizer de Fausto Neto[8] e Sodré[19] os processos de referenciação da realidade migram para outras práticas sociais, atravessando-as e afastando-as. Esses autores, ao considerarem o processo de midiatização da sociedade, comentam:

> *(...) os efeitos de poder da analítica da midiatização inscrevem-se na própria organização societária, colocando-se como referência para a organização discursiva e as operações de inteligibilidade das práticas sociais. Atravessam-nas, permeando suas "políticas de sentido", tanto em situação de produção como também junto àquelas sobre as quais se assentam as possibilidades do seu reconhecimento. A midiatização institui um novo "feixe de relações" engendradas em operações sobre as quais se desenvolvem novos processos de afetações entre as instituições e os atores sociais[8].*

Chamam atenção para a magnitude das mudanças sociais relacionadas à informatização e expansão das redes mundiais de comunicação e a repercussão que tem tido nas instituições de saúde e na concepção que cada uma delas têm sobre o processo saúde-doença. Isso gera um fenômeno chamado processualidade interacional de referência[5], cujos processos midiáticos viriam a se constituir em novos operadores da inteligibilidade social[13].

▶ Educação e informação em saúde: a experiência com rádios populares e implicações do conceito de território em saúde pública

A experiência descrita está baseada nos resultados do projeto "Integração das rádios comunitárias nas ações locais de saúde" (Ministério da Saúde/CNPq/USP), e as implicações do conceito de território em saúde pública. Com a emergência das mídias, os discursos de campos sociais passam a ser enunciados segundo novas regras de inteligibilidade. Território é todo espaço geográfico, social ou intelectual que reúne um grupo de pessoas que compartilham da cultura, expectativas, identidades.

Pode-se, portanto, a partir desta definição, incluir no conceito de território grupos sociais (*hip-hop*, tribos, irmandades de jovens, comunidades linkadas em URLs, entre outras). Um dos aspectos positivos nesta questão é o potencial que estas redes sociais têm para acessar pessoas, particularmente no âmbito dos territórios microrregionais. O potencial desta iniciativa "local" reside na constatação do forte grau de convencimento que membros de comunidades/grupos têm sobre os demais membros da mesma comunidade.

No caso da internet, o poder das redes sociais no sentido de defesa dos direitos de cidadania tem nos oferecido muitos exemplos reais. Paradoxalmente ao seu potencial de mobilizar os indivíduos na direção da integração social, há o risco, no sentido inverso, de convencer pessoas e comunidades a desenvolverem atitudes sectárias antissociais. Como risco associado às redes sociais, deve-se destacar o lado inseguro de informações de saúde repassadas entre membros de comunidade de adolescentes. A experiência com o projeto das rádios populares mostrou que as informações de saúde, podem se desviar do seu sentido original, à medida que são socializadas na rede social.

O papel das rádios populares mostrou-se relevante também por manter a relevância da informação em saúde, no território a ela vinculado, durante o período do projeto. Houve o uso político partidário das informações, polarizando disputas eleitorais, reafirmando o uso da informação como parte da luta pelo poder. Neste sentido, é preciso lembrar um dos conselhos do megaempresário Bill Gates:

> *Sabe que sou um competidor, então mesmo sendo*
> *seu amigo não me dê nenhuma informação que queira usar*
> *contra você, porque sou seu concorrente! E se você me disser*
> *algo que posso usar nessa competição, eu farei isso!*

Há ainda a considerar que, na lida com o território, deve-se levar em consideração sua proximidade com o dia a dia do cidadão – esta proximidade deve considerar a volatilidade das circunstâncias, marcada pelas condições de vida econômica, escolaridade, políticas públicas, vida familiar, entre outros determinantes do cotidiano. Nosso cotidiano encontra-se permanentemente em "ebulição", dificultando a estabilidade semântica das informações divulgadas. Melhor dizendo, uma vez divulgada a informação, dela não somos mais donos. Há nesta afirmação dois pontos aos quais os adolescentes são particularmente vulneráveis nas redes sociais. O primeiro e mais comum é o ímpeto da revelação de segredos pessoais. Ou seja, uma vez de posse das pessoas de seu entorno social, os segredos podem servir para estigmatizar o relacionamento por muito tempo, abrindo ou fechando, novas oportunidades (portas sociais). O segundo ponto a se lidar na internet é com confidências de amigos. O universo psíquico humano não tem relação linear com o mundo real. Pode-se dizer que o íntimo, o sagrado individual, o que inibe as pessoas, nunca deve ser revelado publicamente, porque pode ocorrer incidente, (do tipo, "circulou na rede!"), e quando acontece, não temos como prever suas consequências nem os seus riscos e agravos à saúde.

▶ Falta de sigilo na internet e o *cyberbullying*

A internet se tornou algo comum na vida das crianças. Brinquedos foram substituídos por *tablets* e computadores, transformando os pequenos em peritos no assunto. Por mais que seja interessante utilizar esta ferramenta com tanta agilidade, é preciso tomar cuidado. O *cyberbullying* se tornou uma das formas mais fáceis de

428 *Ginecologia e Obstetrícia da Infância à Adolescência*

agressão moral, basta "apertar um botão" para que a ofensa seja propagada por toda a rede. Provocações, insultos, ameaças e chantagens passaram da escola para a web e *smartphones*. Segundo pesquisa feita pela ONG Plan (2011), com 5 mil estudantes brasileiros de 10 a 14 anos, 17% já foram vítimas de *cyberbullying*, existindo casos de suicídio entre os ofendidos.

Quais medidas tomar? É possível agir de forma judicial contra o agressor? Botecchia (2013, p. 448) afirma que o tema precisa ser tratado como um problema social entre crianças e adolescentes, pelo grande número de casos. A popularização do uso da internet e das redes sociais trouxe, entre outras novas complicações, o *cyberbullying* entre esse público. O tema, que tem enquadramento em diversas áreas do Direito (digital, civil e penal), é um problema que precisar ser reconhecido e combatido a partir de políticas públicas, segundo Botecchia (2013).

Para evitar problemas, os autores comentam que o ideal é que crianças e adolescentes somente acessem a internet em máquinas com limitadores de conteúdo e registro de todos os acessos, proteção que pode ser feita pelos pais, escolas, empresas, entre outros implicados direta ou indiretamente na quebra de sigilo. Medidas de prevenção e controle ao *cyberbullying* estão na agenda do dia no uso e no acesso às informações.

▶ Mitos e falsas verdades, em quem/que acreditar?

O que será que aconteceu quando mais de 1m milhão de pessoas (1/6 dos ouvintes da rádio CBS de Nova York, em 1938) entraram em pânico após escutarem a radionovela *Guerra dos mundos* de Orson Welles, o maior caso de histeria coletiva da história do rádio jornalismo mundial? Ouvintes de todo os EUA deram crédito a uma história envolvendo uma suposta invasão de marcianos, "noticiada" pela rádio, durante um programa de música instrumental. Outro exemplo de histeria da população causada por informações veiculadas pela mídia poderia ser creditada à política de comunicação do III Reich, durante a 2ª Guerra Mundial. Goebbels, então ministro da propaganda de Hitler, fomentou nos veículos de comunicação alemães o antissemitismo, alimentando as condições subjetivas do povo alemão para a "solução final".

Uma das principais características da espécie humana é a nossa capacidade comunicativa, qual seja, "tornar comum" significados, partilhar um sistema de trocas simbólicas inter-humanas. É fantástica nossa capacidade de estabelecer "pontes" comunicativas. Essa capacidade está baseada na premissa de que a pessoa com quem me comunico está interessada em "passar uma informação", algo de meu interesse. Abre-se a possibilidade do diálogo interativo "outro eu outro". Um movimento de representações intersubjetivas, base da evolução de processos midiáticos, se instaura nas sociedades humanas, que favorecem movimentos de representações subjetivas, modos de estruturação e funcionamento dos meios de subjetivação nas dinâmicas sociais e simbólicas.

Em *Consequências da modernidade*, Giddens (1991) comenta sobre os meios de comunicação, como espécies de "portas de acesso", no sentido de possibilitar que a sociedade construa vínculos, estabelecendo relações com os "sistemas abstratos". Ao explicar o conceito, afirma que os internautas necessitam do "trabalho mediador dos peritos de mídia para traduzir seus conceitos e problemáticas que parecem distantes", de modo a instituir elos de confiança e de segurança para os indivíduos.

O risco de vieses de informação em saúde pela internet **429**

Desse modo, os pensamentos fluem e os significados podem ser compartilhados; deixa de existir o "meu e o seu", e estabelece-se um lócus comunicativo humano inter-subjetivo –o "nosso". O ser humano é assim, precisa ser assim. A internet nos coloca frente à frente com alguém que nós não vemos e que, apesar dessa invisibilidade, acreditamos que nos escreve, transmite-nos algo. Isso pode não ser verdade, ser apenas parte da verdade ou ainda um exagero da verdade. Mas, como saber?

Nossa constituição humana não está ainda totalmente preparada para lidar com esta situação. Tendemos a aceitar a informação recebida e incorporá-la como verdade à nossa vida. Gobbi (2006) nos remete em seus comentários ao caráter temporal e circunscrito das informações veiculadas. Assim, a verdade pode mudar, ao longo do tempo e, ainda, para concluir, o que é verdade em uma dada cultura pode não ser verdade em outra.

▶ Risco no uso de medicamentos e pseudo-orientações medicamentosas sem crítica adequada

Em geral, laboratórios farmacêuticos disponibilizam informações comerciais sobre produtos farmacêuticos na rede social. No entanto, a urgência ou necessidade de internautas – pacientes ou familiares – dificilmente lhes permite utilizar criteriosamente as bulas antes de optar pelo uso desses produtos divulgados na web. Aliás, é preciso destacar que a palavra medicamento tem a mesma raiz etimológica da palavra medir, colocar limites, definir um local de ação. Essa raiz justifica a indicação de um produto específico, para ser utilizado em uma situação também específica. Contudo, os medicamentos, por sua própria natureza físico-química ou biológica (como no caso das vacinas), têm ações de curto, médio e longo prazo que vão além do sítio proposto pelo *marketing* comercial. Não se restringem a um único local, atuam, em toda a economia do organismo.

Muitos recursos financeiros têm sido alocados no desenvolvimento de novos produtos, mas a maioria dos medicamentos comercializada ainda não esgotou os estudos sobre potenciais danos colaterais ou situações de risco em face de interações derivadas da associação simultânea no uso de múltiplas drogas. Além disso, o faturamento nacional da indústria de medicamentos em 2013 foi de 57 bilhões de reais, segundo o Sindusfarma. Segundo a Organização Mundial da Saúde, o faturamento mundial alcançou a ordem de 300 bilhões de dólares; um terço deste valor foi utilizado em propaganda e *marketing* farmacêutico, evidenciando "um conflito de interesses entre os objetivos comerciais legítimos de fabricantes e as necessidades sociais, médicas e econômicas dos fornecedores e do público geral em selecionar e usar drogas de forma mais racional"[20].

A sobreposição no uso de medicamentos pode ocasionar anulação, oposição, restrição ou potencialização da efetividade e/ou dos efeitos colaterais – ainda de maior gravidade, se considerarmos o que diz respeito ao uso dos fármacos por grupos populacionais que têm características fisiológicas específicas, tais como adolescentes, gestantes, crianças, idosos, pacientes com tumores, doenças autoimunes, entre muitas condições que requerem cuidados especiais, condições fisiológicas ou metabólicas que precisam ser consideradas e ponderadas na indicação dos medicamentos. O uso dos medicamentos sem ponderar a farmacodinâmica e a farmacocinética, além das indicações, pode levar a consequências biológicas e sociais importantes. Além dos

430 Ginecologia e Obstetrícia da Infância à Adolescência

aspectos inerentes ao impulso de consumir medicamentos sem critérios clínico-epidemiológicos, o uso de medicamentos para todos os sintomas precisa ser considerado uma característica implantada pela sociedade industrial.

A principal lógica da produção industrial é a de ter escoamento da produção, encontrar mercado para seus produtos para garantir a sustentabilidade da indústria. Trata-se de um movimento circular continuado a ser considerado nas nossas decisões. A cada nova descoberta da medicina, estrutura-se um setor industrial que produzirá milhares de medicamentos que precisam ser comercializados, sem abrir mão da internet, que é uma grande oportunidade de *marketing*. Partindo dessa perspectiva, adentramos o terreno da ética em saúde, enfatizando os riscos para o futuro da humanidade que podem advir de nossas escolhas presentes.

▶ Conclusões

Há poucas dúvidas de que a internet apresenta uma nova realidade à humanidade. Um "real", paradoxalmente, virtual. Uma nova maneira de interagirmos uns com os outros e com o mundo, deixando, neste atual estágio técnico-científico, de valorizar a existência dos sentidos humanos (tato, olfato e paladar) que nos remetem à limitação do corpo físico.

Atualmente a internet nos desafia a experimentarmos um corpo expandido, onipresente, ubíquo, partilhado com valores e culturas até então intocáveis: "qualquer habitante do Ushuaia discute descobertas e situações vivenciadas com o outro lado do mundo, como, por exemplo, com monges budistas do Himalaia". Uma nova torre de Babel (agora, horizontal). Uma descoberta capaz de viabilizar a comunicação entre todos os viventes. A complexidade do seu poder tem tido repercussões em todas as áreas do conhecimento.

No Brasil, a recente homologação do Marco Regulatório das Comunicações (MRC) propõe ampliar a acessibilidade da internet, obrigando as empresas concessionárias, provedoras dos serviços de internet, a oferecer altas velocidades de interatividade em todos os pacotes comerciais, inclusive nos mais populares. Se tal condição realmente for cumprida, poderemos pensar em possibilidades de trânsito de informações de alta definição (filmes, animações, fotografias) como dados agregados no interior de bulas de medicamentos, cursos técnicos, aulas à distância, sites de defesas do cidadão como exemplos para todas as classes sociais do Brasil.

Além disto, ainda no contexto das expectativas alentadas pelo MRC, a responsabilização dos provedores pelos conteúdos veiculados na web coloca na agenda político-social uma reflexão sobre os limites éticos na divulgação das informações e a garantia da liberdade de expressão na internet.

▶ Referências

1. Almeida Filho N, Rouquaryol MZ. Introdução à epidemiologia. Rio de Janeiro: Editora Médica e Científica; 2002.
2. Baumann Z. Modernidade líquida. São Paulo: Zahar; 2001.
3. Berger PL, Luckmann T. A construção social da realidade. 24. ed. Petrópolis: Vozes; 2004.
4. Botecchia AF. Practice in cyberbullying of children and adolescents networks in the internet. Anais do V Congresso Internacional de Saúde da Criança e do Adolescente. São Caetano do Sul-SP – Brasil. J Hum Growth Dev. 2013;448.

O risco de vieses de informação em saúde pela internet   **431**

5. Braga JL. Sobre "mediatização" como processo interacional de referência. GT Comunicação e Sociabilidade, 15º Encontro Anual da Compós. Bauru. junho de 2006. CD-ROM.

6. Cardoso JM, Araújo IS. Comunicação e saúde. Disponível em: http://www.epsjv.fiocruz.br/dicionario/verbetes/comsau.html.

7. Dewey John. Arte como experiência. São Paulo: Martins Fontes; 2010.

8. Fausto Neto A. Enunciação, auto referencialidade e incompletude. Revista Famecos. 2007 dez;34.

9. Gallo P. Projeto "Integração das rádios comunitárias nas ações locais de saúde" [Ministério da Saúde/CNPq/USP]. Disponível em: https://uspdigital.usp.br/tycho/CurriculoLattesMostrar?codpub=17A0B8FEAC61.

10. Gebara P. Advogado dá palestra sobre cyberbullying. Notícias – Info & Ti. Disponível em: http://www.segs.com.br/informatica-e-ti/133258--advogado-da-palestra-sobre-cyberbullying.html. Acesso em: 14 maio 2014.

11. Giddens A. As consequências da modernidade. São Paulo: Unesp; 1991.

12. Gobbi MC. Regiocom: um decênio de colóquios internacionais. In: Marques de Melo J, Sousa CM, Gobbi MC. Regionalização midiática: estudos sobre comunicação e desenvolvimento regional. Rio de Janeiro: Sotese; 2006. p. 237-62.

13. Gomes PG. Regiocom: um decênio de colóquios internacionais. In: Marques de Melo J, Sousa CM, Gobbi MC. Regionalização midiática: estudos sobre comunicação e desenvolvimento regional. Rio de Janeiro: Sotese; 2006. p. 237-62.

14. Gomes PG. O processo de midiatização da sociedade. São Leopoldo: Unisinos; 2007.

15. Habermas J. O futuro da natureza humana. São Paulo: Martins Fontes; 2003.

16. Leavell H, Clark EG. Medicina Preventiva. São Paulo: Mcgraw- Hill; 1976.

17. Levy P. A inteligência Coletiva: para uma antropologia do ciberespaço. São Paulo: Loyola; 1998.

18. Santos M. O espaço do cidadão. São Paulo: Nobel; 2000.

19. Sodré M. Eticidade, campo comunicacional e midiatização. In: Moraes D. Sociedade midiatizada. Rio de Janeiro: Mauad; 2006.

20. World Health Organization. World Immunization Week 2016. Pharmaceutical Industry. Disponível em: http://www.who.int/trade/glossary/story073/en. Acesso em: 23 out. 2014.

29 Gestação na adolescência

Lilian de Paiva Rodrigues Hsu
Leonardo da Silva Valladão de Freitas

▶ Introdução

A adolescência corresponde ao período de transição entre a infância e a vida adulta, caracterizado pelo desenvolvimento físico, mental, emocional, sexual e social que permite ao indivíduo atingir as expectativas culturais da sociedade em que vive. É definida pela Organização Mundial da Saúde como o período compreendido entre os 11 e 19 anos. De acordo com o Estatuto da Criança e do Adolescente, aqueles com idade cronológica entre 12 e 18 anos são considerados adolescentes.

Além das mudanças biológicas, próprias da puberdade, a adolescência é marcada por profundas mudanças biopsicossociais, especialmente relacionadas à sexualidade e as relações interpessoais. Os adolescentes representam mais de 1 bilhão, ou seja, quase 1/5 da população mundial.

A gravidez na adolescência é um importante problema de saúde pública no mundo, com diferentes taxas de prevalência. Usualmente, a gravidez na adolescência não é planejada e, dessa forma, pode ser considerada deletéria pelo alto impacto emocional causado. A grávida adolescente, na maioria das vezes, não possui maturidade suficiente para arcar com as responsabilidades imposta pela maternidade, além de não possuir recursos para prover financeiramente e de forma adequada as suas necessidades e de seu futuro filho. Isso pode levar ao abandono e absenteísmo escolar, repercutindo futuramente em menores ganhos salariais, condições profissionais precárias e situação socioeconômica vulnerável.

No Brasil, em 2010, aproximadamente 19,3% das crianças nascidas vivas foram provenientes de gestações de adolescentes com idade inferior a 19 anos. Das adolescentes entre 15 e 19 anos, 12% possuíam um filho ou mais.

A taxa de fecundidade no Brasil vem apresentando queda de acordo com o censo de 2010. Tal fato ocorre não só em todos os grupos etários, mas inclusive entre as mulheres mais jovens. A taxa que era de 74,8 nascimentos para cada 1 mil adolescentes e jovens (15-19 anos) em 1991, subiu para 89,5 por 1 mil em 2000, e teve um declínio para 67,2 por 1 mil em 2010. Apesar desta queda, a taxa nacional continua sendo elevada quando comparada a países como Arábia Saudita (11,6 por 1 mil), China (8,4 por 1 mil), Coreia do Sul (2,3 por 1 mil), França (7 por 1 mil), e Estados Unidos (34 por 1 mil).

Segundo dados do relatório anual do Fundo de População das Nações Unidas (UNFPA), todos os dias, nos países em desenvolvimento, 20 mil meninas menores de 18 anos dão à luz, e 200 morrem em decorrência de complicações da gravidez ou parto. Em todo o mundo, 7,3 milhões de adolescentes se tornam mães a cada ano, das quais 2 milhões são menores de 15 anos – número que podem aumentar para 3 milhões até 2030, se a tendência atual for mantida. O relatório salienta ainda que o grupo de adolescentes de maior risco para gravidez são aquelas de baixa renda, pouca escolaridade, residentes em áreas rurais, com acesso restrito à saúde sexual e reprodutiva. As meninas que permanecem na escola por mais tempo são menos propensas a engravidar.

▶ Adolescência como fator de risco gestacional

Gestações que acontecem nos extremos da vida reprodutiva da mulher têm sido associadas a resultados perinatais adversos. A gravidez na adolescente tem sido considerada por vários autores como sendo de maior risco para abortamento espontâneo, restrição de crescimento intrauterino, diabetes gestacional, pré-eclâmpsia, parto prematuro, sofrimento fetal intraparto, parto cirúrgico. Nos partos vaginais apresentam maior associação com lesões vaginais e perineais.

De acordo com o Ministério da Saúde, 16,4% das causas de óbito de adolescentes do sexo feminino são decorrentes de causas relacionadas à gravidez, ao parto e ao puerpério (Tabela 29.1).

Tabela 29.1 – Número de óbitos e mortalidade proporcional dos óbitos por causas relacionadas a gravidez, ao parto e ao puerpério de mulheres com idade entre 10 e 19 anos, segundo idade e raça/cor – Brasil, 2004.

Idade	Óbitos	Mortalidade proporcional (%)
13 anos	4	1,5
14 anos	13	4,7
15 anos	26	9,5
16 anos	38	13,9
17 anos	51	18,6
18 anos	73	26,6
19 anos	69	25,2

Fonte: Secretaria de Vigilância em Saúde/MS.

Estudo nacional com avaliação de 5.063 nascimentos mostrou prevalência de 2,2% de gestantes entre 12 a 15 anos e 16,4% entre 16 e 19 anos. As análises dos resultados evidenciaram aumento significativo na ocorrência de partos pré-termo entre as adolescentes na faixa etária dos 12 aos 15 anos (RR = 1,6; p = 0,04) e entre 16 a 19 anos (RR = 1,3; p = 0,01) quando comparadas àquelas entre 20 e 35 anos. O estudo não evidenciou associação significativa entre a faixa etária materna e o aumento da prevalência de restrição do crescimento intrauterino.

O baixo peso ao nascer foi avaliado por Guimarães *et al.* em estudo transversal realizado com 4.746 puérperas e seus respectivos recém-nascidos. Cerca de 20% destas apresentavam idade inferior a 20 anos. As puérperas adolescentes exibiram piores condições socioeconômicas, reprodutivas e resultados perinatais mais adversos, quando comparadas com outros grupos etários. Foram identificados como fatores de risco associados ao baixo peso ao nascer a ausência de assistência pré-natal e tabagismo materno durante a gestação. As adolescentes sem companheiro apresentaram maior risco para baixo peso ao nascimento.

Como mostrado, grávidas adolescentes apresentam risco aumentado para partos prematuros e recém-nascidos com baixo peso ao nascer. Há ainda maior incidência de parto vaginal espontâneo com menor incidência de parto instrumental, segundo Derme *et al.* Concordante com resultados mundiais, estudo realizado por Conde-Agudelo *et al.*, na América Latina, evidenciou que a prevalência de baixo peso e prematuridade aumentaram consistentemente com a redução da idade materna, e foram maiores entre as crianças nascidas de mães com 15 anos ou mais jovens. Olausson *et al.*, na Suécia, relataram aumento no nascimento prematuro entre as adolescentes mais jovens, e sugeriram que a idade materna pode ser um fator de risco biológico para o nascimento prematuro. Kurth *et al.*, na África, descobriram que a probabilidade de baixo peso ao nascimento mais do que duplicou para adolescentes com idade inferior a 16 anos.

Smith e Pell, em estudo realizado na Escócia, compararam o risco de efeitos adversos associados com idade materna de 15 e 19 anos, entre a primeira e segunda gestação. O risco de um recém-nascido pequeno para a idade gestacional e de cesariana de emergência não diferiram significativamente quanto à paridade. No entanto, o risco de resultados obstétricos adversos associados à mesma faixa etária materna, comparadas entre o primeiro e segundo partos, mostrou diferença significativa nas razões das chances de nascimento de prematuros entre 33 e 36 semanas de idade gestacional, (P = 0,01), prematuros entre 24 e 32 semanas (P = 0,004) e natimortos (P = 0,03). Entre os primeiros partos, as mulheres com idade entre 15 e19 anos não apresentaram maior risco de qualquer um dos resultados adversos estudados (baixo peso ao nascer, parto prematuro, óbito fetal, morte neonatal e cesariana de emergência) em comparação com as mulheres com idade entre 20-29 anos. No entanto, no segundo nascimento, as mães entre 15 e 19 anos apresentaram risco significativamente aumentado de parto prematuro e natimorto.

Gama *et al.*, em amostra hospitalar no Município do Rio de Janeiro, avaliaram as variações na frequência de prematuridade em função do número de consultas de pré-natal. Constatou que o percentual de prematuridade foi de 8,8% entre adolescentes que compareceram a 7 ou mais consultas, 14,5% entre aquelas apresentavam de 4 a 6 consultas e 30,7% para as que possuíam 3 ou menos consultas. Em relação ao baixo peso ao nascer, os autores observaram risco de 1,35 vezes maior na condição de um pré-natal inadequado, e de 1,67 vezes na ausência de pré-natal.

Rudra *et al.* relataram incidência de 11,2% de parto prematuro e de hipertensão induzida pela gestação em adolescentes na Índia. A maioria dos estudos tem relatado aumento da incidência de pré-eclâmpsia e hipertensão gestacional na gravidez de adolescentes, especialmente naquelas com idade inferior a 16 anos, em comparação com as gestantes mais velhas. Outros relataram uma incidência semelhante ou ainda mais baixa de pré-eclâmpsia entre as adolescentes, e alguns encontraram redução na incidência dessas complicações em países desenvolvidos.

O baixo peso ao nascimento (< 2.500 g) e a prematuridade estão intimamente relacionados à gravidez na adolescência. As adolescentes que engravidam mais precocemente, entre 10 e 14 anos, apresentam maior propensão a dar à luz aos recém-nascidos com baixo peso. Teorias acerca das causas da maior incidência de baixo peso ao nascer envolvem imaturidade biológica da gestante, associada ao acelerado crescimento somático, e assim concorrendo com o concepto por nutrientes necessários ao seu adequado desenvolvimento. O espaço uterino, quando se apresenta limitado, decorrente ainda da imaturidade dos órgãos reprodutores nas adolescentes, poderia também ser considerado fator de restrição para o crescimento fetal.

Em países em desenvolvimento como o Brasil, há maior proporção de adolescentes grávidas oriundas de classes sociais menos abastadas, e consequentemente com acesso mais restrito ao sistema de saúde e ao acompanhamento pré-natal adequado, fator de risco conhecido para baixo peso e prematuridade. As características biológicas dessas gestantes parecem ter maior influência nos resultados adversos do que fatores socioeconômicos.

O status conjugal se mostra como fator de risco para baixo peso ao nascer. Estudo com adolescentes, que deram à luz a recém-nascidos com baixo peso ao nascer, detectou que 69% das gestantes apresentavam união marital instável. O uso de tabaco, álcool e drogas ilícitas é fator de risco para o baixo peso fetal.

A adolescência atua como fator de risco independente para as complicações gravídicas anteriormente citadas e isoladamente exerce impacto importante em resultados gestacionais adversos, à parte do risco em decorrência de situações sociais e comportamentais desfavoráveis.

Importante citar que a realização de acompanhamento pré-natal adequado, com a devida promoção integral da saúde da adolescente, execução de exames laboratoriais e de imagem, acompanhamento psicológico e nutricional, ameniza os resultados adversos vinculados à gestação na adolescência.

▶ Parto

A incidência de partos cirúrgicos e instrumentais difere em diversos estudos. Tem sido afirmado por alguns autores que o número de partos vaginais operatórios e cesarianas em gestantes adolescentes é mais elevado quando comparados ao de mulheres adultas. Ao contrário, vários autores relataram que as taxas de cesarianas foram inferiores em gestantes adolescentes.

Estudo de coorte, retrospectivo, realizado na Suécia, avaliou os partos de 29.408 adolescentes e 893.505 mulheres com idade entre 20 e 30 anos. O grupo de adolescentes apresentou maiores taxas de partos realizados por via vaginal (RR = 1,70; CI 95% = 1,64-1,75), e menor prevalência de partos cesáreos (RR = 0,61; CI 95% = 0,58-0,64). Apresentou ainda maior risco para prematuridade inferior a 28 semanas de gestação.

Os riscos para placenta prévia, hemorragia pós-parto e rotura perineal foram significativamente menores entre as adolescentes. Assim, o parto cirúrgico não se mostrou mais prevalente que o parto vaginal nas adolescentes.

▶ Conclusões

Conclui-se que a gravidez na adolescência pode levar a consequências para a saúde física, mental, educação, formação profissional e para os direitos de milhões de meninas em todo o mundo. Políticas de saúde pública que envolvam educação da população acerca das consequências biopsicossociais da gravidez na adolescência, informação sobre anticoncepção e livre acesso aos métodos contraceptivos, bem como assistência pré-natal adequada, realizadas por equipe multidisciplinar, devem ser promovidas a fim de atenuar os resultados desfavoráveis observados nas gestações em adolescentes.

▶ Referências

1. Alves JED, Cavenaghi, S. O Programa Bolsa Família e as taxas de fecundidade no Brasil. In: Campelo T, Neri MC. Programa Bolsa Família: uma década de inclusão e cidadania. IPEA – Instituto de Pesquisa Econômica Aplicada. [online] Brasília (DF), 2013. Disponível em: http://www.ipea.gov.br/portal/images/stories/PDFs/livros/livros/livro_bolsafamilia_10anos.pdf. Acesso em: 10 dez. 2014.

2. Alves JG, Cisneiros RM, Dutra LP, Pinto RA. Perinatal characteristics among early (10-14 years old) and late (15-19 years old) pregnant adolescents. BMC Res. Notes. 2012;5:531.

3. Ashok Kumar, Tej Singh, SriparnaBasu, SulekhaPandey, V.Bhargava. Outcome of teenage pregnancy. Indian J Pediat. 2007;74(10):927-31.

4. Blum RW, Geer L, Hutton L, McKay C, Resnick MD, Rosenwinkel K, et al. The Minnesota adolescent health survey. Implications for physicians. Minn Med. 1998;71(3):143-5,149.

5. Brasil. Leis, Decretos, etc. ECA Estatuto da Criança e do Adolescente: Lei n. 8.069, de 13-07-1990. 3. ed. São Paulo: Atlas; 2006.

6. Brindis CD. A public health success: understanding policy changes related to teen sexual activity and pregnancy. Ann Rev Public Health. 2006;27;277-95.

7. CampelloT,NeriMC. Programa bolsa família: uma década de inclusão e cidadania. IPEA – Instituto de Pesquisa Econômica Aplicada. [online] Brasília (DF), 2013. Disponível em: http://www.unfpa.org.br/Arquivos/Gravidez%20Adolescente%20no%20Brasil.pdf. Acesso em: 20 dez. 2014.

8. Conde-Agudelo A, Belizán JM, Lammers C. Maternal-perinatal morbidity and mortality associated with adolescent pregnancy in Latin America: Cross-sectional study. Am J Obst Gynecol. 2005;192(2):342-9.

9. Derme M, Leoncini E, VetranoG, Carlomagno L, Aleandri V. Obstetric and perinatal outcomes of teenage pregnant women: a retrospective study. Epidemiol Biostat Public Health. 2013;10(4):1-8.

10. Eisenstein E. Adolescência: definições, conceitos e critérios. Adolesc Saude. 2005;2(2):6-7.

11. Figueiredo ED, Lamy Filho F, Lamy ZC, Silva AA. Maternal age and adverse perinatal outcomes in a birth cohort (BRISA) from a Northeastern Brazilian city. Rev Bras. Ginecol. Obstet. 2014;36(12):562-8.

12. Fraser AM, Brockert JE, Ward RH. Association of young maternal age with adverse reproductive outcomes. N Engl J Med. 1995;332(17):1113-7.

13. Gama SGN, Szwacwald CL, Leal MDC, Theme Fi- lha MM. Gravidez na adolescência como fator de risco para baixo peso ao nascer no Município do Rio de Janeiro, 1996 a 1998. Rev Saúde Pública. 2001;35(1):74-80.

14. Guimarães AMAN, Bettiol H, Souza L, Gurgel RQ, Almeida MLD, Ribeiro ERRO, Goldaniv MZ, et al. Is adolescente pregnancy a risk fator for low birth weight? Rev Saúde Pública. 2013;47(1):11-9.

15. Kurth F, Bélard S, Mombo-Ngoma G, Schuster K, Adegnika AA, Bouyou-Akotet MK, et al. Adolescence as risk factor for adverse pregnancy outcome in Central Africa – a cross-sectional study. PLoS One. 2010;5(12):e14367.

16. Lubarsky SL, Schiff E, Friedman SA, Mercer BM, Sibai BM. Obstetric characteristics among nulliparas under age 15. Obstet Gynecol. 1994;84(3):365-8.

17. Olausson PM, Cnattingius S, Goldenberg RL: Determinants of poor pregnancy outcomes among teenagers in Sweden. Obstet Gynecol. 1997;89(3):451-7.

18. Greenfield T, Sutija VG, Gudovalli M. Adolescent pregnancy: positive perinatal outcome at a community hospital. J Perinat Med. 2000;28(6):443-6.

19. Pun KD, Chauhan M. Outcomes of adolescent pregnancy at Kathmandu University Hospital, Kathmandu Univ Med J. 2011;33(1):50-3.

20. Rudra S, Bal H, Singh S. A retrospective study of teenage pregnancy in a tertiary care hospital. Int. J Reprod Contracept Obstet Gynecol. 2013;2(3):383-7.

21. Scholl TO, Hediger ML, Belsky DH. Prenatal care and maternal health during adolescent pregnancy: a review and meta-analysis. J Adolesc Health. 1994;15(6):444-56.

22. Smith GSC, Pell JP. Teenage pregnancy and risk of adverse perinatal outcomes associated with first and second births: population based retrospective cohort study. BMJ. 2001; 323(7311):476.

23. Smith GC, Pell JP. Teenage pregnancy and risk of adverse perinatal outcomes associated with first and second births: population based retrospective cohort study. BMJ. 2001;323(7311):1-5.

24. Tyrberg RB, Blomberg M, Kjølhede P. Deliveries among teenage women – with emphasis on incidence and mode of delivery: a Swedish national survey from 1973 to 2010. BMC Pregnancy Childbirth. 2013;13:204-13.

25. Watcharaseranee N, Pinchantra P, Piyaman S. The incidence and complications of teenage pregnancy in Chonburi Hospital. J Med Assoc Thai. 2006;89(Suppl 4):S118-23.

26. World Health Organization. Young People's Health – a Challenge for Society. Geneva: Report; 1986. (WHO-Technical Report Series, 731).

27. Yazlle MEHD, Franco RC, Michelazzo D. Gravidez na adolescência: uma proposta para prevenção. Rev Bras Ginecol Obstet. 2009;31(10):477-9.

30 Gestantes adolescentes e suas relações interpessoais com familiares e companheiros

Lilian de Paiva Rodrigues Hsu
Adriana Aparecida Fregonese

▶ Introdução

É sabido que a construção da identidade pessoal é considerada a tarefa mais importante da adolescência, o passo crucial na transformação do adolescente em adulto produtivo e maduro. Construir uma identidade implica definir quem a pessoa é, quais são seus valores e quais as direções que deseja seguir pela vida, ponderando sua constituição psíquica, as experiências relacionais e familiares. Para compreender a construção do processo de identidade concomitante com uma gestação, e suas consequências, é necessário reconhecer que este é um fenômeno complexo e multideterminado, associado a fatores psicológicos, sociais e históricos.

A maternidade na adolescência traz consigo uma série de expectativas e responsabilidades que limitam a jovem em explorar outras possibilidades, típicas desse período de vida, como a escolha pela profissão e a inserção no mercado de trabalho. Ao mesmo tempo, a posição que a adolescente ocupa no contexto familiar é redimensionada, na medida em que ela precisa desenvolver habilidades e assumir responsabilidades relacionadas aos cuidados com o bebê e consigo própria. A família também desenvolve expectativas em relação ao desempenho da jovem gestante, cobrando e esperando que ela apresente um bom desempenho como mãe. O papel materno se impõe, independente de a gestação ter sido desejada ou não, e a identidade dessa jovem estará vinculada às demandas do filho.

O ser adolescente e o ser mãe, concomitantemente, não é tarefa fácil. Esses períodos de desenvolvimento são marcados por transformações emocionais e cognitivas, que podem se configurar em dificuldades reais de ajustamento, na maneira como a jovem assume o papel materno. Não raro se fazem necessárias as intervenções da família para auxiliá-la. A jovem pode precisar de continência, principalmente de figuras femininas, quando não dispuser de recursos psicológicos necessários para atender e tolerar as demandas do recém-nascido.

As dificuldades inerentes na relação com o bebê, que se apresentam para qualquer mãe, associadas a sentimentos de insegurança e falta de habilidades podem se configurar em um quadro de risco para o desenvolvimento afetivo e cognitivo do bebê, uma vez que as respostas da adolescente frente a demandas do filho podem ser aquém ou além das necessidades deste. No entanto, estudos apontam que, se a jovem possui rede de apoio favorável, ela pode superar as dificuldades e se sentir estimulada na construção do papel materno.

A iniciação sexual na adolescência ocorre cada vez mais precocemente. A sexualidade é produto das relações que a criança, desde o nascimento, estabeleceu com o mundo e o ambiente onde viveu, somado às relações sociais, culturais e políticas, pautadas em diferentes valores, atitudes e padrões de comportamento existentes na sociedade moderna. O adolescente é convidado a consumir imagens mais do que a refletir, a elaborar ou a pensar. Estudos apontam que a possibilidade de a adolescência ser vivida como fase de transição para a vida adulta é exclusiva da classe média. Os adolescentes economicamente menos favorecidos parecem não ter essa oportunidade, pelo contrário, para eles, esse período da vida pode ser uma fase em que terão que assumir a responsabilidade pela sua sobrevivência, arranjar trabalho que os sustente, abandonar a escola e definir o seu relacionamento afetivo.

Os jovens com bons níveis de desempenho escolar e aspirações acadêmicas apresentam maior probabilidade de adiar a sua iniciação sexual. A sensação de construção de relacionamentos afetivos com companheiros e a possibilidade de ampliar as redes familiar e social podem proporcionar para essas adolescentes a ideia de produtividade, aceitação e reconhecimento como sujeito na sociedade. Existe um "lugar" no imaginário dessas jovens, o lugar de mãe de família, já que não possuem acesso a outras possibilidades de realização pessoal. Esse posicionamento reflete a gravidez como algo gratificante do ponto de vista afetivo e relacional.

Para além da gravidez, a questão que se apresenta coloca em foco a qualidade das relações interpessoais que são almejadas por uma jovem mãe. A gestação precipita o desenvolvimento da autonomia na adolescente, processo este que deveria ser gradual em relação aos seus pais ou cuidadores, introduzindo certa ambivalência na relação quando se verifica, principalmente, a dependência econômica. Ao longo do ciclo de vida de um indivíduo, as relações interpessoais se tornam mais complexas se nesse momento de desenvolvimento a adolescente gestante se mantiver em uma posição emocionalmente dependente dos pais e/ou companheiro, e assim for reforçada essa relação com eles, será mais difícil para essa jovem assumir as responsabilidades e demandas que a maternidade exige. No entanto, a gestação é a possibilidade de amadurecimento e crescimento da personalidade, e pode ser a oportunidade de rompimento de relações dependentes.

A forma como cada adolescente irá conduzir esse processo emocional dependerá de muitos fatores internos e externos. Sua capacidade de suportar frustração nos relacionamentos também contará bastante, pois o bebê nem sempre responderá da forma como as mães desejam. A relação que a mãe estabelece com o filho tem suas raízes na forma como ela foi cuidada quando criança.

Da mesma maneira, o relacionamento com o companheiro é carregado de expectativas, como proteção e segurança afetiva, sendo muitas vezes idealizado como o "lugar" de felicidade. Assim como a mãe adolescente, o pai adolescente também vivencia os temores, inseguranças e dificuldades que essa fase de vida apresenta e nem sempre está preparado para oferecer o suporte que a companheira necessita. Do ponto de vista cognitivo, os adolescentes têm dificuldades em avaliar a extensão e o impacto das consequências de seu próprio comportamento. Oferecer ao outro aquilo que ele próprio não consegue identificar nele como uma necessidade pode comprometer o relacionamento do jovem casal.

Reis e Oliveira-Monteiro observaram que as carências emocionais se encontram associadas à maternidade na adolescência e ao desejo de ter um filho. A maternidade ganha o significado de "preencher a solidão", de evitar "brigas ou tristezas com a família" e de suprir a "falta de opção na vida". Os autores concluem que a carência afetiva associada à ausência ou limitação de perspectivas de vida pode ser fator determinante para a ocorrência da gestação, ao menos em classes menos favorecidas economicamente. Logo, o filho ganha o significado como um ser que acabará com o sentimento de solidão e de abandono. Essa expectativa depositada no futuro filho pode trazer problemas de desenvolvimento emocional para a criança, na medida em que a mãe apresenta dificuldades para estimular a autonomia do filho no sentido do crescimento emocional, da dependência total do bebê para a independência total do adulto. Para mães com características de carência afetiva, pode ser difícil preparar o filho para a independência dela.

▶ O desafio para a sociedade

A gravidez na adolescência representa um desafio para a sociedade. Sant'Anna e col avaliaram o envolvimento da adolescente grávida na atividade sexual e no contexto social. O grupo estudado foi constituído por 152 adolescentes grávidas que iniciaram sua vida sexual com média etária de 14,2 anos. O tempo médio decorrido entre a primeira relação sexual e gravidez foi de 1,4 anos. Na maioria dos casos (75%), estas gestações não foram desejadas nem planejadas, no entanto, a maioria das mães adolescentes (64,3%) não usou qualquer método contraceptivo. Das adolescentes grávidas, 68,1% vieram de famílias desestruturadas. O número médio de anos de escolaridade foi de 8,1, porém, houve uma elevada taxa de evasão de 40,1%. Segundo os autores, o número médio de anos de estudo elevado, teoricamente, reflete um maior conhecimento no que diz respeito à reprodução humana, apontando para a multicausalidade da gravidez na adolescência e ao papel desempenhado pela família.

Estudo realizado para avaliar o impacto da atenção integral à saúde de adolescentes grávidas e mães adolescentes, com seguimento a partir do Programa de Apoio Integral para a Adolescente Grávida, mostrou que a média de idade das adolescentes foi de 15,7 anos. Dentre as adolescentes avaliadas, 3,52% tiveram uma nova gestação num intervalo médio de 23 meses após o parto, o nível de escolaridade média foi de 8,1 anos, 30,5% abandonaram a escola, e em 79,4% das vezes o abandono escolar ocorreu antes da gravidez, 64,6% não usavam contraceptivos, 68,3% eram solteiras. Um ano após o nascimento, 50% trabalhavam, 55,1% viviam com o parceiro, 77% faziam uso de contraceptivo corretamente, todas as crianças moravam com suas mães e possuíam esquema de vacinal em dia. Os resultados demonstram que a atenção global dada à saúde de mães adolescentes e adolescentes grávidas é um fator de proteção para nova gestação e qualidade de vida dessas adolescentes.

▶ Aspectos psicológicos

Para Cabral, outro fator de risco é a imaturidade psíquica dos jovens pais, os quais se revelam pouco contingentes às necessidades desenvolvimentais do bebê, bem como para educar e criar uma criança. Tal imaturidade pode deixar a criança mais propensa a contrair doenças infectocontagiosas ou, até mesmo, a sofrer acidentes. A interação que a mãe adolescente estabelece com o seu bebê tem características específicas: dificuldade em apreender o bebê como uma entidade distinta de si, com comportamentos e necessidades próprias, o que leva ao estabelecimento de uma relação mais dirigida ao plano da fantasia que da realidade. Em comparação às mães adultas, assiste-se, por parte das mães adolescentes a um menor número de ações contingentes às necessidades do bebê, oferecendo-lhes menos atividades de estimulação, pouca comunicação e um maior número de comportamentos de indiferença relativamente aos seus pedidos. Não obstante, verifica-se que as mães adolescentes oferecem mais contato físico aos bebês que as mães adultas.

No contexto da proteção, o estudo de Figueiró identificou uma menor prevalência de gravidez e de maternidade entre as adolescentes cujo pai e mãe residiam no mesmo domicílio, e entre as que estavam trabalhando. Verificou também que o envolvimento familiar em grupos religiosos é uma variável que favorece o adiamento do início da vida sexual/reprodutiva na adolescência. Para Pinheiro, há uma diversidade de trajetórias desenvolvimentais entre os jovens brasileiros, e algumas mães adolescentes mostram-se capazes de responder adequadamente nesse percurso e nem sempre oferecem piores condições de cuidado à criança do que as mães adultas.

O sentido de ser mãe pode ser singular para cada adolescente. Os adolescentes constroem e projetam as representações e expectativas que orientam suas posturas no mundo, nas relações interpessoais com família e com seu grupo de convivência. Para cada gestante adolescente, é necessário entender o universo de variáveis que compõem as representações que ela possui sobre a vida e a maternidade. Dessa forma, é questionável até que ponto adolescência e gestação são experiências que conflitam entre si. Dependendo do contexto social em que a adolescente vive e das relações interpessoas com família e parceiro afetivo, o significado da gestação, assim como o impacto dessa experiência de vida no desenvolvimento dessa jovem, pode assumir diferentes contornos.

▶ Gestação e nível socioeconômico

Em camadas sociais mais favorecidas, a gravidez na adolescência tende a não prejudicar tanto o percurso escolar e profissionalizante das jovens, em comparação com camadas sociais menos abastadas. Logo, a perspectiva de futuro das adolescentes gestantes de classe média não é afetada com tamanha intensidade quanto a perspectiva das adolescentes de classe baixa, no que tange aos aspectos de educação e profissionalização. Contudo, a análise das variáveis que compõem esse fenômeno de gravidez da adolescente e suas relações interpessoais não pode se restringir aos impactos negativos.

▶ Conclusões

Estudos mostram que, muitas vezes, a gravidez é desejada pelas jovens como a possibilidade de acesso a um novo status de identidade e reconhecimento por meio do papel materno. A maternidade, nesses casos, dá sentido à vida da jovem, marca seu espaço na família e no contexto social.

Gestantes adolescentes e suas relações interpessoais com familiares e companheiros

Pensar em gravidez na adolescência como algo não desejado corresponde a uma perspectiva normativa da adolescência que exclui a maternidade precoce como uma alternativa de vida e de relações interpessoais mais assertivas e satisfatórias para a jovem. As intervenções que visam a prevenir a gravidez na adolescência devem oferecer, além de informações sobre métodos contraceptivos, possibilidades de os adolescentes ressignificarem suas vidas, seus objetivos pessoais, suas relações familiares, sociais e afetivas. Assim, os significados e possíveis consequências negativas de uma gravidez e das relações interpessoais derivadas dessa situação podem ser discutidos e trazidos à luz para os jovens que precisam se apropriar da responsabilidade pela própria vida em todos os seus aspectos, auxiliando-os na construção da identidade.

▶ Referências

1. Arruda A. Teoria das representações sociais e teorias de gênero. Cad Pesqui. 2002;117: 127-47.
2. Brasil. Ministério da Saúde. Marco teórico e referencial a saúde sexual e reprodutiva de adolescentes e jovens. Brasília. 2006. Disponível em: www.portal.saude.gov.br.
3. Cabral CS. Contracepção e gravidez na adolescência na perspective de jovens pais de uma comunidade favelada do Rio de Janeiro. Cad Saúde Pública. 2003;19(2):283-92.
4. Figueiredo B. Maternidade na adolescência: do risco à prevenção. Rev Port Psicossomática. 2001,3(2):221-37.
5. Figueiró AC. Condições de vida e saúde reprodutiva de adolescentes. Rev Bras Saude Mater Infant. 2002,2(3):291-302.
6. Fonseca ALB, Araújo NG. Maternidade precoce: uma das consequências do abandono escolar e do desemprego. Rev Bras Crescimento Desenvolv Hum. 2004;14(2):16-22.
7. Levandowski DC, Piccinini CA. Paternidade na adolescência: aspectos teóricos e empíricos. Rev Bras Crescimento Desenvolv Hum. 2004;14(1):51-67.
8. Reis AOA, Oliveira-Monteiro NR. Sexualidade e procriação na ótica de jovens de periferias sociais e urbanas. Rev Bras Crescimento Desenvolv Hum. 2007; 17(2):54-63.
9. Sant'Anna, et al. Pregnant Teenager Involvement in Sexual Activity and the Social Context. The Scientific World Journal. 2006;6:998-1007.
10. Sant'Anna, et al. Teenage Pregnancy: Impact of the Integral Attention Given to the Pregnant Teenager and Adolescent Mother as a Protective Factor for Repeat Pregnancy. The Scientific World Journal. 2007;7:187-94.
11. Santos A, Carvalho CV. Gravidez na adolescência: um estudo exploratório. Boletim de Psicologia. 2006;56:135-51.
12. Silva DV, Salomão NMR. A maternidade na perspectiva de mães de adolescentes e avós maternas de bebês. Estudos de Psicologia (Campinas). 2003;8(1):135-45.
13. Pinheiro VS. Repensando a maternidade na adolescência. Estudos de Psicologia. 2000; 5(1): 243-51.

Índice remissivo

A

Abuso sexual na infância e adolescência, 145
  aspectos éticos e legais, 146
  atendimento à mulher vítima de abuso
    sexual, 148
    anamnese e exame físico, 148
    contracepção de urgência, 148
    gravidez, 150
    profilaxia infecciosa, 149
Adolescentes de, 65, 204
  15 anos com malformação genital –
    ausência de vagina, 65
  15 anos, com início da atividade sexual há
    alguns meses, 204
  16 anos com malformação genital –
    duplicidade de colo uterino, 65
Anticoncepção na adolescência, 135
  anticoncepção de emergência, 143
  coito interrompido (CI), 137
  contraceptivos com progestogênios
    isolados, 139
    contraindicações ao uso de
      progestógenos isolados, 140
      probabilidade de piora da função
        hepática, 140
      riscos, 140
        de agravo do prognóstico, 140
        de redução da eficácia de
          contraceptivos orais e
          implantes, 140
        trombogênico aumentado, 140
  contraceptivos hormonais combinados,
    138
    contraindicações ao uso de
      contraceptivos combinados, 138
      condições trombogênicas, 138
      riscos de, 138, 139
        agravo do prognóstico, 139
        infarto do miocárdio, 139
        piora da função hepática, 139
        redução da eficácia de
          contraceptivos orais, 139
        trombose arterial e acidente
          vascular cerebral, 138
  LARC – *long acting reversible*
    contraception, 141
  métodos comportamentais, 136
  pós-abortamento, 143
  preservativo, 137
  puerpério, 142
    lactantes, 142
    não lactantes, 142
Aparelho de histeroscópio utilizado para
realização de vaginoscopias, 108
Atividade física e academia para crianças e
  adolescentes, 407
  atividade física poderia mudar a acuidade
    visual, A, 414
  academia, 418
  algumas definições, 420
  atividades físicas, 411, 412, 414
    e desempenho escolar, 411
    e massa óssea, 412
    e saúde mental de adolescentes, 414
  consequências da inatividade física:
    obesidade, 408
  crianças de baixo nível socioeconômico
    são menos ativas, 409
  função endotelial e exercício, 412
  implicações do tempo de tela na aptidão
    física, 409
  maturação sexual, 414
  medindo passos, 418
  papel da educação física, o, 410

pais passam mais que cor de olhos para os filhos, 410

perguntas comuns ao médico, 419

peso ao nascer e nível de atividade física, 408

prescrição de força, 418

prestar atenção no alinhamento de membros inferiores, 414

promovendo crianças mais ativas, 417

propostas futuristas, 411

qual é o amadurecimento natural da força muscular?, 418

recomendações de atividade física para crianças e adolescentes, 416

sedentarismo na infância e adolescência no Brasil, 408

sedentarismo na infância e adolescência: perspectiva internacional, 408

tendência secular da adiposidade, 410

Atividade física, participação esportiva e comportamento suicida, 415

Avaliação diagnóstica, 280, 282, 283

amenorreias, 282, 283

primárias, 283

passo 1, 280

C

Calendários, 374, 375, 376

da criança proposto pelo Ministério da Saúde, 374

do adolescente proposto pelo Ministério da Saúde, 375

vacinal da infância e adolescência, 375

vacinal para adolescentes, 376

Características encontradas em crianças expostas ao álcool intrauterino, 359

Causas de, 98, 289

hirsutismo, 289

sangramento genital na infância, 98

Cirurgias plásticas mamárias e próteses na adolescente, 331

afecções estéticas da mama na adolescente, 335

aspectos psicológicos e a autoimagem corporal da adolescente, 332

embriologia e desenvolvimento da mama na adolescente, 334

tratamento cirúrgico das afecções estéticas da mama, 339

mamoplastias/mastopexias, 339

mastoplastia de aumento e inclusão de próteses, 343

características do implante, 345

evolução a longo prazo e impacto na adolescência, 345

plano de inclusão, 344

tipo de incisão, 343

Classe I: agenesia ou hipoplasia dos ductos paramesonéfricos com suas subdivisões, 10

Classe II: útero unicorne com corno rudimentar, 11

Classe III: útero didelfo, 12

Classe IV: útero bicorne com septo completo, 13

Classe V: útero septado com septo completo, 13

Classe VI: anomalias produzidas pelo dietilestilbestrol (DES), 14

Classificações, 43, 273, 292, 310, 399, 347

da acne, 292

da puberdade precoce, 43

das amenorreias de acordo com a etiologia, 273

de Baker para contratura capsular, 347

de Grolleau et al. para deformidades da mama tuberosa, 339

dos tumores de células germinativas (TCGs), 310

Colo uterino de adolescente com ectopia extensa, 195

Comparação do diâmetro e comprimento entre o vaginoscópio e histeroscópio, 63

Complicações decorrentes, 325, 326

da restrição alimentar, 325

dos métodos compensatórios, 326

Condições e diferentes critérios de elegibilidade para uso de dispositivos intrauterinos, 142

Condições ginecológicas e obstétricas que frequentemente envolvem condições psiquiátricas e relacionadas, 389

Consulta e o exame ginecológico: neonatal, infância e adolescência, A 53

adolescência, 58

exame ginecológico, 61

história ginecológica, 60

infância, 55

neonatal, 53

Coçadura, 186

Correlação entre o percentil e o desvio-padrão de altura, 112

Corrimentos genitais na adolescência, 215

candidíase vulvovaginal (CVV), 215

corrimentos genitais – abordagem sindrômica, 227

streptococcus beta-hemolítico do grupo A, 226

tricomoníase, 220
   agente, O, 220
   diagnóstico, 221
   etiopatogenia, 220
   quadro clínico, 221
   transmissão, 220
   tratamentos, 222
      na gestação, 222
      na recidiva, 222

vaginose bacteriana (VB), 223
   agentes, Os, 223
   diagnóstico, 224
   etiopatogenia, 223
   quadro clínico, 223
   tratamento, 225
      tratamento em casos especiais (pacientes imunodeprimidas, VB recorrentes e/ou associada à Mobiluncus), 225

vulvovaginites inespecíficas, 226
   agente, O, 216
   classificação, 216
   diagnóstico, 218
   fatores predisponentes, 216
   quadro clínico, 217
   tratamento, 218
      candidíase vulvovaginal recorrente (CVVR), 219
         regimes de manutenção, 220
      CVV complicada (doença severa ou devida a outras espécies de cândida que não albicans ou alterações da resposta do hospedeiro), 218
      CVV descomplicada, 218
      CVV na gestação, 220

Corte transversal de embrião com seis semanas, 2

Criança com diversas lesões verrucosas em região vulvar características de verrugas genitais (condilomas), 103

Crianças com lesões, 82, 91, 103
   hipocrômica bilateral vulvar característica de líquen escleroso, 83
   periuretral característica de prolapso uretral, 91
   periuretral característica de prolapso uretral, 103
   vulvar característica de líquen escleroso, 103
   verrucosas em região vulvar característica de verruga genital (condiloma), 82

Crianças, 74, 84, 186, 187, 190, 191
   com quadro de vulvovaginite purulenta, 74
   com sinéquia de pequenos lábios extensa, 84
   de 3 anos com lesão verrucosa em região vulvar, 186
   de 3 anos com verrugas genitais (condiloma), 190
   de 6 anos com lesões verrucosas em região perianal, 187
   de 9 anos com lesões verrucosas em região perianal características de verrugas genitais (condiloma), 191

Critérios, 224
   de Nugent, 224
   classificação da doença de Behçet, 88
   elegibilidade para uso de contraceptivos hormonais combinados contendo estrogênio associado a progestágeno, 138
   elegibilidade para uso dispositivos intrauterinos, 141
   de Tanner para o desenvolvimento mamário e de pelos pubianos em meninas, 40
   diagnósticos da anorexia nervosa, 323
   diagnósticos da bulimia nervosa, 324

Curvas de maturação funcional da agilidade, altura e força, 419

D

Desenvolvimento dos genitais externos femininos, O, 9

Diagnósticos, 19, 235, 291
   de anomalias por ressonância nuclear magnética, 19
   diferencial da acne por faixa etária, 291
   diferenciais em casos de SUD, 235

Diferenciação da genitália externa, 32

Diferenciação sexual normal e anormal, 29
   avaliação diagnóstica, 35
      exames complementares
         dosagens hormonais, 36
         eletrólitos, 36
         estudos de imagem, 36
         testes genéticos, 36
   classificação das anomalias da diferenciação sexual, 33
   diferenciação sexual normal, 29
      determinação gonadal, 30
      diferenciação dos ductos internos e da genitália externa, 30

fertilização e determinação do sexo
genético, 29
formação dos órgãos comuns aos dois
sexos, 30
principais causas de anomalias da
diferenciação sexual, 33
anomalias da diferenciação sexual, 34,
35
ovotesticular – hermafrodita
verdadeiro, 34
testicular – homem XX, 35
defeitos de síntese de testosterona, 34
disgenesia gonadal mista, 35
disgenesia gonadal parcial, 34
hiperplasia congênita de suprarrenal
(HCSR), 33
insensibilidade androgênica, 34
Diferenciação sexual normal, 31
Disgerminoma ovariano em jovem de 17
anos, 313
Distribuição regional dos casos de câncer
diagnosticados, 306
Distúrbios alimentares (anorexia, bulimia e
obesidade) na infância e adolescência, 321
avaliação do estado nutricional, 322
obesidade, 326
complicações e comorbidades, 327
epidemiologia, 326
tratamento, 327
transtornos alimentares, 322
complicações e comorbidades, 325
epidemiologia, 325
tratamento, 326
Distúrbios do crescimento, 111
causas endócrinas do crescimento
deficiente, 116
baixa estatura idiopática (BEI), 119
corticoterapia prolongada, 119
deficiência do hormônio de
crescimento (DGH), 116
hipotireoidismo, 119
síndrome de Turner, 117
causas não endócrinas do crescimento
deficiente, 114
anemias, 115
cardiopatia congênita, 115
desnutrição, 115
doença gastrointestinal, 115
doença hepática crônica, 116
doença renal crônica, 116
doença respiratória crônica, 115
crescimento deficiente, 114
cuidados e restrições ao uso do hormônio
de crescimento, 119

fases, 111, 112
intrauterina, 111
lactente, 111
pré-púbere, 112
puberal, 112
do crescimento normal, 111
puberal final, 112
variantes do crescimento normal
retardo constitucional do crescimento e
puberdade/aceleração constitucional
do crescimento e puberdade, 114
baixa estatura familial, 114
Distúrbios menstruais na adolescência, 229
amenorreias, 237
sangramento uterino anormal, 231
avaliação diagnóstica, 233
diagnóstico diferencial, 234
fisiopatogenia, 232
variedades, 232
anovulatória, 232
ovulatória, 232
manifestações clínicas, 233
tratamento, 234
Distúrbios psiquiátricos mais comuns na
infância e adolescência, 387
automutilação e suicídio, 393
automutilação, 393
suicídio, 394
transtornos mentais, Os, 390
classificação, 390
curso e evolução, 391
morbidade, mortalidade e custos
sociais, 391
prevalência de transtornos mentais na
infância e adolescência, 390
psiquiatria da infância e adolescência e a
ginecologia e obstetrícia, A, 388
transtornos, 392, 394, 395
comportamento disruptivo, 399
de ansiedade, 394
outros transtornos de ansiedade, 394
do humor, 392
afetivo bipolar, 392
depressão, 392
do neurodesenvolvimento, 397
de déficit de atenção e
hiperatividade, 397
autismo, 398
do uso de substâncias, 396
obsessivo-compulsivo (TOC), 394
somatoformes, 395
dor abdominal funcional, 396
fadiga, 396

Índice remissivo

Doenças sexualmente transmissíveis, 151
classificação, 152
infecções bacterianas, 160
cancro mole, 164
diagnóstico, 165
quadro clínico, 164
tratamento, 165
donovanose, 166
diagnóstico, 167
quadro clínico, 166
tratamento, 167
infecção por Chlamydia trachomatis, 170
diagnóstico, 171
quadro clínico, 170
tratamento, 172
infecção por gonococos (Neisseria gonorrhoeae), 168
diagnóstico, 169
quadro clínico, 168
tratamento 170
linfogranuloma venéreo, 172
diagnóstico, 173
quadro clínico, 172
tratamento, 174
micoplasmose genital (mycoplasma e ureaplasma), 175
diagnóstico, 176
quadro clínico, 176
tratamento, 176
sífilis, 160
classificação, 160
diagnóstico, 162
quadro clínico, 160
seguimento, 163
tratamento, 162
infecções virais, 152
herpes simples, 156
diagnóstico, 159
quadro clínico, 156
tratamento, 159
infecção pelo vírus da Imunodeficiência Humana (HIV), 152
diagnóstico, 154
mecanismo de infecção e replicação viral, 153
tratamento, 155
Dor pélvica aguda e crônica na infância e adolescência, 257
dor pélvica aguda, 257
anamnese e exame físico, 258
etiologia, 257
causa ginecológica, 257
cisto de ovário roto, 258
doença inflamatória pélvica aguda (DIPA), 258
gravidez ectópica, 257
torção ovariana, 258
causas não ginecológicas, 258
patogênese, 258
exames laboratoriais e de imagem, 259
dor pélvica crônica, 259
anamnese e exame físico, 260
avaliação laboratorial, 261
causas, 260
epidemiologia, 260
exame de Imagem, 261
patogênese, 260

E

Ectopia cervical friável e sangrante associada à infecção pela Chlamydia trachomatis, 171
Embriologia do sistema genital feminino e malformações congênitas do trato genital, 1
embriogênese do sistema genital feminino, 1
ductos genitais, 5
genitais externos, 8
ovários, 1
vagina, 7
malformações congênitas do trato genital, 8
anomalias consequentes a defeitos da fusão lateral, 24
anomalias consequentes a defeitos da fusão vertical, 22
agenesia ou disgenesia cervical, 23
septos vaginais transversos, 22
ausência congênita dos ductos paramesonéfricos, 17
anomalias associadas do sistema esquelético, 18
anomalias associadas do sistema urinário, 18
anomalias associadas, 18
etiologia, 17
classificação das anomalias müllerianas, 10
perfomances obstétricas das pacientes com classe, 11, 12, 13, 14
I, 11
II, 11

450 *Ginecologia e Obstetrícia da Infância à Adolescência*

III, 12
IV e V, 13
VI, 14
classificação das anormalidades
müllerianas, 9
diagnóstico das anomalias
uterovaginais, 18
tratamento das anomalias uterinas, 24
cerclagem, 24
metroplastia, 25
útero bicorne, 25
útero didelfo, 25
útero septado, 25
tratamento, 20
cuidados pré-operatórios, 20
métodos para criação de uma
neovagina, 21
preparo laboratorial, 21
preparo psicológico pré-operatório,
21
Endometriose na adolescência, 265
classificação, 266
diagnóstico, 266
exames de imagem, 267
exames laboratoriais, 267
história clínica, 266
etiopatogenia, 265
manejo pós-operatório, 268
planejamento terapêutico, 267
Escala de Ferriman-Gallwey, 288
Estimativas, 277, 306
de novos casos de câncer em crianças e
adolescentes, 306
semiquantitativa do hirsutismo, 277
Exame da genitália externa, 57, 62
de adolescente de 14 anos, 62
de criança de 6 anos, 57
Exame especular, 217, 221
onde se evidencia colo com aspecto de
"morango", 221
onde se evidencia corrimento branco e
espesso, 217

F

Fatores causais relacionados com os tumores
genitais feminino, 308
Fisiologia da puberdade, puberdade precoce
e tardia, 39
atraso puberal, 49
diagnóstico e tratamento, 51
etiologia, 49
hipogonadismo hipergonadotrófico, 50

causas adquiridas de falência
gonadal, 51
deficiência da 17-hidroxilase, 51
disgenesia gonadal, 51
insensibilidade androgenia da forma
completa, 51
síndrome de Turner, 51
hipogonadismo hipogonadotrófico, 49
craniofaringioma, 50
deficiência isolada do LH, 50
síndrome de Kallmann, 49
tumores hipotalâmicos-hipofisários,
50
fisiologia da puberdade
características sexuais secundárias, 39
idade de início dos caracteres
puberais, 39
crescimento e composição corporal, 41
variações benignas do desenvolvimento
puberal, 41
telarca precoce, 41
adrenarca precoce, 41
velocidade de maturação puberal, 41
puberdade precoce, 42
classificação, 42
puberdade precoce central (PPC), 42
concentrações hormonais, 44
diagnóstico por imagem, 44
efeitos adversos do GnRHa, 46
estatura e avanço da idade óssea, 44
outros efeitos do GnRH ao longo
prazo, 46
resultados com o uso de GnRHa, 46
tratamento da puberdade precoce
GnRH-dependente, 45
puberdade precoce, 47, 48
combinada ou mista, 48
desreguladores endócrinos (DE), 48
puberdade precoce periférica (PPP), 47
cisto folicular ovariano autônomo,
47
hipotireoidismo primário, 48
síndrome de McCune Albright, 47
tumor da célula da granulosa, 47
Formação do útero, tubas uterinas e vagina,
7
Formação dos cordões sexuais secundários e
ductos genitais, 4
Fotos de, 315, 316, 318
recorrência do caso de teratoma, 316
teratoma maturo em adolescente de 20
anos, 315

tumor do cordão sexual em jovem de 17 anos, 318

Frequência relativa dos tumores malignos de células germinativas, 311

Funções, 411, 412
    endotelial em crianças, 412
    executiva e desempenho em matemática em escolares, 411

Fusão dos ductos de Müller, 6

G

Genitália de recém-nascida, 54

Gestação na adolescência, 433
    adolescência como fator de risco gestacional, 434
    parto, 436

Gestante de 15 semanas desenvolveu condiloma acuminado gigante, 205

Gestantes adolescentes e suas relações interpessoais com familiares e companheiros, 439
    aspectos psicológicos, 441
    desafio para a sociedade, o, 441
    gestação e nível socioeconômico, 442

H

Higiene íntima feminina, 121
    anatomia, histologia e fisiologia da genitália feminina e suas interações com a higiene íntima, 121
    recomendações especiais de higiene
        mulheres com pele sensível, 131
        na infância, 131
        período menstrual, 131
        pós-atividade física, 131
        pós-coito, 131
        puerpério recente, 131
        vulvovaginites, 131
    recomendações gerais de higiene íntima, 128
        absorventes, 130
        depilação, 130
        higiene genital propriamente dita, 128
        lenços higiênicos, 129
        manuseio das vestimentas, 130
    variações fisiológicas da vagina e da vulva na infância e adolescência, 127

Hiperprolactinemia – diagnóstico e tratamento, 279

Hirsutismo, acne, queda de cabelos e estrias: causas e tratamento, 287
    acne, 291
    alopecia, 294

    estrias, 297
    hirsutismo, 287

I

Índices de Pearl em usuárias de contraceptivos no uso típico e perfeito, 137, 138, 140, 141, 181

infecção pelo HPV na adolescência, 192
    peculiaridades do trato genital inferior na adolescente, 192
    condiloma genital na adolescência, 203
    conduta nas lesões HPV induzidas subclínicas, 208
        atipia escamosa citológica – não pode excluir lesão de alto grau (ASC-H), lesão intraepitelial de alto grau (LIEAG) e atipias glandulares (AGC), 209
        atipia escamosa citológica de significado indeterminado (ASC-US) e lesão intraepitelial de baixo grau (LIEBG), 209
        neoplasia intraepitelial grau 1 (NIC1). 209
        neoplasia intraepitelial grau 2 e 3 (NIC2 e 3), 210
    história natural da infecção pelo HPV e das lesões intraepiteliais na adolescência, 199
    infecção pelo HPV na adolescente, A, 195
    screening citológico, 208

infecção pelo papilomavírus humano na infância, 181
    diagnóstico diferencial, 191
    manejo das crianças com lesões anogenitais, 188
    manifestações clínicas, 185
    mecanismos de transmissão, 181
    seguimento, 191
    tipos virais em crianças, 185

Interpretação dos critérios de elegibilidade médica para uso de contraceptivos, 136

Intervenções fora do ambiente escolar para o aumento do nível de atividade física, 417

J

Jovem em fase de puberdade apresentando vulvite por fungos, 217

L

Lesão de condiloma plano em região anogenital, 162

Lesão de herpes recidivante em lábio maior, 158, 159
  direito, 158
  esquerdo, 159
Lesões mamárias na infância e adolescência, 241
  anormalidades do desenvolvimento, 242
  anormalidades transitórias da glândula, 245
    cistos retroareolares (glândulas de Montgomery), 246
    ectasia mamária ductal, 246
    galactocele, 246
    ginecomastia, 247
    gelarca prematura, 245
  desenvolvimento mamário normal, O, 241
  exames de imagem, 242
  lesões inflamatórias, 249
    abscesso e mastite, 249
  lesões papilíferas, 248
    papiloma intraductal, 248
    papilomatose juvenil, 248
  lesões traumáticas, 249
  lesões tumorais benignas, 250
    adenoma, 251
    fibroadenoma juvenil ou hipercelular, 250
    fibroadenoma, 250
  lesões tumorais malignas, 251
    carcinomas, 252
    sarcoma, 253
    tumores filoides (phyllodes) da mama, 251
Lesões vulvares na infância, 77
  lesões dermatológicas, 77
    aftose bipolar de Newmann, 88
    condiloma acuminado (verrugas vulvares), 81
    dermatite: das fraldas, seborreica, atópica e de contato, 77
    doença de Behçet, 87
    escabiose, 79
    hemangiomas, 85
    infecção pelo herpes simples (HSV-1 e HSV-2), 80
    líquen escleroso, 81
    molusco contagioso, 79
    nevos, 85
    sinéquia de pequenos lábios (coalescência de ninfas), 83
    úlceras infecciosas de causa não sexualmente transmissível, 85
    citomegalovírus (CMV), 86

    epstein-Barr (EBV), 85
    tuberculose vulvar, 86
    úlceras Lipschütz's, 88
  lesões urológicas, 89
    carúncula uretral, 91
  lesões traumáticas, 91

M

Marcadores tumorais utilizados nos TCGs, 311
Menina com 6 anos de idade, ausência de broto mamário, 56
Menina de 19 anos com mama acessória em região vulvar, 243
Metodologia na entrevista motivacional, 364
Migração das células germinativas primordiais através do mesentério dorsal, 3
Mudanças da densidade óssea do calcâneo, fêmur e coluna vertebral lombossacral, 413

N

Nível de atividade física aos 17-18 anos de idade de acordo com o peso corporal ao nascer, 409
Número de óbitos e mortalidade proporcional dos óbitos por causas relacionadas a gravidez, ao parto e ao puerpério, 435

O

Orientações sobre como perguntar sobre o uso de álcool de acordo com a idade, 361

P

Paciente com diversas lesões ulcerosas rasas em vulva, características de herpes primário, 157
Pacientes
  de 15 anos, com hipertrofia mamária bilateral e ptose grau IV, 342
  de 16 anos com tumor filoide submetida a adenectomia de mama direita, 252
  de 16 anos, obesa, com hipertrofia mamária bilateral, 340
  de 16 anos, obesa, com hipomastia bilateral e hipoplasia de quadrantes inferiores bilateral, 338
  de 16 anos, obesa, com hipomastia bilateral, 337
  de 17 anos, com hipomastia bilateral simétrica, 336

Índice remissivo

de 17 anos, com hipomastia bilateral, 344

de 18 anos com mamas tuberosas, 245

de 4 anos com puberdade precoce periférica decorrente de cisto ovariano autônomo. Presença de desenvolvimento de mamas M3, 100

de 4 anos com puberdade precoce periférica decorrente de cisto ovariano autônomo. Presença de sangramento genital leve/moderado, 100

do sexo masculino de 13 anos com ginecomastia puberal, 248

Perfil sorológico e manifestações clínicas e laboratoriais da sífilis, 164

Pontos de corte para a classificação do estado nutricional, 322

Presença de lesões umbilicadas e circulares em coxa, 80

Principais antibióticos utilizados em casos de acne, 293

Q

Quando e quem rastrear, 362

R

Racionalização da pesquisa das amenorreias, 271

conceito, classificação e etiologia, 271

fluxograma diagnóstico, 273

anamnese, 273

exame físico geral, 275

exame físico ginecológico, 275

exames laboratoriais e de imagem, 277

sugestões de dosagens hormonais, 283

avaliação ciclos anovulatórios, 284

avaliação da função ovulatória, 283

avaliação de reserva ovariana: FSH, 283

ciclos anovulatórios + hiperandrogenismo, 284

outras dosagens hormonais, 284

Rastreamento das disfunções tireoidianas, 278

Recomendação de atividade física para crianças e adolescentes, 416

Resumo do tratamento da acne, 294

Risco de miopia de acordo com a prática de esportes semanais e o número de pais míopes, 415

Risco de vieses de informação em saúde pela internet, O,423

educação e informação em saúde: a experiência com rádios populares e

implicações do conceito de território em saúde pública, 426

falta de sigilo na internet e o cyberbullying, 427

informação e comunicação em saúde na internet, 425

mitos e falsas verdades, em quem/que acreditar?, 428

processo saúde-doença e o conceito de saúde, 424

risco no uso de medicamentos e pseudo-orientações medicamentosas sem crítica adequada, 429

Roteiro diagnóstico em casos de sangramento genital na infância, 108

S

Sangramento genital na infância, 97

anamnese e exame clínico, 106

sangramento de causa hormonal, 98

estrogênios exógenos, 101

menarca precoce, 99

puberdade precoce, 99

sangramento fisiológico da recém-nascida (crise hormonal da recém-nascida ou reação gravídica Aron), 98

sangramento de causa orgânica, 101

abuso sexual 106

corpo estranho vaginal, 104

hemangiomas genitais, 104

lesões dermatológicas vulvares, 103

prolapso da uretra, 102

trauma genital, 101

tumores genitais, 104

vulvovaginites, 101

Síndrome dos ovários policísticos: exclusão, 281

Striae albae, 298

Striae rubrae, 298

T

Teratoma imaturo em adolescente de 18 anos, 314

Tomografia computadorizada referente ao caso anterior de disgerminoma ovariano, 313

Tratamento em casos especiais da VB, 225

Tratamento oral, 219, 222, 225

da VB, 225

para candidíase, 219

para tricomoníase, 222

Tratamento tópico via vaginal da VB, 225

Tratamento via vaginal para candidíase, 219

454 *Ginecologia e Obstetrícia da Infância à Adolescência*

Tubérculo paramesonéfrico (ou de Müller), 7
Tumores genitais na infância e adolescência, 305
  classificação, 309
  etiologia, 307
  rabdomiossarcomas, 319
  sequelas do tratamento quimioterápico, 319
  tumores de células germinativas (TCGs), 310
    considerações sobre o tratamento cirúrgico dos TCGs gonadais, 312
    fatores prognósticos adversos, 312, 314, 317
      comuns aos TCGs, 312
      do teratoma imaturo, 314
      dos disgerminomas, 312
      dos tumores de saco vitelino, 317
      dos tumores neuroectodérmicos, 317
    marcadores tumorais, 311
    quimioterapia, 317
    radioterapia, 317
    sinais e sintomas, 311
    tratamento adjuvante, 312
    sobrevivência, 317
  tumores de cordão sexual, 317

U

Úlceras genitais, 86, 87, 89
  decorrentes de Lipschütz's em adolescente, 89
  em adolescente, 86
  profunda decorrente, 87, 90
    de doença de Behçet, 87
    de Lipschütz's em adolescente, 90
Uso de álcool, tabaco e demais substâncias psicoativas por adolescentes do gênero feminino: identificação, prevenção e intervenção, 353
  adolescência e o uso de substâncias psicoativas, A, 353
  entrevista motivacional, 362
    processos da entrevista motivacional, Os 363
  epidemiologia do uso de substâncias psicoativas na adolescência, 355
  intervenções breves no cotidiano da clínica ginecológica, 361
  riscos do uso de substâncias psicoativas na gestação, os, 357

particularidades do uso de substâncias psicoativas entre adolescentes do gênero feminino, 356
prevenção e identificação do uso de substâncias psicoativas na adolescência, 359

V

Vacinação na adolescente, 371
  calendários vacinais, 373
  classificação das vacinas, 372
  vacinas contra, 373, 377, 379, 380, 381, 382
    hepatite A, 377
    hepatite B, 373
    influenza, 380
    papilomavírus humano (HPV), 382
    sarampo, caxumba e rubéola (tríplice viral), 379
    varicela, 379
    febre amarela, 381
  vacina dupla adulto: difteria e tétano (dT) e tríplice acelular para adolescentes e adultos – difteria, tétano e pertússis (dTpa), 378
  vacina meningocócica, 383
  vacina pneumocócica, 380
Vaginoscópio, 63
Vulva de criança de 3 anos. Hipoestrogenismo fisiológico, 57
Vulvovaginites na infância, 67
  etiologia, 69
  exame ginecológico na criança, o 73
    candida sp, 70
    corpo estranho intravaginal, 70
    corrimento genital fisiológico, 69
    Enterobius vermicularis (*Oxiurus vermicularis*), 70
    Giardia lamblia, 72
    outros agentes, 72
      Chlamydia trachomatis, 72
      Gardnerella vaginalis, 73
      Neisseria gonorrhoease, 72
      Trichomonas vaginalis, 72
    Shigella sp, 71
    streptococcus do grupo A (*S. pyogenis*), 71
    vulvovaginite específica, 70
    vulvovaginite inespecífica, 69
  fatores predisponentes, 68